• 全国高级卫生专业技术资格考试辅导丛书 •

儿科护理学副主任/主任护师职称考试
强化训练 4000 题

主 编 刘 恒

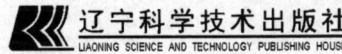
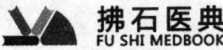

内容简介

《儿科护理学副主任/主任护师职称考试强化训练4000题》按照国家对高级卫生专业技术资格人员的专业素质要求，集中、准确地介绍了儿科护理学基础理论和常用护理技术，重点阐述儿科常见病防治及护理方法、疑难病例分析、国内外发展现状和发展趋势等前沿信息。本书内容包括儿科护理学与儿科护理学相关学科的知识点。本书紧扣高级卫生专业技术资格考试大纲，根据大纲对专业知识"了解""熟悉""掌握"的不同层次要求安排简繁，重点突出，是晋升副高级和正高级职称卫生专业人员的考前复习必备用书。

图书在版编目（CIP）数据

儿科护理学副主任/主任护师职称考试强化训练4000题/刘恒主编.—沈阳：辽宁科学技术出版社，2020.7
 ISBN 978-7-5591-1627-7

Ⅰ.①儿… Ⅱ.①刘… Ⅲ.①儿科学－护理学－资格考试－习题集 Ⅳ.①R473.72-44

中国版本图书馆CIP数据核字（2020）第102549号

版权所有　侵权必究

出版发行：辽宁科学技术出版社
　　　　　北京拂石医典图书有限公司
　　　　　地址：北京海淀区车公庄西路华通大厦B座15层
联系电话：010-57262361/024-23284376
E - mail：fushimedbook@163.com
印　刷　者：三河市双峰印刷装订有限公司
经　销　者：各地新华书店

幅面尺寸：185mm×260mm
字　　数：707千字　　　　　　　　　　　印　张：31.5
出版时间：2020年7月第1版　　　　　　　 印刷时间：2020年7月第1次印刷

责任编辑：方菊花　李俊卿　　　　　　　　责任校对：梁晓洁
封面设计：潇　潇　　　　　　　　　　　　封面制作：潇　潇
版式设计：天地鹏博　　　　　　　　　　　责任印制：丁　艾

如有质量问题，请速与印务部联系　联系电话：010-57262361
定　　价：118.00元

儿科护理学副主任/主任护师职称考试应试必读

目前，高级专业技术资格采取考试和评审结合的办法取得。高级卫生专业技术资格考试实行各省区独立组织、独立命题、自主确定合格标准的考试制度，已经覆盖临床医学、药学、护理、医技等各科室的100余个专业。

一、卫生高级职称考试报名条件

（一）主任医（药、护、技）师

1. 医学中专毕业，在县及以下基层医疗机构工作，受聘副高职务满七年。
2. 医学大学专科毕业，受聘副高职务满七年。
3. 医学大学本科毕业及以上学历，受聘副高职务满五年。

（二）副主任医（药、护、技）师

1. 医学大学专科毕业，在县及以下基层医疗机构工作，从事主治（管）医（药、护、技）师工作不少于七年。
2. 医学大学本科毕业，从事主治（管）医（药、护、技）师工作不少于五年。
3. 取得临床医学硕士学位，从事主治（管）医（药、护、技）师工作不少于四年。
4. 取得临床医学博士学位，从事主治（管）医（药、护、技）师工作不少于二年。
5. 临床医学博士后人员在完成博士后研究工作、出博士后流动站前。

（三）破格条件

符合下列有关条件，申报副主任医（药、护、技）师、主任医（药、护、技）师任职资格不受上述学历和任职年限的限制：

1. 获自然科学奖、国家发明奖、国家科技进步奖的主要完成人。
2. 获省部级科技进步奖二等及以上奖的主要完成人。

二、高级卫生专业技术资格考试简介

1. 高级卫生专业技术资格考试报名时间

高级卫生专业技术资格考试报名时间由各地卫生部门安排，全国不统一时间。

2. 考试内容

主要考核考生应知应会的本专业及相关知识（专业知识与相关专业知识）、国内外发展现状和趋势（学科新进展），以及常见病、复杂疑难病例分析（本专业病种及专业实践能力）等。不指定考试复习用书。

3. 高级卫生专业技术资格考试专业设置

专业知识和专业实践能力考试共设置100多个专业。报考人员报考专业和级别必须与申报评审专业和级别相一致；报考有执业资格要求的，所报考的专业须与本人执业类别、执业范围相一致；报考护理专业，要有护士执业证书。凡报考专业与申报评审专业不符或与执业类别、执业范围不一致的考试成绩，不作为申报评审的依据。

申报评审中医各专业的人员除按《考试专业目录》现有的对应专业或相近专业报考外，其他无对应或相近专业的一律报考"中医内科"专业；申报评审中西医结合各专业的人员除按《考试专业目录》现有的对应专业或相近专业报考外，其他无对应或相近专业的按照西医所设置的对应专业报考。

4. 高级卫生专业技术资格考试形式和题型

全部采用人机对话形式，考试时间为2小时（卫生管理单独加试1小时）。

（1）副高：单选题（含共用题干单选题）、多选题和案例分析题三种题型。

（2）正高：只包括多选题和案例分析题两种题型。

5. 人机对话考试的特点

与纸笔考试不同的是，在人机对话考试中的某些特定情形下，考生作答操作是"不可逆"的。在进行"单选题"的测试过程中，考生是可以随时查看、修改此题型内任何一题的选择答案的，而一旦确认完成作答、进入新的题型时，考生将不能退回到前一测试题型（"单选题"）进行查看和修改答案。对每道案例分析题，只有完成前一个问题才能看到下一个问题，并且在确定进入下一个问题后是无法对前面问题的作答进行查看和修改的（如当确认完成"第1问"，进入"第2问"后，考生无法查看或修改其"第1问"的选择）。

人机对话考试主要测试考生在临床环境中对知识的应用能力，而不是对书本的死记硬背。试题题干内容多数以病例描述为主，考生通过阅读病例，在病例中提取重要信息，然后进行分析诊断作答。因为题目比较灵活，如果概念模糊就容易出错，得分也不会高。

6. 高级卫生专业技术资格考试总分及分数线

总分100分。每个地区的合格分数线并不相同，分数线根据每个地区当年的具体规定比例制定。

三、考试题型介绍

（一）单选题（每题1个得分点）

以下每道考题有5个备选答案，请选择1个最佳答案。

1. 儿童保健的重点

  A. 以预防为主

  B. 以防止结合为主

  C. 以群体保健干预为主

  D. 以个体保健服务为主

  E. 群体保健干预和个体保健服务相结合为主

（二）多选题（每题2个得分点）

以下每道考题有5个备选答案，每题至少有2个正确答案，多选、少选、漏选均不得分。

1. 下列属于影响生长发育最基本的因素是

A. 遗传因素

B. 环境因素

C. 营养因素

D. 疾病因素

E. 生活因素

(三) 共用题干题（每个提问有 1 个得分点）

以下每道考题有 2~6 个提问，每个提问有 5 个备选答案，请选择一个最佳答案。共 15~20 问，注意总计有多少个提问，就得多少分（15~20 分）。

(1~2 题共用题干)

患儿，女，2 个月，口腔黏膜出现白色乳凝块状物，不易拭去。

1. 为患儿做口腔护理，最宜选用的溶液是

　　A. 0.1% 醋酸溶液

　　B. 2% 硼酸溶液

　　C. 2% 碳酸氢钠溶液

　　D. 0.02% 呋喃西林溶液

　　E. 1% 过氧化氢溶液

2. 常选用的药物是

　　A. 利巴韦林

　　B. 制霉菌素

　　C. 青霉素

　　D. 金霉素

　　E. 西瓜霜

(四) 案例分析题

每个案例至少有 3 个提问，每个提问有多个备选答案，其中正确答案有 1 个或几个，每选择一个正确答案得 1 个得分点，每选择一个错误答案扣 1 个得分点，扣至本提问得分点为 0。注意：总计有多少个正确答案，就得多少分（15~20 分）。

(1~3 题共用题干)

患儿，男，3 岁。呕吐、腹泻 1 天，突然脐周阵发性腹痛，恶心呕吐，大便增多，初为蛋花汤样，后呈赤豆汤血水便，腥臭、无脓，腹胀。查体：T 39℃，腹软，不固定压痛，未触及包块，诊断为急性坏死性小肠结肠炎，遵医嘱给予 ORS 液补充。

1. 该症状的主要病变部位为

　　A. 空肠

　　B. 十二指肠

　　C. 回肠

　　D. 升结肠

　　E. 降结肠

F. 横结肠

2. 常用 ORS 液内不含
   A. 氯化钠
   B. 氯化钾
   C. 氯化钙
   D. 氯化镁
   E. 葡萄糖
   F. 碳酸氢钠

3. 关于 ORS 液应用，错误的说法是
   A. 多用于中度以下的脱水
   B. 服用 ORS 期间不要饮白开水
   C. 出现水肿应停服 ORS 液
   D. 新生儿不宜用 ORS 液
   E. 明显腹胀者不宜用 ORS 液
   F. 多用于轻度的脱水

为了让考生能对儿科护理学副主任/主任护师职称考试有更深入的了解，我们根据高级卫生专业技术资格考试大纲目录，按章节精选单选题、多选题、共用题干题、案例分析题 4000 余道，并对试题的难点部分进行了精练的阐释与解析，条理性强，重点突出，以便考生系统复习和自我检测。

本书编写过程中，由于医疗、教学、科研工作繁重，难免有不当之处，在此恳请使用本书的读者如发现书中有不足之处，及时与我们联系，便于再版时加以修正。也可以关注我们的公众微信号，我们会根据读者提出的问题定期进行答疑。

为了让考生能对"人机对话"考试形式有更深入的了解，我们设计了一套全真"人机对话"版模拟试卷，作为本书的免费赠送产品。请扫描本书附带的二维码，关注拂石医典的公众微信号，我们会在公众微信平台发布下载人机对话模拟版试卷的网址，并说明如何安装使用。最后预祝大家顺利通过考试。

联系电话：(010) 57262361

E - mail：fushimedbook@163.com

目　录

第一篇　儿科护理学 ……………………………………………………………………………（1）
 第一章　绪论 …………………………………………………………………………………（1）
 第二章　儿童生长发育 ………………………………………………………………………（6）
 第三章　儿童保健 ……………………………………………………………………………（22）
 第四章　青春期健康与疾病 …………………………………………………………………（39）
 第五章　儿童营养 ……………………………………………………………………………（46）
 第六章　患病儿童护理及家庭支持 …………………………………………………………（61）
 第七章　儿科常用护理技术 …………………………………………………………………（81）
 第八章　新生儿及新生儿疾病患儿的护理 …………………………………………………（98）
 第九章　营养障碍疾病患儿的护理 …………………………………………………………（123）
 第十章　消化系统疾病患儿的护理 …………………………………………………………（143）
 第十一章　呼吸系统疾病患儿的护理 ………………………………………………………（164）
 第十二章　循环系统疾病患儿的护理 ………………………………………………………（183）
 第十三章　泌尿系统疾病患儿的护理 ………………………………………………………（206）
 第十四章　血液系统疾病患儿的护理 ………………………………………………………（231）
 第十五章　神经系统疾病患儿的护理 ………………………………………………………（246）
 第十六章　内分泌系统疾病患儿的护理 ……………………………………………………（260）
 第十七章　免疫系统疾病患儿的护理 ………………………………………………………（270）
 第十八章　遗传代谢性疾病患儿的护理 ……………………………………………………（280）
 第十九章　运动系统畸形患儿的护理 ………………………………………………………（286）
 第二十章　感染性疾病患儿的护理 …………………………………………………………（289）
 第二十一章　危重症患儿的护理 ……………………………………………………………（304）
 第二十二章　常见肿瘤患儿的护理 …………………………………………………………（324）

第二篇　儿科护理学相关学科 …………………………………………………………………（331）
 第一章　护理伦理学 …………………………………………………………………………（331）
 第二章　护理心理学 …………………………………………………………………………（335）
 第三章　护理教育学 …………………………………………………………………………（337）
 第四章　护理研究 ……………………………………………………………………………（339）
 第五章　社区护理学 …………………………………………………………………………（341）
 第六章　护理健康教育学 ……………………………………………………………………（343）
 第七章　医院感染护理学 ……………………………………………………………………（345）
 第八章　护理管理学 …………………………………………………………………………（347）

答案与解析 ………………………………………………………………………………………（349）

第一篇　儿科护理学

第一章　绪论

一、单选题

1. 下列属于Ⅰ级预防的是
   A. 预防接种
   B. 定期体格检查
   C. 产前检查
   D. 产后检查
   E. 家庭护理

2. 儿童生长发育的第二个高峰期是
   A. 婴儿期
   B. 幼儿期
   C. 青春期
   D. 学龄前期
   E. 青年期

3. 新生儿可以从母体获得的抗体是
   A. IgA
   B. IgG
   C. IgM
   D. SIgA
   E. IgE

4. 预防接种、促进功能恢复分别属于
   A. Ⅰ、Ⅱ级预防
   B. Ⅱ、Ⅲ级预防
   C. Ⅰ、Ⅲ级预防
   D. Ⅲ、Ⅳ级预防
   E. Ⅳ、Ⅴ级预防

5. 某护士从该医院近3年的护理记录中随机抽取100份，分析护理记录中存在的缺陷，此种研究设计的类型为
   A. 类实验性研究
   B. 实验性研究
   C. 前瞻性研究
   D. 相关性研究
   E. 回顾性研究

二、多选题

1. 下列属于儿童疾病Ⅱ级预防的是
   A. 定期体格检查
   B. 生长监测
   C. 疾病早期筛查
   D. 产前检查
   E. 健康教育

2. 针对儿童免疫特点说法正确的是
   A. 儿童免疫系统发育不成熟，防御能力差
   B. 新生儿虽可从母体获得IgG，但3~4个

月后逐渐下降

C. 自行合成 IgG 的能力一般要到 5~6 岁时才达到成人水平

D. 母体 IgM 不能通过胎盘，故新生儿血清 IgM 浓度低，易患革兰阴性细菌感染

E. 幼儿期 SIgA 也缺乏，易患呼吸道及胃肠道感染

3. 儿童年龄分期包括
   A. 胎儿期、新生儿期
   B. 婴儿期、幼儿期
   C. 学龄前期
   D. 青春期
   E. 学龄期

4. 临床上将胎儿期分为
   A. 婴儿期
   B. 围生期
   C. 妊娠早期
   D. 妊娠中期
   E. 妊娠后期

5. 儿科护理学的研究范围包括
   A. 疾病预防
   B. 儿童保健
   C. 小儿营养喂养
   D. 小儿生长发育
   E. 临床疾病护理

6. 下列关于胎儿期的说法不正确的是
   A. 妊娠早期是胎儿发育的关键时期
   B. 妊娠中期为 13~28 周
   C. 妊娠中期胎儿肺已发育成熟
   D. 妊娠后期为 29~40 周
   E. 妊娠后期各器官迅速生长

7. 下列关于新生儿期的说法正确的是
   A. 自胎儿娩出脐带结扎至生后 3 天称为新生儿期
   B. 新生儿期实际包含在婴儿期内
   C. 新生儿脱离母体独立生存，体内外环境发生根本变化
   D. 新生儿期易患疾病
   E. 新生儿期要注意加强护理，如喂养、清洁消毒等

8. 围生期包括
   A. 妊娠后期
   B. 妊娠中期
   C. 分娩过程
   D. 新生儿早期
   E. 新生儿期

9. 下列关于婴儿期的特点不正确的是
   A. 自出生到 1 周岁之前为婴儿期
   B. 婴儿期生长发育缓慢
   C. 婴儿期尤其对蛋白质需求量相对较大
   D. 来自母体的免疫抗体逐渐增加
   E. 婴儿期易发生各种感染性疾病

10. 下列关于幼儿期的说法正确的是
    A. 幼儿期的小儿应注意防止意外伤害
    B. 1~3 周岁为幼儿期
    C. 幼儿期生长发育较婴儿期缓慢
    D. 幼儿期自我保护能力不足
    E. 防病仍为保健重点

11. 学龄前儿童的特点是
    A. 体格发育速度进一步减慢
    B. 智能发育趋于完善
    C. 自理能力得到发展
    D. 应加强早期教育
    E. 注意传染病的预防

12. 下列关于青春期的说法正确的是
    A. 青春期是第二个生长高峰期
    B. 生殖系统发育加速并趋于成熟
    C. 与其他年龄组儿童相比，青春期的患病率较高
    D. 女孩青春期开始年龄早于男孩
    E. 注重青少年的心理健康

13. 下列关于新生儿的解剖特点正确的是
    A. 头部相对较大

B. 颈部肌肉和颈椎发育相对滞后
C. 骨骼柔软有弹性
D. 骨骼长期受压易变形
E. 髋关节易脱臼

14. 儿科护理的一般原则包括
    A. 以儿童及其家庭为中心
    B. 实施身心整体护理
    C. 减少创伤和疼痛
    D. 遵守法律和伦理道德规范
    E. 多学科协同护理

15. 儿科护士的角色是
    A. 直接护理者
    B. 患儿的代言人
    C. 患儿与家长的教育者
    D. 康复与预防的指导者
    E. 保健活动的合作与协调者

16. 小儿的生理特点是
    A. 代谢旺盛
    B. 对营养物质的需要量相对比成人多
    C. 生长发育快
    D. 消化功能尚未成熟
    E. 对能量的需要量相对比成人少

17. 关于儿科护理的特点，描述不正确的是
    A. 儿科护理治疗措施实施前无须向家长详细说明
    B. 不同年龄小儿的生理正常值相同
    C. 儿科护理项目多，操作要求高
    D. 小儿体液免疫和细胞免疫功能均不健全
    E. 儿科护理应以儿童及其家庭为中心

18. 下列属于儿科护士应具备的心理素质是
    A. 乐观、开朗、稳定的情绪
    B. 良好的人际沟通能力
    C. 较强的适应能力
    D. 良好的忍耐力和自我控制能力
    E. 良好的记忆力

19. 下列关于学龄期儿童特点的是说法不正确的

A. 自3岁到青春期前
B. 生殖系统接近成人水平
C. 要注意预防近视眼
D. 要注意预防龋齿
E. 注意有规律的生活、学习

三、共用题干题

(1~4题共用题干)

某护士在护理患儿时，不仅注意满足患儿的需要，另外，及时向家长解释疾病治疗和护理过程，同时认真回答家长的疑问，宣传科学的育儿方法。

1. 该护士承担的正确角色是
    A. 专业照护者、健康教育者、健康咨询者
    B. 健康协调者、健康咨询者、健康教育者
    C. 专业照护者、健康管理者、健康咨询者
    D. 健康咨询者、儿童代言人、专业照护者
    E. 专业照护者、儿童代言人、健康协调者

2. 该护士的工作和其他科护士相比，最明显的不同是
    A. 加强临床护理
    B. 满足心理需要
    C. 精湛的护理技术
    D. 关注小儿技能的发展
    E. 经常与家属交流

3. 儿科护士的素质要求不正确的是
    A. 具有与儿童成为好朋友的能力
    B. 具有敏锐的观察能力
    C. 具有较高的慎独修养
    D. 必须能把孩子哄开心
    E. 热爱护理事业

4. 若一小儿在哭泣，护士上前给予心理支持，此举属于
    A. Ⅳ级预防
    B. Ⅲ级预防
    C. Ⅱ级预防
    D. 特级预防
    E. Ⅰ级预防

四、案例分析题

(1~5题共用题干)

某小儿，男，4岁。突发急性哮喘，经积极抢

救后症状缓解，入住儿科病房，患儿住院期间护士不仅帮助患儿促进康复，还收集患儿的心理、生理等方面的资料，全面评估儿童的健康状况和家庭的反应。

1. 该护士承担的主要角色是
   A. 专业照护者
   B. 护理计划者
   C. 健康教育者
   D. 健康协调者
   E. 健康咨询者
   F. 儿童及家庭代言人

2. 当前儿科护理已转变为
   A. 单纯的疾病护理
   B. 单纯的患儿护理
   C. 以儿童及其家庭为中心的身心整体护理
   D. 单纯的医疗保健机构承担起任务
   E. 单纯的家庭护理
   F. 单纯的医疗护理

3. 患儿入住病房后，责任护士教其如何正确呼吸，并认真开导患儿，这属于儿童疾病预防的
   A. Ⅰ级预防
   B. Ⅱ级预防
   C. Ⅳ级预防
   D. Ⅴ级预防
   E. Ⅲ级预防
   F. Ⅵ级预防

4. 该儿童所处的年龄分期是
   A. 胎儿期
   B. 学龄前期
   C. 学龄期
   D. 新生儿期
   E. 婴儿期
   F. 青春期

5. 该年龄分期儿童的特点正确的是
   A. 体格发育较之前减慢
   B. 体格发育较之前增快
   C. 好奇、多问
   D. 喜爱模仿
   E. 此时期儿童具有较大的可塑性
   F. 此时期语言和思维能力进一步发展

(6~8题共用题干)
某儿童，男，9岁，近来看黑板感觉吃力，家长带其来医院检查视力。

6. 该儿童所处的年龄分期是
   A. 学龄前期
   B. 青春期
   C. 胎儿期
   D. 学龄期
   E. 新生儿期
   F. 婴儿期

7. 下列关于预防近视的说法正确的是
   A. 端正坐姿
   B. 合理安排学习、锻炼
   C. 控制玩电子产品的时间
   D. 保证充足的营养和休息
   E. 认真做眼保健操
   F. 学习时光线应充足

8. 该时期除哪一个系统外，其余系统发育均接近成人水平
   A. 神经系统
   B. 消化系统
   C. 呼吸系统
   D. 血液系统
   E. 循环系统
   F. 生殖系统

(9~11题共用题干)
新生儿，女，8月龄，母乳喂养，发烧3天入院。责任护士认真倾听家长的倾诉、触摸和陪伴患儿，耐心解答父母的疑惑，并给予健康指导。

9. 该患儿处于的时期是
   A. 新生儿期
   B. 幼儿期
   C. 学龄期
   D. 学龄前期
   E. 胎儿期
   F. 婴儿期

10. 患儿最近总是生病，家长心里很自责，护士向家长讲解了儿童的免疫特点，下列说法正确的是

A. 儿童免疫系统发育不完善
B. 新生儿可从母体获得 IgG，但 3~5 个月后逐渐下降
C. 儿童自行合成 IgG 的能力到 6~7 岁才达到成人水平
D. 儿童易患革兰阴性细菌感染
E. 新生儿缺乏 IgM
F. 儿童从母体获得的抗体会一直存在

11. 该责任护士此次扮演的角色是
A. 健康咨询者
B. 护理研究者
C. 儿童代言人
D. 护理计划者
E. 健康协调者
F. 家庭代言人

第二章 儿童生长发育

一、单选题

1. 新生儿出生时身长平均为
   A. 30cm
   B. 40cm
   C. 50cm
   D. 60cm
   E. 70cm

2. 新生儿出生时头围平均为
   A. 34cm
   B. 35cm
   C. 36cm
   D. 37cm
   E. 38cm

3. 新生儿胸围约等于头围的年龄是
   A. 1岁
   B. 2岁
   C. 3岁
   D. 4岁
   E. 5岁

4. 婴儿前囟闭合时间是
   A. 0~1.5岁
   B. 1~1.5岁
   C. 1.5~2岁
   D. 2~2.5岁
   E. 2~3岁

5. 胎儿时期发育最早的系统是
   A. 生殖系统
   B. 消化系统
   C. 呼吸系统
   D. 循环系统
   E. 神经系统

6. 婴儿味觉发育的关键期是
   A. 1~2个月
   B. 3~4个月
   C. 4~5个月
   D. 5~6个月
   E. 6~7个月

二、多选题

1. 下列属于影响生长发育最基本因素的是
   A. 遗传因素
   B. 环境因素
   C. 营养因素
   D. 疾病因素
   E. 生活因素

2. 下列属于影响儿童生长发育环境因素的是
   A. 营养
   B. 疾病
   C. 孕母情况
   D. 生活环境
   E. 学习状况

3. 生长发育遵循共同规律，下列属于生长发育规律的是
   A. 连续性和阶段性
   B. 不平衡性
   C. 不充分性
   D. 顺序性
   E. 个体差异性

4. 合理的营养是儿童生长发育的物质基础，营养不良会造成
   A. 体格生长落后
   B. 脑发育迟缓
   C. 免疫功能低下
   D. 神经调节功能低下
   E. 智力发育迟缓

5. 良好的生活环境能促进儿童生长发育，下列属于良好生活环境的是
   A. 父母经常吵架
   B. 居住条件舒适
   C. 水源清洁
   D. 阳光充足
   E. 空气新鲜

6. 下列属于体格常用标准的是
   A. 体重
   B. 身高
   C. 坐高
   D. 头围
   E. 胸围

7. 下列说法正确的是
   A. 儿童越大，体重增长越快
   B. 儿童越小，体重增长越快
   C. 儿童体重增长为非匀速增长
   D. 儿童体重增长为匀速增长
   E. 儿童体重增长不存在差异性

8. 身高（长）包括哪几部分
   A. 头
   B. 躯干
   C. 上肢
   D. 腿
   E. 下肢

9. 身高增长与下列哪些因素有关
   A. 遗传
   B. 营养
   C. 学习
   D. 内分泌
   E. 运动

10. 下列属于体格生长评价常用方法的是
    A. 均值离差法
    B. 中位数、百分位数法
    C. 指数法
    D. 生长曲线评价法
    E. 标准差的离差法

11. 下列属于体格生长评价内容的是
    A. 生长水平
    B. 生长速度
    C. 生长程度
    D. 匀称程度
    E. 均匀程度

12. 前囟检查在儿科非常重要，前囟早闭、头围小表示
    A. 佝偻病
    B. 脑发育不良
    C. 小头畸形
    D. 甲状腺功能减低症
    E. 身材矮小

13. 牙的生长与下列哪些因素有关
    A. 蛋白质
    B. 钙
    C. 磷
    D. 维生素
    E. 甲状腺激素

14. 牙齿发育异常包括
    A. 缺牙
    B. 牙釉质异常
    C. 牙黄
    D. 萌牙延迟
    E. 排列紊乱

15. 下列说法正确的是
    A. 胎儿时期神经系统发育最早，尤其是脑发育最为迅速
    B. 出生时大脑皮质下中枢发育系统较成熟

C. 脊髓的发育在出生时已相对成熟
D. 出生时婴儿就具有觅食行为
E. 新生儿和婴幼儿肌腱反射不如成人灵敏

16. 皮肤感觉包括
   A. 触觉
   B. 味觉
   C. 痛觉
   D. 温度觉
   E. 深感觉

17. 下列属于精细运动的是
   A. 抬头
   B. 抓握物品
   C. 涂画
   D. 翻身
   E. 匍匐、爬

18. 语言发育必须听觉、发音器官和大脑功能正常，必须经过哪几个阶段
   A. 说话阶段
   B. 发音阶段
   C. 理解语言阶段
   D. 表达语言阶段
   E. 陈述语言阶段

19. 记忆是将获得的信息储存和读出的神经活动过程，可分为哪几个阶段
   A. 直觉
   B. 感觉
   C. 短暂记忆
   D. 瞬时记忆
   E. 长久记忆

20. 下列属于儿童心理活动发展的是
   A. 注意的发展
   B. 记忆的发展
   C. 思维的发展
   D. 长相的发展
   E. 想象的发展

21. 下列属于诊断性测验的是

A. 绘人测验
B. 图片词汇测验
C. 盖瑟尔发育量表
D. 贝莉婴儿发育量表
E. 韦氏学前及初小智能量表

22. 下列属于心理测验注意事项的是
   A. 儿童心理测验只适用于评定儿童神经发育水平，不能诊断疾病
   B. 发育量表的功能是测验幼儿在某一年龄段的神经、心理功能发育水平
   C. 发育量表可以完全预示以后能力的高低
   D. 心理测验必须由经过专门训练的专业人员进行
   E. 测试过程中要与被试儿童建立友好、信任关系

23. 皮亚杰的认知发展理论主要包括
   A. 感觉运动期
   B. 前运算期
   C. 具体运算期
   D. 后运算期
   E. 形式运算期

24. 下列属于前运算期表现的是
   A. 获得客体永恒概念
   B. 以自我为中心
   C. 思维不可逆
   D. 具有守恒概念
   E. 思维可逆

25. 下列说法正确的是
   A. 感知运动阶段获得客体永恒性
   B. 前运算期思维具有可逆性
   C. 感知运动期是 0~3 岁
   D. 前运算期是指 2~7 岁
   E. 前运算期思维具有不可逆性

26. 下列关于认知发展理论的说法正确的是
   A. 帮助护士了解不同发展阶段儿童的思维和行为方式
   B. 设计出刺激和促进儿童发展的活动

C. 采取儿童能够接受的语言和方式与之沟通
D. 根据不同时期儿童智力发展水平,为他们有效地解释治疗和护理过程
E. 传授健康保健的方法,以提高护理质量

27. 下列属于科尔伯格的道德发展理论的是
    A. 前习俗期
    B. 中习俗期
    C. 习俗期
    D. 后习俗期
    E. 形式运算期

28. 习俗期包括哪几个阶段
    A. 惩罚-顺从导向阶段
    B. 相对功利导向阶段
    C. 好孩子导向阶段
    D. 社会秩序导向阶段
    E. 社会契约导向阶段

29. 前习俗期包括哪几个阶段
    A. 惩罚-顺从导向阶段
    B. 相对功利导向阶段
    C. 好孩子导向阶段
    D. 社会秩序导向阶段
    E. 社会契约导向阶段

30. 后习俗期包括哪几个阶段
    A. 惩罚-顺从导向阶段
    B. 相对功利导向阶段
    C. 好孩子导向阶段
    D. 普遍道德原则导向阶段
    E. 社会契约导向阶段

31. 护理过程中应用科尔伯格理论的说法正确的是
    A. 对家长进行指导,促进儿童道德发展
    B. 教育儿童养成良好的道德观念
    C. 教育儿童遵守社会规范,在适当的场合表现适当的行为
    D. 学龄期儿童处于好孩子导向,要向他们说明必要的规章制度,对他们的行为多做鼓励
    E. 这样有利于道德观念的形成和发展

32. 导致体格生长偏离的原因包括
    A. 遗传
    B. 代谢
    C. 内分泌疾病
    D. 后天营养
    E. 后天疾病

33. 低体重的原因主要包括
    A. 喂养不当
    B. 摄食过少
    C. 挑食偏食
    D. 神经心理压抑
    E. 活动量过少

34. 儿童行为问题一般分为
    A. 生物功能行为问题
    B. 运动行为问题
    C. 社会行为问题
    D. 性格行为问题
    E. 语言问题

35. 儿童性格行为问题主要包括
    A. 忧郁
    B. 社交退缩
    C. 发脾气
    D. 屏气发作
    E. 胆怯

36. 儿童生物功能行为问题包括
    A. 吮手指
    B. 咬指甲
    C. 遗尿
    D. 夜惊
    E. 磨牙

37. 下列属于儿童运动性行为问题的是
    A. 吮手指
    B. 磨牙
    C. 遗尿

D. 挖鼻孔
E. 发脾气

38. 对于孤独症谱系障碍，训练干预方法主要是
   A. 应用行为分析疗法
   B. 孤独症以及相关障碍儿童治疗教育课程
   C. 人际关系发展干预疗法
   D. 药物辅助治疗
   E. 医院、家长、学校三方合力，进行治疗和预防

三、共用题干题

(1~4题共用题干)
某小儿，出生体重3200g，现头围46cm。
1. 估计该小儿年龄最可能是
   A. 18个月
   B. 3岁
   C. 2岁
   D. 1岁
   E. 8个月
2. 估计该小儿胸围测量值最可能是
   A. 46cm
   B. 47cm
   C. 48cm
   D. 49cm
   E. 50cm
3. 估计该小儿身长测量值是
   A. 55cm
   B. 60cm
   C. 65cm
   D. 70cm
   E. 75cm
4. 估计该小儿现在体重大约
   A. 15kg
   B. 14kg
   C. 10kg
   D. 8kg
   E. 20kg

(5~7题共用题干)
某婴儿，5个月。来儿童保健门诊做健康检查。护理病史资料：人工喂养，神经心理发育正常，看见母亲能微笑，体重5.5kg。
5. 该小儿细动作的发育状况应该是
   A. 主动伸手抓物
   B. 能将物体从一手传至另一手
   C. 可用拇指、示指拾物
   D. 能两只手紧紧地握拳
   E. 能有意识地取物
6. 该小儿视感知的发育状况应是
   A. 可区分垂直线和横线
   B. 头、眼的协调能力好
   C. 能追随跌落的物体
   D. 有视深度的感觉
   E. 可注视较远距离的物体
7. 该小儿听感知的发育状况是
   A. 能区别言语的意义
   B. 能听懂自己的名字
   C. 对父母语言有清楚的反应
   D. 若有声音，头可转向声源
   E. 可精确地区别不同的声音

(8~12题共用题干)
某小儿，体重13kg，身长86cm，生长发育良好。
8. 该小儿最可能的年龄是
   A. 36月龄
   B. 32月龄
   C. 30月龄
   D. 28月龄
   E. 24月龄
9. 该小儿头围的正常值应为
   A. 50cm
   B. 49cm
   C. 48cm
   D. 47cm
   E. 46cm
10. 该小儿身长的中点位置可能在
    A. 耻骨联合上缘
    B. 脐与耻骨联合上缘之间
    C. 脐下
    D. 脐上
    E. 脐部

11. 该小儿腕部的骨化中心不应少于
    A. 3个
    B. 2个
    C. 1个
    D. 4个
    E. 5个
12. 该小儿乳牙萌出数应为
    A. 24颗
    B. 20颗
    C. 16颗
    D. 12颗
    E. 8颗

(13~15题共用题干)
某小儿，1岁，经检查发育正常。
13. 该小儿应有的乳牙数为
    A. 9颗
    B. 3颗
    C. 7颗
    D. 6颗
    E. 5颗
14. 该小儿应达到的身长约为
    A. 60cm
    B. 55cm
    C. 65cm
    D. 70cm
    E. 75cm
15. 根据艾瑞克森的理论，该小儿的心理发展特点是
    A. 信任对不信任
    B. 冲突对自控
    C. 勤奋对自卑
    D. 主动对内疚或罪恶感
    E. 角色认同对角色混淆

(16~18题共用题干)
某小儿，男，11月龄，母乳喂养，生长发育正常。
16. 用艾瑞克森理论划分，该阶段属于
    A. 学龄前期
    B. 学龄期
    C. 婴儿期
    D. 幼儿期
    E. 青春期
17. 用弗洛伊德心理发展阶段划分，该阶段属于
    A. 生殖期
    B. 口腔期
    C. 潜伏期
    D. 肛门期
    E. 性蕾期
18. 根据艾瑞克森的心理社会发展理论，该阶段应形成的品质是
    A. 形成有意志的品质
    B. 形成有能力的品质
    C. 形成忠诚的品质
    D. 形成有希望的品质
    E. 形成有目的的品质

(19~21题共用题干)
某小儿，男，6个月。健康，出生体重3.5kg，身长50cm，头围34cm，来医院做健康体检。
19. 估计该小儿可以完成的动作是
    A. 会坐
    B. 会走
    C. 会爬
    D. 会站
    E. 会滚
20. 目前该小儿处于语言准备阶段，估计他可以
    A. 听懂自己的名字
    B. 叫出物品名称
    C. 指出身体各部分
    D. 指出自己的眼
    E. 使用单词
21. 在感知觉发育上，估计该小儿
    A. 具有空间知觉
    B. 视力达到5.0
    C. 能够注视3米远的小玩具
    D. 能区别语言的意义
    E. 能区别父母的声音

(22~25题共用题干)
某小儿，女，18个月。父母体健，无遗传病

史。家长带小孩来医院体检。

22. 为了解该小儿的营养状况，护士首先应做的检查是
   A. 测身高
   B. 测坐高
   C. 测体重
   D. 测头围
   E. 测胸围

23. 该小儿的体格检查结果为发育正常，那么，她的胸围和头围应达到的指标为
   A. 胸围等于头围
   B. 胸围大于头围
   C. 胸围小于头围
   D. 胸围小于等于头围
   E. 胸围大于等于头围

24. 该小儿目前尚未达到的动作是
   A. 爬台阶
   B. 弯腰拾东西
   C. 独走
   D. 能双脚跳
   E. 蹲着玩

25. 该小儿目前能适应周围人和物的能力及行为尚不能达到的是
   A. 会表达大小便，懂命令
   B. 能合作穿衣服
   C. 能模仿成人动作
   D. 看见熟人会伸出手来要抱
   E. 能画人像

(26~28题共用题干)
某男孩，体检时体重10kg，身高约75cm，头围45cm，营养状况良好。

26. 该男孩的年龄大约是
   A. 3岁半
   B. 3岁
   C. 2岁半
   D. 2岁
   E. 1岁

27. 该男孩的上臂围应是
   A. <12.5cm
   B. <10cm
   C. <8cm

   D. 12.5~13.5cm
   E. >13.5cm

28. 若没有工具测量胸围，护士可估计该男孩的胸围是
   A. 35cm
   B. 45cm
   C. 50cm
   D. 55cm
   E. 40cm

(29~32题共用题干)
某女孩，体检时身高在正常范围内，头围48cm，胸围超过头围，生长发育良好。

29. 该女孩的年龄为
   A. 3岁半
   B. 3岁
   C. 2岁半
   D. 2岁
   E. 1岁半
   F. 1岁

30. 按公式计算该女孩的体重约为
   A. 10kg
   B. 8kg
   C. 6kg
   D. 9kg
   E. 12kg
   F. 15kg

31. 按公式计算该女孩的身高约为
   A. 89cm
   B. 85cm
   C. 84cm
   D. 83cm
   E. 82cm

32. 该女孩的身长中点在
   A. 脐部
   B. 脐上
   C. 脐下
   D. 耻骨联合上缘
   E. 耻骨联合下缘

(33~35题共用题干)
某男孩，体重9.8kg，头围和胸围相等为

46cm,母乳喂养,生长状况良好。

33. 该男孩的年龄大约为
    A. 3 岁半
    B. 3 岁
    C. 2 岁半
    D. 2 岁
    E. 1 岁

34. 该男孩的身长约为
    A. 80cm
    B. 75cm
    C. 70cm
    D. 65cm
    E. 60cm

35. 体重增长最快速的时期,即"第一个生长高峰期"是
    A. 出生后第 1 年
    B. 出生后第 2 年
    C. 出生后第 3 年
    D. 出生后第 4 年
    E. 出生后第 5 年

(36~40 题共用题干)
某儿童,男,体重 9.9kg,腕部次级骨化中心有 3 个,生长发育状况良好。

36. 该儿童的年龄大约在
    A. 10 月龄
    B. 1 岁
    C. 1 岁半
    D. 2 岁
    E. 2 岁半

37. 该儿童出现的骨化中心有
    A. 豆状骨
    B. 月骨
    C. 头状骨
    D. 舟骨
    E. 三角骨

38. 该儿童下一个出现的腕部次级骨化中心是
    A. 月骨
    B. 大多角骨
    C. 小多角骨
    D. 舟骨
    E. 三角骨

39. 该儿童腕部次级骨化中心出全的时间为
    A. 5 岁时
    B. 6 岁时
    C. 7 岁时
    D. 8 岁时
    E. 10 岁时

40. 该儿童年龄段脊柱的发育状况正确的是
    A. 形成颈曲
    B. 形成胸曲
    C. 形成腰曲
    D. 该年龄段以后四肢增长快于脊柱
    E. 该年龄段以后脊柱增长快于四肢

(41~43 题共用题干)
某女孩,10 岁,乳房开始发育,进入青春期,生长发育良好。

41. 该女孩第二性征发育的顺序为
    A. 腋毛、阴毛、乳房
    B. 乳房、腋毛、阴毛
    C. 腋毛、乳房、阴毛
    D. 阴毛、腋毛、乳房
    E. 乳房、阴毛、腋毛

42. 该女孩生殖功能发育成熟的标志是
    A. 乳房发育
    B. 月经来潮
    C. 骨盆增大
    D. 体重增加
    E. 声音变细

43. 该女孩从乳房增大到月经初潮平均历时
    A. 1 年
    B. 3 年
    C. 5 年
    D. 2.5~3 年
    E. 6 年

(44~46 题共用题干)
某男孩,11 岁,发现自己开始变声、喉结突出、长出胡须,进入青春期。

44. 男孩青春期的第一征象是
    A. 睾丸增大
    B. 声音变粗
    C. 喉结突出

D. 长出胡须
E. 体重增加

45. 男性性功能发育成熟的标志是
    A. 睾丸增大
    B. 喉结突出
    C. 首次遗精
    D. 体重增加
    E. 身高增加

46. 从睾丸增大到遗精出现平均历时
    A. 1 年
    B. 2 年
    C. 3 年
    D. 4 年
    E. 5 年

(47～49 题共用题干)
某新生儿,男,日龄 10 天,生长发育良好。

47. 该新生儿胎儿时期发育最早的系统是
    A. 泌尿系统
    B. 消化系统
    C. 血液系统
    D. 神经系统
    E. 生殖系统

48. 该新生儿出生时就有一些非条件反射,握持反射消失的时间是
    A. 出生 20 天后
    B. 出生 1 个月
    C. 出生 5～6 个月
    D. 出生 1 年后
    E. 出生 13 个月后

49. 若到时握持反射没有消失,对该小儿的影响是
    A. 粗大动作发育不完善
    B. 精细动作发育不完善
    C. 头围发育不完善
    D. 体重不增
    E. 性格执拗

(50～52 题共用题干)
某小儿,男,可以爬台阶,能认识身体的各部分,会表示大小便,能听懂命令。

50. 该小儿的年龄大约是
    A. 9 月龄
    B. 12 月龄
    C. 18 月龄
    D. 16 月龄
    E. 14 月龄

51. 按公式计算,该小儿的体重约为
    A. 14kg
    B. 12kg
    C. 15kg
    D. 10kg
    E. 11kg

52. 该小儿乳牙的数量约是
    A. 10 颗
    B. 8 颗
    C. 6 颗
    D. 4 颗
    E. 12 颗
    F. 18 颗

(53～57 题共用题干)
某儿童,7 岁,男,体重 22kg,身高 126cm,生长发育正常,心理活动发展正常。

53. 根据艾瑞克森的心理-社会发展理论,该儿童处于
    A. 幼儿期
    B. 学龄期
    C. 青春期
    D. 婴儿期
    E. 潜伏期

54. 根据艾瑞克森的心理-社会发展理论,该儿童主要的心理-社会发展问题是
    A. 角色认同对角色混淆
    B. 信任对不信任
    C. 自主对羞怯
    D. 主动对内疚
    E. 勤奋对自卑

55. 根据艾瑞克森的心理-社会发展理论,该儿童此阶段若是发展顺利,可以形成
    A. 有目的的品质
    B. 有希望的品质
    C. 有能力的品质
    D. 忠诚的品质

E. 有意志的品质

56. 根据弗洛伊德的性心理发展理论，该儿童处于
 A. 肛门期
 B. 生殖期
 C. 性蕾期
 D. 潜伏期
 E. 学龄期

57. 根据弗洛伊德的性心理发展理论，若此阶段发展不顺利，会导致
 A. 强迫性人格
 B. 抑郁
 C. 洁癖
 D. 懒散
 E. 拖沓

四、案例分析题

(1~4题共用题干)
某儿童，女，9岁，身高增长迅速，乳房开始发育，进入青春期。

1. 儿童间生长发育情况不同，取决于
 A. 遗传因素
 B. 营养状况
 C. 疾病
 D. 孕母的情况
 E. 生活环境
 F. 生活方式

2. 儿童生长发育通常遵循
 A. 由上到下
 B. 由近到远
 C. 由粗到细
 D. 由低级到高级
 E. 由简单到复杂
 F. 由细到粗

3. 与该女孩同龄的男孩身高比该女孩高
 A. 12~13cm
 B. 15cm
 C. 16cm
 D. 17cm
 E. 18cm
 F. 19cm

4. 对该女孩进行体格生长评价，下列说法正确的是
 A. 体格生长评价包括生长水平、生长速度、匀称程度三个方面
 B. 生长水平能预示生长趋势
 C. 观察儿童生长速度最简单、直观的图表是生长曲线图
 D. 该女孩应1年测量1次生长速度
 E. 对儿童进行测量时应采用规范的测量工具及正确的测量办法
 F. 不可单凭一次检查结果就做出结论

(5~8题共用题干)
某男孩，13个月，身长75cm，体重10kg，前囟未关闭，家长十分着急。

5. 儿童囟门最迟闭合时间是
 A. 6个月
 B. 8个月
 C. 10个月
 D. 14个月
 E. 16个月
 F. 18个月

6. 若此儿童前囟门延迟关闭，常见的原因可能是
 A. 佝偻病
 B. 甲状腺功能减低症
 C. 脱水
 D. 小头畸形
 E. 脑发育不良
 F. 颅内压增高

7. 该儿童出生时，前囟对边中点连线长度约为
 A. 3~4cm
 B. 3.5~4.5cm
 C. 1.5~2.0cm
 D. 2.5~3.5cm
 E. 0.5~1.5cm
 F. 5cm以上

8. 护士给予该儿童的指导正确的是
 A. 减少蛋白质的摄入量
 B. 暂停接种疫苗
 C. 增加脂肪类食物的摄入
 D. 增加户外活动
 E. 选择体积大的食物

F. 增加糖类食物的摄入

(9~11题共用题干)

某男孩,7岁,处于出牙的阶段,现已长出第一磨牙。

9. 出现第一颗恒牙的时间为
   A. 2岁
   B. 3岁
   C. 4岁
   D. 5岁
   E. 6岁
   F. 7岁

10. 与牙的生长状况有关的是
    A. 蛋白质
    B. 钙
    C. 磷
    D. 维生素A
    E. 维生素C
    F. 维生素D

11. 该儿童下一步将萌出
    A. 中切牙
    B. 尖牙
    C. 第二前磨牙
    D. 第二磨牙
    E. 第三磨牙
    F. 第一磨牙

(12~14题共用题干)

某小儿,14个月,乳牙还未萌出,父母比较着急,来医院咨询。

12. 该小儿出现的现象是
    A. 缺牙
    B. 牙釉质异常
    C. 萌芽延迟
    D. 智齿
    E. 排列紊乱
    F. 少牙

13. 大多数婴儿开始萌牙的时间为
    A. 2月龄
    B. 3月龄
    C. 12月龄
    D. 8月龄
    E. 11月龄
    F. 13月龄

14. 乳牙萌出的顺序一般遵循
    A. 下颌先于上颌
    B. 自前向后进行
    C. 上颌先于下颌
    D. 自后向前进行
    E. 先右后左
    F. 先左后右

(15~21题共用题干)

某新生儿,男,足月儿,3月龄,出生体重3.5kg,生长发育状况良好。

15. 新生儿出生时视觉清晰的范围是
    A. 3~5cm
    B. 5~7cm
    C. 7~9cm
    D. 11~13cm
    E. 13~15cm
    F. 15~20cm

16. 该小儿此年龄段头眼协调较好,可追物
    A. 360°
    B. 180°
    C. 120°
    D. 90°
    E. 60°
    F. 45°

17. 下列关于该小儿说法错误的是
    A. 可辨别彩色和非彩色物体
    B. 喜欢鲜亮的颜色
    C. 可不认识母亲
    D. 能看到小物体
    E. 能辨别形状
    F. 喜欢看图画

18. 该小儿关于听感知的发育,下列说法正确的是
    A. 头可转向声源
    B. 听到悦耳声音时会微笑
    C. 能分辨"吧"和"啪"的声音
    D. 可以听懂自己的名字
    E. 能听懂简单的指令
    F. 能区别父母的声音

19. 早期发现小儿听力障碍的有效办法是
    A. 新生儿听力筛查
    B. 体格检查
    C. B超检查
    D. 唐氏筛查
    E. 胸片检查
    F. 早教

20. 此阶段该小儿关于味觉和嗅觉的发育，下列说法正确的是
    A. 对芳香气味有反应
    B. 不能辨别母亲和他人的气味
    C. 能区别愉快和不愉快的气味
    D. 对味道的轻微改变很敏感
    E. 出生时味觉发育已很完善
    F. 能辨别母亲和他人的气味

21. 小儿味觉发育的关键期是
    A. 2月龄
    B. 4～5月龄
    C. 6月龄
    D. 7月龄
    E. 8月龄
    F. 9月龄

(22～23题共用题干)
某新生儿，日龄3天，女，皮肤感觉、知觉发育良好。

22. 该小儿触觉较敏感的部位是
    A. 眼
    B. 大腿
    C. 口周
    D. 手掌
    E. 足底
    F. 前臂

23. 下列关于皮肤感觉的说法正确的是
    A. 皮肤感觉包括触觉、痛觉、温度觉、深感觉
    B. 新生儿已有痛觉，但较迟钝
    C. 新生儿温度觉较敏感
    D. 冷的刺激比热的刺激更能引起明显的反应
    E. 前臂、大腿、躯干部触觉较迟钝
    F. 触觉是引起某些反射的基础

(24～27题共用题干)
某正常小儿，男，4月龄，来院进行发育检查，体重7kg，身长63cm。

24. 下列粗大运动该小儿可以做到的是
    A. 能双手向前支撑独坐
    B. 可用双上肢向前爬
    C. 能坐稳并左右转身
    D. 能独站和扶走
    E. 能抬头很稳并自由转动
    F. 能用手支撑胸腹

25. 下列精细运动该小儿可以做到的是
    A. 试用全手掌抓握物体
    B. 主动伸手抓物
    C. 独自摆弄小物体
    D. 出现捏、敲等探索性动作
    E. 可以拿笔乱画
    F. 可用拇、示指取物

26. 该患儿的语言可以达到的水平是
    A. 可以叫"爸爸""妈妈"
    B. 喜欢模仿成人的口唇动作
    C. 能听懂简单的词意
    D. 能说简短的单词
    E. 会说短句
    F. 能咿呀发音

27. 小儿语言发育过程中，下列说法正确的是
    A. 儿童乱语时，家长不要训斥，否则会影响说话的积极性
    B. 1～2岁儿童易发生乱语
    C. 3～4岁儿童易发生口吃
    D. 遇到口吃现象，必须急于纠正，否则影响以后说话的连贯性
    E. 遇到口吃现象，不必急于纠正，会逐渐好转
    F. 自言自语是儿童语言发展过程中的必经阶段

(28～30题共用题干)
某男孩，6岁，易接受新事物和陌生人，情绪积极，适应快，易抚养。

28. 该儿童的气质类型是
    A. 中间型
    B. 易养型

C. 难养型
D. 启动缓慢型
E. 淑女型
F. 君子型

29. 其父母对该儿童益智采取民主的态度，该儿童的性格描述正确的是
   A. 投机取巧、易说谎
   B. 自私、任性
   C. 独立、大胆
   D. 机灵、善于与人交往
   E. 顺从、依赖
   F. 缺乏独立性

30. 该儿童能维持积极的情绪，可能的原因包括
   A. 规律的生活
   B. 融洽的家庭氛围
   C. 适度的社交
   D. 精神轻松
   E. 家长辱骂
   F. 家长过于严厉

(31～33题共用题干)
某婴儿，女，10月龄，母乳喂养，体格生长正常，怕羞、爱发脾气，来门诊咨询儿童心理活动的发展情况。

31. 下列关于该儿童的记忆特点的描述正确的是
   A. 记忆时间短
   B. 记忆内容少
   C. 以机械注意为主
   D. 只有再认，没有重现
   E. 精确性较差
   F. 以逻辑记忆为主

32. 婴幼儿的情绪表现特点为
   A. 短暂
   B. 反应强烈
   C. 易变
   D. 外显而真实
   E. 易冲动
   F. 反应不一致

33. 该小儿出现此种不良情绪的原因是
   A. 家庭氛围紧张

B. 生活不规律
C. 社交过少
D. 社交适宜
E. 家庭氛围和谐
F. 生活规律

(34～37题共用题干)
某女婴，5个月。来医院进行发育检查，结果正常。

34. 母亲询问何时开始会翻身，正确的回答是
   A. 7个月
   B. 8个月
   C. 9个月
   D. 6个月
   E. 10个月
   F. 11个月

35. 母亲询问何时开始叫"爸爸""妈妈"，正确的答案是
   A. 11个月
   B. 10个月
   C. 9个月
   D. 7个月
   E. 8个月
   F. 12个月

36. 下列描述该婴儿可以达到的是
   A. 能咿呀发声
   B. 看见食物可表示喜悦
   C. 没有面部表情
   D. 能模仿成人动作
   E. 看见熟人会伸出来手要抱
   F. 能听懂命令

37. 当该小儿1岁时，可以完成的是
   A. 独走
   B. 弯腰拾东西
   C. 能叫出物品名字
   D. 能指出自己的眼、手
   E. 穿衣能合作
   F. 能用杯喝水

(38～40题共用题干)
某小儿，男，4岁。体格状况良好，睡眠质量好，智能发育良好，现在幼儿园学习。

38. 下列与该小儿生长发育不符的是
    A. 会写字
    B. 会唱儿歌
    C. 会穿鞋子
    D. 有较强的求知欲
    E. 喜欢模仿
    F. 记忆力较强

39. 此年龄段儿童在语言发育方面可能出现的问题是
    A. 乱语
    B. 自言自语
    C. 口吃
    D. 撒谎
    E. 不能理解语言
    F. 不爱说话

40. 该年龄段儿童在知觉方面的发育正确的是
    A. 可以分辨前后
    B. 有时间的概念
    C. 可以掌握四季等概念
    D. 能区别明天、今天、昨天等
    E. 能分辨出上下
    F. 可以分辨体积和重量不同的物体

(41~43题共用题干)
某婴儿，女，2月龄，吃奶状况良好，体格状况良好，睡眠质量较好。

41. 该婴儿处于建立昼夜睡眠规律的关键期，下列说法正确的是
    A. 新生儿期每天睡眠时间8小时即可
    B. 新生儿期每天睡眠时间16~20小时
    C. 此时婴儿每天睡眠时间约12~13小时
    D. 此时婴儿每天睡眠时间约8~10小时
    E. 高质量的睡眠有助于儿童的智力发育
    F. 高质量的睡眠对婴儿的影响不大

42. 按照艾瑞克森的心理-社会发展理论，此时处于
    A. 学龄前期
    B. 学龄期
    C. 青春期
    D. 幼儿期
    E. 口腔期
    F. 婴儿期

43. 按照艾瑞克森的心理-社会发展理论，此时婴儿的主要心理-社会发展问题是
    A. 角色认同对角色混淆
    B. 勤奋对自卑
    C. 信任对不信任
    D. 自主对羞怯
    E. 主动对内疚
    F. 强迫性人格

(44~47题共用题干)
某儿童，身高109cm，体重20.5kg，腕部骨化中心已出现7个，长出1个恒牙。

44. 该儿童可能的年龄是
    A. 9岁
    B. 8岁
    C. 7岁
    D. 6岁
    E. 5岁
    F. 4岁

45. 该儿童可以达到的发育水平是
    A. 能扫地
    B. 能擦桌子
    C. 能剪纸
    D. 开始写字
    E. 可进行简单的算术加减
    F. 能数几十个数

46. 该儿童按照皮亚杰的认知发展理论，处于的阶段是
    A. 具体运算期
    B. 形式运算期
    C. 感觉运动期
    D. 前运算期
    E. 后习俗期
    F. 习俗期

47. 该儿童此阶段的思维特点是
    A. 以自我为中心
    B. 从自己的角度去考虑和看待事物
    C. 不能理解他人的观点
    D. 只能注意事物的一个方面
    E. 不理解事物的转化或逆向运动
    F. 缺乏正确的逻辑推理能力

(48~51题共用题干)

某小儿,11岁,生长发育不断进行,出生后3个月生长最快,出现第一个生长高峰,至此又猛然加快,出现第二个生长高峰。

48. 这种现象体现了生长发育的
    A. 个体差异
    B. 顺序性
    C. 各系统器官发育的不平衡性
    D. 连续性
    E. 阶段性
    F. 以上都是

49. 根据科尔伯格的道德发展理论,该小儿处于
    A. 习俗期
    B. 前习俗期
    C. 后习俗期
    D. 具体运算期
    E. 形式运算期
    F. 感觉运动期

50. 该期包括的两个阶段是
    A. 好孩子导向阶段
    B. 惩罚-顺从导向阶段
    C. 相对功利导向阶段
    D. 社会秩序导向阶段
    E. 普遍道德原则导向阶段
    F. 社会契约导向阶段

51. 下面关于该儿童的描述正确的是
    A. 一切行为均为得到他人的认可
    B. 认为只有做得好才能赢得赞扬
    C. 认为人生的目标就是要对社会负责
    D. 追求博爱、平等的人生原则
    E. 因害怕惩罚,他们无条件遵从规则
    F. 以自我为中心

(52~54题共用题干)

某小儿,6岁,男。身高、体重发育正常,父母发现其夜间熟睡时遗尿,来医院检查。

52. 医生怀疑其可能的疾病是
    A. 儿童擦腿综合征
    B. 屏气发作
    C. 尿路感染
    D. 尿频
    E. 遗尿症
    F. 尿急

53. 针对该患儿的护理措施正确的是
    A. 训练儿童排尿的过程
    B. 帮助儿童建立信心
    C. 进行激励性行为矫正
    D. 晚餐后应适当控制饮水量
    E. 睡前可以进行剧烈活动
    F. 睡前排尿

54. 由于经常尿床,该儿童经常发脾气,下列做法正确的是
    A. 家长应理解儿童的反应
    B. 家长应给予其恢复情绪的时间和空间
    C. 发过脾气后可通过活动等转移注意力
    D. 发脾气时家长应立即制止
    E. 儿童发脾气时家长应责备他
    F. 儿童发脾气时家长应讽刺他小题大做

(55~57题共用题干)

某小儿,男,14个月。性格暴躁,爱发脾气,剧烈哭闹时口唇发绀、躯干及四肢挺直,持续1分钟后症状自行缓解,父母来医院咨询。

55. 该小儿可能的诊断是
    A. 惊厥
    B. 屏气发作
    C. 肺炎
    D. 破伤风
    E. 肺透明膜病
    F. 败血症

56. 此种问题会自然缓解,很少再出现的年龄是
    A. 2岁后
    B. 3岁后
    C. 4岁后
    D. 5岁后
    E. 6岁后
    F. 7岁后

57. 若患儿再次发作时,家长需要做的是
    A. 过度保护患儿
    B. 保持呼吸道通畅
    C. 防止异物吸入
    D. 防止意外受伤

E. 四肢抽动时按住患儿
F. 四肢抽动时抱住患儿

(58~60题共用题干)
某幼儿，女，2岁，有时独自玩耍时双腿伸直交叉夹紧，手握拳，制止时会哭闹，喜欢坐硬物，家长带其来医院检查。

58. 该儿童可能的诊断是
   A. 遗尿症
   B. 屏气发作
   C. 儿童擦腿综合征
   D. 营养不良
   E. 佝偻病
   F. 缺铁性贫血

59. 该儿童可以达到的发育有
   A. 会用勺子吃饭
   B. 会说2~3个字构成的句子
   C. 能讲故事
   D. 能扫地
   E. 能剪纸
   F. 能分辨颜色

60. 下列护理措施正确的是
   A. 鼓励其参与各种游戏活动
   B. 注意保持会阴部清洁
   C. 尽早穿封裆裤
   D. 发作时用有趣的事物分散其注意力
   E. 睡前安排适当活动使之疲劳入睡
   F. 睡醒后立即穿衣以减少发作机会

(61~63题共用题干)
某小儿，男，5岁，注意力不能完全集中，上课时过度活动，情绪易冲动，学习成绩差。

61. 该小儿可能的问题是
   A. 自闭症
   B. 多动症
   C. 屏气行为
   D. 抑郁症
   E. 强迫症
   F. 拖延症

62. 该种疾病的特点正确的是
   A. 男孩多于女孩
   B. 女孩多于男孩
   C. 智力正常
   D. 智力低下
   E. 仅药物治疗即可恢复
   F. 需要医院－家庭－学校三方协作

63. 按照艾瑞克森的心理－社会发展理论，该儿童所处阶段应形成
   A. 有目的的品质
   B. 有能力的品质
   C. 有意志的品质
   D. 有爱心的品质
   E. 忠诚的品质
   F. 有希望的品质

第三章 儿童保健

一、单选题

1. 儿童保健的重点是
   A. 以预防为主
   B. 以防治结合为主
   C. 以群体保健干预为主
   D. 以个体保健服务为主
   E. 以群体保健干预和个体保健服务相结合为主

2. 胎儿期保健的重点是
   A. 孕母的保健
   B. 孕母和胎儿的保健
   C. 胎儿的保健
   D. 音乐教育
   E. 运动胎教

3. 胎儿期致畸敏感期主要发生于
   A. 前1周
   B. 前2周
   C. 前1个月
   D. 前2个月
   E. 前3个月

4. 产时保健需要注意的重点是
   A. 注意预防产伤及产时感染
   B. 合理使用器械助产
   C. 使孕妇保持乐观的情绪
   D. 使孕妇保持体力，正常进食、饮水
   E. 保证孕母良好的生活环境

5. 产时保健，当发现胎儿有胎粪吸入的情况发生时，以下做法最为恰当的是
   A. 选择正确的分娩方式
   B. 权衡各种助产方式的利弊
   C. 合理使用器械助产
   D. 可预防性使用抗生素
   E. 使孕母保持心情放松

6. 孕母妊娠末期，社区保健者的工作应该是
   A. 至少做1次家庭访视
   B. 至少做2次家庭访视
   C. 至少做3次家庭访视
   D. 至少做4次家庭访视
   E. 至少做5次家庭访视

7. 新生儿保健应重点放在
   A. 出生后第2个月
   B. 出生后第2周
   C. 出生后第3周
   D. 出生后第1个月
   E. 出生后第1周

8. 产后保健，产房温度应保持在
   A. 25~28℃
   B. 25~29℃
   C. 25~30℃
   D. 25~31℃
   E. 25~33℃

9. 社区卫生服务中心的妇幼保健人员在新生儿期一般家访的次数是
   A. 1~2次
   B. 2~3次
   C. 3~4次
   D. 4~5次

E. 5~6次

10. 新生儿的最佳食品是
    A. 母乳
    B. 婴儿奶粉
    C. 谷物、蔬菜、水果
    D. 婴幼儿奶制品
    E. 米粉

11. 捂热综合征易发生的原因是
    A. 婴儿过度保暖
    B. 婴儿体温调节中枢尚未发育完善，排汗散热功能弱
    C. 室内通风不良
    D. 空气污浊
    E. 大量出汗

12. 存放新生儿衣物的衣柜不宜放置樟脑丸的原因是
    A. 会引发新生儿黄疸
    B. 会伤害新生儿皮肤
    C. 会伤害新生儿口腔黏膜
    D. 会引发新生儿溶血
    E. 会造成新生儿颅内出血

13. 新生儿出生后应及时补充维生素D，为预防的疾病是
    A. 佝偻病
    B. 夜盲症
    C. 坏血病
    D. 新生儿寒冷损伤综合征
    E. 新生儿黄疸

14. 部分母乳喂养或人工喂养儿首选的奶粉是
    A. 牛乳
    B. 全脂奶粉
    C. 配方奶粉
    D. 黄豆奶粉
    E. 脱脂奶粉

15. 下列婴儿乳牙萌出时应注意的事项中，描述错误的是

    A. 婴儿乳牙开始萌出时，会有一些不舒服的表现，严重的会出现拒食等表现
    B. 乳牙萌出后，每晚用指套牙刷清洁乳牙
    C. 为了婴儿熟睡，婴儿可以含着奶嘴入睡
    D. 可以给较大的婴儿稍硬的饼干等食物咀嚼
    E. 注意吸吮奶嘴的正确姿势

16. 婴儿可以练习空腹俯卧的时间是
    A. 4周
    B. 5周
    C. 6周
    D. 7周
    E. 2~3周

17. 针对婴儿早期教育中动作的发展，以下描述错误的是
    A. 2~3周时，婴儿可以开始练习空腹俯卧，并逐渐延长时间
    B. 3~6个月，应用玩具练习婴儿的抓握能力
    C. 5个月，婴儿练习站立、坐下和迈步
    D. 10~12个月，鼓励婴儿学走路
    E. 家长应为婴儿提供运动的空间和机会

18. 以下哪一个选项是社会心理发育最为迅速的时期
    A. 幼儿期
    B. 婴儿期
    C. 学龄前期
    D. 学龄期
    E. 青春期

19. 针对幼儿的日常护理，以下说法错误的是
    A. 幼儿3岁左右应学习穿脱衣服、整理自己的用物
    B. 幼儿的睡眠时间随年龄的增长而减少
    C. 幼儿睡前常需有人陪伴
    D. 幼儿可以喝着牛奶或者果汁入睡
    E. 少吃甜食

20. 幼儿开始能控制肛门和尿道括约肌的年龄

段为

A. 6~7岁
B. 5~6岁
C. 4~5岁
D. 3~4岁
E. 1~2岁

21. 以下哪一个选项是儿童性格形成的关键时期
A. 幼儿期
B. 婴儿期
C. 学龄前期
D. 学龄期
E. 青春期

22. 成人应有意识地引导儿童进行较复杂的智力游戏，增强其思维能力和动手能力，每次游戏时间
A. 以30~45分钟为宜
B. 以20~25分钟为宜
C. 以10~15分钟为宜
D. 以45~60分钟为宜
E. 1小时以上

23. 以下哪一时期是骨骼生长发育的重要阶段
A. 幼儿期
B. 婴儿期
C. 学龄前期
D. 学龄期
E. 青春期

24. 以下哪一时期是个体由儿童过渡到成人的时期，是儿童生长发育的最后阶段
A. 幼儿期
B. 婴儿期
C. 学龄前期
D. 学龄期
E. 青春期

25. 婴儿期游戏的特点是
A. 多为单独性游戏
B. 多为平行性游戏
C. 多为联合性或合作性游戏
D. 多为竞赛性游戏
E. 多为合作性游戏

26. 幼儿期游戏的特点是
A. 多为单独性游戏
B. 多为平行性游戏
C. 多为联合性或合作性游戏
D. 多为竞赛性游戏
E. 多为合作性游戏

27. 学龄前期游戏的特点是
A. 多为单独性游戏
B. 多为平行性游戏
C. 多为联合性或合作性游戏
D. 多为竞赛性游戏
E. 多为合作性游戏

28. 学龄期游戏的特点是
A. 多为单独性游戏
B. 多为平行性游戏
C. 多为联合性或合作性游戏
D. 多为竞赛性游戏
E. 多为合作性游戏

29. 按国家规定，学龄前及以上儿童久坐每次不超过
A. 30分钟
B. 40分钟
C. 50分钟
D. 2小时
E. 1小时

30. 新生儿洗温水浴的室温为
A. 20~22℃
B. 22~24℃
C. 24~26℃
D. 26~28℃
E. 28℃以上

31. 新生儿洗温水浴的水温为
A. 30~32℃

B. 32~34℃
C. 35~37℃
D. 36~38℃
E. 38℃以上

32. 新生儿洗温水浴的水量应为
   A. 新生儿半卧位时胸部以下浸入水中为宜
   B. 新生儿半卧位时腹部以下浸入水中为宜
   C. 新生儿半卧位时脐部以下浸入水中为宜
   D. 新生儿半卧位时锁骨以下浸入水中为宜
   E. 新生儿半卧位时头部以下浸入水中为宜

33. 擦浴适用于
   A. 3个月以上的婴儿
   B. 4个月以上的婴儿
   C. 5个月以上的婴儿
   D. 6个月以上的婴儿
   E. 7~8个月以上的婴儿

34. 淋浴适用于
   A. 4岁以上
   B. 3岁以上
   C. 2岁以上
   D. 1岁以上
   E. 10个月以上

35. 日光中的紫外线能够使皮肤中的7-脱氢胆固醇转变为
   A. 维生素A
   B. 维生素C
   C. 维生素D
   D. 维生素E
   E. 维生素PP

36. 以下哪一个选项可促进皮肤中的血管扩张，使血液循环加速，增强儿童的心肺功能
   A. 日光中的紫外线
   B. 日光中的红外线
   C. 维生素A
   D. 维生素D
   E. 维生素PP

37. 婴儿进行日光浴的时间应为
   A. 餐后1~1.5小时
   B. 餐前
   C. 睡前
   D. 餐后3小时
   E. 餐后15分钟

38. 婴儿每次日光浴时间为
   A. 30分钟
   B. 30~40分钟
   C. 40~50分钟
   D. 50~60分钟
   E. 不超过20~30分钟

39. 5岁以下儿童死亡的首位原因是
   A. 窒息
   B. 抑郁
   C. 事故伤害
   D. 感染性疾病
   E. 营养不良

40. 计划免疫的核心是
   A. 被动免疫
   B. 注射疫苗
   C. 主动免疫
   D. 药物治疗
   E. 预防接种

41. 乙肝疫苗的一般注射部位是
   A. 上臂三角肌
   B. 臀部
   C. 大腿外侧
   D. 静脉注射
   E. 腹部

42. 乙肝疫苗的接种时间为
   A. 0、2月龄
   B. 0、1、6月龄
   C. 2、3、4月龄
   D. 3、4、5月龄
   E. 8月龄

43. 儿童 2、3、4 月龄和 4 周岁时需要接种的疫苗是
   A. 卡介苗
   B. 乙肝疫苗
   C. 脊髓灰质炎疫苗
   D. 百白破疫苗
   E. 乙脑灭活疫苗

44. 鼓励婴儿学走路的时间是
   A. 6～7 个月
   B. 7～8 个月
   C. 8～9 个月
   D. 9～10 个月
   E. 10～12 个月

45. 幼儿学习穿脱衣服的年龄段应为
   A. 1 岁
   B. 2 岁
   C. 3 岁
   D. 4 岁
   E. 5 岁

46. 卡介苗的接种剂量为
   A. 0.1ml
   B. 0.2ml
   C. 0.3ml
   D. 0.4ml
   E. 0.5ml

47. WHO 提倡母乳喂养的重要原因在于
   A. 母乳可直接杀菌
   B. 母乳抑制大肠杆菌的生长和活性
   C. 母乳营养丰富
   D. 防止乳腺癌和卵巢癌
   E. 母乳有直接保护新生儿肠黏膜的作用

48. 某儿童，12 岁，三年级。关于近视眼的护理要点，正确的是
   A. 读书写字姿势要正确，眼与书本距离 30cm
   B. 连续看书写字 0.5 小时左右要做眼保健操
   C. 在光线暗处及直射阳光下看书
   D. 连续看书 2 小时要休息一下
   E. 躺在床上及走路或乘车时看书

49. 某孕妇，顺产一男婴，关于产后健康促进，说法正确的是
   A. 产后 1 周内是整个复旧过程变化最快的一段时间
   B. 产妇体温超过 40℃提示有产褥感染
   C. 高龄产妇应酌情增加访视次数
   D. 整个复旧过程大约需要 2 周
   E. 初次访视应在产妇出院后 10 天内进行

50. 某产妇，顺产一男婴，护士给予家长关于预防接种的健康教育，下列说法正确的是
   A. 接种后观察受种者 5～10 分钟，无反应才可以离去
   B. 发热是预防接种的特殊禁忌证
   C. 预防的途径不包括口服
   D. 一旦发生过敏性休克，需要及时做医疗处理
   E. 接种活疫苗时只能用碘酒消毒局部皮肤

51. 婴幼儿为传染病的易感人群，保护易感人群的主动免疫措施是
   A. 注射丙种球蛋白
   B. 接种疫苗、菌苗、类毒素
   C. 加强营养
   D. 注射高价免疫球蛋白
   E. 接种抗毒素

52. 某幼儿园职工健康体检时发现一名在食堂工作的职工为 HBsAg 携带者，则对该职工采取的措施不正确的是
   A. 对其家属进行乙肝疫苗接种
   B. 不能献血
   C. 采取隔离措施避免传染
   D. 调离食堂工作岗位
   E. 要求该职工注意个人卫生，防止所用物品传播 HBV

53. 某患儿，10 岁，检查出是乙型肝炎病毒携带者，社区护士对其自我保健指导内容不

正确的是
   A. 坚持锻炼，提高抵抗力
   B. 避免不必要的输血
   C. 禁止献血
   D. 适当隔离
   E. 不能正常上学读书

54. 某儿童是学龄前儿童，下列符合学龄前期发育特点的是
   A. 有强烈的好奇心
   B. 遵守社会习俗、遵守法律
   C. 控制、理解、分析、综合能力增强
   D. 体格发育进入高峰期
   E. 积极勤奋，力求将事情做得完美

二、多选题

1. 下列关于儿童保健说法正确的是
   A. 以预防为主
   B. 以防治结合为主
   C. 以群体保健干预为主
   D. 以个体保健服务为主
   E. 它是儿科学与预防医学的交叉学科

2. 以下哪些选项是胎儿的保健内容
   A. 孕母的保健
   B. 胎儿期心理卫生
   C. 产前保健
   D. 产时保健
   E. 运动胎教

3. 针对产前保健说法正确的是
   A. 预防遗传性疾病与先天畸形
   B. 避免妊娠期并发症
   C. 帮助孕母选择正确的分娩方式
   D. 保证充足营养
   E. 可以预防性使用抗生素

4. 孕母感染单纯疱疹病毒对胎儿的影响有
   A. 视网膜病
   B. 脑钙化
   C. 脑积水
   D. 心肌炎
   E. 中枢神经系统异常

5. 孕母感染流感病毒对胎儿的影响有
   A. 失聪
   B. 智能低下
   C. 流产
   D. 早产
   E. 畸形

6. 孕母使用肾上腺皮质激素可对胎儿的影响有哪些
   A. 腭裂
   B. 无脑儿
   C. 唇裂
   D. 畸形
   E. 核黄疸

7. 胎儿早期要注意补充的营养素为
   A. 铁、锌、钙、维生素A
   B. 铁、锌、钙、维生素C
   C. 铁、锌、钙、维生素C
   D. 碘
   E. 叶酸

8. 产时保健需要注意的是
   A. 帮助孕母选择正确的分娩方式
   B. 合理使用器械助产
   C. 权衡各种助产方式的利弊
   D. 不可使用抗生素
   E. 预防产伤

9. 针对胎儿期心理卫生说法正确的是
   A. 注意做好优生准备及适宜的胎教
   B. 胎教可分为音乐胎教、运动胎教和语言胎教
   C. 孕母妊娠末期，社区保健工作者应至少做1次家庭访视
   D. 孕母妊娠末期，社区保健工作者应至少做2次家庭访视
   E. 孕母妊娠末期，社区保健工作者应至少做3次家庭访视

10. 新生儿的特点是
    A. 新生儿保健重点应放在出生后第2周
    B. 对外界环境变化的适应性和调节性差
    C. 抵抗力弱,易患各种疾病
    D. 各组织和器官的功能发育基本成熟
    E. 脱离母体后不需要经历解剖、生理上的巨大变化就可以适应宫外的新环境

11. 针对产后保健说法正确的是
    A. 产房温度保持在25~28℃
    B. 早产儿不需要送入新生儿重症监护室
    C. 严格消毒,结扎脐带
    D. 记录出生时Apgar评分
    E. 正常儿应尽早母乳喂养

12. 针对居家保健说法正确的是
    A. 社区卫生服务中心的妇幼保健人员在新生儿期一般家访2~3次
    B. 冬季,新生儿应该多穿衣物保暖
    C. 新生儿房间温度保持在20~22℃,湿度65%
    D. 家访的目的是早期发现问题,早期干预
    E. 母乳是喂养新生儿的最佳食品

13. 婴儿的保健内容是
    A. 合理喂养
    B. 日常护理
    C. 早期教育
    D. 防止事故
    E. 预防疾病和促进健康

14. 针对婴儿合理喂养说法正确的是
    A. 6个月以内婴儿提倡纯母乳喂养
    B. 部分母乳喂养或人工喂养儿首选配方奶粉
    C. 6个月以上婴儿要及时引入其他食品,为断奶做准备
    D. 12个月后学习用杯喝奶和水
    E. 9~10个月的婴儿开始有主动进食的要求

15. 针对婴儿睡眠说法不正确的是
    A. 婴儿睡眠不足会食欲下降且不能熟睡
    B. 婴儿所需的睡眠时间随年龄增长逐渐减少
    C. 一般5个月婴儿尚未建立昼夜生活节律
    D. 一般1~2个月婴儿胃容量小,可夜间哺乳1~2次,可以含乳头入睡
    E. 3~4个月后逐渐停止夜间哺乳,任其熟睡

16. 婴儿早期教育的内容是
    A. 大小便训练
    B. 视、听能力训练
    C. 动作的发展
    D. 语言的培养
    E. 强调事故的预防

17. 对婴儿清洁卫生,以下说法不正确的是
    A. 婴儿太小,给婴儿洗脸、洗脚和臀部一日一次就可以
    B. 婴儿太小,即使天气炎热、出汗多时也不应该多次沐浴
    C. 婴儿沐浴后要擦干皮肤褶皱处
    D. 婴儿头部前囟处已形成鳞状污垢或痂皮,可涂植物油,待痂皮软化后用温水洗净
    E. 在哺乳或进食后可喂少量温开水清洁口腔

18. 针对幼儿膳食,以下说法不正确的是
    A. 乳类供应应不低于总能量的1/3
    B. 每日5~6餐为宜
    C. 在2~2.5岁以前,食物应稀、软、烂
    D. 10个月左右可能出现生理性厌食
    E. 食物的种类和制作方法不需要经常变化

19. 针对幼儿动作的发展,以下说法错误的是
    A. 走路令10~15个月幼儿感觉愉快
    B. 12个月大的幼儿喜欢能推拉的玩具
    C. 1~2岁幼儿要选择发展走、跳、投掷、攀登和发展肌肉活动的玩具
    D. 2岁后的幼儿开始模仿成人的活动
    E. 2~3岁幼儿要选择能发展动作、思维等

能力的玩具

20. 以下关于学龄前儿童特点，说法正确的是
    A. 学龄前儿童体格发育较幼儿期加快
    B. 学龄前期是儿童性格形成的关键时期
    C. 具有较大的可塑性
    D. 具有好奇多问的特点
    E. 防御能力有所增强，不易患急性肾炎、风湿病等免疫性疾病

21. 学龄前儿童的保健内容是
    A. 访视
    B. 合理营养
    C. 日常护理
    D. 预防疾病和事故
    E. 心理卫生

22. 针对学龄前儿童的保健，描述错误的是
    A. 每日4~5餐
    B. 儿童每年进行1~2次体格检查
    C. 10岁后每年测视力、血压一次
    D. 成人有意识地引导儿童进行复杂的智力游戏，每次游戏时间20~25分钟为宜
    E. 保证能量和蛋白质的摄入，优质蛋白占总蛋白的1/3

23. 学龄儿童的保健内容是
    A. 合理营养
    B. 体格锻炼
    C. 预防疾病
    D. 防止事故
    E. 心理卫生

24. 针对学龄儿童预防疾病的描述，以下描述错误的是
    A. 每年体格检查4次
    B. 读书时书本应和眼睛保持1尺左右的距离
    C. 阅读时，书本应与桌面呈30°~40°角
    D. 写字时，前胸与桌沿保持2拳的距离
    E. 休息时两足交替伸出，不要固定一侧

25. 以下哪些选项是青少年的特点
    A. 体格及性器官发育迅速
    B. 心理与社会适应能力发展相对缓慢
    C. 神经内分泌调节不稳定
    D. 具有较大的可塑性
    E. 具有好奇多问的特点

26. 青少年的保健内容是
    A. 供给充足营养
    B. 培养良好的卫生习惯
    C. 保证充足的睡眠
    D. 预防疾病和事故
    E. 心理卫生

27. 以下哪些选项是游戏的功能
    A. 促进儿童感觉运动功能的发展及体格发育
    B. 促进儿童智力的发展
    C. 促进儿童的社会化及自我认同
    D. 促进儿童的创造性
    E. 治疗性价值

28. 以下哪些选项是儿童皮肤锻炼的方式
    A. 婴儿抚摸
    B. 水浴
    C. 空气浴
    D. 日光浴
    E. 幼儿体操

29. 下列关于学龄儿童预防疾病，说法正确的是
    A. 如果儿童经常保持某些不良姿势，会造成骨骼畸形
    B. 阅读时，书本应与桌面水平
    C. 写字时，前胸与桌沿保持1拳的距离
    D. 站立时，两臂自然下垂，挺胸收腹
    E. 注意口腔卫生

30. 针对温水浴说法不正确的是
    A. 温水浴可保持皮肤清洁，但不能促进新陈代谢
    B. 浴毕可用较冷的水（33~35℃）冲淋婴

儿，随即擦干
C. 室温应保持在 18~20℃
D. 每日 1~2 次，每次浸泡时间 15 分钟左右
E. 温水浴不适用于婴儿

31. 下列关于儿童户外活动说法正确的是
    A. 户外活动，一年四季均可进行
    B. 可促进儿童生长及预防佝偻病的发生
    C. 婴儿出生后应避免尽早户外活动
    D. 经常少穿一些也是一种锻炼，应从小养成习惯
    E. 户外活动每天 1~2 次

32. 针对幼儿的早期教育，以下说法正确的是
    A. 1~2 岁幼儿开始能够控制肛门和尿道括约肌
    B. 训练婴儿大小便时，家长应注意多采用赞赏和鼓励的方式
    C. 大便训练较小便训练先完成，因为它较有规律性
    D. 用尿布会影响控制大小便能力的培养
    E. 训练大小便时，训练失败时不要表示失望或责备幼儿

33. 以下针对日光浴的说法正确的是
    A. 儿童头戴白帽以防止因日光直射头部引起中暑
    B. 先晒背部，再晒身体两侧，最后晒胸腹部
    C. 每次日光浴时间不超过 20~30 分钟
    D. 不满 10 岁者很难安稳地接受日光，可以做安静的游戏，如玩积木等
    E. 眼戴遮阳镜以保护眼睛，全身均匀地接受日光照射

34. 针对婴儿抚摸说法正确的是
    A. 抚摸可刺激皮肤，有益于肢体肌肉的放松
    B. 皮肤抚摸是父母与婴儿之间最好的交流方式之一
    C. 抚摸一般从幼儿期开始
    D. 每日 1~2 次，每次 10~15 分钟

E. 抚触时力度应适宜

35. 关于婴儿睡眠不足的表现，以下说法正确的是
    A. 烦躁、易怒
    B. 食欲减退
    C. 体重下降
    D. 能熟睡，但会造成恶性循环
    E. 精神不足

36. 对婴儿乳牙描述正确的是
    A. 婴儿不应含着奶嘴睡觉
    B. 2 个月乳牙开始萌出
    C. 乳牙萌出后，每晚用软布清洁乳牙
    D. 可给予婴儿烤面包片等咀嚼
    E. 婴儿乳牙开始萌出时，可能会有吸手指、咬东西等表现

37. 孕母感染以下哪些病毒会使胎儿患脑炎
    A. 风疹病毒
    B. 水痘病毒
    C. 巨细胞病毒
    D. 埃可病毒
    E. 柯萨奇病毒

38. 以下哪些药物会使婴儿发生唇裂
    A. 肾上腺皮质激素
    B. 地西泮
    C. 苯妥英钠
    D. 胰岛素
    E. 黄体酮

39. 以下哪些选项是乙肝疫苗接种的禁忌对象
    A. 先天性免疫功能缺陷者
    B. 乙肝病毒携带者
    C. 对疫苗中任何成分过敏者
    D. 神经系统疾病者
    E. 重度营养不良者

40. 关于脊髓灰质炎疫苗的说法正确的是
    A. 属于组分疫苗
    B. 属于减毒活疫苗

C. 免疫缺陷性疾病者禁忌接种
D. 对牛奶及其他乳制品过敏者禁忌接种
E. 接种后，大多数婴儿会出现低热、恶心，但能自愈

41. 以下哪些疫苗属于减毒活疫苗
    A. 乙肝疫苗
    B. 卡介苗
    C. 脊髓灰质炎疫苗
    D. 麻疹疫苗
    E. 流脑疫苗

42. 以下哪些疫苗有减毒活疫苗和灭活疫苗两种剂型
    A. 乙肝疫苗
    B. 乙脑疫苗
    C. 流脑疫苗
    D. 甲肝疫苗
    E. 麻疹疫苗

43. 下列属于婴幼儿时期记忆特点的是
    A. 内容少
    B. 时间短
    C. 不容易记住愤怒的事情
    D. 以机械记忆为主
    E. 精确性差

44. 按照国家运动和体育教学协会的有关儿童活动指南要求，以下说法正确的是
    A. 学步幼儿每天至少有 30 分钟的正式体力活动
    B. 学步幼儿每天至少有 60 分钟的正式体力活动
    C. 学龄前及以上儿童有 60 分钟的有组织的体力活动
    D. 学龄前及以上儿童久坐每次不宜超过 60 分钟
    E. 学龄前及以上儿童久坐每次不宜超过 90 分钟

45. 针对婴儿被动操说法正确的是
    A. 适用于 2~6 个月的婴儿
    B. 适用于 7~12 个月的婴儿
    C. 适用于 12~18 个月的婴儿
    D. 每日 1~2 次
    E. 可以改善全身血液循环

46. 针对事故伤害说法正确的是
    A. 事故伤害是指因各种因素综合作用而引起的人体损伤
    B. 事故伤害成为威胁儿童健康和生命的主要问题
    C. 事故伤害是 5 岁儿童死亡的首位原因
    D. 事故伤害是不可预防的
    E. 可通过教育、工程、执行、经济干预避免事故的发生

47. 针对计划免疫说法正确的是
    A. 主动免疫制剂统称为疫苗
    B. 被动免疫制剂统称为疫苗
    C. 预防接种是计划免疫的核心
    D. 主动免疫为主
    E. 被动免疫为主

48. 4 月龄儿童需要接种的疫苗是
    A. 卡介苗
    B. 乙肝疫苗
    C. 脊髓灰质炎疫苗
    D. 百白破疫苗
    E. 麻风疫苗

49. 6 周岁儿童需要接种的疫苗是
    A. 卡介苗
    B. 白破疫苗
    C. 脊髓灰质炎疫苗
    D. 百白破疫苗
    E. A+C 流脑疫苗

50. 下列针对预防接种的准备及注意事项，说法不正确的是
    A. 3 个月以上婴儿接种卡介苗前应做 PPD 实验，阴性者才能接种
    B. 脊髓灰质炎疫苗冷开水送服，且服用后 2 小时内禁热饮

C. 接种麻疹疫苗前1个月及接种后2周避免使用胎盘球蛋白、丙种球蛋白制剂
D. 接种活疫苗时，只用75%乙醇消毒
E. 接种后剩余活菌苗应烧毁

三、共用题干题

(1~5题共用题干)

婴儿，女，3天，于2月5日出生，已经接种过乙肝疫苗第1剂次。

1. 乙肝疫苗第2剂次的接种时间为
   A. 7月5日
   B. 6月5日
   C. 5月5日
   D. 4月5日
   E. 3月5日

2. 乙肝疫苗第1剂次后应接种的疫苗是
   A. 麻疹疫苗
   B. 卡介苗
   C. 脊髓灰质炎疫苗
   D. 乙肝疫苗第2剂次
   E. 百白破疫苗

3. 卡介苗的接种途径是
   A. 皮内注射
   B. 静脉注射
   C. 口服
   D. 皮下注射
   E. 肌内注射

4. 该婴儿需接受百白破疫苗的最近日期是
   A. 4月龄
   B. 5月龄
   C. 3月龄
   D. 6月龄
   E. 8月龄

5. 该婴儿需接种乙肝疫苗
   A. 1次
   B. 2次
   C. 3次
   D. 4次
   E. 5次

(6~9题共用题干)

婴儿，男，2天，于2月4日出生，已经接种过乙肝疫苗第1剂次。

6. 当该婴儿3月龄时，除了需要接种百白破疫苗，还需接种
   A. 乙肝疫苗
   B. 卡介苗
   C. 麻疹疫苗
   D. 脊髓灰质炎疫苗
   E. 白破疫苗

7. 注射百白破疫苗时，每剂次之间最少间隔
   A. 24天
   B. 25天
   C. 26天
   D. 27天
   E. 28天

8. 卡介苗的接种剂量为
   A. 0.5ml/剂次
   B. 0.1ml/剂次
   C. 0.3ml/剂次
   D. 0.4ml/剂次
   E. 0.6ml/剂次

9. 脊髓灰质炎疫苗的接种途径是
   A. 口服
   B. 肌内注射
   C. 皮下注射
   D. 静脉注射
   E. 静脉滴注

(10~13题共用题干)

婴儿，男，4个月。昨日接种了疫苗，今日体温38℃（肛表），接种部位轻度红肿。咽无充血，心肺无异常。

10. 根据儿童计划免疫程序，该婴儿接种的疫苗是
    A. 卡介苗
    B. 脊髓灰质炎疫苗
    C. 乙肝疫苗
    D. 百白破疫苗
    E. 麻疹疫苗

11. 除此疫苗外，该婴儿还应接种
    A. 乙肝疫苗
    B. 百白破疫苗
    C. 脊髓灰质炎疫苗

D. 麻风疫苗
E. 麻疹疫苗

12. 处理方法最恰当的是
    A. 给予口服退热剂
    B. 给予口服抗生素及抗病毒药物
    C. 给予口服抗生素
    D. 给予口服抗病毒药物
    E. 密切观察，暂不处理

13. 该婴儿的最佳饮食是
    A. 婴儿配方奶粉
    B. 母乳
    C. 鲜牛奶
    D. 牛乳
    E. 全脂奶粉

(14～18题共用题干)
某患儿，女，90天。近日持续腹泻，每日5～6次，按计划今天接种脊髓灰质炎病毒。

14. 下列哪项不是脊髓灰质炎疫苗的禁忌证
    A. 发热者暂缓接种
    B. 对牛奶过敏者
    C. 腹泻者暂缓接种
    D. 早产儿
    E. 急性传染病者

15. 脊髓灰质炎疫苗按生物性质分类属于
    A. 减毒活疫苗
    B. 灭活疫苗
    C. 类毒素疫苗
    D. 组分疫苗
    E. 基因工程疫苗

16. 下列关于注射脊髓灰质炎疫苗的注意事项，不正确的是
    A. 注射前做好解释工作
    B. 接种不宜空腹进行
    C. 脊髓灰质炎用温热水送服
    D. 严格执行查对制度
    E. 严格遵守无菌操作原则

17. 若接种后，婴儿突然晕厥，下列做法不正确的是
    A. 立即进行胸外按压
    B. 立即将患儿平卧
    C. 可按压人中穴、合谷穴

D. 随时准备皮下注射1:1000肾上腺素
E. 给予少量糖水

18. 若接种后，婴儿注射部位出现红、肿、热、痛，症状轻微，反应持续时间一般为
    A. 7天
    B. 6天
    C. 5天
    D. 4天
    E. 2～3天

(19～25题共用题干)
某儿童，男，7岁，此年龄段应注重儿童的体格锻炼。

19. 下列不属于皮肤锻炼的是
    A. 婴儿抚触
    B. 日光浴
    C. 空气浴
    D. 水浴
    E. 游戏

20. 此年龄段儿童适宜的水浴方式是
    A. 温水浴
    B. 擦浴
    C. 淋浴
    D. 游泳
    E. 日光浴

21. 下列关于淋浴的说法不正确的是
    A. 淋浴的顺序为头部、上肢、背部、胸腹、下肢
    B. 淋浴适用于3岁以上婴儿
    C. 每次冲淋身体20～40秒
    D. 室温应在18～20℃
    E. 浴后用干毛巾擦摩至全身皮肤微红

22. 若该儿童想练习游泳，下列说法不正确的是
    A. 刚进食后不宜游泳
    B. 应有成人在旁边照顾
    C. 水温不低于20℃
    D. 游泳前先用冷水浸湿头部和胸部
    E. 如有寒战等不良反应应立即出水

23. 该儿童适宜进行日光浴的时间是
    A. 餐前
    B. 餐前半小时

C. 餐后半小时

D. 餐时

E. 餐后1~1.5小时

24. 该儿童进行日光浴时,每次日光浴时间不应超过

A. 1小时

B. 50分钟

C. 45分钟

D. 20~30分钟

E. 10分钟

25. 下列关于日光浴的说法不正确的是

A. 避免阳光直射头部,以免中暑

B. 日光浴可以将7-脱氢胆固醇转为维生素D

C. 日光浴场所应在空气流通又无强风的地方

D. 日光浴适用于5岁以上儿童

E. 日光浴先晒背部

(26~28题共用题干)

患儿男,日龄10天。现给予家庭护理。

26. 居室的温度和湿度应保持在

A. 20~22℃,55%

B. 24~26℃,50%

C. 26~28℃,45%

D. 28~30℃,40%

E. 30℃以上,35%

27. 预防该小儿意外伤害的重点是应避免

A. 相互打闹

B. 喂奶后窒息

C. 坠床

D. 玩锐器利物

E. 开水烫伤

28. 应使家长了解小儿已接种的疫苗是

A. 乙脑疫苗

B. 百白破疫苗

C. 卡介苗

D. 脊髓灰质炎疫苗

E. 麻疹疫苗

(29~33题共用题干)

某婴儿,6月龄,按照计划免疫程序规律接种。

29. 此时该婴儿需接种的是

A. 百白破疫苗第3次

B. 麻疹疫苗第1次

C. 脊髓灰质炎疫苗第3次

D. 卡介苗第1次

E. 乙肝疫苗第3次

30. 第1次和第2次接种此疫苗的间隔时间为

A. ≥20天

B. ≥22天

C. ≥24天

D. ≥28天

E. ≥30天

31. 接种疫苗属于

A. 主动免疫

B. 被动免疫

C. 立即免疫

D. 一般反应

E. 异常反应

32. 按生物性质,该婴儿此次接种的疫苗属于

A. 灭活疫苗

B. 类毒素疫苗

C. 基因工程疫苗

D. 组分疫苗

E. 减毒活疫苗

33. 该婴儿此次接种的疫苗主要预防

A. 百白破

B. 乙肝

C. 破伤风

D. 白喉

E. 麻疹

四、案例分析题

(1~5题共用题干)

某婴儿,男,2个月。出生后没接种卡介苗,孩子的父亲患有肺结核。

1. 为了保护该小儿,下列做法正确的是

A. 不必特殊处理

B. 需要立即注射卡介苗

C. 需要注射链霉素

D. 立刻预防性用药

E. 先做结核菌素试验,阴性者补种卡介苗

F. 立即注射肾上腺素

2. 该婴儿此月龄应注射的疫苗是
   A. 脊髓灰质炎疫苗
   B. 乙肝疫苗
   C. 麻风疫苗
   D. 乙脑减毒活疫苗
   E. 百白破疫苗
   F. 卡介苗
3. 疫苗瓶开封后,有效期是
   A. 1 小时
   B. 2 小时
   C. 3 小时
   D. 4 小时
   E. 5 小时
   F. 6 小时
4. 脊髓灰质炎疫苗属于减毒活疫苗,注射时的消毒溶液是
   A. 生理盐水
   B. 蒸馏水
   C. 安尔碘
   D. 75% 乙醇
   E. 95% 乙醇
   F. 无需消毒
5. 婴儿服用脊髓灰质炎需要注意的是
   A. 用温开水送服
   B. 用冷开水送服
   C. 服用后 1 天内禁止热饮
   D. 服用后 1 小时内禁止热饮
   E. 服用 6 小时内禁止热饮
   F. 服用 12 小时内禁止热饮

(6~8 题共用题干)
某婴儿,男,3 月龄,父母带其来注射百白破疫苗。
6. 百白破疫苗可以预防的疾病是
   A. 麻疹
   B. 破伤风
   C. 乙肝
   D. 白喉
   E. 百日咳
   F. 乙脑
7. 百白破疫苗需要接种的次数是
   A. 1 次
   B. 2 次
   C. 3 次
   D. 4 次
   E. 5 次
   F. 6 次
8. 注射完成 1 天后,婴儿注射部位出现红、肿、热、痛,症状轻微。下列处理正确的是
   A. 无需特殊处理
   B. 适当休息
   C. 多饮水
   D. 密切观察
   E. 给予肾上腺素
   F. 给予抗过敏药物

(9~11 题共用题干)
某婴儿,接种乙肝疫苗 5 分钟后突然出现烦躁、手脚湿冷、脸色苍白、恶心呕吐、惊厥,脉搏细速。
9. 根据婴儿的临床表现,可能的诊断是
   A. 全身反应
   B. 局部反应
   C. 接种后中毒反应
   D. 晕针
   E. 晕厥
   F. 过敏性休克
10. 这种情况属于
    A. 一般反应
    B. 局部反应
    C. 全身反应
    D. 异常反应
    E. 偶合症
    F. 中毒反应
11. 对该患儿的护理措施正确的是
    A. 安置患儿平卧
    B. 头部稍低
    C. 注射 1:1000 肾上腺素
    D. 吸氧
    E. 注意保暖
    F. 密切观察病情

(12~18 题共用题干)
某新生儿,顺产,女,出生 10 小时,生产过

程顺利，各方面评估正常。

12. 产房的温度应保持在
    A. 22～24℃
    B. 20～22℃
    C. 28～30℃
    D. 25～28℃
    E. 30～32℃
    F. 32℃以上

13. 当新生儿娩出后，应立即
    A. 盖上包被
    B. 母乳喂养
    C. 胸外按压
    D. 吸氧
    E. 清除口、鼻腔分泌物
    F. 称重

14. 护士对家属进行健康教育时，关于婴儿衣着方面，下列说法错误的是
    A. 婴儿应衣着简单宽松
    B. 上衣建议不宜有领
    C. 上衣应尽量有领，有助于保暖
    D. 冬季穿的越多越好，有助于保暖
    E. 冬季穿的不宜过多，以免影响四肢循环
    F. 衣服应少接缝，避免摩擦皮肤

15. 护士对家属进行健康教育时，关于婴儿清洁卫生方面，下列说法错误的是
    A. 沐浴后注意擦干皮肤褶皱处
    B. 婴儿头部有痂皮时，不可强行剥脱
    C. 婴儿头部有痂皮时，不用处理
    D. 婴儿鼻腔有分泌物时，可将棉签插入鼻腔擦除
    E. 婴儿鼻腔有分泌物时，棉签蘸水擦除
    F. 婴儿进食后要用温水清洁口腔

16. 护士对家属进行健康教育时，关于婴儿睡眠方面，下列说法错误的是
    A. 婴儿随着年龄的增长，睡眠时间逐渐增加
    B. 婴儿的睡眠环境不需要过分安静
    C. 睡前不要让婴儿过度兴奋
    D. 睡前保持婴儿身体清洁、干爽、舒适
    E. 养成独自睡觉的习惯
    F. 白天应光线柔和，晚上应熄灯睡觉

17. 关于婴儿的早期教育下列说法正确的是
    A. 婴儿大便次数逐渐减少至每天1～2次，可开始训练定时大小便
    B. 3个月内的婴儿可以在婴儿床上悬吊颜色鲜艳且能转动的玩具
    C. 2～3周时，婴儿可以开始练习空腹俯卧
    D. 语言方面，婴儿应先练习发音
    E. 语言方面，婴儿应先练习感受语言
    F. 家长要利用一切机会和婴儿说话

18. 婴儿此时的体格检查频率为
    A. 每周1次
    B. 每2周1次
    C. 每月1次
    D. 每2～3个月一次
    E. 每4个月1次
    F. 每半年1次

(19～22题共用题干)
某幼儿，男，18个月，性格顽皮，饮食不规律，家长来医院咨询幼儿保健的问题。

19. 此阶段幼儿在饮食方面可能出现的问题是
    A. 消化不良
    B. 易积食
    C. 吃东西易腹泻
    D. 生理性厌食
    E. 反流性食管炎
    F. 溢奶

20. 护士对家属进行健康指导时，关于幼儿膳食的说法正确的是
    A. 食物应细、软、烂
    B. 食物种类要多样化，增进幼儿食欲
    C. 鼓励幼儿自己进食
    D. 提供小块、可以用手拿的食物
    E. 保持愉快的就餐心情
    F. 幼儿碗里不要一次放太多食物

21. 护士对家属进行健康指导时，关于幼儿日常生活的说法正确的是
    A. 幼儿衣着应尽量穿脱简单，便于自理
    B. 幼儿睡前可以带一个喜欢的玩具上床，使他有安全感
    C. 幼儿太小，不必清洁口腔
    D. 待幼儿2～3岁时，指导幼儿自己刷牙
    E. 家长监督幼儿少吃糖、甜点

F. 定期带幼儿进行口腔检查
22. 护士对家属进行健康指导，关于幼儿早期教育的说法正确的是
   A. 该幼儿阶段喜欢能推拉的玩具
   B. 家长可从旁引导或帮助孩子玩耍
   C. 培养幼儿饭前便后洗手的习惯
   D. 此阶段幼儿应学习使用礼貌用语
   E. 可借助动画片等扩大其词汇量
   F. 此阶段幼儿喜欢问问题，家长应满足其欲望

(23～26题共用题干)
某儿童，4岁，已有部分自理能力，如：进食、洗脸等，睡觉怕黑，不敢一个人睡。
23. 该儿童处于
   A. 青春期
   B. 新生儿期
   C. 幼儿期
   D. 学龄期
   E. 学龄前期
   F. 成年期
24. 该儿童年龄段睡觉怕黑的主要原因是
   A. 想象力丰富
   B. 没有安全感
   C. 撒谎怕黑
   D. 引起关注
   E. 恶作剧
   F. 不想睡觉
25. 针对该儿童睡觉怕黑，下列做法做正确的是
   A. 家长不予理睬
   B. 家长严厉呵斥，告诉其没有鬼
   C. 家长可同儿童睡前进行一些轻松的活动
   D. 家长嘲笑儿童怕黑
   E. 家长威胁儿童再不睡觉，鬼就会来
   F. 给儿童找心理医生
26. 该儿童阶段的特点是
   A. 该阶段是性格形成的关键期
   B. 该阶段防病能力有所增强，不易生病
   C. 该阶段儿童喜欢模仿，但无经验
   D. 此阶段儿童好奇心强
   E. 生长发育的第二个高峰期

F. 生长发育的第一个高峰期

(27～30题共用题干)
某儿童，10岁，近来看黑板比较费力，家长带其到医院检查。
27. 该儿童处于的阶段是
   A. 青春期
   B. 学龄前期
   C. 幼儿期
   D. 新生儿期
   E. 成年期
   F. 学龄期
28. 为预防近视进一步加剧，下列措施正确的是
   A. 读书时与课本保持1尺左右的距离
   B. 学习场所光线应充足
   C. 读书时间不宜太长，课间要到户外活动
   D. 认真做眼保健操
   E. 写字不宜过小过密
   F. 在学校要定期更换座位
29. 该阶段需要培养正确的坐、立、行等姿势，下列说法正确的是
   A. 走路时，双足勿向内扣或向外撇
   B. 背书包时要双肩交换
   C. 写字时，前胸与桌沿保持1拳的距离
   D. 站立时，两臂自然下垂，挺胸收腹
   E. 休息时两足交替伸出
   F. 听课时腰部靠在椅背上
30. 此阶段儿童的心理卫生需要特别注意，下列说法正确的是
   A. 应尊重孩子，多听孩子的想法
   B. 帮助孩子适应学校的生活
   C. 帮孩子建立良好的同伴关系
   D. 帮助孩子培养学习的兴趣
   E. 帮助孩子养成独立学习的习惯
   F. 帮助孩子抵制社会上各种不良风气

(31～35题共用题干)
某青少年，男，13岁。喜欢他们班的女同学，又不敢和她说话，整天闷闷不乐，心理充满矛盾和冲突。
31. 青春期少年的矛盾心理主要表现为

A. 反抗性与依赖性
B. 闭锁性和开放性
C. 自满和自卑
D. 信任和不信任
E. 勤奋与自卑
F. 主动对内疚

32. 对该青少年进行性教育时,下列说法正确的是
A. 提倡正常的男女同学交往
B. 通过交谈,宣传视频等对青少年进行性教育
C. 介绍生殖器的结构、功能等消除青少年对性的困扰
D. 帮助青少年自觉抵制黄色书刊
E. 对青少年的自慰行为进行正确的引导
F. 男女同学之间不应说话

33. 下列关于青少年的保健正确的是
A. 青少年需要充足的睡眠
B. 对青少年进行安全教育,防止出现创伤等

C. 给予青少年充足的营养物质
D. 养成良好的饮食习惯
E. 加强教育,防止青少年染上酗酒、吸毒等恶习
F. 加强青少年的法治观念

34. 该青少年的游戏特点正确的是
A. 喜欢单独游戏
B. 喜欢看爱情小说
C. 喜欢看肥皂剧
D. 喜欢机械的电器装置
E. 喜欢运动中的竞争和胜利感
F. 喜欢与父母一起游戏

35. 对该青少年进行防溺水和交通事故的健康教育,下列说法正确的是
A. 不要去河边游泳
B. 可去小池塘游泳
C. 学会正确使用救生衣
D. 遵守交通规则,走人行横道
E. 教育青少年勿在马路玩耍
F. 坐汽车时,系安全带

第四章 青春期健康与疾病

一、单选题

1. 针对青春期说法错误的是
   A. 青春期是青少年生理发育和心理发展急剧变化的时期
   B. 青春期是儿童到成年人过渡的时期
   C. 青春期是人生观和世界观逐步形成的关键时期
   D. 青春期出现第一性征
   E. 青春期生理上快速成熟，心理发育相对滞后

2. 青春期身高的增加主要是由以下哪个部分导致的
   A. 上肢骨
   B. 下肢骨
   C. 躯干骨
   D. 椎骨
   E. 坐骨

3. 神经系统发育基本完成是在以下哪一个时期
   A. 幼儿期
   B. 婴儿期
   C. 学龄前期
   D. 学龄期
   E. 青春期

4. 针对青春期男性特征，描述不正确的是
   A. 喉结突起，声音变粗
   B. 声音变尖变高
   C. 上唇出现胡须
   D. 睾丸体积增大，并分泌雄性激素，开始产生精子和精液
   E. 生殖器官出现内外刺激后，可出现遗精

5. 针对青春期女性特征，描述不正确的是
   A. 女性声音变尖变高
   B. 乳房隆起，盆骨宽大，臀部变大
   C. 皮肤细腻，胸部、肩部及臀部的皮下脂肪更加丰富
   D. 青春期女性开始产生卵细胞和出现月经现象
   E. 月经初潮时间早晚和遗传无关

6. 刺激卵巢中滤泡的发育和睾丸中精子生成的是
   A. 促卵泡激素
   B. 黄体生成素
   C. 生长激素
   D. 促甲状腺素
   E. 促肾上腺皮质激素

7. 刺激睾丸间质细胞功能的激素是
   A. 促卵泡激素
   B. 黄体生成素
   C. 生长激素
   D. 促甲状腺素
   E. 促肾上腺皮质激素

8. 促进个体生长的激素是
   A. 促卵泡激素
   B. 黄体生成素
   C. 生长激素
   D. 促甲状腺素
   E. 促肾上腺皮质激素

9. 青春期女性雌激素主要来自以下哪项
   A. 胎盘
   B. 输卵管
   C. 卵巢
   D. 阴道
   E. 子宫

10. 雌激素中生物活性最强的是
    A. 雌酮
    B. 孕激素
    C. 生育酚
    D. 雌二醇
    E. 雄激素

11. 青春期男性雄激素主要来自以下哪项
    A. 睾酮
    B. 雄烯二酮
    C. 去氢表雄酮
    D. 雌二醇
    E. 睾丸

12. 青春期男性雄激素作用最强的是
    A. 睾酮
    B. 雄烯二酮
    C. 去氢表雄酮
    D. 雌二醇
    E. 睾丸

13. 甲状腺代偿性肥大的原因是
    A. 钙摄取量不足
    B. 锌摄取量不足
    C. 铁摄取量不足
    D. 碘摄取量不足
    E. 维生素 K 摄取量不足

14. 防治青春期甲状腺肿大的主要措施是
    A. 补钙
    B. 补锌
    C. 补碘
    D. 补铁
    E. 补维生素 K

15. 青春期常见的毛囊皮脂腺的慢性炎症性皮肤病是
    A. 单纯性疱疹
    B. 痤疮
    C. 水痘
    D. 脓疱疹
    E. 毛囊炎

16. 青春期男性第一次遗精多发生在
    A. 13～14 岁
    B. 14～15 岁
    C. 15～16 岁
    D. 16～17 岁
    E. 17～18 岁

17. 青春期最典型的性行为活动是
    A. 遗精
    B. 手淫
    C. 月经
    D. 看黄色书籍
    E. 男女性生活

18. 烟草中的哪种主要成分刺激神经系统
    A. 焦油
    B. 尼古丁
    C. 苯酚
    D. 亚硝胺
    E. 烟碱

二、多选题

1. 青春期生理功能主要的两大显著变化是
   A. 身体外形的改变
   B. 大脑皮质内部结构和功能发育得更加复杂和完善
   C. 内脏功能完善健全
   D. 男性睾丸体积的增大
   E. 女性卵巢质量增加

2. 针对青春期生理发育特点描述正确的是
   A. 青春期大脑皮质内部结构和功能发育得更加复杂和完善
   B. 青春期，心脏由于心肌的增厚而重量迅

速增加
C. 血压增高不明显，肺活量显著增加
D. 青春期肌肉中水分减少，肌肉长度增加并增粗，弹性增大
E. 青春期基础代谢率比成人低

3. 针对青春期的性生理发育描述正确的是
   A. 男女生殖器官在胚胎时期已经形成
   B. 随着青春期发育，第二性征出现
   C. 青春期男性喉结突起，声音变粗，上唇出现胡须
   D. 青春期女性声音变尖、变高
   E. 月经初潮时间早晚与遗传、环境因素无关

4. 针对青春期神经内分泌变化描述正确的是
   A. 青春期生长激素、促甲状腺素等分泌都达到新的水平
   B. 生长激素不能直接作用于全身的组织细胞
   C. 青春期男性雄激素水平增高，其中以睾酮作用最强
   D. 青春期女性体内雌激素水平增高，以雌三醇的生物活性最强
   E. 有促卵泡激素和黄体生成素两种促性腺素

5. 针对青春期发育常见问题说法不正确的是
   A. 甲状腺素具有兴奋神经、调节新陈代谢、促进生长发育的功能
   B. 青春期甲状腺的发育达到人生高峰
   C. 青春期时机体需要摄取足够的碘来合成甲状腺素
   D. 碘摄取量过多，可发生甲状腺代偿性肥大
   E. 青春期结束，肿大的甲状腺不能自行消退

6. 针对痤疮描述正确的是
   A. 是青春期常见的毛囊皮脂腺的慢性炎症性皮肤病
   B. 痤疮的发生与遗传无关

C. 其发病的主要因素可能与内分泌等有关
D. 青春期后，大多数患者均能自然痊愈或症状减轻
E. 近年来，有人认为本病与免疫有关

7. 针对青春期高血压说法正确的是
   A. 青春期高血压的特点是收缩压不高，舒张压不高或升高不明显
   B. 青春期高血压的特点是收缩压升高，舒张压不高或升高不明显
   C. 青春期血管发育落后于心脏
   D. 青春期高血压平时无不良感觉
   E. 青春期高血压发生是暂时性的，一般主张尽早应用降压药物

8. 针对女性乳房发育说法不正确的是
   A. 乳房发育是女性第一性征中最早出现的征象
   B. 乳房发育是女性第二性征中最早出现的征象
   C. 发育过程中，有可能出现乳房过小或过大等现象
   D. 乳房发育后，要及时配戴乳罩或束胸，以防乳房下垂
   E. 保持乳房清洁，避免外伤

9. 青春期常见的心理行为问题有哪些
   A. 青春期综合征
   B. 青春期焦虑症
   C. 青春期抑郁症
   D. 饮食障碍
   E. 网瘾

10. 青春期综合征主要表现为
    A. 脑神经功能失衡
    B. 性神经功能失衡
    C. 心理功能失衡
    D. 焦虑性神经症
    E. 自主神经系统功能紊乱

11. 针对青春期抑郁症说法正确的是
    A. 防治青春期抑郁症是青少年保健工作的

重点内容
B. 治疗方法以药物治疗为主
C. 治疗方法以心理治疗为主
D. 治疗方法以药物治疗和心理治疗为主
E. 预防抑郁症应由家庭和学校共同参与

12. 下列关于神经性贪食症的表述正确的是
    A. 多见于女孩
    B. 常采用引吐等方法
    C. 每次贪食发作后产生情绪抑郁
    D. 反复呕吐可出现低钾血症
    E. 治疗方法包括心理治疗和应用抗抑郁药物

13. 青春期女性容易出现月经不调，下列说法正确的是
    A. 表现为月经周期紊乱，出血期延长或缩短
    B. 月经失调可以由心理原因造成
    C. 保持乐观的情绪将有助于缓解
    D. 表现为出血量增多或减少
    E. 出现月经不调需立即去医院救治

14. 对有暴力行为的青少年需要识别和干预，下列关于预防暴力的措施正确的是
    A. 加强对青少年的法制教育和正确引导
    B. 家长经常教导孩子遵从最基本的价值取向
    C. 加强对大众媒体、娱乐场所的监管
    D. 加强青少年对法律的敬畏之心、知法懂法
    E. 学校应健全相关管理制度

15. 青少年发生自杀行为的心理障碍因素包括
    A. 抑郁症
    B. 边缘人格
    C. 适度紧张
    D. 厌世症
    E. 家族自杀倾向

16. 阿片类药物包括
    A. 吗啡
    B. 海洛因
    C. 哌啶
    D. 巴比妥类
    E. 苯二氮䓬类

17. 吸食阿片后的表现正确的是
    A. 欣快感
    B. 无法集中注意力
    C. 产生梦幻现象
    D. 过量会出现昏迷
    E. 过量会出现呼吸抑制

18. 青少年中常见的滥用物质包括
    A. 酒精
    B. 烟草
    C. 镇静催眠剂
    D. 兴奋剂
    E. 阿片类

三、共用题干题

(1~5题共用题干)
女孩儿，12岁，逐渐出现第二性征。

1. 不属于女孩第二性征的是
    A. 声音变尖
    B. 乳房隆起
    C. 臀部变大
    D. 喉结突起
    E. 骨盆宽大

2. 此阶段神经系统的变化不正确的是
    A. 大脑皮质的沟回增多
    B. 大脑皮质的沟回变浅
    C. 神经的联络纤维数量增加
    D. 兴奋的传递能力增高
    E. 理解问题的能力增强

3. 此阶段女性体内明显增高的激素是
    A. 雌激素
    B. 雄激素
    C. 生长激素
    D. 促甲状腺激素
    E. 促肾上腺激素

4. 关于雌激素的生理功能表述不正确的是
    A. 促进女性乳房的发育

B. 促进月经初潮的来临
C. 促进精子的生长
D. 促进骨骺愈合
E. 促进女性生殖器的发育

5. 该女孩脸上长了粉刺，可能的原因不妥的是
   A. 便秘
   B. 湿热气候
   C. 内分泌因素
   D. 皮脂的作用
   E. 吃水果

(6~8题共用题干)
某青少年，男，15岁，性格内向，整日情绪低落，思维迟钝，睡眠障碍，伴有自杀倾向。

6. 该青少年的心理问题是
   A. 青春期焦虑症
   B. 青春期综合征
   C. 神经性贪食症
   D. 青春期抑郁症
   E. 神经性厌食症

7. 近期，该青少年缺乏食欲，消瘦，厌食，可能发生了
   A. 青少年抑郁症
   B. 青少年综合征
   C. 青少年焦虑症
   D. 青少年抑郁症
   E. 神经性厌食症

8. 关于该青少年问题治疗手段，正确的是
   A. 以药物治疗为主
   B. 以康复治疗为主
   C. 以心理治疗为主
   D. 以手术治疗为主
   E. 以营养治疗为主

四、案例分析题

(1~3题共用题干)
某男孩，15岁。初三学生，经常逃学去网吧，沉迷网络游戏，不爱说话，学习成绩下滑。

1. 该男孩存在的问题是
   A. 酗酒
   B. 吸烟
   C. 吸毒
   D. 网瘾
   E. 暴力
   F. 厌食

2. 判断是否属于该问题的标准包括
   A. 通过各种方法节食
   B. 行为和心理上的依赖感
   C. 行为的自我约束和自我控制能力基本丧失
   D. 学习和生活的正常秩序被打乱
   E. 身心健康受到较严重的损害
   F. 不可控制摄食欲望

3. 针对该孩子存在的问题，应采取的调适措施正确的是
   A. 给予其心理健康教育
   B. 禁止其上网
   C. 家庭－社会－学校共同努力
   D. 给予止疼药物治疗
   E. 给予抗生素治疗
   F. 引导其认真学习

(4~6题共用题干)
某女孩，14岁。身材肥胖，班里同学都笑话她，她变得非常自卑，开始节食，进而缺乏食欲、消瘦、内分泌紊乱。

4. 该女孩存在的问题是
   A. 青春期自卑症
   B. 青春期焦虑症
   C. 青春期抑郁症
   D. 神经性贪食症
   E. 神经性厌食症
   F. 青春期综合征

5. 近两个月，女孩都没有来月经，除此之外，还可能伴随的症状有
   A. 体重明显下降
   B. 身体虚弱
   C. 心率变慢
   D. 血压下降
   E. 皮肤粗糙
   F. 皮肤变好

6. 针对该女孩的问题，下列调适方法正确的是
   A. 给予心理治疗

B. 告知其健康正确的减肥方式，如：锻炼
C. 调节心情，恢复正常饮食
D. 需要学校 - 家庭 - 社会的共同努力
E. 营造愉快的家庭氛围
F. 教会孩子放松的方法

(7 ~ 10 题共用题干)
某男孩，14 岁。喉结突起，声音变粗，上唇出现胡须，脸上开始出现粉刺，早上睡醒发现内裤上有精液，为此感到烦恼。

7. 该青少年发育出现的问题有
   A. 痤疮
   B. 青春期高血压
   C. 遗精
   D. 手淫
   E. 青春期综合征
   F. 乳房发育问题

8. 针对脸上出现粉刺的状况，下列调适措施正确的是
   A. 多吃富含纤维和维生素的食物
   B. 多吃甜食，补充能量
   C. 少吃刺激性食物
   D. 多吃动物性脂肪
   E. 保持皮肤清洁
   F. 不随意挤捏粉刺

9. 青春期男孩关于遗精的说法正确的是
   A. 第一次遗精通常发生在 14 ~ 15 岁
   B. 遗精在清醒状态下也可以发生
   C. 青春期睾丸增大，不断分泌雄激素，同时产生大量精子
   D. 精液聚集在输精管
   E. 输精管达到饱和时，通过遗精方式排出体外
   F. 1 个月遗精 7 ~ 8 次属于不正常

10. 针对男孩的健康教育正确的是
    A. 帮助和引导其形成正确的性心理
    B. 及时换洗内衣裤
    C. 清洗外生殖器
    D. 穿紧身内裤
    E. 学会转移注意力
    F. 睡前温水洗脚

(11 ~ 13 题共用题干)
某女孩，12 岁，进入青春期，查体时发现血压偏高，收缩压 150mmHg，舒张压正常。

11. 该女孩青春期的表现正确的是
    A. 声音变细
    B. 乳房隆起
    C. 臀部变大
    D. 皮肤细腻
    E. 骨盆宽大
    F. 声音变高

12. 该女孩血压偏高，下列说法正确的是
    A. 需要立即吃降压药
    B. 青春期高血压是暂时性的
    C. 需建立健康的生活方式使血压恢复正常
    D. 多吃水果、蔬菜
    E. 少吃脂肪高的食物
    F. 保持心情愉快，减少心理紧张

13. 青春期女孩体内雌激素水平增高，其生理功能主要是
    A. 促进体内外生殖器及乳房的发育
    B. 促进月经初潮来临
    C. 促进个体生长
    D. 促进全身的代谢增强
    E. 促进神经系统发育完善
    F. 调节自主神经的功能

(14 ~ 16 题共用题干)
某男孩，进入高三后，只要考试就莫名其妙的腹泻，考试一结束，病又不治自愈，到医院检查，均未查出问题。

14. 该男孩可能的心理问题是
    A. 青春期抑郁症
    B. 青春期焦虑症
    C. 青春期综合征
    D. 青春期自卑症
    E. 青春期厌食症
    F. 青春期贪食症

15. 焦虑症的易发期是
    A. 婴儿期
    B. 幼儿期
    C. 学龄前期
    D. 学龄期

E. 青春期
F. 新生儿期
16. 针对男孩的问题,下列解决方法正确的是
   A. 找出考试焦虑的原因
   B. 教给孩子转移注意力的方法
   C. 教给孩子放松的方法
   D. 需要学校-家庭-社会的共同努力
   E. 以心理治疗为主
   F. 药物治疗为辅

第五章 儿童营养

一、单选题

1. 食物的热力作用主要用于
   A. 食物消化、吸收、转运、代谢和储存
   B. 生长所需
   C. 排泄消耗
   D. 基础代谢
   E. 活动消耗

2. 三大营养素中热力作用最高的是
   A. 脂肪
   B. 碳水化合物
   C. 维生素
   D. 矿物质
   E. 蛋白质

3. 1岁内婴儿蛋白质的推荐摄入量为
   A. 1.0~1.5g/(kg·d)
   B. 1.5~3.0g/(kg·d)
   C. 2.0~2.5g/(kg·d)
   D. 3.0~4.5g/(kg·d)
   E. 1.0~2.5g/(kg·d)

4. 构成人体蛋白质的氨基酸主要有
   A. 10种
   B. 15种
   C. 18种
   D. 20种
   E. 25种

5. 除了和成人相同的8种必需氨基酸外，婴儿所需的必需氨基酸是
   A. 组氨酸
   B. 苏氨酸
   C. 色氨酸
   D. 赖氨酸
   E. 胱氨酸

6. 优质蛋白主要来源于
   A. 植物蛋白
   B. 动物和大豆蛋白
   C. 面粉
   D. 大米
   E. 燕麦

7. 婴儿食物中应包含优质蛋白
   A. 40%以上
   B. 45%以上
   C. 35%以上
   D. 30%以上
   E. 50%以上

8. 摄入脂肪的能量占婴儿摄入总能量的
   A. 30%
   B. 35%
   C. 40%
   D. 45%
   E. 50%

9. 下列属于常量元素的是
   A. 碘
   B. 锌
   C. 钙
   D. 铁
   E. 铜

10. 婴儿期钙的补充控制在
    A. 不超过3g/d
    B. 不超过2g/d
    C. 不超过4g/d
    D. 不超过5g/d
    E. 不超过1g/d

11. 钙的最好来源是
    A. 燕麦
    B. 豆类
    C. 面粉
    D. 乳类
    E. 大米

12. 全球最主要的微量营养素缺乏病为
    A. 铁、碘、锌缺乏症
    B. 铜、铁、锌缺乏症
    C. 硒、铁、锌缺乏症
    D. 镁、铁、锌缺乏症
    E. 钾、铁、锌缺乏症

13. 下列微量元素是甲状腺的主要成分的是
    A. 锌
    B. 钼
    C. 铁
    D. 铜
    E. 碘

14. 婴儿新陈代谢旺盛,水的需要量为
    A. 200ml/(kg·d)
    B. 150ml/(kg·d)
    C. 100ml/(kg·d)
    D. 50ml/(kg·d)
    E. 250ml/(kg·d)

15. 下列属于水溶性维生素的是
    A. 叶酸
    B. 维生素K
    C. 维生素A
    D. 维生素D
    E. 维生素E

16. 婴儿出生数月内最好的天然食物是
    A. 奶粉
    B. 米糊
    C. 面条
    D. 母乳
    E. 牛奶

17. 母乳中乳清蛋白和酪蛋白的比值为
    A. 1:4
    B. 1:2
    C. 4:1
    D. 2:1
    E. 1:3

18. 母乳中特有的可促进乳酸杆菌生长的是
    A. 糖脂
    B. 核苷酸
    C. 低聚糖
    D. 糖蛋白
    E. 乙型乳糖

19. 下列维生素不易透过血液循环进入乳汁的是
    A. 维生素D
    B. 维生素A
    C. 维生素C
    D. 维生素PP
    E. 维生素B_6

20. 新生儿出生后常规注射
    A. 维生素D
    B. 维生素K
    C. 维生素C
    D. 维生素PP
    E. 维生素B_6

21. 母乳中具有抗感染和抗过敏作用的免疫物质是
    A. IgA
    B. IgG
    C. IgM
    D. SIgA

E. IgE

22. 初乳是指
    A. 分娩后 2 日内的乳汁
    B. 分娩后 3 日内的乳汁
    C. 分娩后 4 日内的乳汁
    D. 分娩后 6 日内的乳汁
    E. 分娩后 7 日内的乳汁

23. 正常初乳每日约
    A. 15～45ml
    B. 20～45ml
    C. 30～45ml
    D. 45～60ml
    E. 60ml 以上

24. 下列关于哺乳的技巧不正确的是
    A. 开奶时间越早越好
    B. 婴儿出生后第一口食物应是母乳
    C. 每侧乳头每隔 6 小时就应得到吸吮一次
    D. 及时排空乳汁
    E. 按需哺乳

25. 每次哺乳应让乳汁排空,每天排空的次数至少为
    A. 3～4 次
    B. 6～8 次
    C. 4～5 次
    D. 5～6 次
    E. 1～3 次

26. 孕母哺乳时通常在开始的 2～3 分钟内乳汁分泌极快,占总乳汁的
    A. 20%
    B. 30%
    C. 40%
    D. 50%
    E. 60%

27. 孕母每次哺乳时间大致保持每侧多长时间
    A. 10 分钟
    B. 15 分钟

    C. 20 分钟
    D. 25 分钟
    E. 半小时以上

28. 牛乳与母乳最大的区别是
    A. 蛋白质含量
    B. 钙磷比例
    C. 淀粉酶的有无
    D. 免疫因子的有无
    E. 乳糖的类型

二、多选题

1. 在体内产能的宏量营养素有
   A. 蛋白质
   B. 脂肪
   C. 碳水化合物
   D. 矿物质
   E. 维生素

2. 儿童总的能量消耗包括
   A. 基础代谢率
   B. 食物热力作用
   C. 生长
   D. 活动
   E. 排泄

3. 儿童活动所需的能量取决于
   A. 摄入量
   B. 身体大小
   C. 活动强度
   D. 活动持续时间
   E. 活动类型

4. 下列关于儿童能量需要的说法,错误的是
   A. 体重相同的健康儿,瘦长体型者比肥胖儿的能量需要量小
   B. 日龄 1 周的新生儿每日所需热量约为 100kJ/kg
   C. 第 2～3 周的婴幼儿每日所需热量约为 418kJ/kg
   D. 儿童所需要的能量主要来自食物中的宏量营养素

E. 1g 蛋白质产能 4kcal

5. 脂类主要包括
   A. 苏氨酸
   B. 叶酸
   C. 脂肪
   D. 胆固醇
   E. 磷脂

6. 脂类作为第二供能营养素，对人体的意义是
   A. 构成人体细胞的重要成分
   B. 必需脂肪酸的来源
   C. 脂溶性维生素的载体
   D. 神经系统发育必不可少的物质
   E. 可改善食物的口味

7. 构成脑和视网膜脂质的主要成分是
   A. LA
   B. EPA
   C. DHA
   D. AA
   E. LNA

8. 如果食物中缺乏必需脂肪酸，表现为
   A. 皮肤角化
   B. 伤口愈合不良
   C. 生长停滞
   D. 生殖能力减退
   E. 免疫功能下降

9. 6月龄内的婴儿可摄入的碳水化合物主要是
   A. 乳糖
   B. 单糖
   C. 多糖
   D. 蔗糖
   E. 淀粉类

10. 下列富含微量元素铁的食物是
    A. 肝
    B. 海带
    C. 蛋黄
    D. 血
    E. 豆类

11. 下列关于膳食纤维的主要功能正确的是
    A. 吸收大肠水分
    B. 软化大便
    C. 增加大便体积
    D. 促进肠蠕动
    E. 降低胆固醇

12. 膳食纤维的主要构成物包括
    A. 纤维素
    B. 半纤维素
    C. 果胶
    D. 树脂
    E. 木质素

13. 婴儿喂养的方式主要有
    A. 人工喂养
    B. 部分母乳喂养
    C. 母乳喂养
    D. 奶粉喂养
    E. 牛乳喂养

14. 下列关于母乳喂养的说法正确的是
    A. 母乳是婴儿出生数月内最好的天然食物
    B. 母乳喂养可以满足6个月以内的婴儿全部液体、能量和营养素的需要
    C. 母乳喂养应在产后2小时开始
    D. 母乳营养成分丰富
    E. 母乳能促进器官发育

15. 下列关于母乳中的矿物质，说法错误的是
    A. 母乳中钙含量低于牛乳
    B. 母乳中钙磷比例适当
    C. 牛乳的钙吸收率高于母乳
    D. 母乳中锌吸收率高于牛奶
    E. 母乳中铁含量远高于牛奶

16. 母乳中的免疫物质包括
    A. 溶菌酶
    B. 乳铁蛋白
    C. 免疫球蛋白

D. 双歧因子
E. 催乳素

17. 母乳中的生长调节因子包括
   A. 牛磺酸
   B. 神经生长因子
   C. 干扰素
   D. 维生素
   E. 矿物质

18. 母乳喂养的优点不包括
   A. 母乳喂养可增强婴儿的抗病能力
   B. 母乳喂养可降低婴幼儿感染性疾病的风险
   C. 母乳喂养可促进母亲产后体重恢复到孕前状态
   D. 母乳喂养者可有远期肥胖的风险
   E. 母乳喂养对子代的过敏性疾病无保护作用

19. 下列关于母乳喂养的说法，正确的是
   A. 尽早开奶
   B. 充分排空乳房
   C. 早开奶有利于预防婴儿过敏
   D. 每次单侧哺乳时间应 15 分钟以上
   E. 产妇要保证合理的营养摄入

20. 母乳喂养的禁忌证包括
   A. 母亲患有肺结核的不宜哺乳
   B. 母亲患有乙肝的不宜哺乳
   C. 母亲患有癌症的不宜哺乳
   D. 母亲患有 HIV 的不宜哺乳
   E. 母亲患有精神类疾病的不宜哺乳

21. 下列关于动物乳的特点，说法正确的是
   A. 乳糖含量高
   B. 宏量营养素比例不当
   C. 缺乏免疫因子
   D. 肾负荷重
   E. 酪蛋白含量多

22. 下列关于配方奶粉的营养成分，说法正确的是
   A. 降低蛋白质总量
   B. 去除酪蛋白
   C. 添加脱盐乳清蛋白
   D. 提高必需脂肪酸含量
   E. 强化适当的必需氨基酸

23. 全牛奶的家庭改造包括
   A. 降温
   B. 稀释
   C. 加糖
   D. 加热
   E. 混合

24. 下列关于人工喂养的说法正确的是
   A. 选用适宜的奶嘴
   B. 避免空气进入
   C. 加强奶具卫生
   D. 及时调整奶量
   E. 测试奶液温度

25. 婴儿得到合理喂养的标志是
   A. 体重增加
   B. 发育良好
   C. 二便正常
   D. 食奶后安静
   E. 精神足

26. 婴儿食物转换的原则是
   A. 从少到多
   B. 从稀到稠
   C. 从细到粗
   D. 从一种到多种
   E. 逐步过渡到固体食物

27. 下列关于婴儿食物转换的步骤和方法说法正确的是
   A. 6 个月的婴儿应首先添加的食物是含铁的米粉
   B. 6 个月的婴儿其次应补充维生素和矿物质
   C. 7 月龄的婴儿可添加饼干等

D. 7月龄的婴儿每日应保证 600~800ml 的乳量

E. 10月龄婴儿，可允许其用手抓食物

28. 婴儿喂养中，常出现的问题有
    A. 溢乳
    B. 食物引入不当
    C. 能量及营养素摄入不足
    D. 喂养困难
    E. 母乳性黄疸

29. 婴儿喂养易出现溢乳的解剖生理特点是
    A. 胃呈水平位
    B. 进食量大
    C. 贲门括约肌松弛
    D. 幽门括约肌发育良好
    E. 韧带松弛

30. 为减轻溢乳，下列做法正确的是
    A. 喂哺后竖起婴儿拍背
    B. 右侧卧位
    C. 头略高
    D. 左侧卧位
    E. 平卧位

31. 下列关于食物引入不当的说法，正确的是
    A. 过早引入半固体食物可能会增加食物过敏的机会
    B. 过早引入半固体食物可能会影响婴儿对母乳铁的吸收
    C. 过早引入半固体食物可能会增加肠道感染的机会
    D. 过晚引入其他食物，可能造成进食困难
    E. 过晚引入其他食物会错过味觉的发育关键期

32. 下列关于儿童进食的特点正确的是
    A. 1岁后儿童生长速度缓慢，食欲有所下降
    B. 幼儿喜好模仿家人的饮食习惯
    C. 幼儿有判断能量摄入，调节进食的能力
    D. 幼儿期患儿有强烈的自我进食欲望

E. 幼儿期有自主选择食物的权利

33. 下列关于幼儿膳食安排，正确的是
    A. 蛋白质每日 20g 左右
    B. 优质蛋白占总蛋白的 1/2
    C. 奶量每日应 400~500ml
    D. 过多饮水会影响儿童的食欲
    E. 鼓励幼儿自主进食

34. 下列关于学龄前儿童膳食安排的说法，错误的是
    A. 学龄前儿童的膳食应以谷类食物为主
    B. 多吃水果蔬菜
    C. 多饮水，以牛奶为主
    D. 每天饮水量 1300~1600ml
    E. 不挑食、不偏食

35. 常用的儿童营养状况评估方法有
    A. 健康史询问
    B. 营养调查
    C. 观察法
    D. 追踪法
    E. 评估法

36. 常用的儿童评估方法调查法中，营养调查包括
    A. 膳食调查
    B. 体格检查
    C. 体格发育评估
    D. 实验室检查
    E. 健康史询问

37. 儿童营养状况膳食调查的形式有
    A. 称重法
    B. 实验室检查
    C. 体格检查
    D. 记账法
    E. 询问法

38. 关于学龄儿童和青春期少年膳食安排，下列说法正确的是
    A. 三餐应定时定量

B. 保证吃好早餐
C. 多吃富含钙、铁、锌的食物
D. 避免盲目节食
E. 进行充足的户外活动

39. 下列哪些食物富含叶酸
A. 绿叶蔬菜
B. 动物的肝脏
C. 动物的肾脏
D. 米糠
E. 麦麸

40. 下列属于维生素 PP 作用的是
A. 是体内氧化过程所必需的
B. 维持皮肤、黏膜健康
C. 防止癞皮病
D. 促进消化系统的功能
E. 维持神经健康

41. 构成牙齿、骨骼的主要成分的来源有
A. 乳类
B. 豆类
C. 海带
D. 紫菜
E. 绿叶蔬菜

42. 脂溶性维生素的特点是
A. 易溶于水
B. 排泄迅速
C. 可储存于体内
D. 无需每日供给
E. 排泄较慢

43. 微量元素碘的主要来源是
A. 海带
B. 肉类
C. 肝
D. 紫菜
E. 海鱼

44. 维生素的种类有
A. 脂溶性维生素

B. 水溶性维生素
C. 叶酸
D. 维生素 C
E. 维生素 PP

45. 下列关于母乳中的免疫物质，说法正确的是
A. 母乳中含有丰富的免疫球蛋白
B. 母乳中含有巨噬细胞
C. 母乳中的乳铁蛋白能抑制细菌的生长
D. 母乳中的双歧因子可抑制大肠埃希菌的生长
E. 生长调节因子可促进新生儿免疫功能的成熟

46. 母乳分为
A. 初乳
B. 过渡乳
C. 成熟乳
D. 早期乳
E. 晚期乳

47. 下列关于初乳的描述正确的是
A. 量少
B. 淡黄色
C. 蛋白质含量高
D. 质地黏稠
E. 维生素 A 丰富

48. 下列关于不同时期母乳的成分，说法正确的是
A. 乳糖含量随时间的延长而降低
B. 乳糖含量较恒定
C. 初乳脂肪含量低
D. 初乳蛋白质含量高
E. 产后 6 个月内乳量随时间增加而增加

49. 下列关于母亲喂哺的说法正确的是
A. 母亲应全身放松，体位舒适
B. 体位舒适可刺激婴儿的口腔动力
C. 当奶流过急时，可采取"剪刀式"喂哺姿势

D. 等待哺乳的婴儿应是清醒状态且有饥饿感
E. 每次哺乳后应轻拍婴儿将空气排出

50. 下列关于母乳喂养和人工喂养的区别，说法不正确的是
   A. 母乳中以甲型乳糖为主
   B. 母乳中钙含量低，人工喂养时钙含量高
   C. 母乳喂养钙磷比例更合理
   D. 母乳喂养以酪蛋白为主，人工喂养以乳清蛋白为主
   E. 母乳中含有丰富的免疫物质

51. 关于婴儿喂养方法，下列说法正确的是
   A. 生后 10~12 个月断奶
   B. 动物蛋白质生物学价值较高
   C. 母乳喂养更有益，因其含优质蛋白和乳糖，钙、磷比例合适
   D. 饮食中蛋白质、糖、脂肪提供的热量分别占总热量的 50%、35%、15%
   E. 婴儿每日热量需要量是 460kJ/kg，水需要量是 150ml/kg

52. 有关母乳喂养的说法正确的是
   A. 不论母乳是否充足，均不需要补喂其他乳品
   B. 喂哺后将婴儿竖抱，轻叩其背部
   C. 母乳喂养是最佳喂养方式
   D. 出生后即可让婴儿试吸吮母亲乳头
   E. 应限定喂哺时间的长短

53. 儿童能量消耗包括
   A. 生长需要
   B. 智力发展所需
   C. 基础代谢
   D. 食物的热力作用
   E. 活动消耗

54. 下列不属于脂溶性维生素的有
   A. 维生素 E
   B. 维生素 B
   C. 维生素 A
   D. 维生素 C
   E. 维生素 D

55. 维生素 D 的生理功能有
   A. 促进肠道对钙的吸收
   B. 维持血钙浓度
   C. 增进食欲
   D. 调节钙磷代谢
   E. 维持骨骼、牙齿的正常发育

56. 关于青春发育期少年的膳食，叙述正确的是
   A. 尽量满足喜欢吃小吃、快餐的要求
   B. 提供课间加餐
   C. 早餐要保证较高的营养价值
   D. 饮食中注意补充钙、铁、锌
   E. 提供足够蛋白质、尤其是动物蛋白

57. 儿童和青少年的膳食安排原则包括
   A. 适合消化功能
   B. 保持良好食欲
   C. 仅满足儿童喜好
   D. 满足生理需要
   E. 合理烹调制作

58. 下列哪些食物是维生素 D 的主要来源
   A. 动物的肝脏
   B. 鱼肝油
   C. 紫外线照射皮肤
   D. 小麦、玉米
   E. 蛋黄

59. 下列哪些食物成分不能供给机体热能
   A. 碳水化合物
   B. 矿物质
   C. 蛋白质
   D. 脂肪
   E. 维生素

60. 新生儿期不宜过早喂淀粉类食物，其原因是
   A. 唾液淀粉酶不足

B. 胰淀粉酶活性低
C. 胃淀粉酶含量低
D. 肠管相对短，对消化淀粉类食物不利
E. 胰腺尚未发育

61. 关于学龄前期儿童膳食，叙述正确的是
    A. 食谱不需经常更换
    B. 培养良好的饮食习惯
    C. 食品制作中避免坚硬、油腻、辛辣
    D. 早餐应吃饱，不能空腹
    E. 食谱应做到粗细交替，荤素搭配

62. 某幼儿园为幼儿准备膳食不恰当的是
    A. 按需进食
    B. 每日6餐
    C. 软硬程度同成人
    D. 为使幼儿集中精力进食，花色尽量单一
    E. 蛋白质以优质蛋白为主

63. 母乳喂养的禁忌，正确的是
    A. 新生儿患有半乳糖血症遗传代谢病，是母乳喂养的禁忌证
    B. 乙肝母亲并非哺乳禁忌
    C. 乙肝母亲禁止哺乳
    D. 母亲患有HIV的禁止哺乳
    E. 母亲患有活动性肺结核的严禁哺乳

64. 母乳中牛磺酸含量比牛乳多，牛磺酸的作用不包括
    A. 促进骨骼发育
    B. 促进神经系统和视网膜发育
    C. 促进消化
    D. 促进吸收
    E. 促进新陈代谢

三、共用题干题

(1~6题共用题干)
一足月新生儿，面色红润，哭声响亮，吸吮有力，母乳喂养。

1. 喂母乳后应竖起抱婴儿，轻轻拍其背部，目的是
   A. 开发智力
   B. 防止溢奶
   C. 预防感染

D. 安慰婴儿
E. 增强食欲

2. 喂奶后婴儿应采取的卧位是
   A. 左侧卧位
   B. 平卧位
   C. 端坐位
   D. 俯卧位
   E. 右侧卧位

3. 婴儿添加饼干、全蛋的适宜时间是出生后
   A. 9~10个月
   B. 6~8个月
   C. 4~6个月
   D. 7~9个月
   E. 5~7个月

4. 婴儿添加含铁米粉的时间是
   A. 9~10个月
   B. 6月龄
   C. 4~6个月
   D. 7~9个月
   E. 5~7个月

5. 哺乳期间母亲应保持心情愉快，原因不包括
   A. 与泌乳有关的多种激素都直接或间接地接受下丘脑的调节
   B. 心情压抑可以刺激肾上腺素分泌
   C. 心情压抑可使乳腺血流量减少
   D. 心情压抑可阻碍营养物质进入乳房
   E. 心情愉快可使哺乳时间增长

6. 若该婴儿采取人工喂养，下列关于牛乳的说法错误的是
   A. 牛乳中乙型乳糖较多，利于大肠埃希菌生长
   B. 牛乳中以酪蛋白为主
   C. 牛乳中脂肪颗粒大且缺乏脂肪酶
   D. 牛乳中磷含量高
   E. 牛乳中缺乏免疫因子

(7~9题共用题干)
某女士产后1小时，护士对其进行健康宣教。

7. 告诉该女士母乳喂养有很多优点，除外
   A. 含饱和脂肪酸过多
   B. 乙型乳糖为主
   C. 含脂肪酶

D. 白蛋白较多
E. 钙磷比例合适
8. 有关母乳喂养指导不正确的是
   A. 乳母要保证充足睡眠
   B. 哺乳期间应多进汤水
   C. 规定喂乳的间隔时间和喂哺时间
   D. 母乳喂养是最佳方式
   E. 出生后即可让婴儿试吸吮母亲乳头
9. 下列指导母乳喂养方法中，正确的是
   A. 一般采取卧位
   B. 喂后使婴儿左侧卧位以防溢奶
   C. 勿使一侧乳房排空后再喂另一侧
   D. 母亲用两手指夹住乳房防止堵住婴儿鼻孔
   E. 使婴儿口含全部乳头及大部分乳晕

(10~12题共用题干)
某女，产后心情低落，护士给予健康指导。
10. 该女士产后心情低落，护士做法错误的是
    A. 鼓励产妇充分修养身体
    B. 告诉产妇心情好坏和泌乳无关
    C. 鼓励产妇应放松心情
    D. 鼓励产妇应从生产中体会生育的幸福
    E. 鼓励产妇享受哺乳
11. 该产妇母乳不足，应采取的喂养方式为
    A. 人工喂养
    B. 母乳喂养
    C. 奶粉喂养
    D. 混合喂养
    E. 牛乳喂养
12. 若该婴儿采取人工喂养，首选的是
    A. 豆奶粉
    B. 脱脂牛奶
    C. 配方奶粉
    D. 全职牛奶
    E. 牛乳

(13~16题共用题干)
某婴儿，男，3月龄，喂养良好。
13. 婴儿4~6月龄后，需添加辅食，食物转换的原则不正确的是
    A. 从少到多

B. 从粗到细
C. 从稀到稠
D. 从一种到多种
E. 循序渐进
14. 该婴儿到6月龄时，可以添加的食物是
    A. 菜泥
    B. 馒头片
    C. 碎肉
    D. 粥
    E. 饼干
15. 该婴儿到10月龄时，可添加的食物是
    A. 蛋黄
    B. 全蛋
    C. 厚粥
    D. 饼干
    E. 烤馒头片
16. 该婴儿在喂养过程中出现溢乳，下列说法错误的是
    A. 可能与过度喂养有关
    B. 与婴儿胃的解剖结构有关
    C. 应在喂哺后竖起拍背
    D. 应使婴儿平卧
    E. 溢乳属于正常现象，但应注意，防止窒息

(17~20题共用题干)
某健康女婴，7个月，体重7kg，母乳喂养，母亲突患急性乳腺炎，来门诊咨询。
17. 正常小儿适宜的断奶时间为
    A. 2~2.5岁
    B. 1.5~2岁
    C. 1.5岁
    D. 出生后10~12个月
    E. 出生后6~8个月
18. 为保证继续哺乳，母亲应
    A. 积极治疗，按时哺乳
    B. 人工喂养，但定时将乳汁挤出
    C. 积极治疗，暂停哺乳
    D. 采用混合喂养法
    E. 将乳汁挤出后喂给小儿
19. 该婴儿每日总液量需
    A. 1050ml

B. 1000ml

C. 700ml

D. 880ml

E. 1200ml

20. 该婴儿这个年龄段需添加
   A. 烤馒头片
   B. 厚粥
   C. 豆制品
   D. 带馅食品
   E. 蛋黄

(21~23题共用题干)

患儿，男，2个月，病情好转出院，主管护士对家长进行喂养指导。

21. 因患儿住院，母亲焦虑而没有母乳分泌，嘱咐家长喂婴儿
    A. 酸牛奶
    B. 羊乳
    C. 配方奶
    D. 蒸发乳
    E. 鲜牛奶

22. 患儿出院体重6kg，嘱家长每日保证婴儿获取的能量及8%糖牛奶的量分别为
    A. 150kcal，110ml
    B. 110kcal，150ml
    C. 550kcal，620ml
    D. 770kcal，800ml
    E. 660kcal，680ml

23. 该婴儿每日需水量为
    A. 200ml/kg
    B. 150ml/kg
    C. 100ml/kg
    D. 120ml/kg
    E. 175ml/kg

四、案例分析题

(1~4题共用题干)

某婴儿，男，8个月，母乳喂养，未添加能量密度较高的固体食物，安睡后常于夜里醒来要求进食，父母带其去儿童保健门诊做检查。

1. 护士对其进行营养状况评估时，下列属于询问健康史的是

   A. 婴儿每日进食种类及数量
   B. 每日母乳喂养次数
   C. 辅食的引入情况
   D. 有无腹泻的情况
   E. 有没有夜惊的情况
   F. 有无便秘的情况

2. 护士应告知母亲，下列维生素中，母乳中含量不丰富的是
   A. 维生素A
   B. 维生素D
   C. 维生素K
   D. 维生素B
   E. 维生素C
   F. 维生素PP

3. 得知该患儿没有及时补充维生素D，该患儿可能发生
   A. 夜惊
   B. 佝偻病
   C. 甲状腺肿大
   D. 贫血
   E. 渗透压紊乱
   F. 癞皮病

4. 婴儿常夜间醒来要求进食的原因最可能的是
   A. 好奇心
   B. 吃的量太少
   C. 能量及营养素摄入不足
   D. 肠胃炎
   E. 进食时间不合理
   F. 常常溢奶

(5~7题共用题干)

某婴儿，女，10日龄，母乳喂养，常出现溢奶现象，向护士咨询。

5. 此时母亲的母乳为
   A. 初乳
   B. 过渡乳
   C. 延期乳
   D. 成熟乳
   E. 晚期乳
   F. 早期乳

6. 护士应告知家属婴儿出现溢奶的原因，下列说法正确的是

A. 婴儿胃呈水平
B. 婴儿贲门括约肌松弛
C. 婴儿幽门括约肌发育良好
D. 婴儿幽门括约肌松弛
E. 韧带松弛，易折叠
F. 进食时间不稳定

7. 关于溢奶的处理方法，正确的是
   A. 将婴儿保持左侧卧位
   B. 喂哺后竖起拍背
   C. 将婴儿保持右侧卧位
   D. 头部略高
   E. 喂哺后保持头部处于低位
   F. 拍背时应用手掌用力拍

(8~10题共用题干)
某新生足月儿，女，出生体重3kg，哭声响亮，面色红润。孕妇为第1胎。

8. 护士指导母亲母乳喂养，下列说法正确的是
   A. 婴儿出生后第1口食物应是母乳
   B. 开奶时间越早越好
   C. 两侧乳房交替进行哺乳
   D. 每次哺乳时应让乳汁排空
   E. 每次哺乳时间大约在10分钟
   F. 乳母的膳食与营养状况是影响泌乳的重要因素

9. 乳母对母乳喂养有些犹豫，护士应告诉其母乳喂养的优点，下列说法正确的是
   A. 母乳喂养可以促进母亲产后体重恢复到孕前状态
   B. 母乳喂养经济、方便
   C. 母乳中营养丰富，不缺任何营养物质
   D. 母乳喂养可降低婴幼儿感染性疾病的风险
   E. 母乳喂养对子代的过敏性疾病有保护作用
   F. 母乳喂养可增进母子感情

10. 乳母喂哺第1天，发现乳汁为淡黄色，询问护士得知该时期乳汁特点是
    A. 质地黏稠
    B. 蛋白质含量低
    C. 初乳为淡黄色
    D. 含脂肪少

E. 微量元素丰富
F. 免疫物质多

(11~13题共用题干)
某新生儿，男，母亲患有肺结核，不宜进行母乳喂养，给予人工喂养。

11. 人工喂养常用牛乳，但成分不适合婴儿，原因是
    A. 乳糖含量低
    B. 缺乏免疫因子
    C. 脂肪颗粒大
    D. 蛋白质以酪蛋白为主
    E. 不饱和脂肪酸少
    F. 甲型乳糖为主

12. 将牛乳进行改善，形成配方奶，下列关于配方奶的说法正确的是
    A. 可代替母乳
    B. 配方奶去除了牛乳中的部分酪蛋白
    C. 配方奶提高了必需脂肪酸含量
    D. 配方奶添加了脱盐乳清蛋白
    E. 配方奶中增加了蛋白质总量
    F. 配方奶中强化了微量元素

13. 护士应告知母亲人工喂养的注意事项，下列说法正确的是
    A. 奶嘴孔的大小以奶瓶倒置时液体呈滴状连续滴出为宜
    B. 乳液温度要适宜
    C. 喂哺时避免空气进入
    D. 喂哺后轻拍患儿背部，将吞咽的空气排出
    E. 注意奶具清洁
    F. 根据婴儿的个体差异，及时调整奶量

(14~16题共用题干)
某男孩，12岁，生长发育需要各种营养素。

14. 儿童体内热力作用最高的营养素是
    A. 维生素
    B. 碳水化合物
    C. 蛋白质
    D. 矿物质
    E. 水
    F. 脂肪

15. 该年龄段儿童活动消耗的热量大约为
    A. 30kJ/kg
    B. 50kJ/kg
    C. 80kJ/kg
    D. 100kJ/kg
    E. 110kJ/kg
    F. 126kJ/kg

16. 下列哪种维生素儿童需每日供给
    A. 维生素 A
    B. 维生素 D
    C. 维生素 C
    D. 维生素 K
    E. 维生素 E
    F. 维生素 PP

(17~21题共用题干)

某婴儿，6月龄，男，生长发育良好，母亲向护士请教各类营养素的作用及食物来源，以便为婴儿添加营养素。

17. 护士告诉母亲，常量元素包括
    A. 钙
    B. 磷
    C. 镁
    D. 钾
    E. 锌
    F. 碘

18. 锌元素缺乏症的全球主要的微量营养素缺乏病，锌元素的食物来源包括
    A. 海带
    B. 鱼
    C. 蛋
    D. 肉
    E. 紫菜
    F. 谷物

19. 膳食纤维是不可缺少的营养素，原因是
    A. 可吸收大肠水分
    B. 可软化大便
    C. 可增加大便体积
    D. 可促进肠蠕动
    E. 可减缓肠蠕动
    F. 可减小大便体积

20. 婴幼儿可以从哪些食物中获取膳食纤维
    A. 谷类
    B. 新鲜蔬菜
    C. 水果
    D. 蛋黄
    E. 配方奶
    F. 牛乳

21. 维生素 D 是不可缺少的维生素，可促进肠道对钙的吸收，下列食物中富含维生素 D 的是
    A. 鱼肝油
    B. 动物肝脏
    C. 蛋黄
    D. 海带
    E. 紫菜
    F. 酵母

(22~24题共用题干)

某婴儿，4个月。一直采用牛乳喂养，检查发现血清铁蛋白下降，另一名同龄婴儿一直母乳喂养，检查无此改变。

22. 该患儿出现血清铁蛋白下降的原因是
    A. 母乳中的铁含量高
    B. 牛乳中的铁含量高
    C. 母乳中的免疫物质多
    D. 母乳中的铁吸收率高
    E. 牛乳中的铁吸收率高
    F. 母乳中的矿物质多

23. 该患儿还经常发生腹泻，而母乳喂养的婴儿极少发生腹泻，原因是
    A. 母乳中以乙型乳糖为主
    B. 牛乳中以乙型乳糖为主
    C. 母乳中以乳清蛋白为自主
    D. 牛乳中以酪蛋白为主
    E. 母乳中免疫物质较多
    F. 母乳中含有较少的乳清蛋白

24. 母乳喂养比牛乳喂养婴儿更易消化吸收的原因包括
    A. 牛乳中以酪蛋白为主，不易消化吸收
    B. 牛乳中不饱和脂肪酸少
    C. 牛乳中脂肪颗粒大
    D. 牛乳中脂肪酶少
    E. 牛乳中蛋白质总量高

F. 牛乳中营养素丰富

(25~28题共用题干)
某幼儿，4岁，在幼儿园吃饭，根据儿童的膳食要求安排食物。

25. 此儿童处于的时期是
   A. 青春期
   B. 婴儿期
   C. 新生儿期
   D. 学龄前期
   E. 学龄期
   F. 幼儿期

26. 此阶段儿童的膳食
   A. 以谷类为主
   B. 以肉类为主
   C. 以蛋类为主
   D. 以蔬菜为主
   E. 以奶为主
   F. 以水果为主

27. 此阶段儿童需多饮水，主要饮品是
   A. 奶
   B. 白开水
   C. 可乐
   D. 糖水
   E. 高糖饮料
   F. 蒸馏水

28. 此阶段儿童的膳食特点不正确的是
   A. 饮食应清淡少盐
   B. 常吃豆制品
   C. 每顿都要吃瘦肉
   D. 多吃蔬菜水果
   E. 多喝高糖饮料，补充能量
   F. 粗细粮合理搭配

(29~33题共用题干)
某男孩，8岁，小学一年级，中午在学校吃饭，食堂根据儿童的膳食要求安排食物。

29. 该男孩处于的阶段是
   A. 婴儿期
   B. 幼儿期
   C. 青春期
   D. 学龄前期

E. 学龄期
F. 新生儿期

30. 该阶段儿童每天的饮水量应约为
   A. 500~600ml
   B. 400~500ml
   C. 600~700ml
   D. 600~800ml
   E. 700~900ml
   F. 800~1400ml

31. 此阶段儿童膳食特点正确的是
   A. 保证吃好早餐
   B. 多吃富含钙、铁、锌的食物
   C. 多吃水果，补充维生素C
   D. 避免盲目节食
   E. 多饮白开水
   F. 三餐应定时定量

32. 每日三餐食物的供能宜适当，午餐供能约占一天总能量的
   A. 10%
   B. 20%
   C. 35%
   D. 50%
   E. 25%
   F. 15%

33. 此阶段的儿童脂类供能占总能量的
   A. 25%~30%
   B. 50%~60%
   C. 10%~15%
   D. 15%~20%
   E. 40%~45%
   F. 45%~50%

(34~36题共用题干)
某婴儿，男，日龄3天，出生后给予母乳喂养。

34. 母乳喂养的优点正确的是
   A. 母乳中营养素比例适合
   B. 母乳中免疫物质丰富
   C. 母乳中以乳清蛋白为主
   D. 低聚糖是母乳中特有的
   E. 母乳中的脂肪易于消化
   F. 母乳中以酪蛋白为主

35. 乳汁分泌量充足的表现的是
   A. 婴儿每天能够得到 8~12 次较为满足的母乳喂养
   B. 喂哺时，婴儿有节律地吸吮，并可听见明显的吞咽声
   C. 出生最初两天，婴儿每天至少排尿 8 次
   D. 从出生后第 3 天开始，每 24 小时排尿应达 6~8 次
   E. 出生后每 24 小时至少排便 3~4 次
   F. 每次大便量大于 1 汤匙

36. 母乳喂养婴儿时，每侧喂哺时间约为
   A. 3 分钟
   B. 20 分钟
   C. 10 分钟
   D. 30 分钟
   E. 婴儿不吃为止
   F. 5 分钟

第六章 患病儿童护理及家庭支持

一、单选题

1. 应设在儿科门诊入口处的部门是
   A. 预诊处
   B. 候诊处
   C. 检查室
   D. 挂号处
   E. 治疗室

2. 儿科急诊的特点不包括
   A. 儿童起病急
   B. 儿童病情变化快
   C. 有一定的季节规律性
   D. 儿童疾病表现不典型
   E. 儿童突发情况少

3. 早产儿的病房温度应达到
   A. 22~24℃
   B. 24~26℃
   C. 20~22℃
   D. 18~20℃
   E. 26~28℃

4. 足月新生儿的病房温度应达到
   A. 22~24℃
   B. 24~26℃
   C. 20~22℃
   D. 18~20℃
   E. 26~28℃

5. 儿童几岁开始逐渐流利地进行语言沟通
   A. 5岁
   B. 6岁
   C. 7岁
   D. 8岁
   E. 9岁

6. 遇到急危重症患儿，护士应
   A. 进行完整、详细的健康评估
   B. 配合医生抢救
   C. 简要评估病情后配合医生抢救
   D. 立即进行胸外按压
   E. 立即吸氧

7. 收集健康史最常用的办法是
   A. 交谈、观察
   B. 阅读法
   C. 体格检查
   D. 查阅资料法
   E. 问卷法

8. 6岁以上儿童体格检查测量体温时，可测口温，正常口温为
   A. 38℃以下
   B. 36℃以下
   C. 35℃以下
   D. 38.5℃以下
   E. 37.5℃以下

9. 新生儿的呼吸频率为
   A. 30~40次/分
   B. 40~45次/分
   C. 25~30次/分
   D. 18~20次/分
   E. 30~35次/分

10. 儿童收缩压的估算公式是
    A. 收缩压 = 90 + (年龄×2)
    B. 收缩压 = 70 + (年龄×3)
    C. 收缩压 = 80 + (年龄×2)
    D. 收缩压 = 80 + (年龄×1.5)
    E. 收缩压 = 70 + (年龄×2.5)

11. 测量儿童体重的最佳时机是
    A. 饭后半小时
    B. 饭后 1 小时
    C. 晨起空腹排尿后
    D. 睡前
    E. 饭后立即测

12. 儿童头围测量最有价值的年龄段是
    A. 1 岁以内
    B. 2 岁以内
    C. 3 岁之后
    D. 4 岁之后
    E. 5 岁之后

13. 正常婴幼儿肝脏位于
    A. 肋缘下 1~2cm
    B. 肋缘下 2~3cm
    C. 肋缘上,摸不到
    D. 肋缘下 3~4cm
    E. 肋缘下 4~5cm

14. 正常肝脏几岁后不应触及
    A. 3 岁后
    B. 4 岁后
    C. 5 岁后
    D. 6~7 岁后
    E. 10 岁后

15. 某住院患儿出现哭叫、认生、咒骂、拒绝医护人员的照顾等表现,患儿处于的阶段是
    A. 去依恋期
    B. 依恋期
    C. 学龄期
    D. 反抗期
    E. 失望期

16. 儿童分离焦虑最明显的阶段是
    A. 青春期
    B. 新生儿期
    C. 幼儿期
    D. 学龄前期
    E. 婴儿期

17. 3 个月以内的婴儿慎用退热药的原因是
    A. 药物副作用
    B. 可能导致虚脱
    C. 机体不耐受
    D. 年龄太小
    E. 剂量太大

18. 计算儿童药物剂量最常用的方法是
    A. 按年龄计算
    B. 按成人剂量折算
    C. 按体表面积计算
    D. 按严重程度计算
    E. 按体重计算

19. 儿童最常用的给药方法是
    A. 口服给药法
    B. 静脉给药法
    C. 肌内注射法
    D. 雾化吸入法
    E. 皮下注射法

20. 为婴幼儿注射时应采取"三快"的特殊注射技巧,除了进针快、拔针快以外,还包括
    A. 按压快
    B. 注药快
    C. 进针快
    D. 拔针快
    E. 注药慢

21. 婴儿每日水的交换量为细胞外液的
    A. 1/4
    B. 1/3
    C. 1/2
    D. 1/5

E. 1/6

22. 中度等渗性脱水时，失水占体重的比例为
    A. <5%
    B. >10%
    C. >8%
    D. 5%~10%
    E. 5%~6%

23. 儿童最常见的脱水类型是
    A. 等渗性脱水
    B. 高渗性脱水
    C. 低渗性脱水
    D. 代谢性酸中毒
    E. 代谢性碱中毒

24. 患儿低渗性脱水时，血清Na^+浓度为
    A. <140mmol/L
    B. <135mmol/L
    C. <130mmol/L
    D. <125mmol/L
    E. <120mmol/L

25. 患儿高渗性脱水时，血清Na^+浓度为
    A. >130mmol/L
    B. >135mmol/L
    C. >140mmol/L
    D. >145mmol/L
    E. >150mmol/L

26. 正常血液pH为
    A. 7.15~7.25
    B. 7.35~7.45
    C. 7.25~7.35
    D. 7.45~7.55
    E. 7.05~7.25

27. 儿童最常见的酸碱平衡紊乱类型是
    A. 呼吸性碱中毒
    B. 呼吸性酸中毒
    C. 代谢性碱中毒
    D. 代谢性酸中毒

E. 混合性酸碱平衡紊乱

28. 美国儿科学院环境健康委员会建议NICU最安全的声音水平为
    A. 45dB以下
    B. 50dB以下
    C. 55dB以下
    D. 40dB以下
    E. 35dB以下

29. 正常血清K^+浓度为
    A. 2.0~2.5mmol/L
    B. 2.5~3.0mmol/L
    C. 3.5~4.5mmol/L
    D. 4.5~5.0mmol/L
    E. 3.5~5.5mmol/L

30. 某患儿，女性，13岁，患慢性疾病，需要接受居家护理，而其母亲由于家庭困难需要上班。此家庭需要调适的家庭功能是
    A. 家庭角色的重新分配
    B. 家庭的社会化
    C. 家庭治疗的利用
    D. 家情绪上的支持
    E. 经济上的支持

二、多选题

1. 我国儿童医疗机构包括
   A. 综合医院的儿科专科
   B. 妇幼保健院
   C. 专门的儿科医院
   D. 肿瘤专科医院
   E. 骨科专科医院

2. 儿科门诊在护理管理上应做好哪些工作
   A. 杜绝差错事故
   B. 提供健康教育
   C. 预防院内感染
   D. 保证就诊秩序有条不紊
   E. 密切观察病情

3. 急诊抢救要素包括

A. 医疗技术
B. 人
C. 药品
D. 仪器设备
E. 时间

4. 儿科急症的特点是
   A. 起病急
   B. 疾病具有一定的季节性
   C. 病情变化慢
   D. 症状表现常不典型
   E. 疾病来势凶

5. 儿科重症监护室包括
   A. 普通病房
   B. 新生儿监护病房
   C. 儿科监护病房
   D. 普通病房设置的监护室
   E. 儿科门诊

6. 与患儿沟通时，属于非语言沟通的是
   A. 护士衣着整洁，给予患儿安全感
   B. 给予患儿拥抱、抚摸
   C. 使用开放性问题提问
   D. 根据患儿年龄选择合适的交流方式
   E. 注射前，向患儿说"一点都不疼"

7. 与患儿沟通的原则和技巧包括
   A. 恰当地使用语言、非语言性沟通
   B. 注意给予患儿平等尊重
   C. 保持诚信
   D. 采用适合患儿年龄和发育水平的沟通方式
   E. 使用游戏作为护患沟通的桥梁

8. 治疗性游戏包括哪几类
   A. 儿童游戏
   B. 情绪宣泄性游戏
   C. 指导性游戏
   D. 生理健康促进性游戏
   E. 智力游戏

9. 治疗性游戏的意义是

A. 拉近护患的距离
B. 帮助护士了解患儿内心的想法
C. 帮助患儿发泄痛苦
D. 减少患儿住院的压力
E. 协助护士向患儿解释诊疗的程序

10. 护士与家长沟通时应注意
    A. 首先应取得家长的信任
    B. 护士应尽量使用闭合式问题
    C. 护士应注意对谈话主题进行引导和限制
    D. 护士应理解家长的心情
    E. 耐心倾听家长的观点

11. 下列主诉中，表述正确的是
    A. "我3天前开始肚子疼"
    B. "持续发热3天"
    C. "间歇腹痛3天"
    D. "我3天前就开始发烧"
    E. "我感觉我很难受"

12. 下列哪项属于儿童生长发育史的内容
    A. 出生时体重
    B. 乳牙萌出时间
    C. 语言的发展
    D. 喂养方式
    E. 前囟闭合时间

13. 儿童体格检查的原则是
    A. 建立良好关系
    B. 环境舒适
    C. 顺序灵活
    D. 技术熟练
    E. 保护和尊重患儿

14. 护士为患儿进行体格检查时，下列做法正确的是
    A. 体检室应光线充足，安静
    B. 检查时应让患儿与亲人在一起
    C. 检查时应严格要求体位
    D. 体格检查的顺序应灵活掌握
    E. 检查时注意给患儿保暖

15. 关于婴幼儿呼吸和脉搏说法正确的是
    A. 婴儿以胸式呼吸为主
    B. 应在患儿安静时测量
    C. 呼吸过快者，可观察棉花纤维摆动情况
    D. 1岁以下儿童正常脉搏110~130次/分
    E. 1岁以下儿童正常呼吸30~40次/分

16. 下列关于儿童血压的说法正确的是
    A. 袖带的宽度应为上臂长度的1/2~2/3
    B. 袖带过宽时，测得的血压值较高
    C. 袖带过窄时，测得的血压值较低
    D. 收缩压=80+（年龄×2）
    E. 舒张压为收缩压的2/3

17. 下列各年龄段患儿对疾病的认识，说法错误的是
    A. 婴儿期对疾病缺乏认识
    B. 学龄期对身体的损伤感到恐惧
    C. 幼儿及学龄前期对疾病的病因不能理解
    D. 青春期对自己身体功能损伤不会感到恐惧
    E. 婴儿5~6个月意识不到自己是一个独立的个体

18. 住院患儿的心理反应包括
    A. 分离焦虑
    B. 失控感
    C. 焦虑
    D. 恐惧
    E. 羞耻感

19. 患儿住院期间失望期的表现有
    A. 愤怒
    B. 咒骂
    C. 沮丧
    D. 顺从
    E. 退缩

20. 住院期间患儿可表现出失控感，缓解患儿失控感的方法包括
    A. 在患儿病情允许的情况下，鼓励患儿自由活动
    B. 在静脉输液时，提供各种颜色的止血带让患儿选择
    C. 收看儿童喜欢的电视节目
    D. 允许患儿表达情绪
    E. 学龄期以上的孩子，尽可能让患儿参与讨论护理计划

21. 父母对患儿住院的心理反应包括
    A. 愤怒
    B. 挫折
    C. 焦虑
    D. 质疑
    E. 自责

22. 非药物性镇痛的方法包括
    A. 分散注意力
    B. 冥想法
    C. 冷热疗法
    D. 使用PCA镇痛
    E. 服用布洛芬

23. 下列关于蔗糖溶液或葡萄糖溶液镇痛的说法正确的是
    A. 不可用于新生儿镇痛
    B. 一般不低于0.5ml有镇痛作用
    C. 超低出生体重儿谨慎使用
    D. 采足跟血前两分钟，口服葡萄糖溶液2ml
    E. 血糖水平不稳定的谨慎使用

24. 下列关于儿童用药的特点，说法正确的是
    A. 对药物的代谢及解毒功能差
    B. 药物易通过血脑屏障到达神经中枢
    C. 不同儿童对药物的毒副作用反应不同
    D. 可因孕母用药受到影响
    E. 易发生水电解质紊乱

25. 下列关于儿童药物剂量计算的方法正确的是
    A. 按体重计算，每日剂量=患儿体重×每日每千克体重所需药量
    B. 按体表面积计算，每日剂量=患儿体表面积×每日每平方米体表面积所需药量

C. 体重≤30kg，儿童体表面积 = 体重 × 0.035 + 0.1

D. 按年龄计算，无需精确计算的药物

E. 按成人剂量折算，儿童剂量 =（成人剂量 × 儿童体重）/40

26. 婴儿口服用药时，应注意
    A. 每次剂量最多不超过2ml
    B. 喂药时最好抱起患儿或抬高头部
    C. 婴儿喂药应在喂奶后进行
    D. 婴儿喂药应在喂奶前进行
    E. 婴儿喂药时，可用滴管

27. 对患儿进行肌内注射时，应注意
    A. 进针快
    B. 注药快
    C. 拔针快
    D. 缩短时间
    E. 根据年龄及用途选择注射部位

28. 下列关于静脉推注的说法正确的是
    A. 多用于抢救
    B. 推注时速度宜快
    C. 勿使药物外渗
    D. 静脉推注时应密切观察患儿反应
    E. 静脉推注时注意保持静脉的通畅

29. 细胞外液以下列哪些离子为主
    A. Na^+
    B. K^+
    C. Ca^{2+}
    D. Cl^-
    E. HCO_3^-

30. 下列关于儿童水代谢的特点正确的是
    A. 水的需要量相对较大，交换率高
    B. 婴儿每日水的交换量为细胞外液的1/3
    C. 体液平衡调节功能不成熟
    D. 水分排出的多少主要靠肾浓缩和稀释功能调节
    E. 儿童肾小球滤过率低

31. 高渗性脱水的临床表现包括
    A. 剧烈口渴
    B. 高热
    C. 烦躁不安
    D. 肌张力增高
    E. 不口渴

32. 儿童代谢性酸中毒的常见原因为
    A. 呕吐、腹泻丢失大量碱性物质
    B. 肾血流量不足，尿量减少
    C. 摄入热量不足导致脂肪分解
    D. 缺氧使组织灌注不良
    E. 氯化钙等酸性物质摄入过多

33. 代谢性酸中毒的分度正确的是
    A. 轻度，HCO_3^-浓度为13~18mmol/L
    B. 中度，HCO_3^-浓度为13~18mmol/L
    C. 中度，HCO_3^-浓度为9~13mmol/L
    D. 重度，HCO_3^-浓度<9 mmol/L
    E. 重度，HCO_3^-浓度<13 mmol/L

34. 儿童代谢性酸中毒的治疗要点，下列描述正确的是
    A. 首选5%碳酸氢钠
    B. 一般主张pH<7.3时用碱性药
    C. 临床一般将碳酸氢钠稀释成等张液体
    D. 主要治疗原发病
    E. 在抢救重度酸中毒时，可不稀释而直接静脉注射

35. 酸碱平衡紊乱的类型包括
    A. 混合性酸碱平衡紊乱
    B. 呼吸性酸中毒
    C. 呼吸性碱中毒
    D. 代谢性酸中毒
    E. 代谢性碱中毒

36. 儿童低钾血症时的临床表现正确的是
    A. 全身无力
    B. 心率增快
    C. 少尿

D. 口渴

E. 肠鸣音减弱

37. 儿童出现高钾血症的原因可能包括

A. 静脉输液注入钾过多过快

B. 输入库存过久的全血

C. 肾功能衰竭，导致排钾减少

D. 严重组织创伤

E. 长期禁食

38. 液体疗法的原则

A. 先盐后糖

B. 先浓后淡

C. 先快后慢

D. 见尿补钾

E. 抽搐补钙

39. 液体疗法第一天补液总量包括

A. 丢失量

B. 累积损失量

C. 继续损失量

D. 生理需要量

E. 损失量

40. 液体疗法中累积损失量的补液量正确的是

A. 重度脱水：150～200ml/kg

B. 重度脱水：100～150ml/kg

C. 中度脱水：50～100ml/kg

D. 轻度脱水：10～30ml/kg

E. 轻度脱水：30～50ml/kg

41. 液体疗法中，累积损失量的补液种类正确的是

A. 低渗性脱水补给1/2张液体

B. 低渗性脱水补给2/3张液体

C. 等渗性脱水补给1/2张液体

D. 高渗性脱水补给1/2～1/3张液体

E. 高渗性脱水补给1/3～1/5张液体

42. 下列关于液体疗法中继续损失量的说法正确的是

A. 一般按每日10～40ml/kg估计，适当增减

B. 常用1/3～1/2张液体

C. 此部分损失量连同生理需要量于补完累积损失量后12～16小时内均匀滴入

D. 每小时5ml/kg

E. 按"丢多少，补多少"的原则

43. 液体疗法输液过程中应注意

A. 严格掌握输液速度

B. 密切观察生命体征

C. 注意有无输液反应

D. 记录24小时出入量

E. 补钾时，可以静脉推注

44. 针对儿童的心理护理，应当做到

A. 为患儿创造清洁无菌的环境

B. 护理中耐心负责、操作熟练

C. 依据患儿年龄及理解能力与患儿沟通

D. 通过适宜的非语言沟通，减少患儿的分离焦虑

E. 多鼓励患儿

45. 关于口服给药的说法正确的是

A. 可以用滴管直接将药滴入婴幼儿口中

B. 昏迷患儿可采用鼻饲法给药

C. 应监督患儿服药后再离去

D. 婴幼儿口服药剂多使用水剂

E. 药物可混于奶中喂哺

46. 下列哪些是儿科急诊室应配备的物品

A. 呼吸机

B. 洗胃机

C. 气管切开包

D. 气管插管

E. 特护记录

47. 住院患儿常见的身心反应有

A. 言语上的攻击行为

B. 身体上的攻击行为

C. 高兴

D. 退化性行为

E. 态度和情绪上的改变

48. 下列关于小儿身高测量法，正确的是
    A. 测量时脱鞋、脱帽
    B. 面对前方（量杆）立正站立
    C. 记录至小数点后 1 位数
    D. 足跟、臀部和两肩胛同时靠在量杆上
    E. 脚尖分开约 90°

49. 关于小儿脉搏的测量，说法正确的是
    A. 测量时间为 1 分钟
    B. 测量脉搏常用桡动脉和颞浅动脉
    C. 小儿脉搏测量应当在进食后进行
    D. 测量心率时间为 15 秒
    E. 发热不会影响小儿脉搏

50. 学龄期儿童对住院的心理反应有
    A. 害怕生疏环境、害怕治疗
    B. 疑虑会受到惩罚
    C. 出现行为退化
    D. 与学校同学分离感到孤独
    E. 忧虑自己变成残疾

51. 为使患儿尽快适应医院环境，护士应
    A. 加强教育，有错误严厉批评
    B. 了解患儿家庭经济情况
    C. 与患儿交朋友
    D. 态度和蔼可亲
    E. 带患儿上公园调节情绪

52. 护士为患儿提供的支持方式有
    A. 陪伴
    B. 触摸
    C. 健康教育
    D. 倾听
    E. 解答问题

53. 儿科病房的护理管理措施包括
    A. 可多人陪伴，减轻患儿分离性焦虑
    B. 窗户应加护栏，防止发生意外
    C. 病室的色彩装饰应明快活泼
    D. 给患儿带食品、玩具需经过护士同意
    E. 图书等物品做好消毒

54. 关于儿科病房的设置，不正确的是
    A. 危重症病房与医护办公室间用玻璃隔墙
    B. 病床间隔应至少 0.5m
    C. 医护办公室设置在病房一端
    D. 每张床单位占地 $2m^2$
    E. 抢救室设在医护办公室附近

55. 适合半流质饮食的是
    A. 体弱、手术的患儿
    B. 咽喉炎的患儿
    C. 发热的患儿
    D. 吞咽困难的患儿
    E. 无消化道疾病的患儿

56. 关于小儿药物治疗，下列说法错误的是
    A. 母亲用药仅对胎儿造成影响
    B. 婴儿对阿片类药物耐受性较大
    C. 巴比妥类药物在幼儿的脑浓度低于年长儿
    D. 经肝脏代谢的药物较少中毒
    E. 经肾排泄的药物毒副作用可增强

57. 更换尿布时，下列操作正确的是
    A. 动作应轻柔敏捷，避免过度暴露小儿
    B. 臀红者可不使用尿布
    C. 可在小儿腰部系松紧带固定尿布
    D. 尿布应兜紧，以防大小便溢出
    E. 将尿布污湿部分折向内面扔到污物桶中

58. 护理住院婴儿的措施正确的是
    A. 给予抚摸、拥抱
    B. 呼唤患儿全名
    C. 尽量保持患儿原来的生活习惯
    D. 协助进行动作训练
    E. 提供适当的感知觉刺激

59. 有关中度脱水，描述正确的是
    A. 精神较萎靡或烦躁不安
    B. 眼眶、前囟明显凹陷
    C. 失水量为体重的 5% ~ 10%
    D. 皮肤干燥，但皮肤弹性者正常
    E. 尿量明显减少，哭时泪少

60. 关于抗生素的应用，叙述正确的是
   A. 长期使用抗生素易造成菌群失调
   B. 病原体对抗生素不会产生耐药性
   C. 抗生素主要对细菌感染性疾病效果好
   D. 联合应用抗生素时应有明确的适应证
   E. 注意抗生素的毒副作用

61. 关于小儿体液的特点，表述不正确的是
   A. 年龄越小，细胞内液量相对为多
   B. 年龄越小，体液占体重的比例越高
   C. 需水量同于成人
   D. 血清钠含量高于成人
   E. 年龄越小，每日水的交换量相对越少

62. 小儿住院期间护理内容包括
   A. 给药护理
   B. 饮食护理
   C. 基础护理
   D. 病室消毒护理
   E. 清洁卫生护理

63. 对患儿的心理评估应当包括
   A. 患儿与父母的关系
   B. 年龄、性别、生活条件
   C. 住院前的发育情况
   D. 入院后可能出现的心理行为
   E. 患儿常用的表达方式

64. 儿童用药管理的八项原则，包括
   A. 准确的药物
   B. 准确的患儿
   C. 准确的剂量
   D. 准确的记录
   E. 准确的时间

65. 下列关于儿童用药管理的八项 Rights 说法正确的是
   A. 护士应检查医嘱，确保是最有效和最安全的用药途径
   B. 每次给药前确定患儿身份
   C. 按医嘱的给药时间在 20～30 分钟内给药

   D. 与照顾者确认孩子的名字以提供双重验证
   E. 不寻常的大剂量或小剂量要核实清楚

三、共用题干题

（1~3 题共用题干）
患儿，男，5 岁。急性化脓性阑尾炎，术后 4 小时，患儿表现为烦躁，主诉伤口疼痛。

1. 最适合评估该患儿疼痛情况的工具是
   A. FLACC 量表
   B. 数字等级评分法
   C. 儿童疼痛观察评分标准
   D. 视觉模拟评分法
   E. 文字描述评分法

2. 患儿想让母亲把家中的玩具带到病房玩，护士应告诉患儿母亲
   A. 只能送不发声的玩具，防止刺激患儿
   B. 不行，玩具容易携带病菌
   C. 只需送些对孩子有特殊意义的玩具
   D. 可以，玩具的刺激对住院患儿很重要
   E. 送些帮助学习的玩具

3. 根据患儿情况，护士准备为患儿穿刺静脉留置针，护士应注意的事项中，错误的是
   A. 妥善固定
   B. 尽量选择较大型号的留置针
   C. 不应在同侧肢体测量血压
   D. 告知患儿不要抓挠留置针
   E. 选择弹性较好的静脉

（4~6 题共用题干）
接院外电话，现有患儿，男，出生 1 天，因新生儿硬肿症将转入我院。医嘱拟给予温箱复温。

4. 现需预热温箱以备用，温箱的水槽内需加入
   A. 自来水
   B. 温水
   C. 蒸馏水
   D. 75% 乙醇
   E. 矿泉水

5. 温箱所在房间的温度保持在
   A. 22～26℃
   B. 26～30℃

C. 14~18℃
D. 30~34℃
E. 18~22℃

6. 4小时后，患儿体温稳定，护士选择肤控模式调节箱温，温度探头宜用胶布固定于
   A. 胸前区
   B. 额头
   C. 腋窝
   D. 上臂
   E. 腹部

(7~9题共用题干)
患儿，女，生后4天，皮肤黄染，确诊为新生儿黄疸，给予光照疗法。

7. 护士将患儿全身裸露，原因是
   A. 使患儿肢体能自由活动
   B. 使皮肤快速排出有害物质
   C. 帮助患儿降低体温
   D. 增加皮肤照射面积
   E. 防止皮肤与衣物摩擦破损

8. 该患儿医嘱给予核黄素5mg，每日3次，原因是
   A. 防止皮疹
   B. 防止继发性溶血
   C. 防止胆汁淤积
   D. 增强光疗效果
   E. 防止青铜症

9. 患儿光疗2天，查血，血清胆红素水平进一步升高，拟进行换血疗法，医嘱予肌注苯巴比妥10mg/kg，原因是
   A. 防止溶血反应
   B. 防止血栓形成
   C. 防止呕吐
   D. 防止过敏反应
   E. 防止感染

(10~14题共用题干)
患儿，女，9个月，体重7.5kg，腹泻2天，无尿6小时，大便每天10余次，精神极度萎靡，呼吸深快，皮肤弹性极差，口腔黏膜极干燥，前囟、眼窝深陷，口唇呈樱桃红色。血生化检查：血 K^+ 3.3mmol/L，血 Na^+ 135mmol/L，HCO_3^- 14mmol/L。

10. 该患儿脱水的程度和性质是
    A. 中度低渗性脱水
    B. 重度等渗性脱水
    C. 重度低渗性脱水
    D. 轻度等渗性脱水
    E. 中度等渗性脱水

11. 该患儿酸碱平衡紊乱的类型是
    A. 混合性酸碱平衡紊乱
    B. 呼吸性酸中毒
    C. 代谢性酸中毒
    D. 代谢性碱中毒
    E. 呼吸性碱中毒

12. 应补给的累积损失量约为
    A. 1000ml
    B. 300ml
    C. 1500ml
    D. 500ml
    E. 1200ml

13. 如遵医嘱补给2:1等渗含钠液150ml，需给予10%氯化钠和5%碳酸氢钠分别为
    A. 15ml、24ml
    B. 6ml、15ml
    C. 9ml、10ml
    D. 9ml、15ml
    E. 6ml、10ml

14. 如果要求2:1等渗含钠液150ml在1小时内输完，其每分钟的输液滴数约为
    A. 50滴
    B. 30滴
    C. 10滴
    D. 40滴
    E. 20滴

(15~18题共用题干)
患儿，6岁，呕吐4天，精神萎靡，全身无力，肠鸣音减弱，血 K^+ 浓度为3.0mmol/L。

15. 该患儿首要的治疗措施是
    A. 补钙
    B. 营养支持
    C. 给予生命支持
    D. 保暖

E. 补钾

16. 静脉点滴氯化钾时，液体中 K⁺ 的浓度不可超过
    A. 10%
    B. 0.3%
    C. 1.0%
    D. 3.0%
    E. 0.1%

17. 补钾时每日给钾总量静滴时间不应短于
    A. 4 小时
    B. 6 小时
    C. 8 小时
    D. 2 小时
    E. 10 小时

18. 下列哪项不是低钾血症的临床表现
    A. 心率减慢
    B. 四肢乏力
    C. 腹胀
    D. 腱反射减弱
    E. 肠鸣音减弱或消失

(19~21 题共用题干)
某药物成人剂量为每天 2g，小儿剂量为每天每千克体重 40mg，小儿体重 16kg。

19. 按体重计算，该患儿剂量为
    A. 540mg
    B. 400mg
    C. 600mg
    D. 640mg
    E. 380mg

20. 按成人剂量折算，该患儿剂量为
    A. 0.5g
    B. 0.48g
    C. 0.64g
    D. 0.70g
    E. 0.75g

21. 此患儿体表面积计算的公式为
    A. 儿童体表面积 = 体重 × 0.035 + 0.1
    B. 儿童体表面积 = 体重 × 0.030 + 0.5
    C. 儿童体表面积 = 体重 × 0.025 + 0.1
    D. 儿童体表面积 = 体重 × 0.040 + 0.1
    E. 儿童体表面积 = (体重 − 30) × 0.02 + 1.05

(22~24 题共用题干)
患儿，女，5 岁，上午在幼儿园时突然发生腹痛、呕吐、面色发白、四肢无力，呕吐物为胃内容物，急送往医院。

22. 导诊护士应首先安排患儿就诊的地点是
    A. 直接送往病房
    B. 去医院急诊室就诊
    C. 去普通门诊就诊
    D. 去放射科拍片
    E. 去检验室查血、尿、粪常规

23. 该患儿应采取的就诊顺序为
    A. 先交费，后挂号
    B. 先挂号，后用药
    C. 先交费，后用药
    D. 先挂号，后抢救
    E. 先抢救，后挂号

24. 若此时患儿呕吐更剧烈，护士应给予
    A. 立即做腹部摄片
    B. 直接送往病房
    C. 到输液室输液
    D. 提前就诊
    E. 先做血、尿、粪常规检查后就诊

(25~27 题共用题干)
患儿，男，6 岁。发烧住院，住院时表现为哭叫、认生、愤怒，拒绝医护人员的照顾。

25. 此患儿处于分离焦虑的哪个阶段
    A. 分离焦虑期
    B. 失望期
    C. 去依恋期
    D. 反抗期
    E. 失控期

26. 下列哪项措施不能缓解患儿的分离焦虑
    A. 护士主动介绍自己
    B. 不建议家长给患儿带喜欢的玩具
    C. 鼓励患儿与老师同学保持联络
    D. 鼓励家长多陪伴孩子
    E. 鼓励患儿结交病房新的小朋友

27. 若该患儿表现出失控感，下列缓解措施错误的是

A. 为防止交叉感染，限制患儿的活动
B. 容许患儿表达生气、反抗的情绪
C. 尽量维持患儿住院前的日常活动
D. 可提供各种颜色的止血带供患儿选择
E. 容许患儿出现退化性行为

(28~31题共用题干)

某患儿，男，5岁。急性腹泻1天入院，诊断为轻度等渗性脱水。

28. 该患儿这一年龄段儿童的正常血压一般为
 A. 110/80mmHg
 B. 120/90mmHg
 C. 90/60mmHg
 D. 100/70mmHg
 E. 80/50mmHg

29. 遵医嘱给予口服补液盐，下列哪项不是ORS溶液的组成成分
 A. 氯化钾
 B. 枸橼酸钠
 C. 葡萄糖
 D. 氯化钠
 E. 氯化钙

30. 为补充累积损失量，该患儿需补充的液体为
 A. 生理盐水
 B. 1/2张溶液
 C. 2/3张溶液
 D. 1/3张溶液
 E. 等张溶液

31. 该患儿出现低钾血症，补钾时每日给钾总量静滴时间不应短于
 A. 8小时
 B. 2小时
 C. 6小时
 D. 10小时
 E. 4小时

(32~36题共用题干)

某患儿，10岁，轻度腹泻1天，入住儿科病房，作为护士我们应做好护理管理。

32. 护理管理不包括
 A. 环境管理

B. 生活管理
C. 安全管理
D. 家庭管理
E. 感染管理

33. 下列关于儿科环境管理，说法错误的是
 A. 儿科病房环境应与普通病房布置一致，不能搞特殊
 B. 儿科病房内应悬挂卡通画
 C. 夜灯应较暗，以免影响睡眠
 D. 避免灯光直射患儿眼部
 E. 声音不宜过大

34. 关于儿科生活管理，错误的是
 A. 患儿衣裤应经常换洗
 B. 患儿应形成规律的生活作息
 C. 减轻患儿的焦虑
 D. 根据患儿病情决定活动休息时间
 E. 不能让患儿学习，以免加重病情

35. 关于儿科安全管理，错误的是
 A. 防止患儿嬉闹摔伤
 B. 患儿安全应由家长负责
 C. 防止患儿烫伤
 D. 防止用药差错
 E. 防止患儿走丢

36. 预防院内感染最简单有效的措施是
 A. 隔离
 B. 消毒
 C. 洗手
 D. 药物
 E. 手术

(37~41题共用题干)

某患儿，因哮喘入院，5岁，入院前，护士为患儿做健康评估。

37. 下列关于现病史的询问，不正确的是
 A. "什么时候开始发作的"
 B. "当时发病时有什么感觉"
 C. "你叫什么名字"
 D. "你还有别的感觉么"
 E. "你能讲一下发病的过程么"

38. 下列关于收集资料的说法错误的是
 A. 收集健康史最常用的方法是查阅资料法
 B. 收集健康史时应耐心询问，认真倾听

C. 避免使用暗示的语气引导家长或孩子
D. 注意辨别患儿信息真伪
E. 尊重孩子隐私

39. 该患儿年龄段舒张压的正常值约为
    A. 90mmHg
    B. 80mmHg
    C. 70mmHg
    D. 60mmHg
    E. 50mmHg

40. 该患儿年龄段呼吸正常值为
    A. 20~25次/分
    B. 18~20次/分
    C. 40~45次/分
    D. 30~40次/分
    E. 25~30次/分

41. 该患儿年龄段呼吸:脉搏之比一般为
    A. 1:8
    B. 1:7
    C. 1:6
    D. 1:5
    E. 1:4

(42~43题共用题干)
某患儿,10岁,高热、烦躁不安,遵医嘱给药。

42. 下列药物不适用于此患儿的是
    A. 阿司匹林
    B. 苯妥英钠
    C. 苯巴比妥
    D. 地西泮
    E. 水合氯醛

43. 遵医嘱给予链霉素,最特异的不良反应是
    A. 发热
    B. 胃肠道刺激
    C. 恶心
    D. 听力损害
    E. 白细胞减少

(44~45题共用题干)
某患儿,男,9岁。腹泻,遵医嘱补含钠液,补含钠液过多,出现高渗性脱水。

44. 高渗性脱水时血清 Na^+
    A. >170mmol/L
    B. >160mmol/L
    C. >150mmol/L
    D. >140mmol/L
    E. >130mmol/L

45. 高渗性脱水时主要丧失液区为
    A. 细胞外液
    B. 细胞内脱水
    C. 细胞间质
    D. 组织液
    E. 血液

(46~49题共用题干)
某患儿,男,4岁。因发烧3天入院,患儿3天前受凉,发烧同时伴有咳嗽、流涕。

46. 若护士为其测量腋温,测量时间应为
    A. 1分钟
    B. 3~5分钟
    C. 6~7分钟
    D. 7~10分钟
    E. 10~15分钟

47. 若护士为其测量肛温,测量时长应为
    A. 1分钟
    B. 2~4分钟
    C. 6~7分钟
    D. 7~9分钟
    E. 10~15分钟

48. 护士为其测量脉搏时,测量时间应为
    A. 1分钟
    B. 2~4分钟
    C. 5~7分钟
    D. 7~9分钟
    E. 10~15分钟

49. 若护士为其测量肛温,应插入
    A. 2~3cm
    B. 3~5cm
    C. 4~6cm
    D. 5~7cm
    E. 7~9cm 以上

四、案例分析题

(1~3题共用题干)
某患儿,3岁。发烧、呕吐,虚弱无力,家长

带其来到门诊预诊处。
1. 预诊处的主要目的包括
   A. 及时检出是否有传染病
   B. 帮助家属选择就诊科室
   C. 作出正确诊断
   D. 判断病人病情的轻重缓急
   E. 及时护送危重患儿入急诊室
   F. 优先诊治
2. 预诊的主要诊疗手段是
   A. 望闻问切及简单的体检
   B. 心电图检查
   C. 粪尿常规检查
   D. 胸部平片
   E. 血常规化验
   F. X线检查
3. 护士为该患儿采集病史时，既往史不包括
   A. 疾病史
   B. 预防接种史
   C. 过敏史
   D. 现病史
   E. 既往一般健康状况
   F. 家族遗传史

(4~6题共用题干)
某患儿，男，6岁。玩滑板时不慎摔倒，导致小腿骨折，急诊入院。
4. 急诊五要素中起主要作用的是
   A. 医疗技术
   B. 人
   C. 药品
   D. 时间
   E. 仪器设备
   F. 患者经济实力
5. 该患儿就诊次序中，最先进行的是
   A. 应先量体温
   B. 应先挂号
   C. 应先预诊
   D. 应先抢救
   E. 应先化验血常规
   F. 应先健康评估
6. 急诊处理结束后，将患儿安置于普通儿科病房，下列关于普通儿科病房说法正确的是

   A. 病床要有适合患儿的床栏
   B. 厕所可有门，但不加锁
   C. 浴室应设有防滑设备
   D. 可设置不同年龄患儿的玩具和书籍
   E. 病房墙壁可粉刷成柔和的颜色
   F. 病房应勤通风

(7~9题共用题干)
某患儿，5岁。淋雨后发烧3天入院，护士为其测量体重。
7. 测量体重的目的是
   A. 掌握患儿的健康状况
   B. 掌握患儿的身体情况
   C. 掌握患儿的体格发育情况
   D. 掌握患儿骨骼发育的情况
   E. 掌握患儿的治疗效果
   F. 掌握患儿的疾病严重程度
8. 护士与该患儿进行沟通时，下列说法正确的是
   A. 与患儿聊其家中的宠物狗，从而亲近患儿
   B. 在与患儿交流时要保持目光的接触
   C. 注射前不应告知患儿一点也不痛
   D. 患儿在回答问题时，要耐心倾听
   E. 患儿对医院表示恐惧时，应给予理解和安慰
   F. 护士应积极参与患儿的游戏
9. 下列关于测量体重的说法不正确的是
   A. 应晨起空腹时测量
   B. 测量前磅秤必须校正调零
   C. 称量时患儿不可接触其他物品
   D. 若患儿不配合，可抱着患儿称重，减去衣物及成人体重
   E. 进食后2小时也可测量
   F. 测量后应减去衣服重量，以求准确

(10~12题共用题干)
某患儿，女，8岁，咳嗽咳痰5天，今天早上加重入院，诊断为急性上呼吸道感染。
10. 下列不属于护理资料收集方式的是
    A. 阅读
    B. 交谈

C. 药物治疗
D. 护理观察
E. 护理体格检查
F. 手术治疗

11. 护士对该患儿进行体格检查时,注意事项不包括
    A. 按小儿年龄取合适体位
    B. 不考虑环境的温度和湿度
    C. 检查者的手须温暖、清洁
    D. 合理调整小儿体格检查的顺序
    E. 检查用品齐全、适用
    F. 检查前与患儿交谈、微笑等,可消除患儿的紧张情绪

12. 该患儿的主诉应该是
    A. "咳嗽咳痰5天,加重1天"
    B. "我感觉嗓子疼,老咳嗽"
    C. "我家孩子咳嗽了5天,今天又严重了"
    D. "患儿8岁,咳嗽5天"
    E. "我不知道我哪里不舒服"
    F. "我咳嗽好几天了"

(13~15题共用题干)
某婴儿,女,1岁3个月,家长带其来保健门诊做检查。

13. 护士为该婴儿测量呼吸和脉搏,下列说法正确的是
    A. 宜在安静时测量
    B. 该婴儿年龄段呼吸应在25~30次/分
    C. 该婴儿呼吸频率以胸部起伏计数为宜
    D. 该婴儿年龄段脉搏正常范围应在100~120次/分
    E. 该婴儿年龄段脉搏正常范围应在120~140次/分
    F. 该婴儿年龄段脉搏正常范围应在80~100次/分

14. 护士为其测量身高时,操作错误的是
    A. 两臂自然下垂,两眼平视
    B. 推板与量杆呈90°
    C. 足跟靠拢,足尖分开月60°
    D. 头部、臀部及足跟紧贴量杆
    E. 测量时应脱去鞋、帽
    F. 记录数值保留至整数位

15. 护士为其测量胸围时,操作正确的是
    A. 患儿取卧位
    B. 两手自然放平
    C. 记录数值保留至小数点后两位
    D. 一手将软尺0点固定在患儿一侧乳头下缘
    E. 另一手将软尺紧贴皮肤,经背部两侧肩胛骨下缘回到0点
    F. 取吸气、呼气时的平均数

(16~18题共用题干)
患儿,男,3岁,因支气管肺炎收住院。

16. 入院当天对家长进行管理时,应做到
    A. 讲解疾病的相关知识
    B. 告知不许将玩具带入病房
    C. 介绍病区的规章制度
    D. 登记家属的联系电话
    E. 耐心解答家长的提问
    F. 告知家长如何获取护士的帮助

17. 下列不符合入院护理的是
    A. 测量体重、体温、脉搏、呼吸、血压
    B. 了解患儿生活情况
    C. 介绍病房情况
    D. 图书等物品做好消毒
    E. 家长的饮食情况
    F. 关注患儿的心理反应

18. 关于该住院患儿主要的压力来源,描述不正确的是
    A. 身体形象的改变
    B. 疾病对患儿造成的痛苦
    C. 患儿离开亲人的痛苦
    D. 患儿的日常活动受到限制
    E. 自我反思
    F. 心理反应,比如失控感

(19~21题共用题干)
某患儿,男,4岁,因腹泻入院。

19. 关于小儿意外和损伤预防,说法正确的是
    A. 药品要妥善保管,以防小儿误食中毒
    B. 小儿沐浴时,盆内应先加热水,再加冷水
    C. 小儿病床要有护栏

D. 暖气要加罩
E. 病室窗户要有护栏
F. 浴室要设置防滑装置

20. 为保护患儿皮肤，下列护理措施不正确的是
    A. 保持皮肤清洁
    B. 保持皮肤干燥
    C. 经常更换内衣
    D. 每次大便后用力擦拭局部
    E. 注意皮肤褶皱处的护理
    F. 注意保持皮肤褶皱处清洁

21. 护士与该患儿沟通时最重要、最有效的方式是
    A. 游戏
    B. 画画
    C. 书写
    D. 阅读
    E. 触摸
    F. 表演

(22~24题共用题干)
某患儿，男，10个月。肠梗阻术后第1天，患儿哭闹，抓挠手术部位。

22. 关于该年龄段患儿疼痛时的表现正确的是
    A. 感到疼痛时，可用手推开他人，表现出抗拒行为
    B. 能指出疼痛的部位
    C. 能量化疼痛的程度
    D. 可以控制自己疼痛的表情
    E. 不能表现出抗拒行为
    F. 疼痛时，患儿有攻击行为

23. 适合评估该患儿疼痛程度的量表是
    A. 新生儿面部编码系统
    B. CRIES 术后疼痛评分
    C. 儿童疼痛观察评分标准
    D. 筹码片量表
    E. FLACC 量表
    F. 面部表情评定量表

24. 下列减轻患儿疼痛的方法属于被动型的是
    A. 让患儿吹肥皂泡
    B. 给患儿提供新奇的玩具
    C. 给予抚触按摩

D. 给予安慰奶嘴
E. 给患儿提供家里喜欢的玩具
F. 给予拥抱、摇晃和轻拍

(25~28题共用题干)
患儿，男，1岁半，9kg，因发烧、腹泻5天入院，入院后患儿一直闹着要回家，拒绝和医护人员接触。

25. 此时应采取的主要护理措施是
    A. 抚摸、搂抱患儿
    B. 固定护士照顾患儿
    C. 帮助患儿尽快熟悉环境和医护人员
    D. 用患儿能听得懂的语言解释治疗过程
    E. 允许其表达反抗情绪
    F. 不再进入该患儿病房，防止患儿哭闹

26. 入院第2天，患儿精神稍差，前囟稍凹陷，皮肤弹性稍差，尿量稍少，此患儿的脱水程度为
    A. 中度脱水
    B. 重度脱水
    C. 中重度脱水
    D. 较轻程度脱水
    E. 轻度脱水
    F. 轻中度脱水

27. 开始补液第一天应供给的液体总量为（在禁食的情况下）
    A. 50~90ml/kg
    B. 90~120ml/kg
    C. 120~150ml/kg
    D. 150~180ml/kg
    E. 180~200ml/kg
    F. >200ml/kg

28. 下列关于补液时的护理正确的是
    A. 补液过程中严格掌握输液速度
    B. 密切观察生命体征及一般情况
    C. 注意有无输液反应
    D. 观察静脉点滴是否通常
    E. 严格记录24小时出入量
    F. 遵循"补液原则"分期分批输注

(29~32题共用题干)
某患儿，男，9个月。因"腹泻发热2天"就

诊。患儿1天前受凉后出现吐奶、拉稀便。测量血钾2.9mmol/L，失水占体重比例为8%。

29. 下列关于脱水的描述，不正确的是
    A. 三种不同性质的脱水临床表现相同
    B. 可通过测量血浆渗透压确定脱水性质
    C. 可通过测量血钠来判断细胞外液的渗透压
    D. 与水电解质丢失比例不同有关
    E. 临床分为等渗性、低渗性、高渗性
    F. 可测量失水占体重比例来判断脱水程度

30. 该患儿出现低钾血症，下列关于低钾血症的临床表现，说法不正确的是
    A. 可有活动障碍
    B. 可有肠鸣音减弱
    C. 可有心律失常
    D. 可出现U波
    E. 可有弛缓性瘫痪
    F. 可出现少尿

31. 该患儿的脱水程度是
    A. 轻度脱水
    B. 轻中度脱水
    C. 中度脱水
    D. 中重度脱水
    E. 重度脱水
    F. 等渗性脱水

32. 在为患儿补钾时，下列说法不正确的是
    A. 口服补钾更安全
    B. 静脉点滴时，液体钾的浓度不能超过3%
    C. 严重时可静脉推注
    D. 静滴时间不应少于8小时
    E. 补钾时应检测血清钾浓度
    F. 注意心电监护

(33~35题共用题干)
某患儿，男，2岁。发烧2天入院，给患儿口服布洛芬时，患儿哭闹不止。

33. 下列说法正确的是
    A. 将口服药放入患儿喜爱的食物内，同时喂服
    B. 将口服药放入牛奶中
    C. 以打针威胁其咽下
    D. 可用小勺留在口中压住舌尖，直到患儿将药咽下
    E. 捏住双侧鼻孔，在其张口呼吸时将药喂入
    F. 少吃一次没有关系，下次再吃

34. 该患儿需要隔离治疗，住院期间患儿用玩具敲打桌子，通过此行为表达与家人分离的愤怒，此行为属于
    A. 情绪宣泄性游戏
    B. 生理健康促进性游戏
    C. 指导性游戏
    D. 儿童游戏
    E. 第三者游戏
    F. 电脑游戏

35. 护士为其测量脉搏时，操作正确的是
    A. 应在安静时测量
    B. 应在饭后测量
    C. 可用听诊器测量心率
    D. 可测颈动脉搏动
    E. 可用拇指的指端触摸桡动脉
    F. 患儿哭闹时测量不准确

(36~38题共用题干)
某患儿，男，3岁。因发烧3天入院，性格内向，不爱与人交流。

36. 护士收集个人史时，不包括
    A. 免疫接种史
    B. 生活史
    C. 喂养史
    D. 出生史
    E. 现病史
    F. 家族史

37. 护士评估其心理社会状况时，不包括哪项内容
    A. 患儿的性格特征，是否开朗或者内向
    B. 患儿对住院的反应，是否了解住院的原因等
    C. 患儿父母及监护人的文化水平
    D. 父母与患儿的互动方式
    E. 患儿既往患过何种疾病
    F. 患儿的既往史

38. 检查其淋巴结时无需注意观察

A. 淋巴结的数量
B. 皮肤温度
C. 淋巴结的质地
D. 淋巴结的活动度
E. 淋巴结的大小
F. 有无水肿

(39~41题共用题干)
某患儿，男，2岁。有一个姐姐和一个哥哥，该患儿因患肠套叠入院，父母一直陪在医院。

39. 患儿的姐姐和哥哥的心理变化正确的是
   A. 焦虑
   B. 害怕
   C. 内疚
   D. 幸灾乐祸
   E. 怨恨
   F. 不安

40. 近日，患儿的姐姐出现了一些无礼的行为，作为责任护士，下列做法不正确的是
   A. 鼓励姐姐参与患儿的护理
   B. 允许姐姐来医院探视
   C. 不能向姐姐解释患儿的病情，保护患儿的隐私
   D. 帮助父母理解姐姐的感受
   E. 向姐姐介绍医院的环境，避免产生恐惧
   F. 鼓励家庭集体活动，如集体游戏

41. 该患儿每日水的需要量是
   A. 50~90ml/kg
   B. 70~110ml/kg
   C. 100~140ml/kg
   D. 120~160ml/kg
   E. 110~130ml/kg
   F. 150~160ml/kg

(42~46题共用题干)
某肾病综合征患儿，5岁，病情危重，每日服用肾上腺皮质激素。

42. 长期服用该药物的不良反应，不正确的是
   A. 骨骼抑制
   B. 影响水、电解质代谢
   C. 降低机体免疫力
   D. 血压降低
   E. 库欣综合征
   F. 影响脂肪代谢

43. 该患儿应用抗生素时，下列说法正确的是
   A. 长期滥用抗生素，容易发生肠道菌群失调
   B. 应尽量应用多种抗生素
   C. 严格掌握适应证
   D. 应用链霉素时，应注意有无听力和肾损害
   E. 注意用药剂量和疗程
   F. 注意观察药物的毒副作用

44. 该年龄段对死亡的理解和认识正确的是
   A. 认为死亡是暂时的，如同与父母分离
   B. 认为死亡发生在遥远的未来
   C. 认为死亡并非不可避免，只要躲起来，就死不了
   D. 死亡是普遍存在的
   E. 死亡是不可避免的过程，但对自己或亲友的死亡仍难以理解
   F. 认为死亡是可逆的，是一种做错事的惩罚

45. 当死亡来临之前，该患儿哀伤最常见的反应是
   A. 害怕
   B. 愤怒
   C. 焦虑
   D. 紧张
   E. 沮丧
   F. 抑郁

46. 该患儿临终前最后消失的是
   A. 视觉
   B. 触觉
   C. 痛觉
   D. 听觉
   E. 光觉
   F. 热觉

(47~51题共用题干)
某患儿，男，7岁。腹泻2天入院，测量口温37.1℃。

47. 下列哪些患儿不可以测量口温
   A. 哭闹的婴儿

B. 休克的患儿

C. 神志清楚而且配合的 6 岁以上儿童

D. 2 岁的患儿

E. 1 岁患儿

F. 10 个月婴儿

48. 此年龄段的脉搏正常值为
   A. 120～140 次/分
   B. 110～130 次/分
   C. 100～120 次/分
   D. 80～100 次/分
   E. 70～90 次/分
   F. 140 次/分以上

49. 该年龄段呼吸脉搏比值正常值是
   A. 1:5
   B. 1:4
   C. 1:3
   D. 1:2
   E. 1:1
   F. 2:1

50. 入院 1 天后,发生急性呕吐,精神稍差,皮肤稍干,尿量稍少,发生轻度等渗性脱水,其血浆渗透压为
   A. >310mmol/L
   B. <280mmol/L
   C. >320mmol/L
   D. <270mmol/L
   E. 280～310mmol/L
   F. 310～340mmol/L

51. 该患儿发生轻度等渗性脱水,其主要丧失液区为
   A. 细胞内液
   B. 细胞外液
   C. 组织液
   D. 血浆
   E. 间质液
   F. 尿液

(52～54 题共用题干)

某患儿,女,4 岁。出现胸闷,表现为低氧血症和呼吸困难,检查结果显示呼吸性酸中毒。

52. 造成此结果的可能原因不包括
   A. 呼吸道阻塞

   B. 呼吸中枢抑制
   C. 肺部和胸腔疾病
   D. 严重呕吐
   E. 呼吸肌麻痹
   F. 剧烈啼哭

53. 高碳酸血症可能会导致
   A. 血管扩张
   B. 颅内出血
   C. 颅内血流增加
   D. 头痛
   E. 颅内压增高
   F. 低钾血症

54. 下列关于呼吸性酸中毒的治疗要点正确的是
   A. 改善通气换气功能
   B. 治疗原发病
   C. 重症可行气管切开
   D. 呼吸中枢抑制的患儿可使用呼吸兴奋剂
   E. 禁用镇静剂
   F. 低流量氧气吸入

(55～57 题共用题干)

某患儿,男,1 岁。10kg,因发烧及腹泻发生轻度等渗性脱水,遵医嘱给予液体疗法。

55. 下列关于该患儿液体疗法正确的是
   A. 给予 2/3 张液体
   B. 补液速度原则上先快后慢
   C. 继续损失量可以补 1/3 张的液体
   D. 第 1 天补液总量为 900～1200ml
   E. 生理需要量可以补 1/4 张液体
   F. 补液时先盐后糖

56. 该患儿血清钠浓度正确的是
   A. 135mmol/L
   B. 126mmol/L
   C. 125mmol/L
   D. 155mmol/L
   E. 160mmol/L
   F. 120mmol/L

57. 下列关于该患儿的补液护理正确的是
   A. 补液前充分了解患儿的病情
   B. 补液前向家属解释补液的目的
   C. 若该患儿不配合,可给予适当约束

D. 输液过程中，注意患儿病情变化情况
E. 警惕心力衰竭和肺水肿的发生
F. 注意观察静脉点滴是否通畅

(58~60题共用题干)

某患儿，男，11个月，8kg，支气管肺炎，住院期间与亲人分离。

58. 这种情况易导致患儿
   A. 出现退行性行为
   B. 产生不安全感和不信任感
   C. 产生强烈的受挫感
   D. 产生强烈的威胁感
   E. 压抑自我情绪
   F. 产生自卑情绪

59. 护士在收集该患儿健康史时，最常用的方法是
   A. 阅读
   B. 查阅病历
   C. 看医生的病例
   D. 交谈
   E. 观看视频
   F. 寻找电子病历

60. 护士对于该患儿的护理措施，说法正确的是
   A. 护士与患儿交流时应保持目光的接触
   B. 及时处理破损的皮肤，使其有安全感
   C. 在病情允许的情况下，不过分限制患儿活动
   D. 多鼓励患儿

E. 不允许患儿带玩具
F. 可呼唤患儿小名亲近患儿

(61~63题共用题干)

某儿童，4岁，车祸导致肺破裂，手术完成后转入病房。

61. 术后患儿刀口疼痛，护士教其吹动风车分散注意力以缓解疼痛，这类游戏属于
   A. 情绪宣泄性游戏
   B. 指导性游戏
   C. 生理健康促进性游戏
   D. 团体游戏
   E. 单人游戏
   F. 网络游戏

62. 患儿因疼痛而焦虑，护士让其用木槌敲打木钉，这种游戏是属于
   A. 情绪宣泄性游戏
   B. 指导性游戏
   C. 生理健康促进性游戏
   D. 团体游戏
   E. 单人游戏
   F. 网络游戏

63. 下列哪些不是该患儿的疼痛评估工具
   A. FLACC量表
   B. 脸谱疼痛量表
   C. 儿童疼痛观察评分标准
   D. 新生儿面部编码系统
   E. 筹码片量表
   F. CRIES术后疼痛评分

第七章 儿科常用护理技术

一、单选题

1. 护士为新生儿更换尿布时，擦拭会阴部时顺序为
   A. 从前到后
   B. 从后到前
   C. 从左向右
   D. 从右向左
   E. 任意方向

2. 婴儿抚触的顺序正确的是
   A. 头面部－腹部－胸部－上肢－下肢－背部
   B. 头面部－上肢－胸部－腹部－下肢－背部
   C. 背部－头面部－胸部－腹部－上肢－下肢
   D. 头面部－胸部－腹部－上肢－下肢－背部
   E. 背部－头面部－上肢－胸部－腹部－下肢

3. 婴儿抚触的时长一般为
   A. 10~15 分钟
   B. 15~30 分钟
   C. 5 分钟
   D. 30 分钟以上
   E. 1 分钟

4. 测量患儿胃管插入深度的方法为
   A. 测量该患儿鼻尖－剑突的长度
   B. 测量该患儿耳垂－剑突的长度
   C. 测量该患儿前额发际－剑突的长度
   D. 测量该患儿嘴唇－剑突的长度
   E. 测量该患儿眉毛－剑突的长度

5. 患儿插胃管前需用哪种液体润滑
   A. 复方硼酸溶液
   B. 生理盐水
   C. 碳酸氢钠溶液
   D. 醋酸溶液
   E. 过氧化氢溶液

6. 患儿鼻饲液的适宜温度为
   A. 34~36℃
   B. 32~34℃
   C. 36~38℃
   D. 33~36℃
   E. 38~40℃

7. 患儿鼻饲液一般每次不超过
   A. 100ml
   B. 150ml
   C. 200ml
   D. 250ml
   E. 300ml

8. 为患儿实施手足约束带法时，约束松紧应
   A. 以容纳 1~2 手指为宜
   B. 越紧越好
   C. 以容纳 2~3 手指为宜
   D. 以容纳 3~4 手指为宜
   E. 以容纳 4~5 手指为宜

9. 为患儿实施手足约束带法时，应几小时放松一次

A. 1 小时
B. 2 小时
C. 3 小时
D. 4 小时
E. 5 小时

10. 静脉留置针进针角度为
    A. 10°~15°
    B. 15°~20°
    C. 15°~30°
    D. 30°~45°
    E. 90°

11. 临床上婴幼儿静脉输液应首选
    A. 头皮静脉
    B. 颞浅静脉
    C. 上肢静脉
    D. 股静脉
    E. 耳后静脉

12. 患儿进行头皮静脉输液时，穿刺点为
    A. 静脉最清晰处
    B. 静脉最清晰后 1cm
    C. 静脉最清晰后 0.8cm
    D. 静脉最清晰前 0.5cm
    E. 静脉最清晰后 0.3cm

13. 患儿进行头皮静脉输液时，进针角度为
    A. 10°~15°
    B. 15°~20°
    C. 15°~30°
    D. 30°~45°
    E. 90°

14. 患儿进行 PICC 时，手臂应外展
    A. 30°
    B. 45°
    C. 60°
    D. 90°
    E. 任意角度

15. 患儿进行 PICC 时，消毒范围应

A. 穿刺部位上下各 10cm
B. 穿刺部位上 10cm
C. 穿刺部位下 10cm
D. 穿刺部位上下各 8cm
E. 穿刺部位上下各 6cm

16. PICC 患儿封管时，注射器的规格应为
    A. 不小于 10ml
    B. 5ml
    C. 任意规格均可
    D. 需用最大规格
    E. 1ml

17. 患儿植入静脉式输液港，常规更换针头的时间为
    A. 3 天
    B. 4 天
    C. 5 天
    D. 7 天
    E. 8 天

18. 患儿植入静脉式输液港，消毒的溶液包括
    A. 1%有效碘、70%乙醇
    B. 2%有效碘、75%乙醇
    C. 1%有效碘、75%乙醇
    D. 0.1%有效碘、70%乙醇
    E. 0.1%有效碘、75%乙醇

19. 患儿进行股静脉穿刺时，搏动点在
    A. 腹股沟中、外 1/3 交界处
    B. 腹股沟中、内 1/2 交界处
    C. 腹股沟中、内 1/3 交界处
    D. 腹股沟中、外 1/2 交界处
    E. 腹股沟中、外 1/4 交界处

20. 患儿进行股静脉穿刺时，穿刺点在
    A. 搏动点外 0.3~0.5cm
    B. 搏动点内 0.3~0.5cm
    C. 搏动点外 0.5~1cm
    D. 搏动点内 0.5~1cm
    E. 搏动点外 0.5~0.8cm

21. 患儿进行股静脉穿刺时，进针角度为
    A. 90°
    B. 60°
    C. 30°
    D. 15°
    E. 45°

22. 婴幼儿灌肠时，灌肠筒底距患儿臀部所在平面
    A. 10～20cm
    B. 15～30cm
    C. 30～40cm
    D. 35～45cm
    E. 40cm 以上

23. 幼儿进行灌肠时，应将肛管插入
    A. 5～7.5cm
    B. 3～4cm
    C. 2.5～4cm
    D. 1～3cm
    E. 8cm 以上

24. 某青春期少年，社区护士怀疑其有自杀倾向，下列护理措施不正确的是
    A. 让患者独处
    B. 建议家长提供适当的监护
    C. 加强对疾病的观察
    D. 同患者建立良好的护患关系
    E. 同患者聊天，了解患者的想法

25. 某躁动患儿，护士为其行保护性约束，在约束过程中护士应做到
    A. 认真观察局部血液循环情况
    B. 预防其攻击性行为
    C. 观察睡眠情况
    D. 为了患儿安全，不松解约束
    E. 禁止家属探视

二、多选题

1. 为婴儿更换尿布的目的包括
    A. 保持皮肤清洁
    B. 防止尿液对皮肤的刺激
    C. 防止尿布皮炎
    D. 保持舒适
    E. 保持皮肤干燥

2. 为婴儿更换尿布时应注意
    A. 可双手离开婴儿
    B. 注意保暖
    C. 用物携带齐全
    D. 操作中尽量减少暴露
    E. 尿布包扎不可过松也不可过紧

3. 婴儿沐浴时，操作过程正确的是
    A. 沐浴过程中双耳廓折向前按住
    B. 擦洗眼球时，方向由外眦向内眦
    C. 用棉签清洁鼻孔
    D. 水温37～39℃
    E. 准备好用物

4. 婴儿进行淋浴时，应注意
    A. 观察面色、呼吸
    B. 注意保暖
    C. 注意水温
    D. 防止坠床
    E. 脐部避免污染

5. 婴儿抚触的目的包括
    A. 有利于情感交流
    B. 增加睡眠
    C. 提高婴儿免疫力
    D. 促进消化
    E. 促进神经系统的发育

6. 婴儿抚触的操作过程正确的是
    A. 顺时针方向按摩腹部
    B. 腹部按摩有利于肠胃活动
    C. 开始动作轻柔，慢慢加深力度
    D. 每个动作做1次
    E. 胸部按摩有利于顺畅呼吸循环

7. 婴儿抚触时的注意事项错误的是
    A. 抚触时房间温度应保持在24～26℃
    B. 抚触时如果出现哭闹，肤色改变，可不

予理睬

C. 抚触时注意用力适当

D. 房间光线要柔和

E. 避免在饥饿时进行

8. 下列可用鼻饲喂养的是
   A. 流质食物
   B. 水
   C. 口服药物
   D. 静脉药物
   E. 固体食物

9. 儿童插入胃管后，下列可证明胃管在胃内的是
   A. 抽取胃液
   B. 胃管一端放在水中，有气泡冒出
   C. 用空针将少许空气打入胃管中，听诊有水泡音
   D. 根据经验
   E. 直接注入食物，无异常

10. 下列有关儿童鼻饲的说法正确的是
    A. 每次鼻饲前，需证实胃管在胃内
    B. 全部注入完成时，再注入少量温开水
    C. 鼻饲完毕后，将胃管反折
    D. 鼻饲前回抽
    E. 记录鼻饲流质的名称、液量、鼻饲时间等

11. 下列有关儿童鼻饲的注意事项正确的是
    A. 勿用液体石蜡润滑胃管
    B. 鼻饲时间间隔大于4小时
    C. 食物和药物分别注入
    D. 长期鼻饲的患儿，每天2次口腔护理
    E. 定时更换胃管

12. 下列有关婴儿奶瓶喂养的说法正确的是
    A. 将患儿放置平躺
    B. 可用嘴试奶温
    C. 竖抱患儿，轻拍背部，去除胃内空气
    D. 喂养结束后使患儿右侧卧位
    E. 抬高床头30°

13. 为儿童行静脉留置管术时，物品准备包括
    A. 治疗盘、输液器
    B. 肝素帽、透明敷贴
    C. 治疗巾、留置针
    D. 棉签
    E. 液体

14. 儿童行静脉留置管术时，应注意
    A. 选择静脉时避开关节、静脉瓣
    B. 尽量选择较大型号的留置针
    C. 妥善固定
    D. 及时更换透明敷贴
    E. 正压封管

15. 婴幼儿头皮静脉的特点不包括
    A. 丰富
    B. 表浅
    C. 较少
    D. 不适宜静脉输液
    E. 位置较深

16. 婴儿头皮静脉包括
    A. 颞浅静脉
    B. 额上静脉
    C. 耳后静脉
    D. 枕后静脉
    E. 眶上静脉

17. 患儿外周置入中心静脉导管的目的包括
    A. 提供长时间给药通道
    B. 避免重复穿刺静脉
    C. 减少药物对外周静脉的刺激
    D. 降低费用
    E. 减少不必要的麻烦

18. 患儿外周置入中心静脉导管的过程中，错误的是
    A. 患儿仰卧位
    B. 消毒范围在穿刺部位上下各10cm
    C. 当导管进入肩部时，患儿头部转向未穿刺侧
    D. 用生理盐水抽回血并注入生理盐水

E. 无需正压封管

19. 患儿外周导入中心静脉置管的注意事项正确的是
    A. 动作应轻柔
    B. 输液结束后及时冲管
    C. 采用脉冲式正压封管
    D. 勿进行剧烈活动
    E. 注意观察有无渗液

20. 护士为患儿进行股静脉穿刺时，需消毒的部位是
    A. 穿刺部位
    B. 护士左手示指
    C. 患儿大腿外侧
    D. 护士右手示指
    E. 患儿臀部

21. 患儿股静脉穿刺部位有
    A. 搏动点处
    B. 搏动点内侧 0.3~0.5cm 处
    C. 腹股沟内侧 1~3cm 处
    D. 搏动点外侧 0.3~0.5cm 处
    E. 腹股沟外侧 1~3cm 处

22. 患儿行股静脉穿刺时应注意
    A. 有血液病患者严禁腹股沟穿刺
    B. 误入股动脉时，应延长加压时间
    C. 注意观察患儿反应
    D. 若穿刺失败，可重复进行
    E. 抽出血液应缓慢注入采血管

23. 婴幼儿灌肠的目的可能包括
    A. 减轻中毒
    B. 解除便秘
    C. 清洁肠道，为检查或手术做准备
    D. 减轻腹胀
    E. 镇静剂的使用

24. 下列婴幼儿灌肠法的操作过程正确的是
    A. 关闭门窗，保护隐私
    B. 灌肠筒距臀部所在平面 20cm

C. 润滑肛管前段
D. 婴儿插入 2.5~4cm
E. 观察灌肠液下降速度和患儿情况

25. 婴幼儿灌肠时应注意
    A. 使用高渗液体
    B. 1~2 岁患儿每次灌注 200ml
    C. 灌肠过程中注意保暖
    D. 插管时动作应轻柔
    E. 6 个月至 1 岁患儿每次灌注 100ml

26. 新生儿温箱的使用方法正确的是
    A. 温箱预热时间需要 30~60 分钟
    B. 温箱的湿度为 60%~80%
    C. 温箱水槽中加自来水即可
    D. 温箱的温度根据患儿而定
    E. 任何早产儿均可入暖箱

27. 新生儿入温箱后的体温监测正确的是
    A. 最初 1 小时，30~60 分钟测量一次
    B. 最初 2 小时，30~60 分钟测量一次
    C. 体温稳定后 1~4 小时测量一次
    D. 体温稳定后无需继续监测
    E. 记录箱温和患儿体温

28. 新生儿入温箱的条件是
    A. 体重小于 2000g
    B. 体重小于 2500g
    C. 体温偏低或不升者
    D. 早产儿
    E. 高危儿

29. 婴幼儿入温箱后应注意
    A. 保持患儿体温维持在 36.5~37.5℃
    B. 温箱所在房间室温应维持在 22~26℃
    C. 护理操作应尽量在箱内集中进行
    D. 每天清洁温箱
    E. 每周更换温箱一次

30. 有关光照疗法的说法错误的是
    A. 以波长 400nm 的蓝光最为有效
    B. 不宜超过 7 天

C. 光疗可分为连续光疗和间断光疗
D. 光疗的不良反应包括发热、腹泻等
E. 光疗可降低胆红素水平

31. 婴儿光照疗法的说法，下列正确的是
    A. 佩戴遮光眼罩
    B. 男婴注意保护阴囊
    C. 每 4 小时测量一次生命体征
    D. 每 1 小时喂乳一次
    E. 剪短患儿指甲

32. 患儿光照疗法的注意事项应包括
    A. 入箱前进行皮肤清洁
    B. 光疗时体温低于 35℃ 时应停止
    C. 光疗时体温超过 36℃ 时应停止
    D. 光疗同时应同时补充核黄素
    E. 每日擦拭灯管

33. 婴幼儿换血疗法的目的包括
    A. 降低未结合胆红素
    B. 换出致敏红细胞
    C. 降低体内各种毒素
    D. 阻止溶血
    E. 换出血清中的免疫抗体

34. 婴幼儿换血疗法的操作步骤正确的是
    A. 换血前抽出胃内容物
    B. 可以选择脐静脉插管换血
    C. 每隔 30 分钟监测一次无创血压
    D. 每换 200ml 血监测一次血糖
    E. 观察心功能情况

35. 婴幼儿换血后应注意
    A. 保暖
    B. 输入的血液温度应保持在 27～37℃
    C. 若出现低钙症状，应给予 10% 葡萄糖酸钙
    D. 换血过程中抽注速度要均匀
    E. 详细记录出入量

36. PICC 的注意事项有
    A. 输液后用生理盐水 10ml 冲管，再用肝素封管
    B. 严格执行无菌操作
    C. 穿刺有炎症反应、疼痛和原因不明发热者应拔出导管
    D. 保持导管牢固连接，注意预防空气栓塞
    E. 拔出导管后应稍加压迫 10 分钟

37. 为保护患儿皮肤，护理时应注意
    A. 经常更换内衣和尿布
    B. 每次大便后用力擦净局部
    C. 保持皮肤清洁
    D. 每天使用含消毒剂的肥皂
    E. 注意皮肤褶皱处的护理

38. 换血疗法需要预先准备的有
    A. 护士准备
    B. 血源准备
    C. 环境准备
    D. 物品准备
    E. 人员准备

39. 下列关于新生儿溶血换血疗法的说法正确的是
    A. 新生儿溶血换血量为 150～180ml/kg
    B. 新生儿溶血换血量为 200～250ml/kg
    C. 换血量约为患儿全身血量的 2 倍
    D. 换血量约为患儿全身血量的 4 倍
    E. 尽量选用新鲜血

40. 下列关于换血疗法的机制，叙述正确的是
    A. 用供血者的红细胞和血浆替换受血者的红细胞和血浆
    B. 阻止继续溶血
    C. 降低未结合胆红素
    D. 换出致敏红细胞和血清中的免疫抗体
    E. 升高红细胞数量

41. 进行换血疗法时，测量血气分析、血常规、电解质等检查的时机分别是
    A. 换血开始前
    B. 换血开始 1 小时
    C. 换血至总量的 1/2 时

D. 换血结束后
E. 换血开始 30 分钟

42. 进行光照疗法时，患儿出现青铜症，呈青铜色的组织、器官有
    A. 皮肤
    B. 脑脊液
    C. 血浆
    D. 肝
    E. 脾

43. 下列关于光照疗法的说法正确的是
    A. 波长 450nm 的蓝光最有效
    B. 双面光优于单面光
    C. 光疗可以分为连续光疗和间断光疗
    D. 绿光有效
    E. 日光灯无效

44. 下列关于不同出生体重早产儿适中温箱温度的说法正确的是
    A. 出生体重 1kg，出生第 2 天，温箱适中温度为 35℃
    B. 出生体重 1.6kg，出生第 2 天，温箱适中温度为 35℃
    C. 出生体重 2kg，出生第 1 天，温箱适中温度为 35℃
    D. 出生体重 2.5kg，出生第 1 天，温箱适中温度为 33℃
    E. 出生体重 2.5kg，出生第 1 天，温箱适中温度为 35℃

45. 下列关于婴儿灌肠液量的说法正确的是
    A. 小于 6 个月时，灌肠液量约为每次 50ml
    B. 小于 6 个月时，灌肠液量约为每次 80ml
    C. 6 个月至 1 岁时，灌肠液量约为每次 100ml
    D. 1~2 岁时，灌肠液量约为每次 200ml
    E. 2~3 岁时，灌肠液量约为每次 300ml

46. 下列情况需立即停止为婴儿灌肠的是
    A. 面色苍白
    B. 异常哭闹
    C. 腹胀
    D. 排出液为血性
    E. 面色正常

47. 应用股静脉穿刺法为患儿采血，将血液注入采血管时的做法错误的是
    A. 沿采血管壁注入
    B. 缓慢注入
    C. 剧烈震荡
    D. 快速注入
    E. 无需沿采血管壁注入

48. 关于植入式静脉输液器的说法正确的是
    A. 如需静脉用药则换静脉输液器
    B. 如无需静脉用药，当患儿<2岁时，换接含有浓度为 10~100U/ml 肝素液的一次性注射器冲洗 5ml
    C. 如无需静脉用药，当患儿<5岁时，换接含有浓度为 10~100U/ml 肝素液的一次性注射器冲洗 5ml
    D. 如无需静脉用药，当患儿>2岁时，换接含有浓度为 10~100U/ml 肝素液的一次性注射器冲洗 3ml
    E. 如无需静脉用药，当患儿>5岁时，换接含有浓度为 10~100U/ml 肝素液的一次性注射器冲洗 3ml

49. 穿刺静脉输液港时必须使用专用针头，该针头的特点描述正确的是
    A. 直角针头
    B. 点胶针头
    C. 软针头
    D. T 形延长管
    E. U 形延长管

50. 下列关于 PICC 的说法正确的是
    A. 穿刺前需征得家长同意
    B. 环境温度保持在 26~28℃
    C. 注意无菌操作
    D. 注意检查导管的完整性
    E. 正压封管

51. 下列关于婴儿奶瓶的奶嘴大小说法正确的是
    A. 3~4个月内的婴儿用的奶嘴，以奶嘴倒置时两奶滴之间稍有间隔为宜
    B. 6个月内的婴儿用的奶嘴，以奶嘴倒置时两奶滴之间稍有间隔为宜
    C. 4~6个月的婴儿宜用奶液能连续滴出的奶嘴
    D. 8个月的婴儿宜用奶液能连续滴出的乳头
    E. 6个月以上的婴儿可用奶液能较快滴出形成一条线的奶嘴

三、共用题干题

(1~4题共用题干)

某足月儿，女，顺产。出生后护士教家属为新生儿更换尿布、沐浴等。

1. 下列说法不正确的是
    A. 若发现臀部发红，可暂时不予处理
    B. 擦拭臀部时，注意皮肤褶皱处
    C. 室温26~28℃
    D. 脐带未脱落时，保持脐带残端处于暴露状态
    E. 尿布应透气性好、吸水性强

2. 护士为该患儿沐浴时，室温应在
    A. 37~39℃
    B. 24~26℃
    C. 26~28℃
    D. 28~30℃
    E. 30~32℃

3. 在沐浴过程中，新生儿面色发白，呼吸急促，首先应
    A. 边洗边观察
    B. 立即停止沐浴
    C. 继续洗
    D. 呼叫医生
    E. 进行抢救

4. 该患儿脐带未脱落，沐浴时应注意
    A. 用清水清洗脐带
    B. 无需消毒
    C. 勿触碰脐带
    D. 避免脐部被水浸泡
    E. 洗完后用尿布包住脐带

(5~8题共用题干)

某足月儿，女，顺产，出生后护士教家属为新生儿抚触。

5. 护士教父母对婴儿进行抚触，抚触的意义不包括
    A. 减少哭闹
    B. 提高免疫力
    C. 增加睡眠
    D. 促进感情交流
    E. 促进造血系统的发育

6. 抚触婴儿下肢的意义是
    A. 舒缓肌肉
    B. 增加灵活反应
    C. 增加运动协调功能
    D. 有助于肠胃活动
    E. 顺畅呼吸

7. 抚触婴儿下肢时，操作不正确的是
    A. 双手交替握住新生儿一侧下肢，从远端到近端轻轻挤捏
    B. 轻轻揉搓肌肉群
    C. 从近端到远端抚触脚掌
    D. 逐趾抚触
    E. 同样方法用于抚触另一下肢

8. 若在抚触过程中婴儿出现哭闹、肌张力增高、兴奋性增加等，首先应
    A. 边洗边观察
    B. 立即停止操作
    C. 继续洗
    D. 呼叫医生
    E. 进行抢救

(9~10题共用题干)

某早产儿，男，需要进行鼻饲喂养。

9. 每次确定鼻饲前，需证实胃管在胃内，下列方法可证明在胃内的是
    A. 不能抽取胃液
    B. 轻轻一拽，拽不动即在胃内
    C. 胃管一端放在水中，无气泡冒出
    D. 胃管一端放在水中，有气泡冒出
    E. 用空针将少许空气打入胃管中，无水泡

10. 插胃管前,不用液体石蜡润滑胃管的原因是
    A. 石蜡有毒性
    B. 成本贵
    C. 新生儿对液体石蜡有过敏反应
    D. 石蜡不易获取
    E. 以免误入气管

(11～12题共用题干)
某患儿,男,5岁。发烧3天入院,躁动不安,护士为其行约束带保护法。

11. 若行手足约束法,下列说法错误的是
    A. 将绷带打成双套结
    B. 手足需要垫棉垫
    C. 定时观察患儿情况
    D. 每4小时松解一次
    E. 约束前要征得家人同意

12. 遵医嘱给予静脉留置针输液,下列说法不妥的是
    A. 应选择粗直、弹性好的血管
    B. 应三次核对患儿信息
    C. 保证外套管在静脉内
    D. 进针角度5°～10°
    E. 妥善固定,防止针管滑脱

(13～14题共用题干)
某患儿,4个月。因腹泻3天入院,遵医嘱补液。

13. 护士为该患儿进行头皮静脉输液法,下列说法错误的是
    A. 目的是补充液体
    B. 进针角度尽可能小
    C. 必要时用全身约束法约束婴儿
    D. 推注生理盐水,确定通畅时连接输液导管
    E. 妥善固定,防止滑脱

14. 护士为该患儿进行头皮静脉输液时,选择静脉不妥的是
    A. 常选用额上静脉
    B. 不可剃除毛发
    C. 选择表浅的静脉

    D. 头皮静脉输液方便患儿肢体活动
    E. 头皮静脉输液,一旦外渗,容易出现瘢痕

(15～16题共用题干)
某患儿,需长时间输液,护士给予经外周静脉置入中心静脉导管。

15. 一般最佳的穿刺静脉为
    A. 贵要静脉
    B. 肘正中静脉
    C. 头静脉
    D. 大隐静脉
    E. 小隐静脉

16. 下列关于PICC管道的维护,错误的是
    A. 指导患儿切勿进行剧烈活动
    B. 采取脉冲式封管
    C. 使用5ml注射器封管以防压力过大
    D. 穿刺处敷料潮湿应立即更换
    E. 每天测量上臂中段臂围

(17～18题共用题干)
某患儿,需采集血标本,遵医嘱进行股静脉穿刺。

17. 护士进行股静脉穿刺时,患儿体位应为
    A. 侧卧位,大腿外展
    B. 半坐卧位
    C. 俯卧位
    D. 头高足底位
    E. 仰卧位,大腿外展

18. 下列关于股静脉穿刺操作正确的是
    A. 边向上提针边抽回血
    B. 穿刺点为搏动处
    C. 有出血倾向者也可进行股静脉穿刺,按压时间应延长
    D. 穿刺过程中无需观察患儿反应
    E. 穿刺点为股动脉外侧0.3～0.5cm处

(19～23题共用题干)
患儿,男,7个月,诊断为巨结肠,拟行外科手术,遵医嘱给予灌肠。

19. 该患儿行灌肠术的目的是
    A. 解除便秘

B. 减轻腹胀
C. 减轻中毒
D. 清洁肠道
E. 镇静剂的使用

20. 此患儿应将肛管插入
   A. 5～7.5cm
   B. 2.5～4cm
   C. 3～6cm
   D. 5～8cm
   E. 8～10cm

21. 此患儿每次灌注量约为
   A. 300ml
   B. 250ml
   C. 200ml
   D. 100ml
   E. 150ml

22. 若在灌肠过程中患儿出现面色苍白、异常哭闹、腹胀时，首先应
   A. 呼叫医生
   B. 进行抢救
   C. 立即停止操作
   D. 边灌肠边观察
   E. 无需在意

23. 该患儿灌肠过程中，下列说法不妥的是
   A. 灌肠后让患儿立即排便
   B. 使用等渗液灌肠
   C. 插管动作应轻柔
   D. 灌肠过程中注意保暖
   E. 灌肠筒底距患儿臀部所在平面30～40cm

(24～29题共用题干)
某患儿，经光照疗法治疗后无效，为防止出现胆红素脑病的发生，遵医嘱给予换血疗法。

24. 物品准备时备有10%葡萄糖酸钙的目的是
   A. 防止呕吐
   B. 冲洗动脉留置针
   C. 冲洗输血通路
   D. 若出现低钙血症，可静脉推注
   E. 结束后封管

25. 用于冲洗两袋血间的液体是
   A. 0.9%氯化钠溶液
   B. 5%葡萄糖溶液
   C. 肝素
   D. 乳酸钠溶液
   E. 口服补液盐

26. 核对输血袋时应
   A. 1人
   B. 2人
   C. 3人
   D. 4人
   E. 5人

27. 换血治疗可用于治疗一些疾病，下列说法不正确的是
   A. 新生儿溶血
   B. 高胆红素血症
   C. 新生儿弥散性血管内凝血
   D. 新生儿破伤风
   E. 新生儿败血症

28. 换血疗法时输入的血液温度应为
   A. 25～27℃
   B. 23～25℃
   C. 27～37℃
   D. 30℃以上
   E. 31℃以上

29. 当换血疗法完成后，情况较稳定，试喂糖水应在换血后
   A. 2小时
   B. 3小时
   C. 4小时
   D. 5小时
   E. 6小时

(30～33题共用题干)
某婴儿，男，沐浴结束后护士教家属如何对婴儿进行抚触。

30. 抚触婴儿胸部的目的是
   A. 舒缓肌肉
   B. 顺畅呼吸循环
   C. 增加运动协调性
   D. 有利于心脏功能
   E. 有利于哺乳

31. 抚触婴儿胸部时手法不正确的是
   A. 在胸部划一个大的交叉
   B. 两手分别从胸部的外下方向对侧上方交

叉推进

C. 推进至两侧肩部

D. 按摩时手的温度应温暖

E. 按摩时不应避开新生儿乳头

32. 抚触婴儿上肢时手法不正确的是
   A. 两手交替，从上臂至腕部轻轻挤捏新生儿手臂
   B. 上下轻轻搓滚肌肉群至手腕
   C. 从远端到近端抚触手掌
   D. 逐指抚触、捏拿婴儿手指
   E. 抚触时掌握好力度

33. 抚触的注意事项不正确的是
   A. 抚触时不用涂润肤油
   B. 抚触时保持适宜的房间温度（26～28℃）
   C. 抚触时避免过轻过重
   D. 抚触最好在婴儿沐浴后
   E. 抚触时注意和婴儿进行目光和语言的交流

（34～37题共用题干）

某患儿，男，出生2天，发生新生儿黄疸，1周后，黄疸无明显好转，遵医嘱给予光照疗法。

34. 进行光疗前应评估患儿的身体指标，下列选项不正确的是
   A. 日龄
   B. 体重
   C. 胆红素检查结果
   D. 家族史
   E. 生命体征

35. 光照过程中，患儿皮肤出现青铜色，可能发生了
   A. 新生儿败血症
   B. 青铜症
   C. 新生儿紫癜
   D. 新生儿颅内出血
   E. 新生儿低血糖

36. 下列关于青铜症的说法不正确的是
   A. 青铜症时血清谷丙转氨酶升高
   B. 青铜症时碱性磷酸酶升高
   C. 青铜症时血清结合胆红素高于68.4μmol/L
   D. 青铜症时患儿肝、脾呈青铜色
   E. 青铜症时可以影响脑脊液和大脑

37. 出现青铜症时下一步的处理措施不正确的是
   A. 停止光疗
   B. 密切关注患儿肝功能变化
   C. 积极治疗原发病
   D. 促进光氧化产物的排泄
   E. 正常现象、无需处理

（38～44题共用题干）

患儿，男，生后4天，皮肤黄染，确诊为新生儿黄疸，医嘱给予光照疗法。

38. 给予该患儿光疗的目的是
   A. 升高体温
   B. 降低血清胆红素浓度
   C. 防止皮疹
   D. 使皮肤排出有害物质
   E. 防止溶血反应

39. 护士为患儿准备遮光眼罩的原因是
   A. 避免光线损伤患儿的视网膜
   B. 保证患儿良好的睡眠
   C. 防止眼部感染
   D. 防止灰尘进入眼睛
   E. 保持眼睛清洁

40. 光疗后护士为该患儿补充核黄素，原因是
   A. 防止出现低血钙
   B. 防止出现皮疹
   C. 防止出现青铜症
   D. 防止出现溶血
   E. 防止出现脱水

41. 患儿光疗2天后，血清胆红素进一步升高，拟进行换血疗法，换血的目的是
   A. 换出致敏红细胞和血清中免疫抗体
   B. 降低未结合胆红素，防止胆红素脑病的发生
   C. 降低体内的各种毒素
   D. 降低血容量
   E. 降低红细胞数量

42. 该患儿进行换血时，若选用库存血，不应
   A. 超过4天

B. 超过5天
C. 超过3天
D. 超过6天
E. 超过7天

43. 对该患儿进行换血疗法时，每抽出50ml血
    A. 用1ml=1U淡肝素0.5ml间断正压冲洗动脉留置针
    B. 用1ml=2U淡肝素0.5ml间断正压冲洗动脉留置针
    C. 用1ml=1U生理盐水0.5ml间断正压冲洗动脉留置针
    D. 用1ml=1U葡萄糖溶液0.5ml间断正压冲洗动脉留置针
    E. 用1ml=1U蒸馏水0.5ml间断正压冲洗动脉留置针

44. 换血过程中该患儿出现激惹、心电图改变等低钙症状时，下列做法正确的是
    A. 给予10%葡萄糖酸钙1~2ml/kg缓慢静推
    B. 给予2%枸橼酸钠1~2ml/kg缓慢静推
    C. 给予10%葡萄糖1~2ml/kg缓慢静推
    D. 给予0.9%生理盐水1~2ml/kg缓慢静推
    E. 给予2%氯化钠1~2ml/kg缓慢静推

四、案例分析题

(1~7题共用题干)
某早产儿，男，出生1天。出生体重1900g，体温偏低，需进行温箱治疗。

1. 患儿体温应保持在
   A. 35~36℃
   B. 36.5~37.5℃
   C. 37.5~38.5℃
   D. 38~39℃
   E. 34~35℃
   F. 33~34℃

2. 下列关于该患儿的护理说法正确的是
   A. 接触患儿前洗手
   B. 操作应集中进行，减少开门次数和时间
   C. 每天清洁温箱，并更换蒸馏水
   D. 每月更换温箱一次
   E. 温箱不能放在取暖设备附近
   F. 注意观察温箱状态

3. 若患儿体温不升，温箱温度应设为
   A. 比患儿体温高1℃
   B. 比患儿体温高2℃
   C. 比患儿体温高3℃
   D. 比患儿体温高4℃
   E. 比患儿体温高5℃
   F. 比患儿体温高6℃

4. 该患儿进行温箱治疗时，应
   A. 每1~2小时测量体温一次
   B. 每1.5~2.5小时测量体温一次
   C. 每2~3小时测量体温一次
   D. 每3~4小时测量体温一次
   E. 每0.5~1小时测量体温一次
   F. 每4小时测量体温一次

5. 该患儿进行温箱治疗时，体温稳定后
   A. 无需继续监测体温
   B. 每天测量一次体温
   C. 每1~4小时测量一次体温
   D. 每6小时测量一次体温
   E. 每5小时测量一次体温
   F. 每7小时测量一次体温

6. 该患儿需进行温箱治疗时，温箱水槽中需加入
   A. 生理盐水
   B. 蒸馏水
   C. 葡萄糖溶液
   D. 矿泉水
   E. 纯净水
   F. 75%酒精

7. 该患儿进行温箱治疗时，温箱的湿度应为
   A. 20%~30%
   B. 30%~40%
   C. 40%~50%
   D. 50%~60%
   E. 60%~80%
   F. 90%以上

8. 该患儿进入温箱治疗，此时适中温箱温度为
   A. 32℃
   B. 33℃
   C. 34℃
   D. 35℃

E. 36℃
F. 37℃

(9~15题共用题干)
某患儿,男,3岁,经诊断为肠套叠,将对其进行外科手术,术前医嘱给予灌肠。

9. 灌肠液的温度应为
   A. 36~37℃
   B. 37~39℃
   C. 39~41℃
   D. 34~36℃
   E. 32~34℃
   F. 30℃以下

10. 灌肠时环境温度应为
    A. 24~26℃
    B. 37~39℃
    C. 39~41℃
    D. 34~36℃
    E. 32~34℃
    F. 26~28℃

11. 灌肠时,灌肠筒底距患儿臀部所在平面应
    A. 30~40cm
    B. 25~30cm
    C. 20~25cm
    D. 15~20cm
    E. 10~15cm
    F. 5~10cm

12. 患儿每次灌注量约
    A. 100ml
    B. 300ml
    C. 500ml
    D. 400ml
    E. 200ml
    F. 50ml

13. 灌肠过程中患儿排出液为血性,护士应
    A. 立即与医生取得联系
    B. 立即停止灌肠
    C. 边观察边灌肠
    D. 正常现象
    E. 立即监测血压
    F. 加快灌注速度,尽快结束

14. 护士要准确记录灌入量和排出量,应保持
    A. 出入量不相等
    B. 出入量不相等且入量大于出量
    C. 出入量不相等且出量大于入量
    D. 出入量基本相等或出量大于入量
    E. 出入量基本相等或出量小于入量
    F. 出入量相等

15. 下列关于灌注时的操作步骤,正确的是
    A. 灌注前要关好门窗,遮挡患儿
    B. 插入肛管前润滑肛管
    C. 核对病人后缓慢插入
    D. 插入完成后,松开止血钳,使液体缓慢流入
    E. 灌肠时,护士一手持肛管,同时观察灌肠液下降速度和患儿情况
    F. 灌肠结束后可立即排便

(16~21题共用题干)
某患儿,女,遵医嘱股静脉穿刺抽血。

16. 关于穿刺前的评估和准备,下列说法不正确的是
    A. 评估患儿身体
    B. 评估检查项目
    C. 评估穿刺部位皮肤情况
    D. 穿刺部位皮肤有红肿可进行穿刺
    E. 护士操作前洗手、戴口罩
    F. 保持适宜的环境温度22~24℃

17. 股神经、股动脉、股静脉由外向内的排序为
    A. 股动脉、股静脉、股神经
    B. 股动脉、股神经、股静脉
    C. 股静脉、股动脉、股神经
    D. 股静脉、股神经、股动脉
    E. 股神经、股动脉、股静脉
    F. 股神经、股静脉、股动脉

18. 若穿刺部位是腹股沟内侧1~3cm处,则穿刺角度为
    A. 15°
    B. 30°
    C. 45°
    D. 90°
    E. 60°
    F. 25°

19. 若穿刺部位是股动脉搏动点内侧 0.3～0.5cm 处，则穿刺角度为
    A. 15°
    B. 30°
    C. 45°
    D. 90°
    E. 60°
    F. 25°

20. 穿刺时如果误入股动脉，应压迫
    A. 5 分钟
    B. 4 分钟
    C. 3 分钟
    D. 2 分钟
    E. 1 分钟
    F. 30 秒

21. 若该患儿患有白血病，下列做法正确的是
    A. 穿刺时轻柔一点
    B. 穿刺时准备好凝血剂
    C. 穿刺后延长按压时间
    D. 穿刺后揉搓穿刺部位
    E. 穿刺时要进针快
    F. 应找医生核对医嘱，此时不应穿刺

(22～28 题共用题干)
某患儿，男，需长期输液，遵医嘱给予植入式静脉输液港。

22. 消毒时先用
    A. 75% 酒精
    B. 安尔碘
    C. 70% 酒精
    D. 生理盐水
    E. 1% 有效碘
    F. 蒸馏水

23. [假设] 若该患儿用 1% 有效碘涂抹皮肤后，应再用下列哪一种试剂进行脱碘
    A. 75% 酒精
    B. 安尔碘
    C. 70% 乙醇
    D. 生理盐水
    E. 1% 有效碘
    F. 蒸馏水

24. 此时应用 70% 乙醇

    A. 脱碘 1 次
    B. 脱碘 3 次
    C. 脱碘 2 次
    D. 脱碘 4 次
    E. 脱碘 5 次
    F. 脱碘 6 次

25. 穿刺前消毒方法为
    A. 由外及里
    B. 由里及外螺旋式
    C. 由上及下
    D. 由左及右
    E. 由远心端及近心端
    F. 任意方向

26. 穿刺成功后封管液为
    A. 肝素
    B. 蒸馏水
    C. 葡萄糖溶液
    D. 乳酸钠溶液
    E. 等渗氯化钠溶液
    F. 高渗氯化钠溶液

27. 下列针对该患儿的操作说法错误的是
    A. 使用一般针头做穿刺
    B. 消毒皮肤后待干 20 秒
    C. 妥善固定延长管
    D. 注明敷料更换日期
    E. 延长管内必须排除空气
    F. 保持适宜的环境温度 20～22℃

28. 该患儿常规更换静脉输液港针头的时间为
    A. 10 天
    B. 9 天
    C. 8 天
    D. 7 天
    E. 6 天
    F. 5 天

(29～31 题共用题干)
某患儿，男，6 岁。长期输注刺激性药物，遵医嘱给予 PICC。

29. 穿刺前测量并记录上臂中段臂围的目的是
    A. 根据臂围选择套管针型号
    B. 了解患儿生长发育情况
    C. 计算消毒范围

D. 根据臂围选择静脉

E. 监测有无渗漏

F. 监测有无栓塞

30. 当导管进入肩部时，让患儿头转向穿刺侧，避免
    A. 误入颈内静脉
    B. 误入颈外静脉
    C. 误入颈内动脉
    D. 误入颈外动脉
    E. 误入主动脉
    F. 误入锁骨下静脉

31. 封管时禁用小于10ml的注射器，原因是
    A. 防止压力过大导管断裂
    B. 防止封管不彻底
    C. 充分封管
    D. 保护注射器
    E. 保持管路通畅
    F. 溶液量太少

(32~34题共用题干)

某患儿，躁动不安，为确保患儿安全，护士给予其约束带。

32. 常见的约束方法包括
    A. 全身约束法
    B. 手足约束法
    C. 头部约束法
    D. 腹部约束法
    E. 胸部约束法
    F. 背部约束法

33. 下列关于该患儿的约束说法不正确的是
    A. 防止碰伤、抓伤和坠床等意外
    B. 约束前向家长作好解释工作
    C. 手足约束法时将绷带打成双套结
    D. 棉垫包裹手足
    E. 松紧以能容纳3指宽为宜
    F. 交班时松解一次

34. 下列哪种情况的患儿也需要约束
    A. 昏迷患儿
    B. 有自杀行为者
    C. 各种治疗护理不配合者
    D. 极度兴奋患儿
    E. 有坠床风险的患儿

F. 有出走意向的患儿

(35~37题共用题干)

某患儿，女，10个月，因发烧3天入院，遵医嘱给予静脉输液。

35. 护士进行头皮静脉输液法，下列关于该患儿的评估和准备工作正确的是
    A. 评估患儿身体情况
    B. 评估患儿的头皮静脉情况
    C. 环境准备室温应保持在26~28℃
    D. 护士操作前要洗手戴口罩
    E. 头皮有破损处可以静脉穿刺
    F. 准备剃刀，如需要剃除头发

36. 若护士一人为该患儿进行头皮静脉注射时，需要对该患儿进行全身约束，下列说法正确的是
    A. 将毯子折叠，宽度为患儿肩至踝
    B. 长度能包裹患儿两圈半左右
    C. 将患儿平卧于毯子上
    D. 用一侧的大毛巾从肩部绕过前胸紧紧包裹患儿身体
    E. 再用另一侧毯子绕过前胸包裹身体
    F. 将剩余毯子塞于身下

37. 护士为该患儿进行头皮静脉注射时，下列说法错误的是
    A. 头皮静脉注射时，注意区分头皮动静脉
    B. 应固定好婴儿
    C. 妥善固定输液管
    D. 输液过程中密切观察输液是否通畅
    E. 交代患儿家长注意事项
    F. 输注刺激性药物时应加快输注速度

(38~40题共用题干)

某患儿，男，9岁。因腹痛呕吐3天入院，血清钾丢失过多，遵医嘱给予补钾治疗。

38. 为减轻患儿痛苦，护士为其行静脉留管术，在选择静脉时应注意
    A. 选择粗直静脉
    B. 若皮肤有破损，应更换静脉
    C. 选择易于固定的静脉
    D. 避开关节和静脉窦
    E. 从近心端到远心端选择静脉

F. 从远心端到近心端选择静脉

39. 下列关于穿刺侧肢体的说法正确的是
    A. 不能在穿刺侧使用袖带量血压
    B. 不能在穿刺侧使用止血带
    C. 不能在穿刺侧抽血化验
    D. 注意观察穿刺侧上肢有无肿胀
    E. 注意观察穿刺侧上肢有无渗液
    F. 输液时穿刺侧肢体应严格制动

40. 输液完毕后应封管,下列关于封管的说法正确的是
    A. 采用正压封管
    B. 脉冲式封管
    C. 无需正压封管
    D. 封管液量为 3～5ml
    E. 脉冲式封管有利于把残留药物冲洗干净
    F. 正压封管可防止血液回流

(41～46 题共用题干)
某足月新生儿,女,出生 1 天,护士通知家属为新生儿沐浴。

41. 护士为新生儿沐浴时,室温和水温分别为
    A. 26～28℃
    B. 28～30℃
    C. 30～32℃
    D. 32～34℃
    E. 34～36℃
    F. 37～39℃

42. 家属告知护士婴儿 10 分钟前刚吃过奶,下列做法正确的是
    A. 沐浴时升高水温
    B. 沐浴时升高室温
    C. 沐浴时加快沐浴速度
    D. 让家长等 50 分钟后再将婴儿带来洗澡
    E. 沐浴时注意保暖
    F. 沐浴时加强照护,防止溢奶

43. 护士为该婴儿沐浴时,发现头部有皮脂结痂,下列做法错误的是
    A. 涂油剂浸润
    B. 待软化后清洗
    C. 用力擦拭
    D. 可用液体石蜡软化
    E. 可用植物油软化

F. 用生理盐水浸泡软化

44. 婴儿沐浴完成,护士将其放置操作台上,此时另一患儿家属寻找该护士为其女婴换液体,下列说法错误的是
    A. 护士应立即去为另一患儿换液体
    B. 可以使该患儿自己在操作台上
    C. 换液体可以等一等,不着急
    D. 换完液体后再为该患儿穿衣
    E. 先为患儿穿衣,再去换液体
    F. 不可将患儿独自放在操作台上

45. 患儿出院后,家属在家给婴儿做抚触,下列说法正确的是
    A. 抚触可以增进婴儿与父母的感情
    B. 抚触可以促进神经系统的发育
    C. 将润肤油搓热后再抚触
    D. 抚触时要与婴儿交流
    E. 抚触时应关闭门窗,防止受凉
    F. 抚触时间越长越好

46. 抚触可分为哪几部分组成
    A. 抚触头面部
    B. 抚触胸部
    C. 抚触腹部
    D. 抚触上肢
    E. 抚触下肢
    F. 抚触背部

(47～52 题共用题干)
某患儿,女,3 岁。神志清醒,张口困难,遵医嘱给予鼻饲喂养。

47. 为患儿插胃管时,患儿的体位是
    A. 平卧位,头偏向一侧
    B. 俯卧位,头偏向一侧
    C. 侧卧位
    D. 半坐卧位,头偏向一侧
    E. 头低足高位,头偏向一侧
    F. 截石位

48. 为患儿插胃管前应评估鼻腔情况,下列情况不能插管的是
    A. 鼻腔有畸形
    B. 鼻腔有破损
    C. 鼻腔有息肉
    D. 鼻腔正常

E. 鼻腔有瘢痕

F. 鼻腔发炎

49. 当胃管插至咽喉部时,下列做法正确的是
  A. 径直向下插入
  B. 患儿头后仰并做吞咽动作
  C. 头下低并做吞咽动作
  D. 头偏向一侧并做吞咽动作
  E. 头部不动并做吞咽动作
  F. 凭感觉向下插入

50. 对患儿鼻饲喂米汤时,米汤的温度应为
  A. 32~34℃
  B. 34~36℃
  C. 36~38℃
  D. 38~40℃
  E. 40~42℃
  F. 40℃以上

51. 若该患儿病情不见好转,需长期进行鼻饲,那么每日需进行口腔护理
  A. 6次
  B. 5次
  C. 4次
  D. 3次
  E. 1次
  F. 2次

52. 该患儿长期进行鼻饲,可能出现的并发症有
  A. 腹泻
  B. 恶心、呕吐
  C. 胃潴留
  D. 误吸
  E. 头疼
  F. 骨折

(53~56题共用题干)

某新生儿,女,日龄3天,发烧38℃,护士为新生儿沐浴降低体温。

53. 沐浴的水温应为
  A. 34℃
  B. 35℃
  C. 36℃
  D. 37℃
  E. 38℃
  F. 39℃

54. 护士为新生儿沐浴时,下列说法正确的是
  A. 清洗双眼时由内眦向外眦
  B. 清洗头部时,需用力除去头部油脂
  C. 清洗头部时,勿让水流进耳朵
  D. 用棉签清洁鼻孔
  E. 注意保暖
  F. 沐浴时应注意水温,防止烫伤

55. 沐浴过程中新生儿面色苍白、呼吸加快,首先应
  A. 立即停止沐浴
  B. 进行抢救
  C. 心电监护
  D. 静脉输液
  E. 边洗边观察
  F. 大声呼叫新生儿

56. 沐浴结束后对婴儿进行抚触,下列关于抚触的说法不妥的是
  A. 双手与脊柱平行,运动方向与脊柱垂直
  B. 双手在两侧臀部做环形抚触
  C. 抚触时避开新生儿乳头
  D. 抚触时间半小时以上
  E. 抚触时用力适当
  F. 抚触前关好门窗

第八章 新生儿及新生儿疾病患儿的护理

一、单选题

1. 巨大儿是指体重超过多少克
   A. 4000g
   B. 4500g
   C. 3500g
   D. 4100g
   E. 2500g

2. 过期产儿是指胎龄
   A. 大于等于40周
   B. 大于等于41周
   C. 大于等于42周
   D. 大于40周
   E. 大于42周

3. 危重新生儿的抢救和治疗一般在
   A. Ⅰ级新生儿病房
   B. Ⅱ级新生儿病房
   C. Ⅲ级新生儿病房
   D. Ⅳ级新生儿病房
   E. Ⅴ级新生儿病房

4. 胎儿可从母体通过胎盘获得的蛋白是
   A. IgA
   B. IgG
   C. IgM
   D. IgE
   E. SIgA

5. 以下不属于新生儿常见生理状态的是
   A. 生理性体重下降
   B. 生理性黄疸
   C. 假月经
   D. 脱水热
   E. 乳房肿块

6. 新生儿生理性体重下降恢复时间一般为
   A. 出生10天左右
   B. 出生8天左右
   C. 出生15天左右
   D. 出生20天左右
   E. 出生5天左右

7. 早产儿出现呼吸暂停的主要原因是
   A. 肺泡表面活性物质减少
   B. 肋间肌肌力弱
   C. 膈肌位置高
   D. 呼吸中枢相对不成熟
   E. 肺泡数量相对少

8. 判断新生儿重度窒息是指出生后1分钟的Apgar评分为
   A. 0～3分
   B. 2～3分
   C. 4～7分
   D. 5～8分
   E. 8～10分

9. 新生儿发生窒息时要注意保温,维持直肠温度
   A. 37～37.5℃
   B. 36.5～37.5℃
   C. 36～37℃
   D. 36.5～37℃
   E. 37.5～38℃

10. 新生儿缺血缺氧性脑病控制惊厥的首选用药是
    A. 地西泮
    B. 咪达唑仑
    C. 氯胺酮
    D. 苯妥英钠
    E. 苯巴比妥

11. 引起新生儿缺血缺氧性脑病的主要病因是
    A. 围生期窒息
    B. 呼吸系统疾病
    C. 右向左分流型先天性心脏病
    D. 心力衰竭
    E. 心动过缓

12. 新生儿缺血缺氧性脑病的护理正确的是
    A. 患儿取俯卧位
    B. 实施光疗
    C. 缺氧严重者可考虑气管插管
    D. 持续高流量吸氧
    E. 频繁吸痰

13. 新生儿颅内出血，预后较好的是
    A. 硬脑膜下出血
    B. 原发性蛛网膜下腔出血
    C. 脑室周围 - 脑室内出血
    D. 小脑出血
    E. 顶枕部脑实质出血

14. 新生儿颅内出血的早期症状是
    A. 神经反射消失
    B. 瞳孔改变
    C. 面颊青紫
    D. 眼球震颤
    E. 烦躁不安

15. 新生儿胎粪吸入综合征的首要治疗要点是
    A. 给氧
    B. 使用抗生素
    C. 纠正酸中毒
    D. 清理呼吸道
    E. 监测生命体征

16. 新生儿肺透明膜病出现呼吸困难的时间一般在
    A. 出生后即刻
    B. 出生后 6 小时内
    C. 出生后 12 小时内
    D. 出生后 24 小时内
    E. 出生后 72 小时内

17. 胎儿肺表面活性物质迅速产生的时间是
    A. 35～36 周
    B. 18～20 周
    C. 24～26 周
    D. 12～14 周
    E. 28～30 周

18. 新生儿肺透明膜病表面活性物质替代治疗后几小时内不宜吸痰
    A. 2 小时
    B. 3 小时
    C. 4 小时
    D. 5 小时
    E. 6 小时

19. 新生儿病理性黄疸的出现时间为
    A. 出生后 24 小时内
    B. 出生后 1～3 天
    C. 出生后 3～5 天
    D. 出生后 5～7 天
    E. 出生后 7 天

20. 新生儿黄疸的高峰期是
    A. 出生后 24 小时内
    B. 出生后 2～3 天
    C. 出生后 5～7 天
    D. 出生后 4～5 天
    E. 出生后 7 天

21. 有关病理性黄疸的说法错误的是
    A. 出生后 24 小时内出现
    B. 黄疸持续时间长
    C. 黄疸 5～7 天消退
    D. 黄疸退而复现

E. 黄疸程度重

22. 病理性黄疸的治疗要点不包括
    A. 蓝光治疗
    B. 减少喂养
    C. 保持大便通畅
    D. 晒太阳
    E. 保护肝脏

23. 引起新生儿肝炎的最常见的病毒是
    A. 巨细胞病毒
    B. 甲型肝炎病毒
    C. 乙型肝炎病毒
    D. 丙型肝炎病毒
    E. EB 病毒

24. 新生儿 ABO 溶血病可发生于第一胎，因产妇血清中已存在
    A. 抗 A、抗 B 的 IgG
    B. 抗 A 的 IgG
    C. 抗 B 的 IgG
    D. 抗 B 的 IgE
    E. 抗 A 的 IgE

25. 新生儿 ABO 血型不合是指
    A. 多为母亲是 B 型，婴儿是 O 型
    B. 多为母亲是 AB 型，婴儿是 A 型或 B 型
    C. 多为母亲是 O 型，婴儿是 AB 型
    D. 多为母亲是 A 型，婴儿是 O 型
    E. 多为母亲是 O 型，婴儿是 A 型或 B 型

26. 胆红素脑病痉挛期的临床表现为
    A. 反应低下，肌张力下降
    B. 肌张力恢复，抽搐减少
    C. 肌张力增高，发热、抽搐
    D. 呼吸规则
    E. 眼球运动障碍

27. 引起新生儿脐炎最常见的细菌是
    A. 草绿色链球菌
    B. 大肠埃希菌
    C. 溶血性链球菌
    D. 金黄色葡萄球菌
    E. 铜绿假单胞菌

28. 消毒脐部的正确方法是
    A. 从根部由内到外
    B. 从尖部由内到外
    C. 从尖部由外到内
    D. 从根部由外到内
    E. 仅消毒表面

29. 新生儿败血症最有价值的诊断依据是
    A. 白细胞总数增高
    B. 血培养细菌阳性
    C. 血清胆红素升高
    D. 发热
    E. 是否产生毒素

30. 新生儿败血症最常见的并发症是
    A. 感染性休克
    B. 感染性肺炎
    C. 肝炎
    D. 化脓性骨髓炎
    E. 化脓性脑膜炎

31. 新生儿感染性肺炎最大的特点是
    A. 发热
    B. 发绀
    C. 症状不典型
    D. 咳嗽出现较早
    E. 呼吸浅促

32. 新生儿感染性肺炎最严重的类型是
    A. 羊水吸入性肺炎
    B. 金黄色葡萄球菌肺炎
    C. 大肠埃希菌肺炎
    D. 胎粪吸入性肺炎
    E. 乳汁吸入性肺炎

33. 新生儿感染性肺炎的首要治疗措施是
    A. 控制感染
    B. 保持呼吸通畅
    C. 供给能量

D. 密切病情监测
E. 吸氧

34. 巨细胞肺炎和单纯疱疹病毒性肺炎均可选用
    A. 红霉素
    B. 阿昔洛韦
    C. 利巴韦林
    D. 干扰素
    E. 左氧氟沙星

35. 中和破伤风痉挛毒素的药物为
    A. 地西泮
    B. 苯巴比妥
    C. 甲硝唑
    D. 破伤风抗毒素
    E. 青霉素

36. 人巨细胞病毒的唯一感染源和宿主是
    A. 人
    B. 猪
    C. 鸡
    D. 老鼠
    E. 蛇

37. 新生儿巨细胞病毒感染主要的直接死因为
    A. 感染性休克
    B. 化脓性脑膜炎
    C. 肺炎合并呼吸衰竭
    D. 化脓性骨髓炎
    E. 感染性肺炎

38. 新生儿梅毒抗梅毒治疗首选的药物是
    A. 红霉素
    B. 青霉素
    C. 阿昔洛韦
    D. 利巴韦林
    E. 干扰素

39. 新生儿寒冷损伤综合征的关键治疗措施为
    A. 补液
    B. 抗感染

C. 合理喂养
D. 热量供给
E. 复温

40. 新生儿寒冷损伤综合征硬肿发生的顺序为
    A. 小腿-大腿外侧-双下肢-臀部-面颊-上肢-全身
    B. 面颊-上肢-小腿-大腿外侧-小腿-双下肢-全身
    C. 大腿外侧-小腿-双下肢-面颊-臀部-上肢-全身
    D. 小腿-大腿外侧-双下肢-面颊-上肢-全身
    E. 面颊-小腿-大腿外侧-双下肢-臀部-上肢-全身

41. 新生儿坏死性结肠炎 X 线检查的特征性表现是
    A. 线状气体
    B. 肠壁囊样积气
    C. 多个气液平面
    D. 膈下游离气体
    E. 多个小气泡

二、多选题

1. 根据胎龄分类，新生儿可以分为哪几类
   A. 晚期儿
   B. 足月儿
   C. 早产儿
   D. 早期儿
   E. 过期产儿

2. 下列属于高危儿的是
   A. 母亲患有糖尿病
   B. 臀位娩出
   C. 早产儿
   D. 母亲血型 Rh 阴性
   E. 足月儿

3. 下列哪项是足月儿的特点
   A. 以腹式呼吸为主
   B. 足底纹理多

C. 胃呈水平位
D. 女婴大阴唇不能覆盖小阴唇
E. 体重低于2500g

4. 足月儿出生时已具有的原始的神经反射有
   A. 拥抱反射
   B. 吸吮反射
   C. 腹壁反射
   D. 觅食反射
   E. 提睾反射

5. 早产儿的护理措施中，正确的是
   A. 注意保暖
   B. 合理喂养
   C. 保持呼吸道通畅
   D. 预防感染
   E. 及早输液输血

6. 下列有关早产儿喂养，正确的是
   A. 提倡母乳喂养
   B. 尽早开奶
   C. 根据吸吮及吞咽能力选择不同的喂养方式
   D. 早产儿应给予高能量饮食
   E. 及时补充维生素K

7. Apgar评分包括
   A. 心率
   B. 呼吸
   C. 对刺激的反应
   D. 肌张力
   E. 皮肤颜色

8. 可能造成新生儿发生窒息的原因包括
   A. 孕母患有糖尿病
   B. 脐带受压、打结、绕颈
   C. 早产儿
   D. 难产
   E. 孕母妊娠期有严重贫血

9. 新生儿窒息胸外按压复苏的操作，正确的是
   A. 按压频率100次/分
   B. 按压深度1.5~2cm
   C. 胸骨体下三分之一处
   D. 每个周期包括2次按压和1次人工呼吸
   E. 按压放松时，手指离开胸壁

10. 新生儿中度缺血缺氧性脑病的临床表现为
    A. 兴奋、易激惹
    B. 嗜睡、反应迟钝
    C. 肌张力减弱
    D. 吸吮反射正常
    E. 拥抱反射减弱

11. 下列关于新生儿缺血缺氧性脑病亚低温治疗正确的是
    A. 目的是降低脑组织的基础代谢
    B. 亚低温治疗应使头部温度维持在30~32℃
    C. 复温时每小时体温上升速度不高于0.5℃
    D. 体温恢复后不需要继续监测
    E. 复温时应缓慢，避免低血压

12. 新生儿颅内出血的治疗原则正确的是
    A. 降低颅内压
    B. 镇静
    C. 止血
    D. 止惊
    E. 维持体温恒定

13. 新生儿颅内出血的护理措施正确的是
    A. 绝对卧床休息
    B. 合理用氧
    C. 保持体温恒定
    D. 直接哺乳
    E. 勤翻身

14. 有关新生儿肺透明膜病的辅助检查正确的是
    A. 羊水检测PL和S的比值低于2:1
    B. 血气分析中氧分压下降
    C. X线检查重者出现"白肺"
    D. pH升高

E. 胃液震荡试验呈阴性

15. 新生儿肺透明膜病的护理措施是
    A. 维持有效呼吸
    B. 保证营养及水分供给
    C. 遵医嘱气管内滴入肺表面活性物质
    D. 预防感染
    E. 持续高浓度给氧

16. 新生儿肺透明膜病的临床表现为
    A. 呼气性呻吟
    B. 呼吸困难进行性加重
    C. 鼻翼煽动
    D. 呼吸急促
    E. 发绀

17. 新生儿肺透明膜病的治疗要点包括
    A. 降低颅内压
    B. 纠正缺氧
    C. 使用表面活性物质替代治疗
    D. 给予营养支持
    E. 维持酸碱平衡

18. 常出现病理性黄疸的疾病有
    A. 新生儿肝炎
    B. 新生儿溶血症
    C. 新生儿败血症
    D. 新生儿药物性黄疸
    E. 先天性胆道闭锁

19. 有关新生儿黄疸的护理措施正确的是
    A. 密切观察皮肤黄染的部位和范围
    B. 可以快速输入高渗性药物
    C. 保证奶量摄入
    D. 若胎粪延迟排出，给予灌肠
    E. 观察大小便次数、量和性质

20. 新生儿易出现黄疸的原因是
    A. 胆红素生成过多
    B. 新生儿肠道菌群较多
    C. 肝功能发育不完善
    D. 红细胞数量少

E. 血红蛋白半衰期长

21. 新生儿黄疸的临床表现包括
    A. 肝脾肿大
    B. 黄疸
    C. 胎儿水肿
    D. 胆红素脑病
    E. 贫血

22. 下列新生儿脐炎的临床表现，正确的是
    A. 脐周皮肤红肿
    B. 伴有脓性分泌物
    C. 无臭味
    D. 可伴发热
    E. 精神不好

23. 下列新生儿脐炎的治疗要点，正确的是
    A. 抗生素治疗
    B. 断脐时无菌操作
    C. 保持脐部清洁
    D. 轻者局部用2%的酒精及75%的乙醇
    E. 大肉芽肿不可手术切除

24. 新生儿败血症应用抗菌药物的原则包括
    A. 一般应用7天即可
    B. 早期应用抗生素
    C. 足量应用抗生素
    D. 未明确病原菌时，可联合用两种抗生素
    E. 静脉用药

25. 新生儿败血症发生化脓性脑膜炎时的临床表现正确的是
    A. 脑性尖叫
    B. 四肢厥冷
    C. 皮肤有出血点
    D. 两眼凝视
    E. 脉搏细弱

26. 新生儿肺炎的护理措施正确的是
    A. 定时翻身、拍背
    B. 少量多餐
    C. 氧分压维持在60～80mmHg

D. 注意保暖

E. 病情较轻，无需密切观察病情

C. 双下肢20%

D. 前胸及腹部14%

E. 臀部16%

27. 下列有关新生儿破伤风的说法正确的是
   A. 常在出生后3天发病
   B. 由破伤风梭状杆菌引起
   C. 发病越早，作期越短，预后越差
   D. 牙关紧闭
   E. 强直性痉挛

28. 下列关于破伤风患儿的护理措施，正确的是
   A. 光线充足
   B. 应用留置针
   C. 口腔护理
   D. 鼻导管给氧
   E. 护理操作分次进行

29. 新生儿破伤风的治疗要点是
   A. 控制感染
   B. 控制痉挛
   C. 中和毒素
   D. 对症治疗
   E. 保证营养

30. 新生儿寒冷损伤综合征的主要病因包括
   A. 寒冷
   B. 早产
   C. 感染
   D. 窒息
   E. 产伤

31. 新生儿寒冷损伤综合征的临床表现为
   A. 全身冰冷
   B. 皮肤硬肿
   C. 易激惹
   D. 不吃、不哭、体温不升
   E. 皮肤黄染

32. 关于新生儿寒冷损伤综合征的硬肿范围，下列叙述正确的是
   A. 头颈部20%
   B. 双上肢10%

33. 新生儿坏死性小肠结肠炎的主要临床表现包括
   A. 腹胀
   B. 便血
   C. 呕吐
   D. 头痛
   E. 关节疼

34. 下列有关新生儿坏死性结肠炎的治疗要点，正确的是
   A. 一经确诊，立即禁食
   B. 进行胃肠减压
   C. 静脉补充营养液
   D. 给予抗生素治疗
   E. 给予对症治疗

35. 下列有关新生儿坏死性结肠炎的护理要点，正确的是
   A. 监测体温
   B. 呕吐时头保持正中
   C. 进行补液
   D. 保持电解质酸碱平衡
   E. 保护臀部皮肤的完整性

36. 新生儿坏死性结肠炎的病因包括
   A. 肠道缺血缺氧
   B. 早产儿
   C. 人工喂养
   D. 患儿细菌感染
   E. 母亲有妊娠期高血压

37. 维生素K缺乏性出血症发生的原因包括
   A. 胆道疾病
   B. 母亲维生素K含量低
   C. 维生素K易通过胎盘
   D. 新生儿肠道菌群未正常建立
   E. 母孕期用药

38. 新生儿出血性症的主要出血部位为
    A. 肠道
    B. 皮肤
    C. 黏膜
    D. 关节
    E. 肌肉

39. 新生儿出血性疾病的治疗要点正确的是
    A. 出生后常规注射维生素 K
    B. 不可给患儿使用阿司匹林
    C. 血小板减少症患儿需输注血小板
    D. 可在穿刺部位放置冰袋以助于止血
    E. 选择针对性强的药物

40. 新生儿出血性疾病的护理要点错误的是
    A. 加强基础护理
    B. 护理操作应集中进行
    C. 提倡肌内注射
    D. 抽血后延长按压时间
    E. 关闭门窗，防止受凉

41. 新生儿低血糖常见的原因有
    A. 母亲患有糖尿病
    B. 早产儿
    C. Rh 溶血病
    D. 先天性内分泌和代谢缺陷
    E. 先天性心脏病

42. 新生儿低血糖一般指
    A. 足月儿出生 3 天后全血血糖小于 1.67mmol/L
    B. 足月儿出生 3 天后血清葡萄糖小于 2.2mmol/L
    C. 低体重儿出生 3 天内小于 1.5mmol/L
    D. 低体重儿出生 1 周后小于 2.2mmol/L
    E. 任何全血血糖小于 2mmol/L

43. 对持续或反复低血糖的患儿，治疗为
    A. 口服泼尼松
    B. 肌内注射胰高血糖素
    C. 葡萄糖静脉注射
    D. 口服葡萄糖
    E. 氢化可的松静脉注射

44. 新生儿高血糖的诊断标准为
    A. 全血血糖大于 8.0mmol/L
    B. 全血血糖大于 7.0mmol/L
    C. 血清葡萄糖大于 8.40mmol/L
    D. 血清葡萄糖大于 9.40mmol/L
    E. 全血血糖大于 9.0mmol/L

45. 新生儿低钙血症的诊断标准为
    A. 血清总钙低于 1.8mmol/L
    B. 血清总钙低于 0.8mmol/L
    C. 游离钙低于 0.9mmol/L
    D. 游离钙低于 0.7mmol/L
    E. 血清总钙低于 2.0mmol/L

46. 关于新生儿低钙血症补钙的注意事项，错误的是
    A. 可与牛奶同服
    B. 若心率小于 100 次/分，需停用
    C. 推注葡萄糖酸钙要缓慢
    D. 应给予心电监护
    E. 药物推注速度小于 1ml/min

47. 新生儿头皮血肿的护理要点错误的是
    A. 以患侧卧位为主
    B. 忌局部按摩和热敷
    C. 密切观察患儿皮肤颜色和胆红素情况
    D. 密切监测生命体征
    E. 每 4 小时变换体位

48. 关于新生儿头皮血肿的叙述正确的是
    A. 头皮血肿不应超过骨缝
    B. 触诊无波动感
    C. 外观与皮肤颜色一致
    D. 常见于第一胎第一产
    E. 一般血肿 3~4 周可自然吸收

49. 关于新生儿锁骨骨折，叙述正确的是
    A. 右侧锁骨中段外 1/3 处
    B. 右侧锁骨中段内 1/3 处
    C. 左侧锁骨中段外 1/3 处

D. 左侧锁骨中段内 1/3 处
E. 新生儿骨质含量低，易发生骨折

50. 下列有关新生儿锁骨骨折的临床表现正确的是
    A. 患侧上肢活动障碍
    B. 手活动障碍
    C. 无骨擦音
    D. 患肩低垂
    E. 局部隆起

51. 新生儿锁骨骨折的护理措施正确的是
    A. 几乎全部患儿均可自行愈合
    B. 给予患儿平卧位
    C. 早期发现的有效办法是对新生儿仔细全面的查体
    D. 及时观察病情
    E. 愈合一般 2 周时间

52. 新生儿臂丛损伤的主要原因是
    A. 头位分娩
    B. 臀位分娩
    C. 肩位分娩
    D. 巨大儿
    E. 多胎

53. 新生儿臂丛神经损伤的高危因素是
    A. 第二产程延长
    B. 使用产钳
    C. 巨大儿
    D. 高龄产妇
    E. 多胎

54. Ⅱ型臂丛神经损伤的临床表现正确的是
    A. 全上肢松弛
    B. 握持反射存在
    C. 半侧面部无汗
    D. 瞳孔缩小
    E. 反射消失

55. 下列有关臂丛神经损伤的说法正确的是
    A. 主要表现为伤侧上肢功能障碍
    B. 关节被动运动
    C. 使用神经营养药物
    D. 可用热水袋进行保暖
    E. 常用的检查方法是神经－肌电图检查

56. 足月新生儿常见的护理问题是
    A. 有感染的危险
    B. 有体温改变的危险
    C. 有窒息的危险
    D. 自主呼吸受损
    E. 营养失调

57. 护理新生儿时，预防感染的措施有
    A. 保持脐部清洁干燥
    B. 新生儿室要用湿式清扫法
    C. 每护理一个新生儿后均需洗手
    D. 保持皮肤清洁
    E. 无论脐带有无渗血，无需清洁消毒

58. 新生儿低血糖的临床表现有
    A. 哭声异常
    B. 肌张力低
    C. 呼吸暂停
    D. 反应差或烦躁
    E. 激惹

59. 新生儿窒息复苏方案，正确的是
    A. 清理呼吸道
    B. 建立呼吸，增加通气
    C. 维持正常循环
    D. 药物治疗
    E. 评价和环境（温度）

60. 下列对新生儿病理性黄疸所采取的护理措施中，正确的是
    A. 换血疗法
    B. 蓝光疗法
    C. 延迟喂养
    D. 观察大小便颜色
    E. 观察黄疸发生的时间及进展程度

61. 新生儿破伤风的护理要点有

A. 用氧化剂清洁脐部，改变局部无氧环境
B. 细心喂养，保证热量与水分的供给
C. 保持病室安静、避免各种刺激
D. 各种护理工作应在使用镇静剂后，集中一次做完
E. 备好氧气、吸痰器、抢救药物，以防因痉挛窒息死亡

62. 预防新生儿硬肿症的措施有
    A. 避免产后窒息
    B. 供给足够热量
    C. 防止感染
    D. 防止早产
    E. 出生后不需要保温，防止脱水热

63. 新生儿败血症的辅助检查有
    A. 病原菌抗体检测
    B. 血培养
    C. 外周血检测
    D. 直接涂片找细菌
    E. 红细胞沉降率检测

64. 新生儿颅内出血的发病机制是
    A. 产伤导致大脑镰、小脑天幕撕裂引起硬脑膜下出血
    B. 血压波动过大引起颅内出血
    C. 大脑表面静脉撕裂致蛛网膜下腔出血
    D. 缺氧和缺血使毛细血管破裂引起出血
    E. 缺氧和缺血使毛细血管通透性增加引起出血

65. 轻度缺血缺氧性脑病的临床表现包括
    A. 嗜睡、反应迟钝
    B. 兴奋、易激惹
    C. 呼吸平稳、前囟平
    D. 肌张力减低
    E. 吸吮反射正常，拥抱反射活跃

66. 引起新生儿败血症的原因有
    A. 新生儿黄疸
    B. 产前羊膜腔感染
    C. 脐部感染

D. 免疫系统功能不完善、屏障功能差
E. 溢奶

67. 新生儿败血症的常见病原菌是
    A. 克雷伯杆菌
    B. 链球菌
    C. 葡萄球菌
    D. 大肠埃希菌
    E. 铜绿假单胞菌

68. 新生儿胆红素的代谢特点包括
    A. 胆红素产生过多
    B. 肾功能不完善
    C. 肠壁吸收胆红素增加
    D. 肝细胞摄取游离胆红素能力差
    E. 肝酶系统发育不完善

69. 有助于新生儿缺血缺氧性脑病脑功能恢复的干预措施包括
    A. 早期治疗
    B. 父母给予抚触
    C. 治疗师的干预
    D. 绝对卧床至康复
    E. 早期动作训练

三、共用题干题

(1~3题共用题干)
某新生儿，胎龄41周，出生体重3900g。出生体重位于同胎龄儿平均体重的第89百分位。

1. 按胎龄分，该新生儿属于
    A. 过期产儿
    B. 足月儿
    C. 过度足月儿
    D. 早产儿
    E. 早早产儿

2. 按出生体重分，该新生儿属于
    A. 正常出生体重儿
    B. 低出生体重儿
    C. 巨大儿
    D. 过度足月儿
    E. 早产儿

3. 按体重和胎龄的关系分，该新生儿属于

A. 巨大儿
B. 大于胎龄儿
C. 正常胎龄儿
D. 小于胎龄儿
E. 适于胎龄儿

(4~7题共用题干)
某正常足月儿，胎龄38周，出生体重3000g，无任何疾病和畸形，出生后3天乳腺肿大。

4. 该新生儿的体温调节中枢说法正确的是
   A. 适中温度与出生体重无关
   B. 体温波动在36~37℃
   C. 室温过低时，易发生脱水热
   D. 室温过高时可引起硬肿症
   E. 不易散热

5. 除去乳腺肿大，该正常足月儿还可能出现
   A. 硬肿症
   B. 脱水热
   C. 假月经
   D. 便秘
   E. 脐炎

6. 该患儿的护理措施不正确的是
   A. 及时清除口鼻分泌物
   B. 早哺乳
   C. 大便后清洗臀部
   D. 监测体重
   E. 用清水消毒脐部即可

7. 该新生儿出生72小时后进行疾病筛查的方法是
   A. 采手背部血
   B. 尿培养
   C. B超检查
   D. 采足跟血
   E. X线检查

(8~10题共用题干)
某新生儿，胎龄36周，出生体重2490g，身长40cm。

8. 该新生儿属于
   A. 足月儿
   B. 早产儿
   C. 高危儿
   D. 过期产儿
   E. 巨大儿

9. 该新生儿的护理错误的是
   A. 优先给予奶粉
   B. 放置婴儿暖箱保暖
   C. 及时补充维生素K
   D. 保持呼吸通畅
   E. 密切观察病情

10. 若该患儿突发呼吸暂停，下列护理措施不妥的是
    A. 拍打足底，身下放置水囊床垫
    B. 呼吸暂停频发时，给予低流量吸氧
    C. 随时准备好急救物品
    D. 仰卧时在肩下放置软垫，避免颈部屈曲
    E. 无需处理

(11~15题共用题干)
某新生女婴，胎龄35周。出生体重2500g，HR 96次/分，呼吸慢，唇周、面部发绀，躯干红润，四肢青紫，弹足底会哭，四肢松弛。

11. 该患儿出生时的Apgar评分为
    A. 4分
    B. 5分
    C. 6分
    D. 7分
    E. 8分

12. 该新生儿属于
    A. 正常新生儿
    B. 重度窒息
    C. 中度窒息
    D. 中重度窒息
    E. 轻度窒息

13. 目前该患儿首要的护理诊断是
    A. 皮肤完整性受损
    B. 体液不足
    C. 有感染的风险
    D. 自主呼吸障碍
    E. 有感染的危险

14. 若该患儿在出生后4小时出现进行性呼吸困难、呼气性呻吟、全身青紫，最可能的诊断是
    A. 新生儿败血症
    B. 新生儿颅内出血

C. 新生儿肺透明膜病
D. 新生儿胆红素脑病
E. 新生儿肺炎

15. 若该患儿在出生后 8 小时病情恶化，心跳呼吸停止，首选的复苏步骤是
    A. 注射肾上腺素
    B. 胸外按压
    C. 加压给氧
    D. 摆好体位，畅通气道
    E. 评估病情

(16～18 题共用题干)
某新生女婴，早产，日龄 1 天。曾有窒息史，主要表现为嗜睡、反应差、肌张力低，可出现惊厥。查体：前囟张力稍高，拥抱、吸吮反射减弱。

16. 初步诊断为
    A. 新生儿胎粪吸入综合征
    B. 新生儿缺血缺氧性脑病
    C. 新生儿败血症
    D. 新生儿颅内出血
    E. 新生儿肺透明膜病

17. 该患儿可能出现的脑损伤部位是
    A. 脑室周围白质
    B. 大脑矢状窦
    C. 大脑基底核
    D. 大脑皮质
    E. 大脑前脚

18. 当患儿病情平稳时，促进脑功能恢复的护理措施是
    A. 亚低温治疗的护理
    B. 密切监护
    C. 保持呼吸道通畅
    D. 保暖
    E. 早期康复干预

(19～22 题共用题干)
某新生男婴，足月臀位产，出生后 36 小时突发惊厥，烦躁不安。查体：T 37℃，前囟饱满，双眼凝视，瞳孔不对称，肌张力高，四肢抽搐，HR 139 次/分，肺部体征阴性，血常规正常。

19. 该新生儿可能发生了
    A. 新生儿肺透明膜病
    B. 新生儿胎粪吸入综合征
    C. 新生儿颅内出血
    D. 新生儿败血症
    E. 新新生儿窒息

20. 该患儿最可能的发病原因为
    A. 寒冷
    B. 缺氧
    C. 凝血因子缺乏
    D. 肝功能不成熟
    E. 产伤

21. 该患儿的治疗措施不包括
    A. 输注高渗液体
    B. 止血
    C. 镇静
    D. 止惊
    E. 硬脑膜下出血者可吸出积血

22. 该患儿的护理措施不正确的是
    A. 绝对静卧，抬高头部
    B. 减少噪声
    C. 护理操作集中进行
    D. 早期直接哺乳
    E. 密切观察病情

(23～25 题共用题干)
某新生男婴，分娩过程中吸入胎粪，未能及时吸出，出生后 3 小时出现呼吸急促，呼吸频率 70 次/分，鼻翼翕动，三凹征等。

23. 该患儿可能出现了
    A. 新生儿肺透明膜病
    B. 新生儿胎粪吸入综合征
    C. 新生儿颅内出血
    D. 新生儿败血症
    E. 新生儿窒息

24. 该患儿首要的护理诊断是
    A. 清理呼吸道无效
    B. 体温过低
    C. 有废用综合征的危险
    D. 皮肤完整性受损
    E. 营养失调（低于机体需要量）

25. 该患儿的护理措施不妥的是

A. 彻底清理呼吸道
B. 监测 NO 浓度
C. 吸痰时间不超过 15 秒/次
D. 首先进行加压通气
E. 做好家长的心理护理

(26～29 题共用题干)
某新生男婴，胎龄 34 周，出生后 4 小时出现进行性呼吸困难、发绀，两肺呼吸音低，可闻及细湿啰音。心率正常，未闻及杂音，腹软，脐部无渗液。

26. 患儿最可能的诊断是
    A. 新生儿肺透明膜病
    B. 新生儿胎粪吸入综合征
    C. 新生儿颅内出血
    D. 新生儿败血症
    E. 新新生儿窒息

27. 患儿目前最主要的护理问题是
    A. 体液不足
    B. 清理呼吸道无效
    C. 营养失调（低于机体需要量）
    D. 有感染的危险
    E. 自主呼吸障碍

28. 该患儿出现呼吸困难的原因最可能是
    A. 大量吸入羊水
    B. 肺部感染
    C. PS 缺乏
    D. 胎粪阻塞细支气管
    E. 肺发育不良

29. 关于 PS 给药的护理错误的是
    A. 出生后 48 小时内给药
    B. 用药前彻底清除分泌物
    C. 给予呼吸机辅助通气
    D. 密切监测血氧饱和度等
    E. 呼吸机辅助通气的患儿使用 PS 后需将呼吸机参数下调

(30～31 题共用题干)
某新生女婴，足月顺产，A 型血。出生后 2 天，皮肤黄染 1 天收入院。父亲血型为 B 型，Rh (D)+；母亲血型为 O 型，Rh (D)+；TBil 298μmol/L。

30. 该患儿最可能的诊断是
    A. 新生儿黄疸
    B. 新生儿 ABO 溶血病
    C. 新生儿败血症
    D. 新生儿 Rh 溶血病
    E. 先天性胆道闭锁

31. 该患儿的治疗错误的是
    A. 快速输注高渗性液体
    B. 换血治疗
    C. 光照疗法
    D. 纠正贫血
    E. 加强保暖

(32～34 题共用题干)
某新生儿，女婴，日龄 9 天，体温 39℃，神志清楚，反应可，脐部有脓性分泌物，食奶可，大小便正常。

32. 该新生儿最可能患有
    A. 新生儿败血症
    B. 新生儿破伤风
    C. 新生儿黄疸
    D. 新生儿脐炎
    E. 新生儿窒息

33. 下列对明确诊断最重要的检查是
    A. C 反应蛋白
    B. 血小板检查
    C. 尿培养
    D. 母婴血型
    E. 血培养

34. 除给予消毒处理，还应给予的主要治疗措施是
    A. 保暖
    B. 吸氧
    C. 抗生素治疗
    D. 营养支持
    E. 健康教育

(35～37 题共用题干)
某新生女婴，日龄 4 天。母乳喂养，吃奶少，不哭，体温不升，皮肤中度黄染。腹软，肝肋下 3cm，脾肋下 2cm，血培养检查结果为葡萄球菌。

35. 该患儿最可能的诊断是
    A. 新生儿脐炎
    B. 新生儿肺透明膜病
    C. 新生儿肺炎
    D. 新生儿败血症
    E. 新生儿黄疸
36. 下列哪项治疗是最重要的
    A. 光疗
    B. 换血
    C. 保暖
    D. 输新鲜血
    E. 应用抗生素
37. 下列哪项不是此病的护理措施
    A. 遵医嘱补钙
    B. 维持体温恒定
    C. 严密观察病情
    D. 应用抗生素
    E. 及时处理局部病灶

(38~42题共用题干)
某新生女婴，胎龄38周，出生后1小时。吸引器助产出生，生时羊水被胎粪污染，皮肤青紫，HR 99次/分，呼吸不规则，肌张力松弛，拍打足底无反应。

38. 该新生儿可能发生了
    A. 新生儿脐炎
    B. 新生儿肺透明膜病
    C. 新生儿窒息
    D. 新生儿败血症
    E. 新生儿黄疸
39. 评判此病对患儿的影响，最常用的简单方法是
    A. 腹部B超
    B. 5分钟时进行Apgar评分
    C. 头颅CT
    D. 脑脊液检查
    E. 心电监护
40. 此时，该患儿的Apgar评分为
    A. 5分
    B. 4分
    C. 3分
    D. 2分

    E. 1分
41. 此时，患儿为
    A. 正常
    B. 轻度窒息
    C. 中度窒息
    D. 中重度窒息
    E. 重度窒息
42. 此病造成的并发症，最敏感的器官是
    A. 肺
    B. 脑
    C. 心
    D. 肝
    E. 肾上腺

(43~45题共用题干)
某新生男婴，胎龄38周，出生后7天，患儿出现口张不大，吸吮困难，牙关紧闭，苦笑面容，角弓反张等。

43. 该患儿可能的诊断是
    A. 新生儿脐炎
    B. 新生儿颅内出血
    C. 新生儿败血症
    D. 新生儿破伤风
    E. 新生儿肺炎
44. 该患儿首要的护理诊断是
    A. 有窒息的危险
    B. 喂养困难
    C. 有受伤的危险
    D. 体温过高
    E. 营养失调（低于机体需要量）
45. 该患儿的护理措施不妥的是
    A. 尽可能应用留置针
    B. 保持患儿皮肤干燥
    C. 体温过高时给予物理降温
    D. 遵医嘱用破伤风毒素做脐周封闭
    E. 定时翻身

(46~48题共用题干)
某新生儿，胎龄34周，日龄4天。顺产，出生后第3天开始出现哭声弱，吸吮无力，双下肢硬肿，精神萎靡，皮肤黄染，T 32℃。

46. 该患儿最主要的护理诊断是

A. 有感染的危险

B. 营养失调

C. 皮肤完整性受损

D. 体温过低

E. 知识缺乏

47. 该患儿首要的护理措施是

A. 复温

B. 给氧

C. 纠正酸中毒

D. 预防感染

E. 给予充足营养水分

48. 对该患儿的护理不妥的是

A. 6～12小时内复温

B. 密切监测体温

C. 立即放入28℃暖箱内保温

D. 预防感染

E. 合理喂养

(49～52题共用题干)

某新生女婴，胎龄33周。早产，小于胎龄儿。出生后出现哭声异常，阵发性青紫，肢体抖动。查血糖1.5mmol/L。

49. 该患儿可能的诊断是

A. 新生儿颅内出血

B. 新生儿肺炎

C. 新生儿低钙血症

D. 新生儿低血糖

E. 新生儿窒息

50. 该患儿出现低血糖最可能的原因是

A. 糖代谢异常

B. 早产

C. 母亲患有低血糖

D. 摄入不足

E. 感染

51. 该患儿静脉注射葡萄糖时，其速度为

A. 1～2mg/(kg·min)

B. 3～4mg/(kg·min)

C. 4～5mg/(kg·min)

D. 5～6mg/(kg·min)

E. 6～8mg/(kg·min)

52. 静脉补充葡萄糖时，正确的护理措施是

A. 定期检测血糖变化

B. 保暖

C. 防止外伤

D. 给予高蛋白饮食

E. 预防外伤

(53～55题共用题干)

某新生女婴，出生后5天，哭声弱，呼吸浅促，拒奶，发绀，呼吸不规则，两肺呼吸音粗糙，可闻及干湿啰音，X线检查显示肺纹理增粗。

53. 该患儿可能的诊断是

A. 新生儿硬肿症

B. 新生儿败血症

C. 新生儿感染性肺炎

D. 新生儿肺透明膜病

E. 新生儿窒息

54. 该患儿首选的最重要的治疗是

A. 镇静剂

B. 脱水剂

C. 激素

D. 抗生素

E. 能量合剂

55. 下列有关此病的护理措施错误的是

A. 及时吸氧

B. 保证蓝光治疗

C. 拍击背部

D. 保持呼吸道通畅

E. 保证药物进入体内

四、案例分析题

(1～3题共用题干)

某新生儿，男婴，胎龄38周，出生体重2900g，身长50cm，哭声响亮，四肢屈曲，整个足底有较深的足纹。

1. 该新生儿属于

A. 早产儿

B. 过期产儿

C. 巨大儿

D. 正常足月儿

E. 高危儿

F. 晚期儿

2. 该新生儿出生后第1周鼻尖、鼻翼处长出白色的皮疹，该新生儿的表现为

A. 生理性体重下降
B. 斑丘疹
C. 麻疹
D. 马牙
E. 单纯疱疹病毒感染
F. 粟粒疹

3. 此时该患儿的护理错误的是
   A. 可自行消退,一般不必处理
   B. 给予抗病毒药物
   C. 给予抗生素控制感染
   D. 立即保暖
   E. 用肥皂水清洗皮肤
   F. 吸氧

(4~6题共用题干)
某新生儿女婴,胎龄37周,出生体重2900g,无任何畸形。

4. 出生第三天新生儿出现乳腺肿大,乳腺肿大一般发生的时间为
   A. 出生后24小时内
   B. 出生后1天
   C. 出生后2天内
   D. 出生后3天
   E. 出生后4天
   F. 出生后5天

5. 该新生儿的护理措施正确的是
   A. 给予抗生素治疗
   B. 手术治疗
   C. 药物治疗
   D. 切勿挤压
   E. 2天即可消退
   F. 3天即可消退

6. 该新生儿还可能出现的正常生理现象包括
   A. 马牙
   B. 螳螂嘴
   C. 假月经
   D. 生理性体重下降
   E. 粟粒疹
   F. 生理性黄疸

(7~9题共用题干)
某新生儿女婴,胎龄37周,出生体重3200g,生长发育良好。

7. 出生后5天,家属为新生儿换尿布时,发现阴道出现血性分泌物,这种现象是
   A. 马牙
   B. 病毒感染
   C. 新生儿败血症
   D. 新生儿黄疸
   E. 粟粒疹
   F. 假月经

8. 护士针对该新生儿的护理措施错误的是
   A. 一般不必处理
   B. 给予补液处理
   C. 手术治疗
   D. 给予营养支持
   E. 喂哺糖水
   F. 降温处理

9. 新生儿出现此现象的原因是
   A. 阴道破裂
   B. 新生儿溶血
   C. 出生后雌激素中断
   D. 营养不良
   E. 体温调节中枢紊乱
   F. 免疫系统功能不完善

(10~15题共用题干)
某正常足月儿,男,胎龄40周,出生体重3500g。

10. 下列关于此新生儿的描述正确的是
    A. 以胸式呼吸为主
    B. 胃呈水平位
    C. 足底有较深的足纹
    D. 生后10~12小时开始排胎粪
    E. 具有原始神经反射(觅食反射)
    F. 体温调节功能差

11. 该新生儿泌尿系统的发育描述正确的是
    A. 出生时肾单位数量比成人低很多
    B. 肾小球滤过率低
    C. 易出现水肿和脱水症状
    D. 处理碱的负荷能力不足
    E. 易出现代谢性酸中毒
    F. 排磷能力差

12. 该新生儿出现的反射属于正常的是

A. 觅食反射
B. 巴氏征阳性
C. 克氏征阳性
D. 交叉伸腿反射
E. 握持反射
F. 佛斯特征阳性

13. 该新生儿常见的护理诊断有
    A. 有窒息的危险
    B. 有体温失调的危险
    C. 有感染的危险
    D. 体温过低
    E. 潜在并发症：颅内压升高
    F. 潜在并发症：DIC

14. 下列关于该新生儿预防感染的护理措施正确的是
    A. 接触新生儿前后勤洗手
    B. 每次大便后用温水清洗会阴及臀部
    C. 注意保持脐部清洁
    D. 足月儿体温稳定后可每天沐浴1次
    E. 密切观察脐带、皮肤完整性
    F. 脐部要保持湿润

15. 该产妇出院时，护士应给予健康教育，下列说法不正确的是
    A. 不提倡母婴同室
    B. 鼓励提早吸吮，有利于新生儿身心发育
    C. 介绍添加辅食的原则
    D. 向产妇介绍喂养的原则
    E. 向家长介绍新生儿疾病筛查的重要性
    F. 介绍疫苗接种的原则

(16~18题共用题干)
某新生女婴，胎龄34周，日龄3天。出生后第3天开始出现食欲缺乏，吸吮无力，哭声低。查体 T 30℃，精神萎靡，皮肤冰凉，下肢及臀部皮肤硬肿。

16. 该患儿可能的诊断是
    A. 新生儿肺透明膜病
    B. 新生儿败血症
    C. 新生儿破伤风
    D. 新生儿硬肿症
    E. 新生儿颅内出血
    F. 新生儿肺炎

17. 该患儿硬肿范围占
    A. 34%
    B. 28%
    C. 26%
    D. 22%
    E. 40%
    F. 42%

18. 该患儿的护理诊断有
    A. 体温过低
    B. 营养失调：低于机体需要量
    C. 皮肤完整性受损
    D. 肥胖
    E. 潜在并发症：骨骼畸形
    F. 自主呼吸障碍

(19~21题共用题干)
某新生儿，出生后1天出现反应差，哭声弱，拒奶、呼吸浅促、呼吸不规则、体温不稳定，血液检查白细胞总数增高，X线检查显示肺纹理增粗，有点、片状阴影，有的融合成片。

19. 该患儿可能的诊断是
    A. 新生儿破伤风
    B. 新生儿结肠炎
    C. 新生儿败血症
    D. 新生儿脐炎
    E. 胎粪吸入综合征
    F. 新生儿感染性肺炎

20. 该患儿的护理诊断有
    A. 清理呼吸道无效
    B. 皮肤完整性受损
    C. 气体交换障碍
    D. 体温调节无效
    E. 营养失调：低于机体需要量
    F. 有受伤的危险

21. 下列关于该患儿的护理措施正确的是
    A. 及时清除呼吸道分泌物
    B. 定时翻身、拍背
    C. 合理用氧，维持氧分压在60~80mmHg
    D. 体温过高时给予降温
    E. 供给足够的能量和水分
    F. 密切观察患儿病情，做好急救准备

(22~26题共用题干)

某早产儿,出生后重度窒息,Apgar评分为2分,出生后进入新生儿重症监护病房。

22. 该新生儿入住新生儿重症监护病房后应监护的内容是
    A. 体温监测
    B. 氧合状态监护
    C. 心脏监护
    D. 血压监护
    E. 血糖监测
    F. 感染指标监测

23. 临床最常使用的监测氧合状态的方法是
    A. 经皮脉氧饱和度监测
    B. 氧分压监测
    C. 二氧化碳分压监测
    D. 血氧饱和度监测
    E. 心率监测
    F. 血压监测

24. 下列关于使用SpO_2监测的注意事项正确的是
    A. 读数时应在安静状态下
    B. 传感器避免蓝光直接照射
    C. 新生儿SpO_2应保持在100%
    D. 不适用于高氧血症的监测
    E. 当患儿出现低体温时,测量值偏低
    F. 勿将二极压绕过紧

25. 新生儿重症监护室的监护对象还包括
    A. 重症休克患儿
    B. 急性呼吸衰竭患儿
    C. 胎龄<30周,生后48小时内
    D. 反复惊厥患儿
    E. 先天性心脏病患儿
    F. 膈疝患儿术后

26. 该患儿测量血糖后发现低血糖,治疗目标值应设为
    A. ≥2.0mmol/L
    B. ≥2.8mmol/L
    C. >2.0mmol/L
    D. ≥3.0mmol/L
    E. ≥3.5mmol/L
    F. ≥3.9mmol/L

(27~31题共用题干)

某新生儿出生时躯干红,四肢青紫,HR 80次/分,R 21次/分,呼吸不规则,四肢略屈曲,弹足底有皱眉。

27. 该新生儿Apgar评分为
    A. 7分
    B. 6分
    C. 5分
    D. 4分
    E. 3分
    F. 8分

28. 该患儿最主要的护理诊断是
    A. 体温过低
    B. 自主呼吸障碍
    C. 焦虑
    D. 营养障碍
    E. 气体交换障碍
    F. 生长发育迟缓

29. 该患儿进行复苏时的根本措施是
    A. 药物治疗
    B. 维持正常循环
    C. 清理呼吸道
    D. 评价和环境
    E. 手术治疗
    F. 增加通气

30. 为该患儿通畅气道时,下列措施正确的是
    A. 要求在生后15~20秒内完成
    B. 摆好体位,使颈部轻微伸仰
    C. 立即吸净口、鼻、咽黏液
    D. 吸引时间不超过1分钟
    E. 吸引时先吸口腔,再吸鼻腔黏膜
    F. 严密心电监护

31. 对该患儿进行胸外按压时,下列说法正确的是
    A. 按压频率为90次/分
    B. 压下深度为1.5~2cm
    C. 按压放松过程中,手指不离开胸壁
    D. 若采用中示指法,按压部位是胸骨体下1/3处
    E. 胸外按压30秒后评估心率恢复情况
    F. 每个动作周期包括3次按压和1次人工呼吸

(32~35题共用题干)

某新生儿,有窒息史,出生后12小时出现兴奋、易激惹,吸吮反射正常,肌张力正常,呼吸平稳,前囟平。

32. 该患儿发生了
    A. 轻度缺血缺氧性脑病
    B. 中度缺血缺氧性脑病
    C. 重度缺血缺氧性脑病
    D. 新生儿窒息
    E. 新生儿肺炎
    F. 新生儿黄疸

33. 控制该患儿惊厥的首选药物是
    A. 地西泮
    B. 苯妥英钠
    C. 苯巴比妥钠
    D. 氯己定
    E. 碳酸氢钠
    F. 肾上腺素

34. 对该患儿进行亚低温治疗,下列说法正确的是
    A. 某亚低温治疗使头颅温度维持在34~35℃
    B. 在亚低温治疗的同时必须注意保暖
    C. 在亚低温治疗时,维持肛温在30℃左右
    D. 亚低温治疗结束后,必须给予复温
    E. 复温宜缓慢,复温时长>5小时
    F. 复温时体温上升速度不高于0.5℃/h

35. 该患儿最主要的护理诊断为
    A. 体温过低
    B. 有感染的危险
    C. 有废用综合征的危险
    D. 营养失调
    E. 潜在并发症:胆红素脑病
    F. 低效性呼吸型态

(36~40题共用题干)

某新生儿,有产伤史,出生后24小时表现为惊厥、斜视、前囟隆起,脑脊液检查发现血性液体。

36. 该患儿可能是
    A. 新生儿硬肿症
    B. 新生儿黄疸
    C. 新生儿颅内出血
    D. 新生儿窒息
    E. 新生儿胆红素脑病
    F. 新生儿头皮血肿

37. 该新生儿最可能的潜在并发症是
    A. 感染
    B. 皮肤完整性受损
    C. 胆红素脑病
    D. 颅内压升高
    E. 腹膜炎
    F. 窒息

38. 经检查,该患儿为硬脑膜下出血,关于出血特点描述正确的是
    A. 多为产伤所致
    B. 出血起源于蛛网膜下腔内的桥静脉
    C. 发作间歇情况良好
    D. 最常见症状为拥抱反射消失
    E. 多发生在胎龄<32周的早产儿
    F. 可分为4级

39. 下列关于该患儿的治疗要点正确的是
    A. 降低颅内压
    B. 应用止血剂
    C. 镇静
    D. 止惊
    E. 外科处理
    F. 应用脑代谢激活剂

40. 在患儿出血早期禁止直接哺乳的原因是
    A. 孕母奶量不足
    B. 防止因吸奶用力而加重出血
    C. 患儿精神状态不佳
    D. 母乳营养成分不足
    E. 患儿太小不宜直接哺乳
    F. 患儿拒食

(41~45题共用题干)

某新生儿,男,分娩过程中胎粪污染羊水,出生后发生新生儿胎粪吸入综合征。

41. 该患儿最主要的护理诊断为
    A. 体温过低
    B. 疼痛
    C. 生长发育迟缓
    D. 体液过多

E. 清理呼吸道无效
F. 营养失调

42. 该患儿首要的治疗措施是
   A. 纠正酸中毒
   B. 给予抗生素治疗
   C. 给予氧气支持
   D. NO 吸入治疗
   E. 监测生命体征
   F. 尽快清除吸入物，保持呼吸道通畅

43. 下列关于清理呼吸道的说法不正确的是
   A. 首先应吸尽口鼻腔的污染羊水和黏液
   B. 经口气管插管
   C. 从气管内注入 37℃ 无菌生理盐水 0.5~1ml
   D. 加压给氧 1 分钟
   E. 变换体位进行背部叩击振动肺部
   F. 反复冲洗干净

44. 对该患儿吸痰时应遵循的原则是
   A. 由浅及深
   B. 由深及浅
   C. 先口后鼻
   D. 先鼻后口
   E. 任意顺序
   F. 先上后下

45. 下列关于患儿吸痰的说法不正确的是
   A. 吸痰时间不超过 15 秒/次
   B. 吸痰管管径要小于气管插管内径的 1/2
   C. 吸引负压越大越好
   D. 吸引负压不超过 100mmHg
   E. 吸痰前后提高氧浓度
   F. 注意观察患儿面色和 SaO_2

(46~50 题共用题干)
某新生女婴，胎龄 34 周。因胎动减少行剖宫产，出生后 3 小时出现进行性呼吸困难，呼气性呻吟。

46. 该患儿最可能的诊断是
   A. 新生儿肺透明膜病
   B. 新生儿黄疸
   C. 新生儿颅内出血
   D. 新生儿窒息
   E. 新生儿胆红素脑病
   F. 支气管肺炎

47. 早产儿易出现此病的主要原因是
   A. 体温调节中枢功能不完善
   B. 胎龄太小
   C. 缺乏肺表面活性物质
   D. 毛细血管通透性增高
   E. 误吸羊水
   F. 代谢性酸中毒

48. 该患儿目前最主要的护理诊断是
   A. 有感染的危险
   B. 家长焦虑
   C. 营养失调
   D. 皮肤完整性受损
   E. 自主呼吸障碍
   F. 活动无耐力

49. 下列关于此患儿的用氧护理正确的是
   A. 持续进行血氧饱和度监测
   B. 妥善固定装置
   C. 使氧分压维持在 100mmHg
   D. 避免氧中毒
   E. 保持呼吸道通畅
   F. 监测血气分析结果

50. 给予患儿 PS 时应注意
   A. 通常于出生后 2 天后给药
   B. 用药前彻底清除口、鼻腔及气道内的分泌物
   C. 将 PS 放置暖箱内溶解、滴入
   D. 滴完后予复苏气囊加压通气
   E. 密切监测血氧饱和度
   F. 若患儿出现呼吸暂停，氧分压及心率下降时，应暂停用药

(51~53 题共用题干)
某新生儿，男，出生后 3 小时出现面部及巩膜黄染，持续 1 个月未见明显消退。

51. 该患儿最可能的诊断为
   A. 新生儿败血症
   B. 新生儿溶血症
   C. 新生儿肝炎
   D. 生理性黄疸
   E. 先天性胆道闭锁
   F. 病理性黄疸

52. 该患儿最可能的潜在并发症是
   A. 感染

B. 疼痛
C. 胆红素脑病
D. 休克
E. 败血症
F. 体液不足

53. 下列关于此新生儿的治疗不正确的是
A. 光照疗法
B. 换血疗法
C. 合理补液
D. 给予白蛋白和酶诱导剂
E. 可快速输入高渗性药物
F. 病情不严重，无需处理

(54~56题共用题干)

某新生儿，日龄9天。3天前曾患脐炎，未经治疗，近1天黄染明显，拒食，尖叫，前囟隆起，体重不升。

54. 该患儿应考虑为
A. 新生儿黄疸
B. 新生儿败血症
C. 新生儿颅内出血
D. 新生儿溶血病
E. 新生儿低血糖
F. 新生儿肺炎

55. 护士遵医嘱给予抗生素治疗，下列说法错误的是
A. 早期
B. 足量
C. 单一
D. 联合
E. 静脉注射
F. 少量

56. 针对该患儿的护理措施错误的是
A. 维持体温恒定
B. 及时处理脐炎病灶
C. 保证营养供给
D. 保持皮肤清洁
E. 体温过高时，立即给予药物降温
F. 密切观察病情

(57~61题共用题干)

某新生女婴，日龄7天，昨日起哭闹易惊，吮奶困难，今起陆续出现面肌及全身肌肉强直性痉挛。

57. 该患儿应考虑发生了
A. 新生儿黄疸
B. 新生儿败血症
C. 新生儿破伤风
D. 新生儿胆红素脑病
E. 新生儿低血糖
F. 新生儿颅内出血

58. 该患儿最主要的护理诊断是
A. 体温过高
B. 喂养困难
C. 有受伤的危险
D. 有窒息的危险
E. 皮肤完整性受损
F. 活动无耐力

59. 患儿首要的治疗要点是
A. 中和毒素
B. 控制痉挛
C. 保证营养
D. 对症治疗
E. 控制感染
F. 密切监测

60. 下列关于该病致病菌的说法正确的是
A. 属于革兰阳性厌氧菌
B. 可能耐煮15~60分钟
C. 可兴奋副交感神经
D. 可产生破伤风痉挛毒素
E. 可用双氧乙烷杀灭
F. 高压消毒可将其杀灭

61. 下列关于控制痉挛的护理措施正确的是
A. 遵医嘱注射破伤风抗毒素
B. 病房环境应安静，避免刺激患儿
C. 给患儿戴遮光眼罩，避免不必要的刺激
D. 护理操作应在使用止痉剂前集中完成
E. 密切观察病情变化
F. 尽量应用留置针，避免反复穿刺给患儿造成不良刺激

(62~64题共用题干)

某早产儿，日龄2天。清晨抱起后反应差，喂养困难，面色苍白，肌张力低，脉搏减慢，测

量血糖1.6mmol/L。

62. 应立即给予该患儿
    A. 快速静脉注射20%甘露醇
    B. 快速静脉注射25%葡萄糖
    C. 立即给予糖水口服
    D. 快速静脉注射生理盐水
    E. 缓慢静脉注射10%葡萄糖酸钙
    F. 注射胰高血糖素

63. 目前该患儿最主要的护理诊断是
    A. 营养失调（低于机体需要量）
    B. 有感染的危险
    C. 皮肤完整性受损
    D. 喂养困难
    E. 知识缺乏
    F. 活动无耐力

64. 下列关于此患儿的护理措施正确的是
    A. 定期检测血糖
    B. 静脉输注葡萄糖时，及时调整输注量和速度
    C. 密切观察病情
    D. 注意有无震颤、多汗等
    E. 减少喂养
    F. 若患儿发生呼吸暂停应及时处理

(65~67题共用题干)
某早产女婴，胎龄34周，牛乳喂养，出生后第6天出现烦躁、肌肉抽搐、手腕内屈、惊厥等症状，检查测得血清总钙为1.5mmol/L。

65. 该患儿最有可能的诊断是
    A. 新生儿破伤风
    B. 新生儿败血症
    C. 新生儿低钙血症
    D. 新生儿窒息
    E. 新生儿颅内出血
    F. 新生儿低血糖

66. 该患儿的治疗要点是
    A. 遵医嘱静脉补钙
    B. 静脉注射葡萄糖
    C. 复温
    D. 合理喂养
    E. 换血疗法
    F. 蓝光疗法

67. 该患儿静脉补充葡萄糖酸钙的注意事项不正确的是
    A. 需用5%~10%的葡萄糖液稀释至少一倍
    B. 推注速度<1ml/min
    C. 推注过程之中给予心电监护
    D. 缓慢推注
    E. 心率<60次/分时，停用
    F. 可与牛奶搅拌，一同喂服

(68~70题共用题干)
某产妇，第一胎，顺产，产程长，伴有难产，新生儿出生后3小时，头皮逐渐有波动感。

68. 该患儿可能的诊断包括
    A. 头皮血肿
    B. 头皮水肿
    C. 颅内出血
    D. 颅内感染
    E. 头骨骨折
    F. 头皮破损

69. 可鉴别两种疾病的特异性检查是
    A. 透光试验
    B. B超
    C. X线
    D. 彩超
    E. 血常规
    F. 尿常规

70. 经检查，透光试验阴性，下列有关该患儿的护理措施错误的是
    A. 健侧卧位
    B. 每4小时变换一次体位
    C. 忌局部按摩和热敷
    D. 皮肤破损处用敷料覆盖
    E. 观察血肿增长或消退的速度
    F. 密切观察生命体征

(71~73题共用题干)
某早产儿，出生后1天出现口渴、烦躁、多尿、体重下降等表现，血糖为7.8mmol/L。

71. 该患儿可能发生了
    A. 新生儿高血糖
    B. 新生儿颅内出血

C. 新生儿低血糖
D. 新生儿窒息
E. 新生儿破伤风
F. 新生儿肺透明膜病

72. 该患儿的主要护理诊断为
    A. 营养失调（低于机体需要量）
    B. 有皮肤完整性受损的危险
    C. 喂养困难
    D. 有体液不足的危险
    E. 有感染的危险
    F. 活动无耐力

73. 该患儿的护理措施正确的是
    A. 症状缓解后无需监测血糖
    B. 注意体重的变化
    C. 保持会阴部干燥
    D. 严格控制输入葡萄糖的量和速度
    E. 做好心理护理
    F. 遵医嘱及时补充电解质溶液

(74~76题共用题干)
某早产儿，胎龄35周，出生后4天出现反应差、拒食、腹胀、腹泻、便血等，X线显示具有特征性的肠壁囊样积气。

74. 该患儿最可能的诊断为
    A. 新生儿败血症
    B. 新生儿肠套叠
    C. 新生儿便秘
    D. 新生儿黄疸
    E. 新生儿坏死性小肠结肠炎
    F. 新生儿腹泻

75. 该患儿经确诊后需立即
    A. 补液
    B. 禁食
    C. 保暖
    D. 用抗生素
    E. 手术治疗
    F. 吸氧

76. 下列针对该患儿的护理措施正确的是
    A. 立即禁食，行胃肠减压
    B. 呕吐时头偏向一侧
    C. 观察大便颜色、性状、量
    D. 恢复喂养，从乳汁开始

E. 补充液体，维持营养
F. 遵医嘱给予抗生素控制感染

(77~79题共用题干)
某新生儿，男，肩难产，娩出后右侧上肢活动障碍，患儿表情痛苦，锁骨处局部隆起，有骨擦音。

77. 该患儿可能的临床诊断为
    A. 新生儿上肢骨折
    B. 新生儿肘关节脱臼
    C. 新生儿上肢脱臼
    D. 新生儿手掌骨折
    E. 新生儿腕部脱臼
    F. 新生儿锁骨骨折

78. 新生儿易发生锁骨骨折的原因包括
    A. 锁骨处无肌肉附着
    B. 锁骨内半段向前突，后半段向后凸
    C. 新生儿骨质含矿物质低
    D. 新生儿骨强度低
    E. 新生儿锁骨中外1/3交接部相对较细
    F. 肩难产时，新生儿锁骨卡在母亲耻骨弓下

79. 该患儿的治疗护理要点正确的是
    A. 新生儿锁骨骨折一般不需要特殊处理
    B. 一般6周自行愈合
    C. 注意肢体保护
    D. 密切观察病情变化
    E. 正确处理产程
    F. 加强宣教

(80~82题共用题干)
某新生儿，女婴，出生后第7天，阴道出现血性分泌物。

80. 该患儿正确的处理方法是
    A. 刮擦
    B. 不必特殊处理
    C. 给予抗感染药物
    D. 涂爽身粉
    E. 蓝光治疗
    F. 给予母乳喂养

81. 这种情况一般持续
    A. 1周

B. 2 周
C. 10 天
D. 8 天
E. 9 天
F. 10 天

82. 出现此种情况,护士应向家属解释
   A. "这是正常的生理现象"
   B. "这种情况是产伤造成的,需立即处理"
   C. "每个女婴都会出现这种情况"
   D. "我们无需特殊处理"
   E. "我们要保持会阴部清洁干燥"
   F. "这是因为母亲的雌激素突然中断导致的"

(83～85 题共用题干)
某新生儿,出生后 3 天,出现吃奶少,反应差,皮肤巩膜有黄染。查体:T 34℃,精神萎靡,心肺(-),脐部可见少量脓性分泌物,产前孕母有胎膜早破史。

83. 该患儿有可能发生了
   A. 新生儿黄疸
   B. 新生儿败血症
   C. 新生儿颅内出血
   D. 新生儿溶血病
   E. 新生儿低血糖
   F. 新生儿肺透明膜病

84. 该患儿发生此病的原因最有可能是
   A. 新生儿免疫功能不完善
   B. 母亲孕期感冒
   C. 母亲有胎膜早破史
   D. 大小便污染
   E. 母亲孕期用药
   F. 难产

85. 目前针对该患儿主要的护理诊断不正确的是
   A. 有感染的危险
   B. 清理呼吸道无效
   C. 营养失调(低于机体需要量)
   D. 皮肤完整性受损
   E. 体温调节无效
   F. 活动无耐力

(86～88 题共用题干)
某 Rh 溶血患儿,出现嗜睡、尖声哭叫、肌张力下降,胆红素上升至 350μmol/L。

86. 该患儿可能发生了
   A. 新生儿黄疸
   B. 新生儿败血症
   C. 新生儿颅内出血
   D. 新生儿胆红素脑病
   E. 新生儿低血糖
   F. 新生儿低血钙

87. 该患儿处于胆红素脑病的时期为
   A. 警告期
   B. 痉挛期
   C. 恢复期
   D. 后遗症期
   E. 早期
   F. 中早期

88. 该患儿的护理措施正确的是
   A. 每 12 小时监测血清胆红素
   B. 保证奶量摄入
   C. 光疗时无需给患儿佩戴合适的眼罩
   D. 换血前停奶,并抽出胃内容物
   E. 换血过程中计算换血量,保证输入量和输出量一致
   F. 密切观察患儿黄疸情况

(89～91 题共用题干)
某新生儿,男,37 周,患有维生素 K 缺乏性出血症。

89. 维生素 K 缺乏性出血症的发生原因包括
   A. 维生素 K 不易通过胎盘
   B. 母乳中维生素 K 含量低
   C. 新生儿肠道菌群未正常建立
   D. 缺乏锌元素
   E. 缺乏钙元素
   F. 缺乏铁元素

90. 对该患儿的护理措施不妥的是
   A. 严密观察各种出血症状
   B. 保持皮肤清洁干燥
   C. 护理操作集中进行
   D. 抽血后无需延长按压时间
   E. 保暖

F. 对家长进行宣教，减轻家长的焦虑情绪

91. 预防该患儿出血的措施不妥的是
    A. 无需注射维生素 K_1
    B. 常规注射维生素 K_1
    C. 护理新生儿时动作轻柔
    D. 避免使用阿司匹林
    E. 密切观察患儿有无出血指征
    F. 如需手术，应在术前、术中、术后补充所缺乏的凝血因子

(92～94题共用题干)
某新生男婴，曾患脐炎，日龄18天，近1日不爱吃、不爱动，体重未增，黄疸退而复现。查血：白细胞总数增高，核左移，C反应蛋白增加，血培养阳性。该患儿经检查确诊为新生儿败血症。

92. 下列护理措施不正确的是
    A. 必须母乳喂养
    B. 给予氧气吸入
    C. 及时处理局部病灶
    D. 注意药物的毒副作用
    E. 保证抗菌药物有效进入体内
    F. 维持体温恒定

93. 遵医嘱给予抗生素治疗，治疗过程中患儿病情突然加重，有出血点，两眼凝视，前囟隆起，该患儿最可能的诊断是
    A. 新生儿颅内感染
    B. 新生儿化脓性脑膜炎
    C. 新生儿低钙血症
    D. 新生儿低血糖
    E. 新生儿缺血缺氧性脑病
    F. 新生儿肺透明膜病

94. 该患儿可能的护理诊断包括
    A. 体温调节无效：与感染有关
    B. 皮肤完整性受损：与脐炎有关
    C. 营养失调：低于机体需要量
    D. 腹泻
    E. 腹胀
    F. 潜在并发症：高胆红素脑病

(95～99题共用题干)
某新生儿，女，胎龄34周，体重2000g，身长39cm，体温34℃。

95. 下列关于该新生儿的特点描述正确的是
    A. 心率快，血压较足月儿低
    B. 各种消化酶不足
    C. 生理性黄疸比足月儿重
    D. 更易导致硬肿症的发生
    E. 大阴唇能盖住小阴唇
    F. 易发生肺透明膜病

96. 该新生儿所处的房间，应维持室温在
    A. 22～24℃
    B. 24～26℃
    C. 26～28℃
    D. 28～30℃
    E. 30～32℃
    F. 32℃以上

97. 该新生儿所处的房间，应维持湿度在
    A. 40%～45%
    B. 45%～50%
    C. 50%～55%
    D. 55%～65%
    E. 65%～70%
    F. 70%以上

98. 下列关于该新生儿的护理措施正确的是
    A. 尽早开奶，防止低血糖
    B. 及时补充维生素K
    C. 保持呼吸道通畅
    D. 每天详细记录出入量
    E. 进入保温箱，无需密切观察生命体征
    F. 每次接触早产儿前后要洗手

99. 该新生儿最主要的护理诊断是
    A. 有感染的危险
    B. 自主呼吸障碍
    C. 体温过低
    D. 营养失调
    E. 有窒息的危险
    F. 活动无耐力

第九章 营养障碍疾病患儿的护理

一、单选题

1. 儿童能量消耗不包括
   A. 基础代谢
   B. 生长所需
   C. 活动消耗
   D. 智力发展所需
   E. 食物的热力作用

2. 最能反映小儿生长发育,尤其是营养状况的重要敏感指标是
   A. 牙齿
   B. 体重
   C. 身高
   D. 皮下脂肪厚度
   E. 精神状况

3. 营养不良的早期表现是
   A. 体重不增
   B. 精神萎靡
   C. 皮肤干燥
   D. 肌张力减低
   E. 肌肉萎缩

4. 对下列婴幼儿中度营养不良的临床表现,说法正确的是
   A. 体重低于正常均值15%～25%
   B. 肌张力低下,肌肉萎缩
   C. 烦躁
   D. 腹部皮下脂肪厚度消失
   E. 身长明显低于正常

5. 重度营养不良患儿死亡的主要原因是
   A. 自发性低血糖
   B. 维生素缺乏
   C. 微量元素缺乏
   D. 感染
   E. 营养性贫血

6. 小儿患维生素D缺乏性佝偻病时,可表现为
   A. 血钙、血磷增高
   B. 烦躁
   C. 前囟增宽
   D. 前囟迟闭
   E. 肌张力增加

7. 造成维生素D缺乏性佝偻病的病因不包括
   A. 日光照射不足
   B. 摄入不足
   C. 户外活动过多
   D. 围生期维生素D摄入不足
   E. 生长速度过快

8. 佝偻病的预防措施不包括
   A. 尽量减少户外活动
   B. 合理喂养
   C. 补充维生素D
   D. 妊娠后期孕妇加服钙剂及维生素D
   E. 减少糖皮质激素药物的使用

9. 口服维生素D治疗佝偻病,改为预防量前应持续
   A. 1个月
   B. 2个月
   C. 3个月
   D. 6个月

E. 12 个月

10. 3~6 个月佝偻病患儿可见的体征是
   A. 颅骨软化
   B. 方颅
   C. 郝氏沟
   D. 肋骨串珠
   E. "O" 形腿

11. 7~8 个月佝偻病患儿可见的体征是
   A. 颅骨软化
   B. 方颅
   C. 郝氏沟
   D. 肋骨串珠
   E. "O" 形腿

12. 1 岁佝偻病患儿不可见的体征是
   A. 漏斗胸
   B. 鸡胸
   C. 郝氏沟
   D. 肋骨串珠
   E. 骨骼畸形

13. 2 岁以后佝偻病患儿可见的体征是
   A. 颅骨软化
   B. 方颅
   C. 郝氏沟
   D. 肋骨串珠
   E. 运动功能障碍

14. 肥胖患儿的代谢改变不正确的是
   A. 游离脂肪酸增加
   B. 生长激素减少
   C. 高密度脂蛋白增加
   D. 甘油三酯增加
   E. 血浆胆固醇增加

15. 肥胖最常见的年龄阶段是
   A. 新生儿期、婴儿期、2~3 岁
   B. 婴儿期、2~3 岁、学龄期
   C. 幼儿期、5~6 岁、学龄期
   D. 婴儿期、5~6 岁、青春期
   E. 幼儿期、学龄期、青春期

16. 佝偻病患儿初期血生化检查正确的是
   A. 25-(OH)D_3 升高
   B. PTH 升高
   C. 血钙升高
   D. 血磷升高
   E. 碱性磷酸酶降低

17. 佝偻病主要见于
   A. 1 岁以下小儿
   B. 2 岁以下小儿
   C. 3 岁以下小儿
   D. 4 岁以下小儿
   E. 5 岁以下小儿

18. 维生素 D 缺乏性手足搐搦症多见于
   A. 3 个月以下小儿
   B. 6 个月以下小儿
   C. 8 个月以下小儿
   D. 1 岁以下小儿
   E. 2 岁以下小儿

19. 维生素 D 缺乏性手足搐搦症患儿在惊厥发作时，最合适的处理是
   A. 迅速推入甘露醇
   B. 立即肌内注射维生素 D
   C. 先用镇静剂再用钙剂
   D. 先用钙剂再用镇静剂
   E. 立即静脉注射钙剂

20. 下列哪项检查对锌缺乏症的诊断最有价值
   A. 心电图检查
   B. X 线检查
   C. 电解质测定
   D. 空腹血清锌浓度测定
   E. 血常规检查

21. 婴儿期引起无热惊厥最常见的原因是
   A. 高钙血症
   B. 低钙血症
   C. 低钠血症

D. 高钠血症
E. 高钾血症

22. 维生素 D 缺乏性手足搐搦症患儿发生惊厥时，首先要
    A. 吸氧
    B. 应用钙剂
    C. 应用呼吸兴奋剂
    D. 保证呼吸道通畅
    E. 维生素 D 治疗

23. 维生素 A 缺乏症常见于
    A. 0～1 岁幼儿
    B. 1～2 岁幼儿
    C. 2～3 岁幼儿
    D. 3～4 岁幼儿
    E. 1～4 岁幼儿

二、多选题

1. 小儿患维生素 D 缺乏性佝偻病时，可表现为
   A. 前囟迟闭
   B. 出牙迟缓
   C. 前囟增宽
   D. 血钙血磷增高
   E. 肋骨串珠样改变

2. 造成维生素 D 缺乏性佝偻病的病因包括
   A. 日光照射不足
   B. 蛋白质热量摄入不足
   C. 药物影响
   D. 维生素 D 摄入不足
   E. 生长速度过快

3. 营养不良患儿的治疗原则包括
   A. 去除病因
   B. 输成分血
   C. 控制感染
   D. 治疗并发症
   E. 调整饮食

4. 重度营养不良患儿出现的临床表现是
   A. 皮下脂肪减少

B. 身高无影响
C. 消瘦
D. 抑郁、烦躁
E. 体温偏低

5. 肥胖 – 换气不良综合征的临床表现是
   A. 低氧血症
   B. 肺通气不足
   C. 继发性红细胞增多症
   D. 充血性心力衰竭
   E. 呼吸深长

6. 对营养不良患儿的护理正确的是
   A. 根据营养不良的程度、消化功能来调整饮食的量及种类
   B. 改善食欲，促进消化
   C. 与感染性疾病患儿应分室居住
   D. 计算补液量宜偏高
   E. 积极治疗原发病

7. 肥胖患儿控制饮食的措施正确的是
   A. 遵循逐渐减少的原则
   B. 低脂肪
   C. 优质高蛋白
   D. 低糖
   E. 青春期控制蛋白质摄入

8. 肥胖患儿适宜食用
   A. 胡萝卜
   B. 黄瓜
   C. 地瓜
   D. 苹果
   E. 竹笋

9. 小儿单纯性肥胖症的临床表现正确的是
   A. 常有疲劳感
   B. 脂肪积累以腰部及下腹部尤为显著
   C. 皮下脂肪增多分布均匀
   D. 皮脂积聚以四肢为主
   E. 皮脂积聚以面部为主

10. 小儿单纯性肥胖症的检查中正确的是

A. 甘油三酯增高
B. 胆固醇增高
C. 血生长激素水平减低
D. 低胰岛素血症
E. 血清白蛋白减低

A. 颅骨软化
B. 鸡胸
C. 前囟迟闭
D. 枕秃
E. 肋骨串珠

11. 小儿单纯性肥胖症的护理措施正确的是
    A. 控制饮食
    B. 适量运动
    C. 消除心理障碍
    D. 药物治疗
    E. 外科手术

12. 关于佝偻病的骨骼改变，描述不正确的是
    A. 出生后 1 岁出现方颅
    B. 1 岁半时前囟闭合
    C. 颅骨软化多见于 6 个月以上的患儿
    D. 下肢畸形见于 1 岁以内的患儿
    E. 出牙延迟至 1 岁或更晚

13. 维生素 D 缺乏性手足搐搦症的治疗原则为
    A. 补维生素 D
    B. 补钙
    C. 止惊
    D. 补矿物质
    E. 镇静

14. 关于维生素说法不正确的是
    A. 先用小剂量，逐渐加大剂量
    B. 病情轻重选择不同的剂量
    C. 剂量越大越好
    D. 剂量越小越安全
    E. 不同病期剂量相同

15. 肥胖儿实验室检查特点包括
    A. 血清甘油三酰增高
    B. 血清 β 脂蛋白增高
    C. 常有高胰岛素血症
    D. 血生长激素水平增高
    E. 胆固醇大多增高

16. 下列属于佝偻病激期骨骼改变的是

17. 关于维生素 B_1 正确的是
    A. 缺乏时可引起牙龈出血
    B. 广泛存在于谷类、豆类、坚果中
    C. 是水溶性维生素
    D. 缺乏时可引起消化系统、神经系统及心血管系统的症状
    E. 年长患儿的症状以水肿和周围神经炎为主

18. 针对佝偻病的健康教育，正确的是
    A. 孕母注意户外活动，补充维生素 D 和钙剂
    B. 坚持母乳喂养
    C. 尽量不户外活动
    D. 出生后 28 天每天给予维生素 D 400～800IU
    E. 及早添加辅食

19. 下列哪项是锌缺乏症的常见护理问题
    A. 营养失调（低于机体需要量）
    B. 有感染的危险
    C. 有体液不足的危险
    D. 知识缺乏
    E. 生长发育改变

20. 富含锌的食物包括
    A. 新鲜蔬菜
    B. 新鲜水果
    C. 肝
    D. 鱼
    E. 瘦肉

21. 维生素 B_1 缺乏的症状与体征正确的是
    A. 贫血
    B. 运动和感觉神经炎
    C. 心脏扩大

D. 水肿

E. 多尿

22. 若食物中必需脂肪酸缺乏，会影响人体的正常功能，可表现为
    A. 烦躁焦虑
    B. 伤口愈合不良
    C. 生长停滞
    D. 心肌收缩力降低
    E. 免疫功能下降

23. 优质蛋白主要来源于
    A. 动物
    B. 大豆蛋白质
    C. 乳类
    D. 新鲜蔬菜
    E. 新鲜水果

24. 下列属于体格发育评估指标的是
    A. 体重
    B. 身高（长）
    C. 腰围
    D. 胸围
    E. 皮下脂肪厚度

25. 营养不良的护理措施包括
    A. 注意补充热量和蛋白质
    B. 改善营养，调整饮食
    C. 重度营养不良应早期供应足够的热量
    D. 补液时速度要稍快
    E. 不应过快地更换原有饮食

26. 蛋白质－能量营养不良的病因包括
    A. 喂养不当
    B. 母乳不足
    C. 消化道畸形
    D. 低体重出生儿
    E. 过敏性肠炎

27. 蛋白质－能量营养不良可引起
    A. 低蛋白水肿
    B. 胆固醇浓度下降

C. 低渗性脱水

D. 高血糖

E. 体温偏低

28. 轻度营养不良的临床表现中正确的是
    A. 体重低于正常值15%～25%
    B. 腹部皮下脂肪＜0.4cm
    C. 肌张力正常
    D. 身高低于正常
    E. 出现烦躁

29. 中度营养不良的临床表现中正确的是
    A. 体重低于正常值15%～25%
    B. 腹部皮下脂肪＜0.4cm
    C. 肌张力正常
    D. 身高低于正常
    E. 出现烦躁

30. 重度营养不良的临床表现中正确的是
    A. 体重低于正常值＞40%
    B. 腹部皮下脂肪＜0.4cm
    C. 肌张力正常
    D. 身高明显低于正常
    E. 出现烦躁、萎靡

31. 蛋白质－能量营养不良并发症包括哪些
    A. 营养性贫血
    B. 感染
    C. 多种维生素缺乏
    D. 微量元素缺乏
    E. 自发性高血糖

32. 蛋白质－能量营养不良的辅助检查中正确的是
    A. 血清淀粉酶下降
    B. 脂肪酶下降
    C. 胆碱酯酶升高
    D. 转氨酶升高
    E. 胆固醇下降

33. 蛋白质－能量营养不良的治疗要点正确的是

A. 早期发现、早期治疗
B. 调整饮食
C. 消除病因
D. 控制感染
E. 纠正并发症

34. 下列哪项是蛋白质-能量营养不良的常见护理问题
    A. 营养失调（低于机体需要量）
    B. 有感染的危险
    C. 有体液不足的危险
    D. 知识缺乏
    E. 生长发育迟缓

35. 营养不良的并发症包括
    A. 营养性缺铁性贫血
    B. 感染性疾病
    C. 维生素 A 缺乏症
    D. 脑发育不全
    E. 自发性低血糖症

36. 儿童单纯性肥胖的病因有哪些
    A. 能量摄入太多
    B. 缺乏体育锻炼
    C. 遗传因素
    D. 精神创伤
    E. 饥饿中枢调节失衡

37. 肥胖症患儿的临床特征有
    A. 智力性发育正常
    B. 怕热多汗，易疲劳
    C. 肥胖-换气不良综合征
    D. 常有自卑心理
    E. 体格生长发育较正常儿迅速

38. 小儿肥胖症的治疗措施中最主要的是
    A. 手术治疗
    B. 饮食疗法
    C. 运动疗法
    D. 药物治疗
    E. 消除心理障碍

39. 小儿肥胖症的护理诊断有
    A. 营养失调（高于机体需要量）
    B. 体像紊乱
    C. 有感染的危险
    D. 焦虑
    E. 知识缺乏

40. 肥胖症患儿的饮食管理原则是
    A. 当减至年龄正常值以上时，不再严格控制饮食
    B. 宜选热量少体积大的食物
    C. 饮食要能满足患儿的食欲，不致引起饥饿的痛苦
    D. 体重不宜骤减，最初控制体重增加，以后逐渐下降
    E. 两餐间可供低热量的点心

41. 关于小儿单纯性肥胖，说法正确的是
    A. 体重超过同性别、同身高（长）正常个儿体重平均值的 30%~49% 者为中度肥胖
    B. 常有高血糖
    C. 培养良好的饮食习惯
    D. 查体可见脂肪主要分布于腹部
    E. 应多食用低脂肪、低碳水化合物、低蛋白食物

42. 对于儿童肥胖指标正确的是
    A. 超过同性别、同身高参照人群均值 10%~19% 为超重
    B. 超过同性别、同身高参照人群均值 20%~29% 为轻度肥胖
    C. 超过同性别、同身高参照人群均值 60% 为重度肥胖
    D. BMI＞同年龄、同性别的 95 百分位数可诊断为肥胖
    E. BMI＞同年龄、同性别的 85~95 百分位数可诊断为超重

43. 对于肥胖儿童的代谢及内分泌变化正确的是
    A. 对环境温度变化敏感

B. 易并发动脉硬化、冠心病等疾病
C. 嘌呤代谢异常
D. 生长激素减低
E. 高密度脂蛋白减少

44. 有关佝偻病的预防，说法正确的是
    A. 出生后1个月起补充维生素D
    B. 按时添加辅食，多晒太阳
    C. 1岁以后小儿一般不需要补充维生素D
    D. 孕妇及哺乳期的母亲应摄入富含维生素D的食物，多晒太阳
    E. 青春前期应注意预防晚发性佝偻病

45. 关于佝偻病激期治疗与护理，说法正确的是
    A. 增加富含维生素D及矿物质的食物
    B. 鼓励母亲多抱患儿到户外晒太阳
    C. 母亲妊娠后期保证维生素D摄入充足
    D. 补充维生素D
    E. 加强锻炼

46. 关于佝偻病早期的临床表现说法是正确的是
    A. 神经兴奋性降低
    B. 骨骼改变
    C. 颅骨软化
    D. 枕秃
    E. 烦躁不安

47. 关于佝偻病活动期的检查中正确的是
    A. 钙化带消失
    B. 干骺端呈梭子样改变
    C. 骨密度增加
    D. 骨皮质变薄
    E. 可有骨干弯曲畸形、青枝骨折

48. 关于佝偻病激期的血生化检查中正确的是
    A. PTH明显升高
    B. 血钙明显升高
    C. 血磷明显降低
    D. 碱性磷酸酶正常
    E. 25-(OH)D_3下降

49. 关于佝偻病治疗中正确的是
    A. 6个月婴儿应增加户外时间，尽量直射阳光
    B. 补充微量元素
    C. 合理饮食
    D. 活动期口服维生素D，连服6个月后改为1000~2000IU/d
    E. 补充适量钙剂

50. 关于佝偻病的护理措施正确的是
    A. 每日带患儿进行一定的户外活动
    B. 给予富含维生素D、钙和磷、蛋白质的食物
    C. 补充维生素D的同时应注意中毒情况
    D. 防止感染
    E. 加强锻炼

51. 关于佝偻病下列说法正确的是
    A. 新生儿出生第2周开始，给予维生素D 400~800IU/d至青春期
    B. 新生儿出生第1个月开始，给予维生素D 400~800IU/d至青春期
    C. 早产儿生后立即给予维生素D 800~1000IU/d
    D. 双胎儿出生第2周开始，给予维生素D 800~1000IU/d
    E. 早产儿补充维生素D，3个月后改为每日维生素D 400~800IU/d

52. 维生素D缺乏性手足搐搦症的典型表现包括
    A. 惊厥
    B. 手足抽搐
    C. 喉痉挛
    D. 烦躁
    E. 低热

53. 维生素D缺乏性手足搐搦症的惊厥常有的特点为
    A. 发作时间数秒至数分钟
    B. 缓解后多入睡
    C. 发作时大多意识丧失

D. 发作时间长时可伴有口唇发绀
E. 常伴有发热

54. 维生素 D 缺乏性手足搐搦症隐匿型常有的特点为
   A. 面神经征
   B. 惊厥
   C. 腓反射
   D. 陶瑟征
   E. 手足抽搐

55. 维生素 D 缺乏性手足搐搦症的治疗要点正确的是
   A. 立即吸氧，保持呼吸道通畅
   B. 喉痉挛者迅速将舌头拉出口外
   C. 5%的葡萄糖 1～2ml 缓慢静脉注射
   D. 惊厥反复发作时，应立即进行肌注钙剂
   E. 以上都正确

56. 维生素 D 缺乏性手足搐搦症常见的护理诊断正确的是
   A. 有窒息的危险
   B. 有受伤的危险
   C. 体液不足
   D. 营养失调（低于机体需要量）
   E. 知识缺乏

57. 维生素 D 中毒时会引起
   A. 血清 25－（OH）D_3 下降
   B. 肠吸收磷增加
   C. 血钙浓度过高
   D. 骨质疏松
   E. 肾萎缩

58. 维生素 A 缺乏常见于
   A. 1 个月以内婴儿
   B. 1 岁以内婴儿
   C. 2 岁儿童
   D. 3 岁儿童
   E. 4 岁儿童

59. 锌缺乏症的主要临床表现有

A. 生长发育过慢
B. 异食癖
C. 复发性口腔溃疡
D. 夜盲症
E. 秃发

60. 锌缺乏症的病因包括
   A. 长期单纯摄入乳类食物
   B. 吸收不良综合征
   C. 疾病因素
   D. 长期单纯摄入蛋白类食物
   E. 长期单纯摄入谷类食物

61. 锌缺乏症的治疗原则是
   A. 针对病因治疗原发病
   B. 饮食治疗
   C. 补充蛋白质
   D. 补充锌剂
   E. 补充液体

62. 维生素 A 缺乏症的临床表现主要为
   A. 暗适应力降低
   B. 角膜干燥
   C. 皮肤干燥、脱屑
   D. 毛发枯黄易脱落
   E. 出血症状

63. 维生素 A 的生理功能有
   A. 维持皮肤黏膜层的完整性
   B. 构成视觉细胞内的感光物质
   C. 促进生长发育
   D. 维护生殖功能
   E. 维持和促进免疫功能

64. 维生素 A 缺乏的病因有
   A. 先天储备不足
   B. 利用增加
   C. 排泄增加
   D. 摄入不足
   E. 吸收障碍

65. 维生素 A 缺乏的护理措施正确的是

A. 调节膳食
B. 补充维生素A
C. 预防感染
D. 保护眼睛，防止视觉障碍
E. 减轻疼痛

A. 摄入不足
B. 遗传因素
C. 需要量和消耗量增加
D. 吸收利用障碍
E. 药物影响

66. 维生素A缺乏症常见的护理诊断有哪些
   A. 营养失调（低于机体需要量）
   B. 体液不足
   C. 有感染的风险
   D. 疼痛
   E. 生长发育迟缓

72. 维生素C缺乏症的临床表现正确的是
   A. 面色苍白、体重减轻
   B. 牙龈出血
   C. 婴儿伴有巨幼细胞贫血
   D. 患肢疼痛
   E. 蛙状体位

67. 脚气病出现的病因包括
   A. 维生素B_1摄入不足
   B. 需要量增加
   C. 消化量增加
   D. 吸收利用障碍
   E. 食物中含有抗硫胺素因子

73. 维生素C缺乏症常见的护理诊断有哪些
   A. 营养失调（低于机体需要量）
   B. 体液不足
   C. 潜在并发心功能不全和惊厥发作
   D. 疼痛
   E. 躯体活动障碍

68. 维生素B_1缺乏症的临床表现有
   A. 乏力、倦怠
   B. 烦躁不安、神经淡漠
   C. 心力衰竭
   D. 肾衰竭
   E. 呼吸衰竭

74. 维生素C缺乏症常见的护理措施正确的是
   A. 提供富含维生素C的食物
   B. 减轻疼痛
   C. 补足液体
   D. 预防感染
   E. 观察生命体征

69. 维生素B_1缺乏症常见的护理诊断有哪些
   A. 营养失调（低于机体需要量）
   B. 体液不足
   C. 潜在并发心功能不全和惊厥发作
   D. 疼痛
   E. 生长发育迟缓

75. 锌缺乏症常见的护理诊断有哪些
   A. 营养失调（低于机体需要量）
   B. 有感染的危险
   C. 知识缺乏
   D. 生长发育迟缓
   E. 躯体活动障碍

70. 维生素B_1缺乏症的护理措施正确的是
   A. 补充富含维生素B_1的食物
   B. 给予维生素B_1制剂
   C. 观察病情
   D. 合理喂养儿童
   E. 只进食粗杂粮

76. 碘缺乏症常见的护理诊断有哪些
   A. 营养失调（低于机体需要量）
   B. 有感染的危险
   C. 疼痛
   D. 生长发育迟缓
   E. 知识缺乏

71. 维生素C缺乏症的病因有

77. 下列对碘缺乏症说法正确的是

A. 缺碘会影响脑发育，出现智力障碍
B. 胎儿期缺碘可引起早产、死产及先天畸形
C. 青春期严重缺碘可造成克汀症
D. 青春期缺碘会引起甲状腺功能低下
E. 儿童缺碘可引起甲状腺肿

78. 下列维生素 D 缺乏性手足搐搦症惊厥发作时的急救处理措施中，正确的有
    A. 立即使用止惊剂
    B. 立即肌注维生素 D
    C. 迅速补充钙剂
    D. 先用钙剂后用维生素 D
    E. 警惕喉痉挛发生

79. 维生素 D 缺乏症的患儿护理措施中正确的是
    A. 鼓励母亲多抱患儿到户外晒太阳
    B. 增加富含维生素 D 的辅食
    C. 补充钙剂
    D. 口服维生素 D
    E. 加强站立和行走锻炼

80. 营养不良的预防措施中包括
    A. 生长发育监测
    B. 指导合理喂养
    C. 培养良好饮食习惯
    D. 积极治疗疾病
    E. 早产儿给予静脉高营养

81. 属于肥胖患儿的护理措施是
    A. 采用低脂、低碳水化合物、高蛋白饮食
    B. 加大活动量，活动量越大越利于减肥
    C. 选择体积大、饱腹感明显而热能低的蔬菜食品
    D. 选择有效而又容易坚持的运动项目
    E. 消除心理负担，鼓励参加社交活动

三、共用题干题

(1~5 题共用题干)

患儿，女，1 岁，因夜间睡眠不安、多汗、易激惹就诊。查体：有鸡胸、郝氏沟，不能独自站立，血清钙磷乘积低于正常水平，碱性磷酸酶明显升高；X 线片显示骨质疏松，确诊为佝偻病激期。

1. 该患儿口服维生素 D 治疗的剂量和疗程为
   A. 每天 400~800IU，用 1 个月
   B. 每天 800~1000IU，用 1 个月
   C. 每天 10000~20000IU，用 1 个月
   D. 每天 10000~20000IU，用 3 个月
   E. 每次 20 万 IU，用 1 个月

2. 该患儿在口服维生素 D 时，错误的用法是
   A. 选用单纯的维生素 D 制剂
   B. 维生素 D 加入奶瓶中与牛乳同服
   C. 1 个月后改为预防量口服
   D. 维生素 D 油剂直接滴在患儿的舌上
   E. 口服维生素 D 前后加服钙剂

3. 对该患儿提出的护理诊断错误的是
   A. 营养失调（低于机体需要量）
   B. 生长发育迟缓
   C. 疼痛
   D. 有感染的危险
   E. 潜在并发症：骨骼畸形

4. 该患儿护理诊断为营养不足，近期目标最佳的是
   A. 运动及语言达到正常
   B. X 线片示骨密度恢复正常
   C. 碱性磷酸酶恢复正常
   D. 钙磷乘积恢复正常
   E. 易激惹、多汗等症状清失

5. 该患儿的护理措施不正确的是
   A. 尽量减少活动，防止进一步损伤
   B. 补充维生素 D
   C. 加强生活护理，防止感染
   D. 避免久坐久站，以防骨骼畸形
   E. 补充维生素 D 时注意防止中毒

(6~8 题共用题干)

患儿女，1 岁。患肺炎伴腹泻 3 周，进食少，近期嗜睡、乏力、头竖不直。查体：体重 6.5kg，表情淡漠，唇裂，面色灰白，呼吸不规则，约 30 次/分，双肺呼吸音粗，可闻及干湿啰音，HR 92 次/分，律齐，心音低钝，腹胀，肠鸣音减弱，皮肤弹性减退，皮下脂肪厚 0.4cm。

6. 目前危及该患儿生命的紧急情况为
   A. 低血糖症
   B. 低钠血症
   C. 低钙血症
   D. 低钾血症
   E. 酸中毒
7. 首先应进行的检查是
   A. 血糖测定
   B. 动脉血气分析
   C. 心电图
   D. 脑电图
   E. 血生化
8. 出院时需交代家长的最重要医嘱是
   A. 科学育儿，合理喂养
   B. 口服多种维生素
   C. 定期肌内注射苯丙酸诺龙
   D. 预防各类传染病
   E. 矫正唇裂畸形

(9~11题共用题干)
患儿女，1岁。主因睡眠不安、烦躁，双下肢出现严重的"O"形腿，到保健门诊就医，初步诊断为佝偻病。
9. 该患儿属于
   A. 佝偻病初期
   B. 佝偻病激期
   C. 佝偻病并发症期
   D. 佝偻病恢复期
   E. 佝偻病后遗症期
10. 此期给予口服维生素D
    A. 每天 400~800IU
    B. 每天 1000~2000IU
    C. 每天 2000~3000IU
    D. 每天 2000~4000IU
    E. 每天 4000~5000IU
11. 连服1个月后改预防量为
    A. 每天 4000~5000IU
    B. 每天 2000~4000IU
    C. 每天 1000~2000IU
    D. 每天 500~1000IU
    E. 每天 400~800IU

(12~14题共用题干)
患儿，女，1岁。腹泻2个月有余，发病以来食欲较差。查体：精神差，易烦躁，肌肉松弛，体重6.7kg，皮下脂肪厚度0.3cm。
12. 此期属于
    A. 轻度营养不良
    B. 中度营养不良
    C. 重度营养不良
    D. 维生素D缺乏性佝偻病
    E. 维生素B_1缺乏症
13. 为该患儿每天供给的热量应
    A. 有少量逐渐增至低于正常需要量
    B. 由少量迅速增至稍超过正常需要量
    C. 由少量逐渐增至超过正常需要量
    D. 由少量逐渐增至正常需要量
    E. 由少量迅速增至正常需要量
14. 为该患儿每天供给的蛋白质应
    A. 从每天1.5~2.0g/kg开始，逐步增加到每天3.0~4.5g/kg
    B. 从每天1.5~2.0g/kg开始，逐步增加到每天4.0~5.5g/kg
    C. 从每天1.5~2.0g/kg开始，逐步增加到每天5.0~5.5g/kg
    D. 从每天1.5~2.0g/kg开始，逐步增加到每天6.0~6.5g/kg
    E. 从每天1.5~2.0g/kg开始，逐步增加到每天6.5~7.0g/kg

(15~18题共用题干)
患儿男，7岁。体重33kg，重度肥胖，参加减肥夏令营。
15. 作为指导护士建议该患儿每天可按理想体重所需热量减少
    A. 5%
    B. 10%
    C. 15%
    D. 20%
    E. 25%
16. 指导该患儿每天活动坚持至少
    A. 0.5小时
    B. 1小时
    C. 2小时

D. 3小时
E. 4小时

17. 对于该患儿做法错误的是
    A. 尽量减少饮食
    B. 适量活动
    C. 增强自信心
    D. 鼓励患儿多参加集体活动
    E. 家庭参与度高

18. 对于该患儿的护理诊断错误的是
    A. 体像紊乱
    B. 肥胖
    C. 知识缺乏
    D. 体液过多
    E. 潜在并发症：糖尿病、高血压和高血脂

(19~21题共用题干)

患儿男，6个月。人工喂养，未加辅食。突发四肢抽动，持续了数分钟，手足抽搐。查体：T 37.2℃，颈软，按压有乒乓感，神经系统未见异常。

19. 该患儿的初步诊断为
    A. 化脓性脑膜炎
    B. 维生素B_1缺乏症
    C. 高热惊厥
    D. 维生素D缺乏性手足搐搦症
    E. 低血糖症

20. 首选的处理方法为
    A. 静脉注射10%葡萄糖溶液
    B. 立即用10%葡萄糖酸钙5~10ml加10%葡萄糖稀释后缓慢静脉注射
    C. 立即静注地西泮，再用10%葡萄糖酸钙5~10ml加10%葡萄糖稀释后缓慢静脉注射
    D. 立即肌内注射维生素D_3 20万U
    E. 10%水合氯醛静脉注射

21. 若患儿在服用维生素D的过程中出现恶心、倦怠，继而尿频、夜尿，尿中出现蛋白质、红细胞改变，则该患儿出现了
    A. 高钙血症
    B. 低钾血症
    C. 高钾血症
    D. 维生素D中毒

E. 脱水

(22~23题共用题干)

患儿，女，9个月。牛乳喂养，未加辅食，近半年来食欲差，精神不振，体重6.3kg，皮下脂肪0.3cm。

22. 该患儿首要的护理诊断是
    A. 营养不良（低于机体需要量）
    B. 自我形象紊乱
    C. 有感染的危险
    D. 潜在并发症：低血糖
    E. 知识缺乏

23. 对患儿的护理措施正确的是
    A. 饮食恢复应循序渐进
    B. 尽早高蛋白、高脂肪饮食
    C. 午后患儿易发生低血糖症，病情观察
    D. 食欲不佳者减少摄入量
    E. 尽快接种疫苗预防感染

(24~27题共用题干)

患者女，6个月，因哭闹、夜惊、多汗1个月入院，检查发现患儿出现枕秃，经确诊，为佝偻病初期。

24. 对于佝偻病初期的病因不正确的是
    A. 日光照射不足
    B. 蛋白质热量摄入不足
    C. 药物影响
    D. 维生素D摄入不足
    E. 生长速度过快

25. 下列的护理诊断哪项不妥
    A. 营养失调（低于机体需要量）
    B. 生长发育迟缓
    C. 有感染的危险
    D. 有受伤的危险
    E. 潜在并发症：低钙惊厥

26. 该患儿的护理要点是
    A. 加强体育锻炼
    B. 适当补充钙剂
    C. 注意保护性隔离
    D. 严密观察患儿病情
    E. 多做户外运动

27. 为患儿家长进行健康指导时，下列哪项不

妥

　　A. 避免户外活动

　　B. 增加含维生素 D 的食物

　　C. 适当补钙

　　D. 加强生活护理防止感染

　　E. 可选用鱼肝油丸

(28～29 题共用题干)

患儿，女，1 岁，以皮肤瘀点瘀斑、四肢疼痛入院。经检查，患儿确诊为维生素 C 缺乏症。

28. 对于患儿首要的护理诊断是

　　A. 知识缺乏

　　B. 营养失调（低于机体需要量）

　　C. 疼痛

　　D. 躯体活动障碍

　　E. 有感染的风险

29. 针对该患儿的护理措施不正确的是

　　A. 提供富含维生素 C 的食物

　　B. 纠正偏食，及时添加辅食

　　C. 使用药物减轻疼痛

　　D. 观察生命体征

　　E. 预防感染

(30～31 题共用题干)

患儿，3 个月，冬季出生，人工喂养，近日来夜啼不断，睡眠不安，头部多汗。查体可见枕秃，未见骨骼畸形，X 线无异常。

30. 该患儿是

　　A. 佝偻病初期

　　B. 佝偻病激期

　　C. 佝偻病恢复期

　　D. 佝偻病后遗症期

　　E. 维生素 A 缺乏

31. 针对佝偻病的健康教育中不正确的是

　　A. 指导家长每日带患儿进行一次户外活动

　　B. 6 个月以内的患儿不建议直接阳光直射

　　C. 新生儿生后即开始给以维生素 D 补充

　　D. 早产儿补充维生素 D 3 个月之后每日 400～800IU

　　E. 低体重儿补充维生素 D 3 个月之后每日 400～800IU

(32～34 题共用题干)

患儿女，2 岁，人工喂养，腹泻 2 周，伴厌食、乏力。查体：精神萎靡，方颅，乳牙萌出 12 颗，面色苍白，有鸡胸、郝氏沟及轻度"X"形腿；血清钙 1.9mmol/L，血清磷 1.0mmol/L，碱性磷酸酶 350U/L。

32. 该患儿可能的诊断为

　　A. 佝偻病初期

　　B. 佝偻病激期

　　C. 佝偻病恢复期

　　D. 佝偻病后遗症期

　　E. 微量元素缺乏

33. 若该患儿有身材矮小、智力低下，应与之相鉴别的疾病是

　　A. 肾性佝偻病

　　B. 维生素缺乏

　　C. 软骨营养不良

　　D. 巨幼细胞贫血

　　E. 甲状腺功能减退症

34. 该患儿的治疗方案是

　　A. 每日口服维生素 D 400IU，连服 3 个月，同时补充钙剂

　　B. 每日口服维生素 D 2000IU，2 周后改为预防量，同时补充钙剂

　　C. 肌内注射维生素 D 30 万 IU，2～3 个月后口服预防量，同时补充钙剂

　　D. 肌内注射维生素 D，30 万 IU，每个月 1 次，连续 3 次，同时补充钙剂

　　E. 每日口服维生素 D 4000IU，同时肌内注射维生素 D，30 万 IU，连续 1 个月

(35～37 题共用题干)

患儿男，1 岁，因精神萎靡、食欲低下、反应差入院。查体：烦躁不安，明显消瘦，肌肉松弛，体重 7.1kg，腹部皮下脂肪厚度 0.3cm，诊断为营养不良。

35. 该患儿属于

　　A. 正常状态

　　B. 轻度营养不良

　　C. 中度营养不良

　　D. 重度营养不良

　　E. 维生素 D 缺乏症

36. 该患儿辅助检查中最突出的变化是
    A. 血清白蛋白浓度降低
    B. 胰岛素样生长因子-1（IGF-1）水平下降
    C. 血清酶活性、血糖、血浆胆固醇水平降低
    D. 各种电解质、维生素及微量元素缺乏
    E. 生长激素分泌反而增多
37. 该患儿的并发症最严重的是
    A. 营养性贫血
    B. 体液不足
    C. 感染
    D. 维生素缺乏
    E. 自发性低血糖

（38~40题共用题干）

6个月女婴，4天来咳嗽，发热38~39℃。生后牛奶喂养，2个月来每天加鱼肝油2滴，平时多汗。查体：呼吸70次/分，心率184次/分，三凹征（+），有枕秃，按压枕骨有乒乓球感。

38. 此患儿应考虑为
    A. 支气管肺炎
    B. 支气管肺炎、心力衰竭
    C. 支气管肺炎、佝偻病
    D. 支气管肺炎、心力衰竭、佝偻病
    E. 支气管肺炎、佝偻病
39. 该患儿最可能为
    A. 佝偻病初期
    B. 佝偻病激期
    C. 佝偻病恢复期
    D. 佝偻病后遗症期
    E. 佝偻病中期
40. 对于此患儿，下列哪项属于骨样组织沉积形成的表现
    A. 肋膈沟
    B. 鸡胸
    C. 漏斗胸
    D. 郝氏沟
    E. 手、脚镯征

四、案例分析题

（1~4题共用题干）

患儿，男，6个月，人工喂养，因多次惊厥就诊。为突发惊厥，表现为两眼上翻，肢体抽搐，神志不清，持续数秒钟，过后如常，T 37℃，有枕秃和颅骨软化，血清钙1.65mmol/L。

1. 该患儿惊厥的主要原因是
    A. 维生素D缺乏
    B. 高热惊厥
    C. 癫痫发作
    D. 酸中毒
    E. 血清钙减少
    F. 维生素A缺乏
2. 该患儿采用哪项治疗
    A. 补充钙剂
    B. 每日口服维生素D剂2000~4000IU及钙剂，连服一个月之后改为每日400~800IU
    C. 每日口服维生素D剂800~1000IU及钙剂，连服一个月之后改为每日200~400IU
    D. 注射维生素D_3 30万IU，每2周注射一次，共2次，并口服钙剂
    E. 多晒太阳
    F. 注射维生素D_3 30万IU，每4周注射一次，共2次，并口服钙剂
3. 下列哪些不是人体维生素D的主要来源
    A. 紫外线照射皮肤而合成
    B. 动物肝脏中的维生素D
    C. 蛋黄中的维生素D
    D. 人乳中的维生素D
    E. 牛乳中的维生素D
    F. 蔬菜中的维生素D
4. 维生素D在体内羟化的最后脏器是
    A. 皮肤
    B. 骨骼
    C. 肾
    D. 肝
    E. 脾
    F. 心

（5~8题共用题干）

患儿女，1岁，体重6kg，身长70cm，精神萎靡，皮肤弹性差，腹部皮下脂肪0.3cm，肌肉

松弛。
5. 该患儿最可能为
   A. 佝偻病
   B. 轻度营养不良
   C. 中度营养不良
   D. 重度营养不良
   E. 中度脱水
   F. 维生素A不足
6. 该患儿最易发生的并发症是
   A. 营养性贫血
   B. 呼吸衰竭
   C. 鼻出血
   D. 口腔炎
   E. 肺炎
   F. 呼吸衰竭
7. 对该患儿提出的护理诊断正确的是
   A. 营养失调：低于机体需要量
   B. 有感染的危险
   C. 生长发育迟缓
   D. 潜在并发呼吸衰竭
   E. 潜在并发营养性贫血
   F. 潜在并发低血糖
8. 为促进其消化，改善食欲，应按医嘱给
   A. 各种消化酶
   B. 口服维生素D
   C. 锌制剂
   D. 钾制剂
   E. 口服维生素B
   F. 微量元素的补充

(9~12题共用题干)
患儿男，2岁，腹部皮下脂肪消失，肌肉萎缩，精神萎靡。
9. 该患儿最有可能是
   A. 佝偻病
   B. 轻度营养不良
   C. 中度营养不良
   D. 重度营养不良
   E. 中度脱水
   F. 维生素A缺乏
10. 早期诊断营养不良最敏感的指标是
    A. 前白蛋白
    B. 胰岛素样生长因子1
    C. 转铁蛋白
    D. 血浆铜蓝蛋白
    E. 甲状腺素结合前白蛋白
    F. 以上均不正确
11. 若患儿出现出汗、血压下降等休克表现并且出现了呼吸暂停，该患儿出现了
    A. 低钙血症
    B. 低钾血症
    C. 低血糖症
    D. 高渗性脱水
    E. 低渗性脱水
    F. 等渗性脱水
12. 对该患儿的护理措施正确的是
    A. 每日供给热量等于正常需要量
    B. 给予适量蛋白质
    C. 补充微量元素
    D. 密切观察患儿的病情变化
    E. 尽量不进行母乳喂养，给予辅食
    F. 建立良好的饮食习惯

(13~15题共用题干)
患儿男，17岁，身高170cm，体重90kg。
13. 该患儿属于
    A. 正常状态
    B. 轻度肥胖
    C. 中度肥胖
    D. 重度肥胖
    E. 超重
14. 建议家长提供的蛋白质、脂肪、糖各占
    A. 30%~35%、20%~25%、40%~45%
    B. 40%~45%、20%~25%、20%~25%
    C. 30%~35%、40%~45%、20%~25%
    D. 40%~45%、30%~35%、40%~45%
    E. 40%~45%、20%~25%、30%~35%
    F. 30%~35%、20%~25%、45%~50%
15. 对于该患儿的护理措施正确的是
    A. 每日摄入的热量应满足机体消耗的总热量
    B. 少量多餐，选择热量低的食物
    C. 运动疗法
    D. 增加交往技巧

E. 实施生长发育检测
F. 养成良好的饮食习惯

(16~19题共用题干)

患儿男,2岁。诊断为重度营养不良,因迁延性腹泻入院。今晨起突发神志不清、面色苍白、出冷汗。

16. 首先应采取的措施为
    A. 静注毛花苷丙
    B. 静注甘露醇
    C. 静注洛贝林
    D. 静注葡萄糖酸钙
    E. 静注高渗葡萄糖
    F. 静注生理盐水

17. 对该患儿调整饮食时,起始供给的热量为
    A. 35~45kcal/kg
    B. 45~55kcal/kg
    C. 60~80kcal/kg
    D. 80~100kcal/kg
    E. 100~120kcal/kg
    F. 120~150kcal/kg

18. 给予营养不良患儿肌注苯丙酸诺龙的目的是
    A. 增强机体抵抗力
    B. 促进机体蛋白质合成
    C. 促进机体脂肪合成
    D. 促进机体糖原合成
    E. 促进营养物质的消化吸收
    F. 以上均正确

19. 为预防营养不良,下列护理措施正确的是
    A. 生长发育监测
    B. 指导合理喂养
    C. 培养良好饮食习惯
    D. 积极治疗疾病
    E. 早产儿给予静脉高营养
    F. 注意维生素及微量元素的补充

(20~22题共用题干)

患儿男,9个月。多汗,夜惊。查体:方颅,前囟大,佝偻病手、足镯,血钙、血磷降低,碱性磷酸酶升高。

20. 此病最有可能是

A. 佝偻病初期
B. 佝偻病激期
C. 佝偻病恢复期
D. 佝偻病后遗症期
E. 佝偻病中期
F. 佝偻病后期

21. 下列护理措施正确的是
    A. 指导合理喂养
    B. 操作轻柔以防骨折
    C. 多抱患儿到户外晒大阳D
    D. 添加含维生素D的食物
    E. 提倡进行站立锻炼
    F. 保持室内空气清新

22. 此患儿在服用药物时出现腹泻症状,此时针对此病人的说法正确的是
    A. 继续口服维生素D
    B. 采用大剂量突击疗法,维生素肌注
    C. 适量补充钙剂
    D. 适量补充微量营养素
    E. 外科手术
    F. 加强体格锻炼

(23~25题共用题干)

患儿,1岁。夜间烦躁不安,多汗。体检发现有颅骨软化,胸廓畸形,"X"形腿。血钙2mmol/L,血磷1.0mmol/L,碱性磷酸酶310U/L。诊断为佝偻病激期。

23. 对于此患儿的护理措施正确的是
    A. 护理操作轻柔
    B. 胸廓畸形可以进行俯卧位抬头展胸运动
    C. 衣着柔软、宽松
    D. 补充维生素D
    E. 指导家长带患儿每周一次的户外活动
    F. 补充维生素C

24. 下列给家长带患儿活动的建议中,正确的是
    A. 下肢畸形做抬头展胸运动
    B. 被动锻炼时要用力牵拉
    C. 胸廓畸形做肌肉按摩运动
    D. "X"形腿按摩内侧肌群
    E. "X"形腿按摩外侧肌群
    F. "O"形腿按摩外侧肌群

25. 对此患儿家属宣教内容中不正确的是
    A. 夏季多晒太阳
    B. 维生素D的剂量可根据不同季节而调整
    C. 在服用维生素D的同时，应避免过量服用
    D. 在服用维生素D的同时，应注意维生素D中毒的表现
    E. 指导家长进行户外活动，调整饮食的方法
    F. 选择富含维生素D、钙和磷的蛋白质食物

(26~28题共用题干)
患儿女，6个月。冬季出生，人工喂养。平时睡眠不安、多汗，今日晒太阳后突然出现全身抽搐5~6次，每次1分钟左右，抽搐停止后一切活动正常，T 37.8℃。

26. 针对该患儿的症状应首先考虑
    A. 癫痫
    B. 低血糖症
    C. 高热惊厥
    D. 佝偻病
    E. 维生素D缺乏性手足搐搦症
    F. 维生素A缺乏症

27. 针对此症状的临床表现除上述外不包括
    A. 面神经征
    B. 腓反射
    C. 陶瑟征
    D. 喉痉挛
    E. 胸廓畸形
    F. 夜盲症

28. 针对此患儿的护理措施不正确的是
    A. 遵医嘱立即给以镇静剂、钙剂
    B. 静脉注射钙剂时缓慢推注
    C. 给予吸氧，保持呼吸道通畅
    D. 尽量减少户外活动
    E. 指导家长合理喂养
    F. 静脉注射钙剂时快速推注

(29~31题共用题干)
患儿男，5个月。人工喂养，因喉痉挛入院，呼吸困难，患儿脸色发绀，经诊断为维生素D缺乏性手足搐搦症。

29. 针对此患儿应立即进行
    A. 立即给予10%葡萄糖酸钙5~10ml加入10%葡萄糖液5~20ml缓慢静脉注射
    B. 静脉注射地西泮
    C. 立即将舌头拉出口外
    D. 10%水合氯醛灌肠
    E. 肌注地西泮
    F. 立即输注生理盐水

30. 对于此患儿提出的护理诊断正确的是
    A. 焦虑
    B. 自我形象紊乱
    C. 知识缺乏
    D. 有窒息的危险
    E. 有受伤的危险
    F. 营养失调（低于机体需要量）

31. 为了防止窒息，所做的措施正确的是
    A. 立即进行吸氧
    B. 立即用压舌板压住舌头
    C. 将患儿头偏向一侧，清除口腔分泌物，保持呼吸道通畅
    D. 在上下门齿间放置牙垫
    E. 必要时进行气管切开或气管插管
    F. 使用镇静剂

(32~35题共用题干)
患儿女，3岁。冬季出生，人工喂养。平时睡眠不安、多汗，今出现手足痉挛，双手腕部弯曲，拇指向掌心。

32. 此病最有可能是
    A. 癫痫
    B. 低血糖症
    C. 高热惊厥
    D. 佝偻病
    E. 维生素D缺乏性手足搐搦症
    F. 维生素A缺乏症

33. 该患儿手足搐搦症发病机制中不同于佝偻病的是
    A. 维生素D严重缺乏
    B. 钙磷乘积下降
    C. 甲状旁腺功能亢进
    D. 甲状旁腺反应迟钝

E. 神经系统发育异常
F. 消化系统发育正常

34. 该症的治疗原则是
   A. 补钙—止惊—补维生素 D
   B. 补钙—补维生素 D—止惊
   C. 止惊—补钙—补维生素 D
   D. 止惊—补维生素 D—补钙
   E. 补维生素 D—止惊—补钙
   F. 补维生素 D—补钙—止惊

35. 对于此患儿治疗中正确的是
   A. 进行吸氧，保持呼吸道通畅
   B. 10% 水合氯醛灌肠
   C. 给予10% 葡萄糖酸钙 5～10ml 加入10% 葡萄糖液 5～20ml 缓慢静脉滴注
   D. 肌注地西泮
   E. 在惊厥的同时服用钙剂
   F. 惊厥反复发作时可进行钙剂注射每日 2～3 次

(36～38 题共用题干)
患儿男，4 岁，主诉在暗光下视力减退，黄昏时视物不清，持续 3 周，伴随眼部发干。

36. 该患儿最有可能的疾病为
   A. 营养不良
   B. 维生素 A 缺乏
   C. 维生素 B_1 缺乏
   D. 锌缺乏
   E. 维生素 D 缺乏
   F. 维生素 C 缺乏

37. 关于维生素 A 的作用，下列说法正确的是
   A. 维持皮肤黏膜层的完整性
   B. 构成视觉细胞内的感光物质
   C. 参与铁代谢
   D. 促进生长发育发育
   E. 促进免疫功能
   F. 促进消化功能

38. 对于此患儿的护理措施不正确的是
   A. 鼓励母乳喂养，及时添加富含维生素 A 的辅食
   B. 动作轻柔，防止受伤
   C. 预防其他感染的发生
   D. 遵医嘱给予大剂量维生素 A，有利于治疗成功
   E. 用消毒鱼肝油滴双眼
   F. 加强眼部护理

(39～41 题共用题干)
患儿男，2 岁。皮肤干燥，智力发展落后，经诊断为维生素 A 缺乏症。

39. 对于此病的病因不包括
   A. 婴儿生后给予太多的维生素 A
   B. 利用增加
   C. 排泄增加
   D. 摄入不足
   E. 吸收障碍
   F. 先天储备不足

40. 针对此患儿的护理措施正确的是
   A. 供给足够维生素 A 的食品
   B. 遵医嘱给予静脉注射维生素 A
   C. 用消毒鱼肝油滴双眼
   D. 注意保护性隔离
   E. 预防过量维生素 A 的摄入
   F. 预防感染

41. 对于给家长进行健康宣教的内容正确的是
   A. 维生素 A 可以维护皮肤黏膜的完整性
   B. 维生素 A 可以维持和促进免疫功能
   C. 指导家长进行合理喂养
   D. 在预防的同时要多给予维生素 A 的摄入
   E. 防止感染
   F. 保护眼睛，防止视觉障碍

(42～44 题共用题干)
患儿男，2 岁，主诉在暗光下视力减退，黄昏时视物不清，持续 3 周，伴随眼部发干。经检查，角膜软化、溃疡，诊断为维生素 A 缺乏症。

42. 对于该患儿眼睛的护理措施正确的是
   A. 眼部护理时动作应轻柔
   B. 用消毒鱼肝油滴双眼
   C. 5% 氯霉素滴眼液
   D. 1% 阿托品散瞳，防止虹膜粘连
   E. 切勿压迫眼球，以免角膜穿孔
   F. 预防感染

43. 在治疗的过程中不正确的是
   A. 口服维生素 A 制剂，每日 7500～

15000μg
B. 口服维生素 A 制剂，两日后减少至 500μg
C. 口服维生素 A 制剂，两日后减少至 1500μg
D. 若出现症状加重，可深部注射维生素 AD 注射剂
E. 加强对眼部的护理
F. 口服维生素 A 制剂，每日 5000～7500μg

44. 该患儿在治疗期间因头痛、呕吐，考虑有可能是
    A. 上呼吸道感染
    B. 食物中毒
    C. 维生素 A 过量
    D. 维生素 A 缺乏症加重
    E. 出现的副作用
    F. 出现其他症状

(45～49 题共用题干)
患儿男，2 个月，因哭声无力、吸吮无力、精神萎靡入院，经检查为维生素缺乏。

45. 该患儿最有可能哪种维生素缺乏
    A. 维生素 C
    B. 维生素 D
    C. 维生素 A
    D. 维生素 B_1
    E. 维生素 B_2
    F. 维生素 E

46. 对于此病症的病因包括
    A. 摄入不足
    B. 需要量增加
    C. 食物中含有抗硫胺素因子
    D. 消耗量增加
    E. 吸收利用障碍
    F. 以上均不正确

47. 除患儿已有的临床表现外，维生素 B_1 缺乏症的临床表现还可能有
    A. 乏力、倦怠
    B. 烦躁不安、神经淡漠
    C. 心力衰竭
    D. 哭声无力、吸吮无力
    E. 视物模糊

F. 体格、智能发展落后

48. 关于此病的说法正确的是
    A. 维生素 B_1 是水溶性维生素
    B. 维生素 B_1 是脂溶性维生素
    C. 南方发病率较高
    D. 硫胺素缺乏会影响糖代谢
    E. 硫胺素缺乏会影响脂肪酸及能量代谢
    F. 北方发病率较高

49. 对于此患儿的护理措施正确的是
    A. 及时添加换乳期食物
    B. 遵医嘱给以补充维生素 B_1
    C. 及时观察病情
    D. 向家人宣教相关知识
    E. 一直进食粗粮
    F. 指导乳母加强营养

(50～52 题共用题干)
患儿女，1 岁。因皮肤瘀点瘀斑，牙龈出血入院，诊断为维生素缺乏。

50. 该患儿最有可能缺乏哪种维生素
    A. 维生素 A
    B. 维生素 B_1
    C. 维生素 C
    D. 维生素 D
    E. 维生素 E
    F. 维生素 B_2

51. 除了此患儿的临床表现，对该症状还有哪些临床症状
    A. 倦怠、厌食
    B. 面色苍白、体重减轻
    C. 哭声无力、吸吮无力
    D. 患肢肿胀、牙痛明显
    E. 巨幼细胞贫血
    F. 出现夜盲症

52. 针对此患儿的护理措施不正确的是
    A. 纠正偏食，提供辅食
    B. 遵医嘱给予维生素 C 口服或静脉注射
    C. 增强锻炼
    D. 密切观察患儿的生命体征
    E. 预防感染
    F. 注意保护隔离

(53～55题共用题干)

患儿女,8岁,因体重不增入院。检查结果:血清淀粉酶、脂肪酶、胆碱酯酶等下降,胆固醇下降,经诊断为营养不良。

53. 营养不良易导致营养性贫血,此贫血以哪种最常见
    A. 缺铁性贫血
    B. 巨幼细胞性贫血
    C. 出血性贫血
    D. 溶血性贫血
    E. 再生障碍性贫血
    F. 地中海贫血

54. 针对此患儿的护理措施中正确的是
    A. 调整饮食,补充营养物质
    B. 遵医嘱给予消化酶及B族维生素肌注
    C. 保持皮肤干燥、清洁,防止皮肤破损
    D. 密切观察患儿的病情变化
    E. 向患儿家长介绍育儿知识
    F. 坚持户外活动

55. 对于此患儿家长进行健康宣教的内容中不正确的是
    A. 饮食调整的原则是由少到多、由稀到稠、循序渐进,逐渐增加饮食
    B. 食物中应该富含维生素和微量元素
    C. 如果胃肠道良好,尽量选择口服给药
    D. 如果患儿食欲差、吞咽困难,应选静脉营养
    E. 帮助患儿建立良好的饮食习惯
    F. 给予新鲜蔬菜和水果,应以少量逐渐增多,以免引起腹泻

第十章

消化系统疾病患儿的护理

一、单选题

1. 小儿1岁时食管的长度约为
   A. 10cm
   B. 12cm
   C. 15cm
   D. 20cm
   E. 25cm

2. 1岁小儿的胃容量为
   A. 10～20ml
   B. 20～30ml
   C. 30～60ml
   D. 90～150ml
   E. 250～300ml

3. 小儿容易发生肠扭转和肠套叠的原因是
   A. 肠道比较柔软
   B. 肠道的吸收面积大
   C. 肠系膜长，活动度大
   D. 肠道屏障功能太强
   E. 肠蠕动协调能力差

4. 正常新生儿开始排胎便的时间是
   A. 出生后6小时内
   B. 出生后12小时内
   C. 出生后24小时内
   D. 出生后36小时内
   E. 出生后48小时内

5. 小儿秋冬季腹泻的病原体是
   A. 轮状病毒
   B. 柯萨奇A组病毒
   C. 柯萨奇B组病毒
   D. 白色念珠菌
   E. 金黄色葡萄球菌

6. 患儿出现鹅口疮的病原体是
   A. 轮状病毒
   B. 柯萨奇A组病毒
   C. 柯萨奇B组病毒
   D. 白色念珠菌
   E. 金黄色葡萄球菌

7. 新生儿食管下端贲门肌发育不成熟，常发生胃食管反流，此症状一般在小儿多大时可消失
   A. 1～2个月
   B. 2～4个月
   C. 4～6个月
   D. 6～8个月
   E. 8～10个月

8. 婴儿肠道相对成人较长，一般为身长的
   A. 1～3倍
   B. 3～4倍
   C. 5～7倍
   D. 7～10倍
   E. 10～15倍

9. 生理性腹泻多见于
   A. 3个月以内的婴儿
   B. 6个月以内的婴儿
   C. 8个月以内的婴儿
   D. 10个月以内的婴儿
   E. 11个月以内的婴儿

10. 下列哪种口炎可产生流行趋势
    A. 单纯性口炎
    B. 鹅口疮
    C. 口角炎
    D. 疱疹性口炎
    E. 溃疡性口炎

11. 脱水患儿经补液后血容量恢复的最主要指标是
    A. 皮肤弹性恢复
    B. 血压恢复正常
    C. 眼窝凹陷恢复
    D. 面色红润
    E. 尿量增加

12. 对轻型腹泻患儿的首要护理是
    A. 保持皮肤的完整性
    B. 控制感染
    C. 调整饮食
    D. 加强口腔护理
    E. 详细记录出入量

13. 关于小儿生理性腹泻，描述正确的是
    A. 多见于1岁小儿
    B. 影响小儿的生长发育
    C. 添加换乳期食物之后，仍然出现腹泻症状
    D. 可出现脱水症状
    E. 外观虚胖，常见湿疹

14. 判断脱水性质最有效的指标是
    A. 体重
    B. 尿量
    C. 血钠浓度
    D. 血钾浓度
    E. 面色

15. 婴幼儿腹泻时易发生的酸碱平衡紊乱是
    A. 呼吸性酸中毒
    B. 呼吸性碱中毒
    C. 代谢性碱中毒
    D. 代谢性酸中毒
    E. 混合性酸中毒

16. 10%葡萄糖200ml、生理盐水300ml、1.4%碳酸氢钠100ml，其混合液的张力是
    A. 1/2张
    B. 1/3张
    C. 2/3张
    D. 1/4张
    E. 1/5张

17. 区别轻、重型婴幼儿腹泻的主要指标是
    A. 病程长短
    B. 营养不良的程度
    C. 大便次数
    D. 生命体征的变化
    E. 有无水、电解质紊乱

18. 新生儿和小婴儿胃食管反流的适宜体位是
    A. 平卧位
    B. 俯卧位
    C. 右侧卧位
    D. 左侧卧位
    E. 仰卧位

19. 小儿急性肠套叠灌肠复位的禁忌证是
    A. 时间超过12小时伴高热
    B. 时间超过24小时伴脱水
    C. 时间超过24小时伴精神萎靡、休克
    D. 时间超过48小时伴精神萎靡、休克
    E. 时间超过72小时伴精神萎靡、休克

20. 对于急性坏死性小肠结肠炎，有助于清除肠坏死组织的治疗是
    A. 应用抗生素
    B. 禁食
    C. 手术治疗
    D. 应用胰蛋白酶
    E. 胃肠减压

21. 坏死性小肠结肠炎患儿经治疗好转，可以进食的指征是
    A. 呕吐腹泻停止

B. 排气排便

C. 大便隐血转阴，腹胀消失

D. 安静不哭闹

E. 体温正常，精神好

22. 先天性巨结肠最常见的临床表现是
    A. 发育迟缓
    B. 腹泻
    C. 腹痛
    D. 顽固性便秘
    E. 发热

23. 先天性巨结肠最严重的并发症是
    A. 发育迟缓
    B. 贫血
    C. 营养不良
    D. 肛裂
    E. 小肠结肠炎

24. 肠套叠复位的首选疗法是
    A. 中药灌肠
    B. 空气灌肠
    C. 钡剂灌肠
    D. 水压灌肠
    E. 盐水灌肠

25. 小儿腹泻引起周围循环衰竭时，应用下列哪种溶液扩容
    A. 1:2 液
    B. 2:1 液
    C. 1:3 液
    D. 1:4 液
    E. 3:1 液

26. 侵袭性细菌性肠炎共同的临床表现中，最具特点的是
    A. 呕吐
    B. 腹泻
    C. 腹痛
    D. 便秘
    E. 排黏液血便

27. 脱水时补液的速度取决于
    A. 液体张力
    B. 液体种类
    C. 脱水程度和大便量
    D. 大便性质
    E. 排尿的速度和量

28. 鹅口疮的特点是
    A. 口腔黏膜出现大小不等的溃疡
    B. 口腔黏膜出现大小不等的疱疹
    C. 口腔黏膜可见充血水肿
    D. 齿龈红肿，触之易出血
    E. 口腔黏膜出现白色乳凝块样小片状物

29. 患儿，男，出生后48小时内未排胎粪，腹胀明显，经检查诊断为先天性巨结肠，给予手术治疗，对术后的护理措施，不正确的是
    A. 术后及时进食
    B. 观察体温、大便情况
    C. 若大便次数增多，肛门处有脓液流出，怀疑盆腔感染
    D. 若术后有腹胀，无排气排便，可能是吻合口狭窄
    E. 指导家长术后两周进行扩肛

30. 患儿女，出生后1周出现黄疸，皮肤由黄色转为暗绿色，腹部膨隆，对于此疾病不必采用哪项检查
    A. 实验室检查
    B. 超声检查
    C. 放射性核素显影
    D. 大便检查
    E. 十二指肠引流液分析

31. 患儿，女，10个月，以哭闹不止入院。体检：右上腹可触及表面光滑的囊性肿块，T 38℃，诊断为先天性胆管扩张症，对该患儿进行了手术治疗。对该患儿的术后护理措施不正确的是
    A. 严密监测患儿的生命体征
    B. 适当约束患儿，防止导管脱出

C. 保持导管的通畅
D. 术后禁止进行母乳喂养
E. 给家长心理支持

32. 患儿男，日龄3天。呕吐，腹胀，X线显示低位肠梗阻。该患儿最可能的诊断是
   A. 先天性肥厚性幽门狭窄
   B. 先天性巨结肠
   C. 肠旋转不良
   D. 单纯性便秘
   E. 肠闭锁

33. 患儿，女，10个月，三天来排绿色粪便，大便4~5次/天，经诊断婴儿正常，家长非常焦虑，在对家长进行健康宣教时关于健康儿童粪便的说法错误的是
   A. 母乳喂养儿粪便可为黄色或金黄色
   B. 母乳喂养儿粪便可为绿色、不臭
   C. 母乳喂养儿粪便呈现酸性
   D. 人工喂养儿粪便呈酸性
   E. 人工喂养儿粪便呈灰黄色或淡黄色

二、多选题

1. 小儿肠套叠的临床表现中，一般会出现
   A. 腹痛
   B. 发热
   C. 呕吐
   D. 腹部包块
   E. 便血

2. 关于小儿肝脏发育，描述正确的是
   A. 年龄越小，肝脏相对越小
   B. 肝细胞发育不完善
   C. 婴幼儿在右肋缘下1~2cm易触及
   D. 肝脏解毒能力较差
   E. 6岁后肋缘下不能触及

3. 下列哪种病原体可引起溃疡性口炎
   A. 链球菌
   B. 大肠埃希菌
   C. 金黄色葡萄球菌
   D. 肺炎链球菌
   E. 白色念珠菌

4. 关于小儿腹泻的饮食管理，描述正确的是
   A. 严重脱水患儿禁食2天
   B. 严重呕吐患儿暂时禁食
   C. 母乳喂养患儿暂停辅食
   D. 频繁呕吐时，人工喂养患儿暂禁食4~6小时
   E. 恢复人工喂养，奶可由稀到稠

5. 关于婴儿肠道的特点，描述不正确的是
   A. 长度短、面积大
   B. 肠系膜相对较长，致脱肛发生较多
   C. 直肠较长，易发生肠套叠
   D. 母乳喂养儿肠道内以双歧杆菌为主
   E. 人工喂养儿肠道内以致病性大肠埃希菌为主

6. 3个月内小儿不宜喂淀粉类食物的原因不包括
   A. 口腔黏膜娇嫩
   B. 唾液腺发育不成熟
   C. 胃容量小，易发生肠套叠
   D. 胃排空慢
   E. 胃酸分泌少

7. 符合小儿消化系统解剖特点的有
   A. 婴儿食管下端贲门括约肌发育良好
   B. 幽门括约肌发育不成熟
   C. 胃呈水平位
   D. 1岁小儿胃容量250~300ml
   E. 新生儿胃容量仅30~60ml

8. 符合足月新生儿口腔解剖特点的有
   A. 出生时已具备较好的吞咽功能
   B. 唇肌、咀嚼肌发育良好
   C. 两颊脂肪垫发育良好
   D. 口腔黏膜湿润
   E. 有较好的吸吮功能

9. 关于婴儿口炎说法正确的是
   A. 鹅口疮由白色念珠菌感染所致

B. 疱疹性口炎可由单纯疱疹病毒Ⅰ型感染所致
C. 溃疡性口炎主要由链球菌、大肠埃希菌、金黄色葡萄球菌、肺炎链球菌、铜绿假单胞菌等引起
D. 鹅口疮多见于新生儿
E. 溃疡性口炎多见于婴幼儿

10. 属于先天性巨结肠并发症的是
    A. 小肠结肠炎
    B. 肠穿孔
    C. 败血症
    D. 肠息肉
    E. 肺炎

11. 关于婴幼儿病毒性肠炎的治疗措施，正确的是
    A. 调整饮食
    B. 控制肠道内外感染
    C. 尽早使用抗生素
    D. 纠正水、电解质紊乱
    E. 护理红臀，预防皮肤完整性破损

12. 小儿腹泻发生低钙血症的原因有
    A. 大便丢失钙
    B. 合并活动性佝偻病
    C. 酸中毒时离子钙减少
    D. 输液后血钙被稀释
    E. 进食少，吸收不良

13. 鹅口疮的临床表现包括
    A. 无全身症状
    B. 齿龈、颊部等处均有乳凝块附着
    C. 病变可影响消化道、呼吸道等
    D. 发热
    E. 口腔黏膜无红肿，不影响喂奶

14. 关于肠套叠的特点，描述不正确的是
    A. 1~2 岁小儿最多见
    B. 女婴比男婴多见
    C. 消瘦、营养不良儿多见
    D. 患儿有剧烈阵发性肠绞痛，间歇期如健康小儿
    E. 不会合并肠管坏死、肠穿孔

15. 低渗性脱水的临床表现为
    A. 易出现休克现象
    B. 口渴不明显
    C. 血 Na$^+$ 浓度 <105mmol/L
    D. 因发生脑细胞水肿可出现嗜睡昏迷
    E. 严重可导致脑血栓形成

16. 关于婴幼儿生理性腹泻的描述，正确的是
    A. 外观虚胖，常有湿疹
    B. 生后不久便会出现腹泻
    C. 无呕吐等消化道症状
    D. 食欲好，不影响生长发育
    E. 大便次数较多

17. 为防止婴幼儿腹泻交叉感染，可采取的措施有
    A. 注意病室通风环境消毒
    B. 食具、尿布专用
    C. 注意隔离患儿
    D. 对腹泻患儿的粪便进行消毒处理
    E. 给予抗生素预防感染

18. 小儿胃食管反流的病因包括
    A. 小儿食管下端贲门肌功能障碍
    B. 食管清除能力降低
    C. 食管黏膜的屏障功能破坏
    D. 胃排空能力低下
    E. 胃内压增高

19. 胃食管反流患儿的手术指征有
    A. 内科治疗 2~3 周无效，有严重并发症
    B. 严重食管炎伴溃疡、狭窄
    C. 有严重的呼吸道并发症
    D. 合并严重神经系统疾病
    E. 有食管裂孔疝

20. 关于小儿秋季腹泻的叙述，正确的是
    A. 起病急，病初即出现呕吐
    B. 大便次数多、量多，呈黄色或淡黄色

C. 4岁以上多见
D. 大便水样或蛋花汤样，无腥臭味
E. 为非自限性疾病

21. 关于坏死性小肠结肠炎，说法正确的是
    A. 3~9岁儿童多见
    B. 发病高峰在夏秋季节
    C. 发病急
    D. 与C型产气荚膜梭状芽胞杆菌的毒素有关
    E. 一般无需禁食

22. 婴幼儿腹泻的饮食治疗中，正确的是
    A. 母乳喂养患儿可继续哺乳，但应暂停辅食
    B. 人工喂养者可喂等量米汤或水稀释的牛奶
    C. 严重呕吐者应禁食、禁水4~6小时
    D. 病毒性肠炎应暂停乳类喂养，改为豆制代乳品
    E. 腹泻停止后继续给予营养丰富的饮食

23. 婴幼儿腹泻的预防措施中正确的是
    A. 提倡母乳喂养
    B. 科学添加辅食
    C. 断奶不限季节
    D. 注意饮食卫生
    E. 注意气候变化

24. 急性肠套叠的护理措施有
    A. 密切观察患儿呕吐、腹部包块情况
    B. 观察手术后的患儿，注意维持胃肠减压功能
    C. 注意有无水电解质紊乱
    D. 把握由口进食的时机
    E. 注意观察腹痛的特点和部位

25. 灌肠疗法适用于
    A. 病程在24小时以内肠套叠患儿
    B. 患儿全身情况良好
    C. 肠套叠超过48~72小时
    D. 疑有肠坏死的小肠型肠套叠
    E. 患儿无腹胀、无明显脱水及电解质紊乱

26. 关于小儿口炎的护理，正确的是
    A. 根据不同病因进行不同的药物治疗
    B. 进食后漱口，保持口腔黏膜湿润和清洁
    C. 及时清除口腔分泌物，保持皮肤干燥
    D. 纠正小儿吮指、不刷牙等不良习惯
    E. 进食以高能量、高蛋白富含维生素的温凉流质或半流质为宜

27. 幼儿腹泻的治疗原则是
    A. 调整适当限制饮食
    B. 纠正水、电解质紊乱和酸碱平衡
    C. 加强护理
    D. 合理用药，控制感染
    E. 严密观察病情，对症治疗

28. 疱疹性口炎的临床表现包括
    A. 发热
    B. 口腔黏膜出现单个或成堆的小疱疹
    C. 齿龈红肿，触之易出血
    D. 迅速破溃后形成浅表溃疡
    E. 多个小溃疡形成不规则的大溃疡

29. 轮状病毒肠炎的特点包括
    A. 6个月至2岁多发
    B. 夏季为发病季节
    C. 病初发热、呕吐，继之腹泻
    D. 黏液脓血便
    E. 易并发脱水、碱中毒

30. 引起侵袭性肠炎的主要细菌有
    A. 侵袭性大肠埃希菌
    B. 空肠弯曲菌
    C. 耶尔森菌
    D. 白色念珠菌
    E. 沙门菌

31. 小儿腹泻静脉补液的原则包括
    A. 循环衰竭时用1:2液扩容
    B. 遵循先快后慢、先盐后糖、见尿补钾的原则

C. 累积损失量 8～12 小时输完，滴速 5ml/（kg·h）

D. 累积损失量 8～12 小时输完，滴速 8～10ml/（kg·h）

E. 继续丢失量和生理需要量 12～16 小时输完，滴速 5ml/（kg·h）

32. 肠套叠患儿术后护理措施不正确的有
    A. 术后即可进食
    B. 术后记录胃肠减压的量和性质
    C. 拔除胃肠引流管后即可随意进食
    D. 排气、排粪后，可进食
    E. 拔除胃肠引流管后，仍不可进食

33. 先天性巨结肠根治术的术后护理正确的是
    A. 术后 6 小时即可给予流食
    B. 胃肠减压防止腹胀
    C. 按医嘱尽量不应用抗生素
    D. 密切观察体温、大便情况
    E. 术后 1 周左右开始每天扩肛一次

34. 慢性腹泻病患儿营养支持的治疗方案是
    A. 强调继续饮食
    B. 糖源性腹泻选择无乳糖奶粉
    C. 牛奶蛋白过敏选择氨基酸为基础的特殊配方奶粉
    D. 早期使用肠外营养
    E. 定期监测体重

35. 婴儿腹泻伴低钾血症的临床表现正确的是
    A. 心音高亢
    B. 腹胀
    C. 肠鸣音增强
    D. 腱反射减弱或消失
    E. 烦躁不安

36. 对于婴幼儿胃食管反流的护理措施正确的是
    A. 睡眠时宜采用仰卧位及左侧卧位
    B. 母乳喂养增加喂养次数
    C. 发育迟缓者可管饲喂养
    D. 遵医嘱给药并观察药物的不良反应
    E. 保持胃肠减压，做好引流护理

37. 关于婴幼儿胃食管反流的用药，正确的是
    A. 不能吞服时应将药片研碎
    B. 服用西沙必利时不可与橘子汁同服
    C. 在服药期间应进行高脂饮食
    D. 西咪替丁应当在进餐前服用
    E. 多潘立酮应在进餐前半小时服用

38. 婴幼儿经常发生腹泻的原因包括
    A. 消化系统发育不成熟
    B. 生长发育快
    C. 机体防御功能差
    D. 肠道菌群失调
    E. 人工喂养

39. 对于小儿发生肠道感染的说法正确的是
    A. 病毒感染以轮状病毒最常见
    B. 细菌感染以大肠埃希菌最为常见
    C. 病毒感染以大肠埃希菌最常见
    D. 细菌感染以轮状病毒最常见
    E. 真菌感染以白色念珠菌最为常见

40. 小儿在秋冬季容易发生腹泻，下列说法正确的是
    A. 多见于 6 个月以内的婴幼儿
    B. 潜伏期多为 1 周
    C. 常伴有上呼吸道感染症状
    D. 大便次数多，多呈黄色或淡黄色
    E. 大便呈蛋花汤样，有腥臭味

41. 对金黄色葡萄球菌性肠炎的说法正确的是
    A. 多继发于使用大量抗生素后
    B. 与菌群失调有关
    C. 大便呈黄色或淡黄色
    D. 大便镜检有大量的脓细胞
    E. 大便量多，带有黏液

42. 对于患儿腹泻的说法正确的是
    A. 呕吐严重者应禁食禁水 4～6 小时
    B. 病毒性肠炎应进行乳类喂养
    C. 腹泻逐渐停止后应恢复营养丰富的饮食

D. 轻度脱水可进行口服补液
E. 重度脱水可进行静脉补液

43. 诊断肠套叠可用的辅助检查有
    A. 腹部 B 超
    B. CT
    C. 水压灌肠
    D. 空气灌肠
    E. 钡剂灌肠

44. 对于先天性巨结肠的说法正确的是
    A. 患儿出现胎粪排出延迟
    B. 患儿出现呕吐、营养不良
    C. 先天性巨结肠的并发症有小肠结肠炎、肠穿孔及继发感染
    D. 术前两天按医嘱进行口服抗生素
    E. 术后两周左右开始进行扩肛

45. 下列对先天性胆道闭锁的临床表现，说法正确的是
    A. 先天性胆道闭锁的特征性表现为肝脾肿大
    B. 婴儿出生时无黄疸，1～2周出现
    C. 2～3个月可发展为门静脉高压
    D. 不及时治疗会出现发育迟缓
    E. 先天性胆道闭锁患儿可因肝性脑病而死亡

46. 下列对于先天性胆道疾病的护理说法正确的是
    A. 术前应积极纠正低蛋白血症、贫血、电解质及酸碱平衡紊乱
    B. 做好肠道术前准备
    C. 麻醉清醒后取头高位
    D. 保持引流通畅
    E. 术后尽早恢复母乳喂养

47. 下列对于先天性胆道疾病的护理说法正确的是
    A. 胆瘘及腹部切口裂开是术后主要的并发症
    B. 切口裂开的直接原因是引流不通畅

C. 切口裂开多发生于术后 3～7 天
D. 患儿突然出现哭闹不安应警惕胆肠瘘
E. 腹带保护可有效防止切口裂开

48. 对先天性直肠肛管畸形的说法正确的是
    A. 直肠肛管畸形是胚胎发育期发生障碍的结果
    B. 先天性直肠肛管畸形的患儿出生后24小时无胎粪流出
    C. 若发现无肛门或异位瘘口即可确诊
    D. 多数须经过手术治疗
    E. 手术后有感染的危险

49. 下列关于肠炎的说法正确的是
    A. 轮状病毒肠炎好发于秋冬季
    B. 产毒性细菌引起的肠炎好发于秋冬季
    C. 侵袭性细菌性肠炎大便有腥臭味
    D. 出血性大肠埃希菌肠炎大便镜检有大量红细胞
    E. 金黄色葡萄球菌肠炎大便呈黄色或淡黄色

50. 下列关于胃食管反流的说法正确的是
    A. 新生儿和婴幼儿以呕吐为主要表现
    B. 年长儿以反酸、反胃最为常见
    C. 反流物会引起反复的呼吸道感染
    D. 早产儿会表现出窒息和呼吸暂停
    E. 患儿表现为营养不良

51. 口炎患儿可提出的护理诊断为
    A. 口腔黏膜受损
    B. 体温过高
    C. 疼痛
    D. 营养失调（低于机体需要量）
    E. 知识缺乏

52. 下列关于健康儿童粪便的说法正确的是
    A. 母乳喂养儿粪便呈黄色或金黄色
    B. 母乳喂养儿粪便呈酸性
    C. 人工喂养儿粪便呈淡黄色或灰黄色
    D. 人工喂养儿粪便呈中性或碱性
    E. 添加谷类、蛋、肉、蔬菜后，粪便性状

逐渐接近于成人

E. 可发生水、电解质紊乱，酸中毒

53. 符合生理性腹泻特点的是
    A. 多见于6个月以上母乳喂养儿
    B. 多见外观虚胖，面有湿疹
    C. 出生后不久大便每天4~6次
    D. 一般食欲、精神良好
    E. 体重增长正常

54. 属于婴幼儿腹泻的易感因素是
    A. 消化酶分泌少
    B. 胃酸分泌少
    C. 消化道负担小
    D. 胃肠道 SIgA 量少
    E. 人工喂养儿牛奶易被污染

55. 婴幼儿腹泻病因中，属于非感染因素的是
    A. 食源性腹泻
    B. 轮状病毒感染
    C. 症状性腹泻
    D. 过敏性腹泻
    E. 气候骤变

56. 长期应用广谱抗菌素可能诱发的肠炎是
    A. 迁延性肠炎
    B. 大肠埃希菌肠炎
    C. 慢性肠炎
    D. 金黄色葡萄球菌肠炎
    E. 真菌性肠炎

57. 属于轮状病毒肠炎特点的是
    A. 多见于6个月至2岁小儿
    B. 多发生于秋季
    C. 常伴有上呼吸道症状
    D. 全身中毒症状不明显
    E. 大便有腥臭味

58. 属于大肠埃希菌肠炎特点的是
    A. 多发生于秋季
    B. 全身中毒症状较明显
    C. 产毒性大肠埃希菌肠炎呈蛋花汤样便
    D. 侵袭性大肠埃希菌肠炎呈黏液脓血便

59. 下列符合轻型婴幼儿腹泻临床表现的是
    A. 偶有呕吐或溢乳
    B. 每日腹泻数十次
    C. 大便中仅见脂肪球
    D. 无明显中毒症状
    E. 无脱水和电解质紊乱

60. 中度脱水的临床表现有
    A. 精神明显萎靡
    B. 皮肤黏膜干燥
    C. 眼窝明显凹陷
    D. 尿量明显减少
    E. 血压明显下降

61. 高渗性脱水的临床特点是
    A. 失水大于失钠
    B. 血清钠 <130mmol/L
    C. 主要为细胞内脱水
    D. 表现为烦渴、脱水热
    E. 无明显外周循环衰竭

62. 婴幼儿腹泻导致代谢性酸中毒的原因有
    A. 腹泻丢失大量碱性物质
    B. 腹泻致饥饿性酮症
    C. 组织灌流不足，乳酸堆积
    D. 肾血流量不足，酸性代谢产物堆积
    E. 酸性物质摄入过多

63. 代谢性酸中毒的表现是
    A. 呼吸浅促
    B. 精神萎靡，烦躁不安
    C. 口唇樱桃红色
    D. 昏睡、昏迷
    E. 新生儿症状不典型

64. 重型腹泻可能引起
    A. 低钠血症
    B. 低钾血症
    C. 低钙血症
    D. 低镁血症

E. 代谢性碱中毒

65. 符合低钾血症临床表现的是
    A. 神经肌肉兴奋性增高
    B. 精神萎靡
    C. 腱反射减弱
    D. 肠鸣音减弱
    E. 心电图出现U波

三、共用题干题

(1~2题共用题干)
患儿,女,2个月,口腔黏膜出现白色乳凝块状物,不易拭去。

1. 为患儿做口腔护理,最宜选用的溶液是
    A. 0.1%醋酸溶液
    B. 2%硼酸溶液
    C. 2%碳酸氢钠溶液
    D. 0.02%呋喃西林溶液
    E. 1%过氧化氢溶液

2. 常选用的药物是
    A. 利巴韦林
    B. 制霉菌素
    C. 青霉素
    D. 金霉素
    E. 西瓜霜

(3~5题共用题干)
患儿,男,1岁,体温38℃,在口腔黏膜上发现成簇的小疱疹。

3. 该患儿是由于感染哪种病毒所致
    A. 链球菌
    B. 金黄色葡萄球菌
    C. 单纯疱疹病毒Ⅰ型
    D. 白色念珠菌
    E. 大肠埃希菌

4. 为患儿做口腔护理,最宜选用的溶液是
    A. 0.1%醋酸溶液
    B. 2%硼酸溶液
    C. 2%碳酸氢钠溶液
    D. 0.02%呋喃西林溶液
    E. 3%过氧化氢溶液

5. 对该患儿提出的首要护理诊断为

A. 口腔黏膜受损
B. 体温过高
C. 疼痛
D. 营养失调(低于机体需要量)
E. 知识缺乏

(6~8题共用题干)
患儿,男,2岁。腹泻1周伴有呕吐,眼窝凹陷,精神萎靡,血压64/40mmHg。

6. 小儿重度脱水丢失水分占体重的
    A. <5%
    B. 5%~7%
    C. 8%~10%
    D. >10%
    E. >20%

7. 静脉补钾,浓度一般不超过
    A. 0.1%
    B. 0.2%
    C. 0.3%
    D. 0.4%
    E. 0.5%

8. 判断腹泻患儿脱水程度的指标除外
    A. 精神状态
    B. 尿量
    C. 摄入量
    D. 皮肤弹性
    E. 前囟情况

(9~10题共用题干)
患儿,男,10个月。发热,呕吐伴腹泻3天,无尿8小时。查体:精神萎靡,前囟眼窝深陷,皮肤有花纹,脉细速,四肢厥冷。

9. 该患儿最可能出现了
    A. 败血症
    B. 低钾血症
    C. 代谢性酸中毒
    D. 休克
    E. 中毒性脑病

10. 首选的治疗措施是
    A. 抗感染
    B. 补钾
    C. 纠酸

D. 扩容
E. 抗病毒

(11~13题共用题干)

患儿，女，9个月。人工喂养，因腹泻、呕吐2天，伴口渴尿少半天，门诊以"婴儿腹泻伴脱水"收入院。体检：枕秃，脱水征明显，精神萎靡，呼吸深快，口唇呈樱桃红色。

11. 患儿补液过程中出现腹胀，心音低钝，肠鸣音减弱，最可能出现了
 A. 低钠血症
 B. 低钙血症
 C. 低钾血症
 D. 低镁血症
 E. 中毒性肠麻痹

12. 经补液治疗后该患儿突然出现惊厥，应首先考虑
 A. 中毒性脑病
 B. 化脓性脑膜炎
 C. 低钙血症
 D. 低镁血症
 E. 低钠血症

13. 治疗该患儿的惊厥，首选的药物是
 A. 生理盐水
 B. 地塞米松
 C. 硫酸镁
 D. 葡萄糖酸钙
 E. 地西泮

(14~15题共用题干)

患儿，男，10个月。呕吐、腹泻3天入院，大便10~15次/天，蛋花汤样，伴呕吐3~4次，皮肤弹性差，肢端凉。大便镜检偶见白细胞。

14. 该患儿腹泻的病原体最可能是
 A. 金黄色葡萄球菌
 B. 轮状病毒
 C. 产毒性大肠埃希菌
 D. 侵袭性大肠埃希菌
 E. 白色念珠菌

15. 根据脱水程度，首选的治疗方案是
 A. 1/3张含钠液60ml/kg，8~12小时滴完
 B. 1/2张含钠液120ml/kg，12小时滴完
 C. 1/2张含钠液120ml/kg，8~12小时滴完
 D. 1/3张含钠液60ml/kg，快速滴完
 E. 2/3张含钠液120ml/kg，12小时滴完

(16~18题共用题干)

患儿，女，5个月。因湿疹、腹泻入院，该患儿生后不久便出现腹泻，生长发育良好，食欲好。

16. 该患儿最有可能是
 A. 病毒性肠炎
 B. 金黄色葡萄球菌肠炎
 C. 生理性腹泻
 D. 迁延性腹泻
 E. 慢性腹泻

17. 该患儿的护理措施中哪项不正确
 A. 口服补液
 B. 护理患儿前后要洗手
 C. 选择吸水性较强的尿布
 D. 每次便后用温水清洁臀部
 E. 若吸水性较强的尿布不存在时可用塑料布、橡皮布代替

18. 对患儿家长进行健康教育时，哪项说法不正确
 A. 避免在秋冬季节断奶
 B. 注意饮食卫生
 C. 食物要新鲜，使用的器具要进行消毒
 D. 加强体育锻炼
 E. 避免长期使用抗生素

(19~22题共用题干)

患儿女，8个月。阵发性哭闹、呕吐8小时，黏液样血便2次，腹部有腊肠样包块，无发热症状。

19. 该患儿首先考虑为
 A. 急性肠套叠
 B. 生理性腹泻
 C. 病毒性肠炎
 D. 营养不良
 E. 急性坏死性小肠结肠炎

20. 该患儿行空气灌肠复位应该在
 A. 24小时内

B. 48小时内
C. 72小时内
D. 一周内
E. 1个月内

21. 该患儿复位成功的指征不包括
    A. 面色红润有光泽
    B. 不再呕吐
    C. 腹部包块消失
    D. X线下杯口影消失，空气顺利进入小肠
    E. 口服活性炭后可从粪便中见到黑色炭迹

22. 该患儿手术治疗后证明胃肠功能恢复正常的指标是
    A. 安静不哭闹
    B. 停止呕吐
    C. 排气、排便
    D. 腹部包块消失
    E. 面色红润有光泽

(23~25题共用题干)
患儿，男，3岁。突然出现持续性腹痛，伴腹泻、腹胀、呕吐，为红色果酱样血便，伴特殊腥臭味。查体：T 38.3℃，神情淡漠，腹部不固定性压痛。

23. 该患儿首先考虑
    A. 腹泻
    B. 先天性巨结肠
    C. 急性坏死性小肠结肠炎
    D. 肠套叠
    E. 病毒性肠炎

24. 对该患儿应采取的饮食管理措施是
    A. 禁食，胃肠减压
    B. 高热量饮食
    C. 高维生素饮食
    D. 少渣饮食
    E. 低脂饮食

25. 该患儿宜采取的体位是
    A. 仰卧位
    C. 俯卧位
    C. 侧卧位或半卧位
    D. 坐位
    E. 膝胸卧位

(26~28题共用题干)
患儿，男，10个月。平时发育、营养正常，人工喂养。近一周来腹泻，大便16~20次/天，蛋花汤样，伴低热，偶有呕吐1天。查体：精神萎靡，皮肤弹性差，眼窝凹陷，四肢凉，皮肤弹性差，血压64/45mmHg，血清钠浓度123mmol/L。

26. 该患儿的临床诊断是
    A. 婴幼儿腹泻轻型
    B. 婴幼儿腹泻重型
    C. 急性坏死性小肠结肠炎
    D. 消化不良轻型
    E. 消化不良重型

27. 该患儿脱水的程度是
    A. 轻度脱水
    B. 中度脱水
    C. 重度脱水
    D. 低渗性脱水
    E. 高渗性脱水

28. 该患儿脱水的性质是
    A. 低渗性脱水
    B. 等渗性脱水
    C. 高渗性脱水
    D. 中度脱水
    E. 重度脱水

(29~31题共用题干)
患儿，男，10个月。呕吐、腹泻3天入院，大便10~15次/天，蛋花汤样，伴呕吐3~4次，皮肤弹性差，肢端凉。大便镜检偶见白细胞，经检查诊断为轮状病毒肠炎。

29. 对此患儿辅助检查不包括
    A. 血常规
    B. 腹部B超
    C. 大便常规
    D. 病原学检查
    E. 血液生化

30. 对此患儿提出的护理诊断哪项不正确
    A. 腹泻
    B. 体液不足
    C. 营养失调（低于机体需要量）
    D. 体温过高

E. 有皮肤完整性受损的危险
31. 对该患儿的护理措施正确的是
   A. 使用抗生素预防感染
   B. 禁食禁水4~6小时
   C. 使用塑料布或橡皮布
   D. 局部皮肤发生溃疡时,可以采用暴露疗法
   E. 对于重度脱水的患者立即进行口服补液

(32~34题共用题干)
患儿,男,2岁。呕吐、腹泻1天,突然脐周阵发性腹痛,恶心呕吐,大便增多,初为蛋花汤样,后呈赤豆汤血水便,腥臭、无脓,腹胀。查体:T 39℃,腹软,不固定压痛,未触及包块。
32. 该患儿最可能的诊断是
   A. 腹泻
   B. 坏死性小肠结肠炎
   C. 细菌性痢疾
   D. 病毒性肠炎
   E. 肠套叠
33. 目前对该患儿最主要的护理措施是
   A. 补液
   B. 肛管排气
   C. 禁食胃肠减压
   D. 营养支持
   E. 预防感染
34. 对该患儿的护理措施不正确的是
   A. 密切观察生命体征
   B. 立即进行手术治疗
   C. 预防感染
   D. 保证液体入量
   E. 详细记录大便的量及性状

(35~36题共用题干)
患儿,女,3个月。出生后48小时未排胎便,经灌肠后排便,诊断为先天性巨结肠。
35. 该患儿可能合并的疾病是
   A. 小肠结肠炎
   B. 腹泻
   C. 病毒性肠炎
   D. 消化性溃疡
   E. 肥胖症

36. 对该患儿的护理措施不正确的是
   A. 观察体温、大便情况
   B. 指导家长术后即开始扩肛
   C. 禁食至肠蠕动恢复
   D. 训练排便习惯,以改善排便情况
   E. 更换伤口敷料以防感染

(37~38题共用题干)
患儿,男,10个月。因腹部过大入院,经检查诊断为先天性胆道闭锁。
37. 此患儿出现的特征性表现为
   A. 黄疸
   B. 肝脾肿大
   C. 食欲不振
   D. 腹泻、呕吐
   E. 发育迟缓
38. 对此患儿的实验室检查中说法错误的是
   A. 血清胆红素降低
   B. 谷丙转氨酶增高
   C. 谷草转氨酶增高
   D. 碱性磷酸酶增高
   E. 血浆低密度脂蛋白-X(LP-X)>5000mg/L

(39~42题共用题干)
患儿,男,10个月。腹泻2天,大便每天10次左右,尿少,眼泪少,呼吸快,唇红,血清钠浓度138mmol/L,皮肤弹性差。
39. 该患儿诊断为
   A. 轻度等渗脱水,酸中毒
   B. 中度低渗脱水,酸中毒
   C. 重度低渗脱水,酸中毒
   D. 中度等渗脱水,酸中毒
   E. 重度等渗脱水,酸中毒
40. 若患儿有明显循环衰竭,早期扩容宜选用
   A. 2:1等渗含钠液
   B. 1:1等张含钠液
   C. 2:3:1含钠液
   D. 4:3:2含钠液
   E. 0.9%氯化钠溶液
41. 该患儿补钾静脉滴注时间应不少于
   A. 2~5小时

B. 6~8 小时
C. 9~12 小时
D. 12~16 小时
E. 16~24 小时

42. 每 250ml 葡萄糖溶液中加 10% 氯化钾溶液最多不得超过
   A. 5ml
   B. 5.5ml
   C. 6ml
   D. 7.5ml
   E. 8ml

四、案例分析题

(1~3 题共用题干)

患儿，男，3 岁。呕吐、腹泻 1 天，突然脐周阵发性腹痛，恶心呕吐，大便增多，初为蛋花汤样，后呈赤豆汤血水便，腥臭、无脓，腹胀。查体：T 39℃，腹软，不固定压痛，未触及包块，诊断为急性坏死性小肠结肠炎，遵医嘱给予 ORS 液补充。

1. 该症状的主要病变部位为
   A. 空肠
   B. 十二指肠
   C. 回肠
   D. 升结肠
   E. 降结肠
   F. 横结肠

2. 常用 ORS 液内不含
   A. 氯化钠
   B. 氯化钾
   C. 氯化钙
   D. 氯化镁
   E. 葡萄糖
   F. 碳酸氢钠

3. 关于 ORS 液应用，错误的说法是
   A. 多用于中度以下的脱水
   B. 服用 ORS 期间不要饮白开水
   C. 出现水肿应停服 ORS 液
   D. 新生儿不宜用 ORS 液
   E. 明显腹胀者不宜用 ORS 液
   F. 多用于轻度的脱水

(4~6 题共用题干)

患儿，男，10 个月。阵发性剧烈哭叫，面色苍白、呕吐、血便 12 小时，查体发现 0.3cm 腹部包块。

4. 其原因应首先考虑
   A. 颅内出血
   B. 肠套叠
   C. 腹部肿瘤
   D. 饥饿
   E. 消化不良
   F. 腹泻

5. 肠套叠的特点是
   A. 1~2 岁小儿最多见
   B. 女婴比男婴多见
   C. 营养不良儿多见
   D. 患儿有剧烈阵发性肠绞痛，间歇期如健康小儿
   E. 不会合并肠管坏死、肠穿孔
   F. 消瘦儿多见

6. 对该患儿进行灌肠，灌肠复位成功的表现下列说法正确的是
   A. 拔出肛管后排出大量带臭味的黏液血便
   B. 拔出肛管后排出大量黄色粪水
   C. 患儿安静、不再哭闹
   D. 触不到原来的包块
   E. 给予活性炭，6~8 小时后见大便内有炭末排出
   F. 呕吐停止

(7~9 题共用题干)

患儿，女。因大便次数增多，出现呕吐入院，大便呈蛋花汤样，无腥臭味，诊断为腹泻。

7. 引起该患儿腹泻的病原体是
   A. 轮状病毒
   B. 柯萨奇 A 组病毒
   C. 柯萨奇 B 组病毒
   D. 致病性大肠埃希菌
   E. 白色念珠菌
   F. 金黄色葡萄球菌

8. 此肠炎的多发年龄是
   A. 新生儿
   B. 6 个月以下

C. 6个月至2岁
D. 3~5岁
E. 6岁以上
F. 8岁以上

9. 对此患儿的护理措施正确的是
   A. 详细记录出入水量
   B. 加强臀部护理
   C. 腹胀时应注意有无低钾血症
   D. 急性腹泻早期应使用止泻剂
   E. 急性腹泻早期应使用抗生素
   F. 呕吐频繁者应禁食补液

(10~13题共用题干)
患儿，女，1岁。呕吐、腹泻3天，12小时无尿。查体：精神萎靡，前囟、眼窝凹陷，皮肤弹性差，四肢厥冷。

10. 该患儿的脱水程度是
    A. 轻度脱水
    B. 中度脱水
    C. 重度脱水
    D. 不脱水
    E. 休克
    F. 以上都不正确

11. 首选的治疗应是
    A. 4:3:2液，150ml/kg，静脉滴注
    B. 1:2等张含钠液20ml/kg，静脉推注
    C. 2:1等张含钠液20ml/kg，静脉推注
    D. 4:3:2液，180ml/kg，静脉推注
    E. 2:3:1液，180ml/kg，静脉滴注
    F. 1:1等张含钠液20ml/kg，静脉滴注

12. 患儿首要考虑的护理问题
    A. 腹泻
    B. 有体液不足的危险
    C. 营养失调（低于机体需要量）
    D. 有皮肤完整性受损的危险
    E. 知识缺乏
    F. 焦虑

13. 对该患儿的护理措施说法正确的是
    A. 遵医嘱补液，维持水电解质及酸碱平衡
    B. 遵医嘱使用抗生素控制感染
    C. 选用塑料布的尿布
    D. 选用橡皮布的尿布

E. 局部皮肤溃烂可采用暴露法
F. 密切观察患儿的生命体征

(14~17题共用题干)
患儿，男，5个月。混合喂养，腹泻2个月，大便每天5~6次，稀便或糊状便，无脓血，体重6.2kg，食欲良好。

14. 最可能的诊断是
    A. 感染性腹泻
    B. 慢性腹泻
    C. 生理性腹泻
    D. 饮食性腹泻
    E. 迁延性腹泻
    F. 病理性肠炎

15. 对此疾病描述正确的是
    A. 多见于6~24个月小儿
    B. 可影响小儿的生长发育
    C. 食欲欠佳
    D. 可出现脱水症状
    E. 外现虚胖，常见湿疹
    F. 患儿除了大便次数增多以外，没有其他症状

16. 患儿诊断为中度脱水，该患儿体内丢失约为
    A. 200ml
    B. 400ml
    C. 600ml
    D. 750ml
    E. 1000ml

17. 针对该患儿的治疗，不正确的是
    A. 庆大霉素
    B. 利巴韦林
    C. 氨苄西林
    D. 氟哌酸
    E. 添加辅食及给予助消化药
    F. 禁食、禁水

(18~20题共用题干)
患儿，女，1岁。因食欲不佳就诊。查体：口腔内出现溃疡，呈灰白色，T 39℃。

18. 该患儿最有可能是
    A. 单纯性口炎

B. 鹅口疮

C. 口角炎

D. 疱疹性口炎

E. 溃疡性口炎

F. 手足口病

19. 该患儿可能感染了

A. 轮状病毒

B. 单纯疱疹病毒Ⅰ型

C. 柯萨奇B组病毒

D. 白色念珠菌

E. EB病毒

F. 链球菌

20. 清洁该患儿的口腔应选择

A. 3%过氧化氢溶液

B. 2%碳酸氢钠溶液

C. 生理盐水

D. 1%高锰酸钾溶液

E. 制霉菌素溶液

F. 0.1%利凡诺溶液

(21~24题共用题干)

患儿，女，10个月，因腹泻1周入院。入院查体：精神萎靡，哭闹无泪，眼窝、前囟明显凹陷，四肢凉，诊断为婴儿腹泻，重度脱水。

21. 下列最有意义的体征是

A. 精神萎靡

B. 四肢厥冷，脉搏触诊极弱

C. 哭无泪，眼眶凹陷

D. 皮肤弹性差

E. 口腔黏膜干燥

F. 出现红臀

22. 补充血容量、纠正休克后，对该患儿的病情观察最重要的是

A. 体温变化

B. 有无低血钙表现

C. 大便情况

D. 第一次排尿情况

E. 酸中毒表现

F. 脉搏变化

23. 护理腹泻患儿时，下列措施正确的是

A. 详细记录出入液量

B. 加强臀部护理

C. 腹胀时注意有无低钾血症

D. 大量使用抗生素

E. 频繁呕吐者应禁食、静脉补液

F. 应禁食禁水

24. 护理该患儿时为了防止红臀的发生，责任护士给患儿进行臀部护理。患儿局部清洗后，红臀处涂药宜选择的药物是

A. 红霉素软膏

B. 制霉菌素

C. 百多邦软膏

D. 清鱼肝油软膏

E. 达克宁软膏

F. 生理盐水

(25~27题共用题干)

患儿，女，7个月。因腹泻入院，精神尚好，皮肤弹性稍差，轻度眼窝下陷，尿稍少，四肢不凉。

25. 该患儿的脱水程度是

A. 轻度脱水

B. 中度脱水

C. 重度脱水

D. 不脱水

E. 重度脱水伴酸中毒

F. 重度脱水伴碱中毒

26. 护士对家长饮食管理的指导，正确的是

A. 暂禁食4~6小时

B. 减少食量，停止不当饮食

C. 饮食调整应由少到多、由稀到稠

D. 可继续母乳喂养但需暂停辅食

E. 应根据患儿的耐受情况对饮食进行调整

F. 静脉快速、大量补液

27. 若患儿因腹泻造成臀部发红，局部清洗后应涂沫

A. 红霉素软膏

B. 鞣酸软膏

C. 制霉菌素

D. 硫酸锌软膏

E. 硝酸咪康唑霜

F. 柔肤粉

(28~31题共用题干)

患儿，女，8个月。呕吐、腹泻3天入院。烦

躁，口渴，前囟明显凹陷，眼窝明显凹陷，口唇黏膜干燥，皮肤弹性较差，尿量明显减少，血清钠浓度135mmol/L。

28. 该患儿的脱水程度为
    A. 极轻度脱水
    B. 轻度脱水
    C. 中度脱水
    D. 重度脱水
    E. 极重度脱水

29. 该患儿第1天补液宜用
    A. 2:1等渗液
    B. 3:2:1液
    C. 4:3:2液
    D. ORS液
    E. 生理盐水
    F. 葡萄糖溶液

30. 若患儿出现严重呕吐，应给予的饮食管理不正确的是
    A. 禁食2小时
    B. 禁食4~6小时
    C. 禁食禁水4~6小时
    D. 停止一切辅食，只喂乳类食品
    E. 减少食量，停止不当饮食
    F. 口服ORS补液

31. 因腹泻造成体重不增，为赶上正常的生长水平，需每天加餐1次，持续时间为
    A. 1周
    B. 2周
    C. 4周
    D. 6周
    E. 8周
    F. 10周

(32~34题共用题干)
患儿男，3岁。突然出现持续性腹痛，伴腹泻、腹胀、呕吐，初为黄色水样便，后转为红色果酱样血便，特殊腥臭味。查体：T 40℃，精神萎靡，腹部不固定性压痛。

32. 该患儿首先考虑
    A. 腹泻
    B. 营养不良
    C. 急性坏死性小肠结肠炎
    D. 肠套叠
    E. 腹部肿瘤
    F. 胃食管反流

33. 对该患儿应采取的饮食管理措施中，不正确的是
    A. 禁食，胃肠减压
    B. 高维生素饮食
    C. 喂稀释的牛奶
    D. 高热量饮食
    E. 低脂饮食
    F. 高蛋白饮食

34. 该患儿宜采取的体位是
    A. 仰卧位
    B. 俯卧位
    C. 侧卧位或半卧位
    D. 半坐位
    E. 膝胸卧位

(35~37题共用题干)
患儿，男，10个月，因发热、腹泻、呕吐入院，3天前服用过抗生素。

35. 最可能的诊断是
    A. 感染性腹泻
    B. 金黄色葡萄球菌肠炎
    C. 生理性腹泻
    D. 小肠结肠炎
    E. 迁延性腹泻
    F. 腹部肿瘤

36. 对于腹泻护理措施中，正确的是
    A. 做好床边隔离
    B. 加强臀红护理
    C. 调整饮食
    D. 早期使用止泻剂
    E. 纠正水、电解质、酸碱平衡紊乱
    F. 注意观察病情状态

37. 对于该患儿，预防臀红最主要的护理措施是
    A. 暴露臀部皮肤
    B. 俯卧位
    C. 大便后及时清洗臀部
    D. 勤换尿布
    E. 臀部涂爽身粉

F. 臀部涂抹氧化锌油

(38～40题共用题干)

患儿,男,4个月。体重5kg,腹泻3天,每日9～10次,蛋花汤样,无腥臭,奶后呕吐2次。面色稍苍白,上腭裂,精神萎靡,皮肤弹性较差,眼窝及前囟凹陷,皮下脂肪0.3cm,哭时泪少。血清钠128mmol/L。

38. 估计该患儿的脱水程度及性质是
   A. 轻度等渗性脱水
   B. 中度等渗性脱水
   C. 轻度低渗性脱水
   D. 中度低渗性脱水
   E. 重度等渗性脱水
   F. 重度低渗性脱水

39. 其第1天补液总量应为每千克体重
   A. 60～80ml
   B. 80～100ml
   C. 90～120ml
   D. 120～150ml
   E. 150～180ml
   F. 180～200ml

40. 对家长可作的健康教育内容包括
   A. 继续母乳喂养
   B. 及时矫治腭裂
   C. 注意食具、尿布、玩具的消毒
   D. 加强气候变化时的护理
   E. 立即添加蛋黄
   F. 注意预防红臀

(41～44题共用题干)

患儿,男,5个月。母乳喂养,出现溢乳,吐泡沫,平日有喂奶困难、拒食等情况,生长发育较同月龄儿迟缓,诊断为胃食管反流病。

41. 下列关于此种病症的临床表现不正确的是
   A. 烧灼感
   B. 吞咽疼痛
   C. 呕血
   D. 呼吸道感染
   E. 呼吸困难
   F. 便血

42. 胃食管反流最可靠的诊断方法是

A. 食管钡餐造影
B. 24小时食管pH动态监测
C. B超
D. 胃镜检查
E. 食管黏膜组织活检
F. CT

43. 下列哪些是治疗胃食管反流病的药物
   A. 多潘立酮
   B. 西咪替丁
   C. 奥美拉唑
   D. 糖皮质激素
   E. 氢氧化铝凝胶
   F. 硫糖铝

44. 患儿入院后护理措施不正确的是
   A. 抬高床头15°～30°
   B. 少食多餐,增加哺乳次数
   C. 睡前2小时进食
   D. 增加食物的稠度
   E. 观察呕吐物的色、质、量
   F. 遵医嘱观察药物疗效和副作用

(45～47题共用题干)

患儿,男,5个月。母乳喂养,出现溢乳,吐泡沫,喂奶后呕吐频率高,喂奶困难,生长发育较同月龄儿迟缓,诊断为胃食管反流病。

45. 该患儿目前首选的喂养方法是
   A. 鼻胃管喂养
   B. 继续经口喂养
   C. 胃造瘘喂养
   D. 重力输注
   E. 一次性投给
   F. 禁食

46. 目前使用的药物为质子泵抑制剂(奥美拉唑),剂量为6mg/kg,下列说法不正确的是
   A. 该药物可保护食管黏膜
   B. 该药物可早晨空腹吃
   C. 该药物可促进胃肠动力
   D. 该药物可中和胃酸
   E. 该药物需餐后吃
   F. 该药物应与餐同吃

47. 若患儿要进行手术,下列关于手术指征的描述,正确的是

A. 经内科治疗 1~2 周无效
B. 严重食管炎伴溃疡
C. 有严重的呼吸道并发症
D. 有严重的神经系统疾病
E. 有食管裂孔疝
F. 经内科治疗 6~8 周无效

(48~51 题共用题干)

患儿，男，6 岁。反酸、反胃、嗳气 1 个月，伴有吞咽疼痛、呕吐，内镜可见橘红色黏膜呈环形向食管延伸，齿状线上移。

48. 该患儿可能的诊断是
   A. 食管癌
   B. 食管裂孔疝
   C. 反流性食管炎
   D. 食管痉挛
   E. 胃炎
   F. 肠炎

49. 反流性食管炎可导致食管下端的鳞状上皮被增生的柱状上皮所代替，这种病变称为
   A. 黏膜白斑
   B. 玻璃样变性
   C. Barrett 食管
   D. 增生
   E. 脂肪变性
   F. 鳞癌

50. 患儿容易发生食管溃疡，溃疡较深者可形成
   A. 食管狭窄
   B. 食管气管瘘
   C. 吸入性肺炎
   D. 胃溃疡
   E. 胃窦炎
   F. 食管癌

51. 作为患儿的责任护士，给家长做健康教育正确的是
   A. 进食高蛋白食物
   B. 避免便秘
   C. 进食高脂肪食物
   D. 床头适当抬高
   E. 进食易消化的食物
   F. 避免咳嗽

(52~54 题共用题干)

患儿，男性，1 岁。3 天前发热，就诊前一天呕吐 2 次，继而出现腹泻，出现蛋花汤样便，大便镜检偶见少量白细胞。

52. 判断该患儿最可能患的疾病是
   A. 侵袭性细菌性肠炎
   B. 金黄色葡萄球菌肠炎
   C. 轮状病毒肠炎
   D. 致病性大肠埃希菌肠炎
   E. 真菌性肠炎
   F. 生理性腹泻

53. 病毒性肠炎正确的治疗原则是
   A. 饮食和支持疗法为主
   B. 使用庆大霉素
   C. 使用红霉素
   D. 使用制霉菌素
   E. 使用氨苄西林
   F. 使用青霉素

54. 对该患儿饮食护理措施，错误的是
   A. 继续母乳喂养，暂停辅食
   B. 人工喂养儿予稀释的牛奶
   C. 禁食、禁水 4~6 小时
   D. 暂停乳类喂养，予发酵奶
   E. 给予营养丰富的饮食
   F. 给予脱脂奶

(55~57 题共用题干)

患儿，8 个月。腹泻 2 天，稀水便，每天 7~8 次，呕吐 2 次，医生建议口服补液。

55. 口服补液盐喂养方法中正确的是
   A. 轻度脱水补液量 50~80ml/kg
   B. 少量频服
   C. 脱水纠正后加等量水稀释
   D. 新生儿不宜口服补液
   E. 服用期间不能饮水
   F. 服用期间应多饮水

56. 若患儿经静脉补液后出现明显的眼睑水肿，可能的原因是
   A. 酸中毒未纠正
   B. 碱中毒未纠正
   C. 静脉补液量不足
   D. 输入葡萄糖溶液过多

E. 输入电解质溶液过多
F. 混合性中毒未纠正

57. 若患儿经静脉补液后脱水症状仍未纠正而尿较多,可能的原因是
   A. 酸中毒未纠正
   B. 碱中毒未纠正
   C. 静脉补液量不足
   D. 输入葡萄糖溶液过多
   E. 输入电解质溶液过多
   F. 混合性中毒未纠正

(58~60题共用题干)
患儿,女,8岁。近1个月来反复上腹痛,疼痛常出现在进食过程中及餐后,平时喜好吃各种零食,爱暴饮暴食。

58. 为明确诊断,患儿目前首选的检查是
   A. 血清学检测抗Hp抗体
   B. X线钡餐
   C. 腹部B超
   D. 胃镜
   E. 腹部CT
   F. 大便检查

59. 胃镜检查结果显示:胃黏膜广泛充血、水肿、糜烂。判断该患儿所患疾病为
   A. 病毒性肠炎
   B. 克罗恩病
   C. 炎症性肠病
   D. 急性胃炎
   E. 慢性胃炎
   F. 急性肠炎

60. 作为该患儿的责任护士,在出院后用药指导中,应服用的药物是
   A. 硫糖铝
   B. 阿司匹林
   C. 奥美拉唑
   D. 西咪替丁
   E. 兰索拉唑
   F. 青霉素

(61~63题共用题干)
患儿,男性,1岁。3天前发热,就诊前1天呕吐2次,继而出现腹泻,出现蛋花汤样便,大便镜检偶见少量白细胞。经诊断为轮状病毒性肠炎。

61. 经补液后,判断患儿血容量恢复的首要临床表现是
   A. 皮肤弹性恢复
   B. 哭闹时有泪
   C. 眼窝凹陷恢复
   D. 口腔湿润,无口渴
   E. 尿量增多
   F. 呼吸、脉搏正常

62. 患儿精神萎靡,四肢无力,心音低钝,腹胀,腱反射减弱。此时应考虑为
   A. 酸中毒
   B. 低血糖症
   C. 低钙血症
   D. 低镁血症
   E. 低钾血症
   F. 碱中毒

63. 责任护士为患儿家长做轮状病毒感染的卫生宣教,需要指导和告知的事项中,正确的是
   A. 该病毒传播途径为血液传播
   B. 接触患儿前后需洗手
   C. 勿将患儿带到其他病床玩耍,或互用玩具
   D. 与其他患儿分开诊治
   E. 更换尿片后需用流动水洗手
   F. 该病毒传播途径为呼吸道传播

(64~66题共用题干)
患儿,男,12岁。因右下腹痛、腹泻入院。查体:可触及右侧腹部包块,肛周脓肿。X线钡餐检查显示回盲部有钡影跳跃现象。

64. 关于该患儿进一步的检查,首选的是
   A. 大便常规
   B. 纤维结肠镜
   C. 腹部CT
   D. 腹部B超
   E. 直肠指检
   F. 血常规

65. 关于肠道准备,下列叙述正确的是
   A. 口服乳果糖导泻

B. 进食流食
C. 进食普食
D. 观察患者的生命体征
E. 肠镜检查当日温盐水灌肠
F. 禁食
66. 婴幼儿腹泻时发生酸碱平衡紊乱的类型是
A. 呼吸性酸中毒
B. 代谢性酸中毒
C. 呼吸性碱中毒
D. 代谢性碱中毒
E. 呼吸性酸中毒合并代谢性酸中毒
F. 呼吸性酸中毒合并代谢性碱中毒

第十一章

呼吸系统疾病患儿的护理

一、单选题

1. 肺炎患儿面罩给氧的氧流量为
   A. 1～2L/min
   B. 2～3L/min
   C. 3～4L/min
   D. 2～4L/min
   E. 5～6L/min

2. 为上呼吸道感染发热患儿物理降温时，体温应该降至
   A. 36.5℃
   B. 37℃
   C. 37.5℃
   D. 38℃
   E. 38.5℃

3. 支气管肺炎区别于支气管炎的关键是
   A. 发热、气促
   B. 发热、咳嗽
   C. 呼吸音减弱
   D. 两肺干啰音
   E. 两肺细湿啰音

4. 给肺炎患儿静脉输液时，应严格控制输液速度，一般每小时为
   A. 1～2ml/kg
   B. 2～3ml/kg
   C. 3～5ml/kg
   D. 5～6ml/kg
   E. 6～8ml/kg

5. 各种类型小儿肺炎的共同症状是
   A. 发热、咳嗽及肺部细湿啰音
   B. 发热、咳嗽、肺部呼吸音粗糙
   C. 发热、咳嗽、肺部哮鸣音为主
   D. 发热、咳嗽
   E. 发热、咳嗽、肺部干性啰音

6. 引起小儿上呼吸道感染的主要病原体是
   A. 衣原体
   B. 支原体
   C. 病毒
   D. 细菌
   E. 真菌

7. 小儿肺炎应用抗菌药物治疗时，其停药时间一般是
   A. 体温正常，咳嗽消失
   B. 体温正常后1～2天，症状消失
   C. 体温正常后3～4天，症状消失后3天
   D. 体温正常后5～7天，症状消失
   E. 体温正常后5～7天，症状消失后3天

8. 小儿肺炎合并呼吸性酸中毒，最主要的措施是
   A. 输碱性溶液，纠正酸中毒
   B. 给予吸氧改善通气功能
   C. 使用脱水剂
   D. 减轻脑水肿
   E. 使用抗生素

9. 小儿金黄色葡萄球菌肺炎的临床特点为
   A. 起病缓慢
   B. 白细胞数明显降低
   C. 肺部体征出现较晚

D. 较易发展成脓胸、脓气胸、肺大疱
E. 中毒症状不明显

10. 小儿肺炎引起全身各系统病理变化的关键是
    A. 组织破坏
    B. 缺氧和二氧化碳潴留
    C. 机体免疫功能下降
    D. 病原体的侵入
    E. 毒素作用

11. 小儿毛细支气管炎的主要病毒为
    A. 腺病毒
    B. 流感病毒
    C. 呼吸道合胞病毒
    D. 副流感病毒
    E. 副流感病毒

12. 小儿毛细支气管炎的主要细菌为
    A. 流感嗜血杆菌
    B. 金黄色葡萄球菌
    C. 表皮葡萄球菌
    D. 肺炎链球菌
    E. 大肠埃希菌

13. 婴幼儿发生气管异物时，异物常留滞在
    A. 左支气管
    B. 右支气管
    C. 主支气管
    D. 毛细支气管
    E. 食管

14. 支气管哮喘患儿最适宜的体位是
    A. 仰卧位
    B. 侧卧位
    C. 半卧位
    D. 平卧位
    E. 俯卧位

15. 疱疹性咽峡炎的主要临床特点是
    A. 高热
    B. 头痛

C. 咽部充血，有疱疹
D. 乏力
E. 低热

16. 正常婴儿的呼吸频率为
    A. 10~20次/分
    B. 20~30次/分
    C. 30~40次/分
    D. 25~30次/分
    E. 40~50次/分

17. 急性上呼吸道感染患儿严重鼻塞时应使用
    A. 0.1%麻黄素溶液滴鼻
    B. 0.2%麻黄素溶液滴鼻
    C. 0.3%麻黄素溶液滴鼻
    D. 0.4%麻黄素溶液滴鼻
    E. 0.5%麻黄素溶液滴鼻

18. 急性感染性喉炎患儿出现喉头水肿时宜用
    A. 吸氧
    B. 泼尼松
    C. 青霉素
    D. 多喝水
    E. 气管切开

19. 婴幼儿时期最常见的肺炎是
    A. 小叶性肺炎
    B. 大叶性肺炎
    C. 支气管肺炎
    D. 金黄色葡萄球菌性肺炎
    E. 吸入性肺炎

20. 重症肺炎和轻症肺炎的区别是
    A. 持续高热
    B. 出现烦躁不安
    C. 持续低热
    D. 咳嗽、气促明显
    E. 中毒症状明显，累及全身其他系统

21. 肺炎时容易并发脓胸、脓气胸的常见病原体是
    A. 肺炎链球菌

B. 大肠埃希菌
C. 金黄色葡萄球菌
D. 流感嗜血杆菌
E. 白色念珠菌

22. 婴幼儿易出现呼吸不规则的原因是
    A. 呼吸中枢发育不完善
    B. 肺弹力组织发育不完善
    C. 呼吸功能储备能力差
    D. 呼吸肌发育不完善
    E. 呼吸器官发育不完善

23. 对于肺炎患儿,病房适宜的温度和相对湿度分别是
    A. 16~18℃,60%
    B. 18~20℃,60%
    C. 20~22℃,40%
    D. 22~24℃,80%
    E. 24~26℃,70%

24. 治疗小儿肺炎链球菌肺炎应首选
    A. 链霉素
    B. 青霉素
    C. 先锋霉素
    D. 青霉素+链霉素
    E. 庆大霉素

25. 监测上呼吸道感染患儿的体温,目的是警惕发生
    A. 支气管炎
    B. 肺炎
    C. 鼻窦炎
    D. 中耳炎
    E. 高热惊厥

26. 小儿肺炎合并心力衰竭是由于肺动脉高压和
    A. 循环充血
    B. 中毒性心肌炎
    C. 心肌水肿
    D. 电解质紊乱
    E. 代谢性酸中毒

27. 支气管哮喘的基本特征是
    A. 过敏体质
    B. 免疫因素
    C. 气道慢性炎症
    D. 气道的低反应
    E. 气道的高反应

28. 肺炎支原体肺炎的特点是
    A. 低热
    B. 潜伏期1周
    C. 青霉素为首选药物
    D. 血清冷凝集试验阳性
    E. 有呼吸困难的表现

29. 急性感染性喉炎咳嗽的特点是
    A. 喘息性干咳
    B. 阵发性干咳
    C. 刺激性干咳
    D. 犬吠样咳嗽
    E. 持续性咳嗽

30. 治疗病毒性肺炎的首选药物是
    A. 阿奇霉素
    B. 先锋霉素
    C. 利巴韦林
    D. 庆大霉素
    E. 青霉素

31. 小儿急性上呼吸道感染与成人最大的区别是
    A. 有发热
    B. 鼻塞较重
    C. 咽充血明显
    D. 全身中毒症状重及并发症较多
    E. 颌下淋巴结肿明显

32. 不属于小儿急性上呼吸道感染临床特点的是
    A. 年长儿病情多较轻,以局部症状为主
    B. 婴幼儿病情多较重,以全身症状为主
    C. 部分患儿发病早期可有阵发性脐周痛
    D. 部分学龄期儿童可因高热而导致惊厥

E. 急性上呼吸道感染的病程一般 3~5 天

33. 不属于急性上呼吸道感染并发症的是
    A. 鼻窦炎
    B. 中耳炎
    C. 扁桃体炎
    D. 风湿热
    E. 气管炎

34. 链球菌引起的上呼吸道感染可诱发
    A. 肠炎
    B. 咽结合膜热
    C. 急性肾炎
    D. 肺脓肿
    E. 泌尿系统感染

二、多选题

1. 预防急性上呼吸道感染发生，下列措施正确的是
    A. 居住环境阳光充足，避免污染
    B. 加强锻炼
    C. 合理喂养
    D. 上呼吸道感染流行季节做好隔离工作
    E. 预防性地服用抗生素

2. 小儿上呼吸道感染引起哪些并发症
    A. 喉炎
    B. 中耳炎
    C. 结膜炎
    D. 咽后壁脓肿
    E. 支气管肺炎

3. 婴儿下呼吸道的解剖特点说法正确的是
    A. 黏液腺分泌不足
    B. 管腔相对狭窄
    C. 肺的弹力纤维发育比较差
    D. 肺间质发育差
    E. 异物容易进入右主支气管

4. 保持呼吸道通畅，可采取的护理措施是
    A. 经常清理鼻咽部的分泌物
    B. 翻身叩背，体位引流

C. 超声雾化吸入
D. 定时吸痰
E. 给予吸氧

5. 有关咽结合膜热的特点，描述正确的是
    A. 由柯萨奇 A 组病毒引起
    B. 春夏季多发
    C. 可在集体儿童中流行
    D. 颈部耳后淋巴结肿大
    E. 病程 1~2 周

6. 下列哪项是支气管肺炎的临床特点
    A. 咳嗽
    B. 发热
    C. 固定的湿啰音
    D. 胸部 X 线片早期可见肺纹理增粗
    E. 呼吸增快

7. 婴幼儿重症肺炎的临床表现除外
    A. 心动过速、心音低纯
    B. 意识障碍惊厥、前囟膨隆
    C. 严重腹胀、膈肌抬高
    D. 颈静脉怒张
    E. 精神萎靡、烦躁不安或嗜睡

8. 属于哮喘性支气管炎的治疗原则的是
    A. 补液
    B. 控制感染
    C. 祛痰止咳
    D. 平喘
    E. 镇静

9. 肺炎患儿高热时的处理，正确的是
    A. 加盖被子让患儿出汗
    B. 口服阿司匹林
    C. 乙醇擦浴
    D. 温水擦浴
    E. 头部冷敷

10. 护理急性呼吸衰竭患儿，操作正确的是
    A. 立即将患儿送入监护室
    B. 患儿取半卧位或抬高床头

C. 立即给氧
D. 保持呼吸道通畅
E. 立即行气管切开术

11. 恢复期肺炎患儿的护理措施，正确的是
    A. 逐渐恢复活动，避免过劳
    B. 适当增加高营养、高维生素食物以恢复体力
    C. 坚持治疗及护理直至痊愈
    D. 积极防治贫血、佝偻病等
    E. 加大锻炼强度，增强体能

12. 关于小儿呼吸道的解剖特点描述正确的是
    A. 咽鼓管较宽、直而短，呈水平位，容易引起中耳炎
    B. 婴儿鼻黏膜柔嫩、血管丰富，感染时易发生鼻塞
    C. 婴幼儿鼻泪管短，上呼吸道感染时易引起结膜炎
    D. 喉头狭窄，富有血管，感染时易出现呼吸困难
    E. 异物易进入右侧支气管

13. 关于小儿呼吸道的解剖特点描述正确的是
    A. 腭扁桃体在4～10岁时发育达到高峰
    B. 儿童喉部感染后易发生声音嘶哑和吸气性呼吸困难
    C. 婴幼儿肺的弹力纤维发育比较差
    D. 婴幼儿胸廓上下径较长，前后径较短
    E. 呼吸中枢发育不完全

14. 小儿急性感染性喉炎的症状有
    A. 犬吠样咳嗽
    B. 声音嘶哑
    C. 吸气性喉鸣
    D. 三凹征
    E. 呼气性呼吸困难

15. 下列儿童呼吸道免疫特点说法正确的是
    A. 咳嗽反射较差
    B. 纤毛运动功能较好
    C. 巨噬细胞功能较强
    D. SIgA、IgA 含量较低
    E. 溶酶菌、补体活性不足

16. 下列关于儿童呼吸系统体征说法正确的是
    A. 呼吸频率加快是患儿呼吸困难的第一步
    B. 发绀为血氧不足的表现
    C. 吸气喘鸣常伴吸气延长是上呼吸道梗阻的表现
    D. 呼气呻吟是呼吸道梗阻的表现
    E. 呼吸慢或者不规则是危险的征象

17. 下列对呼吸道感染的护理措施中正确的是
    A. 加强锻炼，增强体能
    B. 及时清除口腔分泌物，保持鼻孔周围的清洁
    C. 加强口腔护理
    D. 给予富含营养、易消化的饮食
    E. 密切观察病情的变化

18. 对肺炎患儿呼吸道的清洁护理常采用的方法有
    A. 按医嘱给去痰药
    B. 给镇静药
    C. 超声雾化吸入
    D. 给止咳药
    E. 变换患儿体位，鼓励咳嗽

19. 哮喘性支气管炎的特点有
    A. 见于6岁以下小儿
    B. 反复发作倾向
    C. 不随年龄增长而加重
    D. 精神状态好，无明显中毒症状
    E. 以咳嗽、喘息为主要临床表现

20. 关于急性上呼吸道感染的部位正确的是
    A. 鼻
    B. 鼻窦
    C. 咽
    D. 喉
    E. 气管

21. 肺炎患儿出现下列哪些情况提示合并了心力衰竭

A. 呼吸 >40 次/分
B. 烦躁不安，面色苍白或发绀
C. 心率增快 >140 次/分
D. 意识障碍
E. 肝脏迅速增大

22. 对于支原体肺炎的描述正确的是
    A. 本病常为弛张热
    B. 除发热外，刺激性干咳较为突出
    C. 肺部体征明显
    D. 治疗首选青霉素
    E. 1 岁以内婴儿多见

23. 针对不同病原体感染引起的肺炎，对应使用抗生素正确的是
    A. 肺炎链球菌肺炎首选红霉素
    B. 无论病情轻重均选用 2 种广谱抗生素
    C. 金黄色葡萄球菌肺炎选用氨苄西林
    D. 大肠埃希菌肺炎首选青霉素
    E. 支原体肺炎首选红霉素

24. 对于咽结合膜热，下列叙述正确的是
    A. 由腺病毒所致
    B. 好发于秋冬季
    C. 可伴胃肠道症状
    D. 病程 1～2 周
    E. 以发热、咽炎、结合膜炎为特征

25. 急性支气管炎的治疗原则包括
    A. 咳重而痰液黏稠者可用雾化吸入
    B. 立即进行气管插管保证呼吸道通畅
    C. 有哮喘者可用氨茶碱止喘
    D. 常用口服止咳祛痰剂
    E. 高热时采取降温措施

26. 下列关于急性支气管炎的叙述正确的是
    A. 多由病毒或细菌混合感染造成
    B. 免疫失调、营养不良为本病诱因
    C. 起病可急可缓
    D. 大多先有上呼吸道感染的症状
    E. 咳嗽为主要症状

27. 下列哪些是小儿重症肺炎的症状
    A. 混合性碱中毒
    B. 心力衰竭
    C. 中毒性脑病
    D. 全身中毒症状明显
    E. 呼吸衰竭

28. 肺炎患儿存在的主要护理问题有
    A. 气体交换受损
    B. 营养失调（低于机体需要量）
    C. 皮肤完整性受损
    D. 清理呼吸道无效
    E. 焦虑

29. 小儿肺炎的护理措施正确的有
    A. 密切监测体温变化
    B. 雾化吸入，以保持呼吸道通畅
    C. 给予足够的蛋白质和维生素
    D. 输液时要控制液量和速度
    E. 严密观察病情

30. 针对肺炎选择抗生素的原则正确的是
    A. 根据病原菌选择敏感药物
    B. 早期治疗
    C. 选用渗入下呼吸道浓度高的药物
    D. 足量、足疗程
    E. 有效、安全

31. 下列不同病原菌引起的肺炎说法正确的是
    A. 呼吸道合胞病毒肺炎是造成 5 岁以下儿童急性下呼吸道感染的最常见病因
    B. 腺病毒肺炎多见于 2 岁以上的婴幼儿
    C. 金黄色葡萄球菌肺炎多见于新生儿和婴幼儿
    D. 流感嗜血杆菌 4 岁以下的儿童多见
    E. 肺炎支原体肺炎多见于学龄儿童和青少年

32. 支气管哮喘的致病因子有哪些
    A. 室内变应原
    B. 室外变应原
    C. 食入过敏原

D. 药品和食品添加剂
E. 运动

33. 支气管哮喘的临床表现有
    A. 反复喘息
    B. 气促
    C. 胸闷或咳嗽
    D. 持续性发作
    E. 以夜间或晨起时加重

34. 下列对支原体肺炎的说法正确的是
    A. 是学龄前期和青少年最常见的一种肺炎
    B. 初期刺激性干咳为突出表现
    C. 潜伏期为1~2周
    D. 本病全年都可发生
    E. 一般无呼吸困难的表现

35. 重症肺炎可表现为
    A. 面色苍白、心动过速
    B. 呼吸困难加重
    C. 心音低钝、奔马律
    D. 尿少或无尿
    E. 极度烦躁不安

36. 属于小儿呼吸系统解剖特点的是
    A. 鼻咽部狭窄且垂直，黏膜柔嫩
    B. 喉部呈漏斗状，喉腔声门狭窄
    C. 右侧支气管较左侧短、粗、直
    D. 肺含气量丰富而含血量相对少
    E. 胸廓呈桶状，而肋骨呈水平位

37. 属于急性上呼吸道感染的是
    A. 鼻炎
    B. 咽炎
    C. 扁桃体炎
    D. 喉炎
    E. 气管炎

38. 属于小儿急性上呼吸道感染临床特点的是
    A. 年长儿病情多较轻，以局部症状为主
    B. 婴幼儿病情多较重，以全身症状为主
    C. 部分患儿发病早期可有阵发性脐周痛

D. 部分学龄期儿童可因高热而导致惊厥
E. 急性上呼吸道感染的病程一般3~5天

39. 急性上呼吸道感染的并发症是
    A. 鼻窦炎
    B. 中耳炎
    C. 扁桃体炎
    D. 风湿热
    E. 气管炎

40. 小儿急性上呼吸道感染时的正确护理措施是
    A. 注意休息鼓励喝水
    B. 早期使用抗菌素
    C. 麻黄素滴鼻处理鼻塞
    D. 及时正确合理降温
    E. 密切观察病情变化

41. 急性上呼吸道感染正确的预防措施是
    A. 加强体格锻炼
    B. 防治营养不良
    C. 提高耐寒能力
    D. 注射丙种球蛋白
    E. 流行季节注意隔离

42. 急性支气管炎的临床表现包括
    A. 咳嗽为主，一般无气促
    B. 初期为刺激性干咳
    C. 婴幼儿常有发热
    D. 肺部呼吸音粗
    E. 肺部有固定细湿啰音

43. 哮喘性支气管炎的临床特征是
    A. 多见于3岁以上的虚胖小儿
    B. 常有湿疹及过敏史
    C. 伴有喘息性咳嗽、气促
    D. 肺部有哮鸣音、湿啰音
    E. 常呈反复发作

44. 小儿支气管肺炎时正确的护理措施是
    A. 保持室内空气流通，并保持适宜的温湿度

B. 及时清除呼吸道分泌物，保持气道通畅
C. 供给易消化、富有营养的食物、少食多餐
D. 不同病原体肺炎患儿宜分室居住
E. 静脉补液应足量快速

45. 为保持肺炎患儿呼吸道通畅，护理措施中正确的是
    A. 经常变换患儿体位
    B. 采用拍背促其排痰
    C. 运用超声雾化吸入
    D. 无力排痰者予吸痰
    E. 频咳者应予止咳药

46. 支气管哮喘的病因有
    A. 遗传因素
    B. 环境因素
    C. 运动和过度通气
    D. 维生素 D 缺乏
    E. 贫血

三、共用题干题

(1～3题共用题干)
患儿，男，2岁，3天前出现发热、咽痛、眼部充血。体检：双侧滤泡型眼结合膜炎，颈后淋巴结肿大。

1. 该患儿最有可能是
   A. 支气管炎
   B. 咽结合膜热
   C. 毛细支气管炎
   D. 疱疹性咽峡炎
   E. 急性扁桃体炎

2. 该疾病的病原体是
   A. 腺病毒
   B. 流感病毒
   C. 呼吸道合胞病毒
   D. 副流感病毒
   E. 冠状病毒

3. 对该患儿的护理措施正确的是
   A. 加强锻炼，增强体能
   B. 保持室温 22～24℃
   C. 保持湿度 30%～40%

D. 使用解热剂之后不应该立即喝水
E. 密切观察体温变化，每 4 小时测量体温一次

(4～7题共用题干)
患儿，女，4岁。因发热、流涕入院。查体：T 38.9℃，咽红，双肺呼吸音粗，无啰音。

4. 该患儿最可能的诊断是
   A. 上呼吸道感染
   B. 支气管炎
   C. 支气管肺炎
   D. 疱疹性咽峡炎
   E. 急性喉炎

5. 目前该患儿最主要的护理诊断是
   A. 咳嗽
   B. 活动无耐力
   C. 疼痛
   D. 体温过高
   E. 心输出量减少

6. 该患儿的护理措施不正确的是
   A. 卧床休息
   B. 提供患儿喜爱的饮料，鼓励多饮水
   C. 降温处理
   D. 使用解热剂之后不能喝水
   E. 病室空气清新，温湿度适宜

7. 为该患儿家长做健康指导不妥的是
   A. 卧床休息，避免剧烈活动
   B. 给予高热量、高蛋白高维生素饮食
   C. 指导家长密切观察病情变化
   D. 儿童居住的地方应该宽敞整洁
   E. 保持皮肤清洁

(8～10题共用题干)
患儿，男，18个月，咳嗽3天，开始刺激性干咳，后出现痰液。查体：T 37.1℃，肺部听诊音粗糙，有少许散在干啰音，随着体位改变而改变。

8. 该患儿最可能的诊断为
   A. 急性上呼吸道感染
   B. 支气管炎
   C. 大叶性肺炎
   D. 肺不张

E. 气胸
9. 该患儿首优的护理诊断为
   A. 清理呼吸道无效
   B. 气体交换受损
   C. 血量减少
   D. 体温过高
   E. 焦虑
10. 该患儿的护理措施哪项不正确
    A. 保持室内空气新鲜、温湿度适宜
    B. 鼓励患儿有效咳嗽
    C. 经常更换体位
    D. 痰液黏稠可以采用超声雾化吸入
    E. 口服止咳糖浆后应该立即喝水

(11～13题共用题干)
患儿，男，2岁。咳嗽入院，痰多气促。体温38.9℃，右下肺闻及少量细湿啰音，R 30次/分。白细胞增高并有核左移。
11. 该患儿最可能的诊断是
    A. 急性上呼吸道感染
    B. 支气管炎
    C. 支气管肺炎
    D. 肺不张
    E. 气胸
12. 不符合儿童气管与支气管特点的是
    A. 支撑作用小
    B. 黏液腺分泌不足
    C. 管腔宽
    D. 黏膜柔嫩，血管丰富
    E. 右支气管粗短
13. 此病在发展中国家主要是感染了哪项病原体
    A. 呼吸道合胞病毒
    B. 肺炎链球菌
    C. 金黄色葡萄球菌
    D. 副流感病毒
    E. 流感嗜血杆菌

(14～17题共用题干)
患儿，女，3个月。3天来出现烦躁不安，哭闹不止。查体：T 38℃，皮肤出现荨麻疹样皮疹，诊断为肺炎。

14. 该患儿最有可能是哪种类型的肺炎
    A. 呼吸道合胞病毒肺炎
    B. 腺病毒肺炎
    C. 金黄色葡萄球菌肺炎
    D. 流感嗜血杆菌肺炎
    E. 肺炎支原体肺炎
15. 若该患儿并发了心力衰竭，主要是由于
    A. 体循环充血和高血压
    B. 肺动脉高压和中毒性心肌炎
    C. 心率过快
    C. 末梢循环衰竭和心肌间质水肿
    D. 弥漫性血管内凝血
16. 该患儿突然口吐粉红色泡沫痰。正确的处理是
    A. 间歇吸氧
    B. 加大氧流量
    C. 立即气管切开
    D. 持续高流量给氧
    E. 持续低流量给氧
17. 为该患儿清理呼吸道宜选用
    A. 超声雾化吸入
    B. 多饮水
    C. 体位引流
    C. 负压吸引
    E. 翻身叩背

(18～19题共用题干)
患儿，女，5个月。突然出现烦躁不安，呼吸困难，皮肤出现红色斑点状皮疹。双肺可闻及散在中、湿啰音，中毒症状明显，诊断为金黄色葡萄球菌肺炎，体温持续不降，并出现呼吸困难加重。经吸痰和给予氧气吸入后无明显缓解。
18. 应考虑该患儿的病情变化为
    A. 呼吸性酸中毒
    B. 合并心力衰竭
    C. 高热所致
    D. 并发脓气胸
    E. 肺部炎症加重
19. 该患儿抗生素应用至体温正常后
    A. 3天
    B. 5天

C. 1周
D. 10天
E. 2~3周

(20~21题共用题干)
患儿，女，4岁。因咳嗽、喘息发作，以支气管哮喘收住院。

20. 接诊时应详细询问病史，除外
    A. 传染病接触史
    B. 既往史
    C. 生长发育史
    D. 预防接种史
    E. 家族史

21. 医嘱给予氨茶碱静脉滴注，此时宜监测
    A. 药物不良反应
    B. 心率
    C. 血压
    D. 血药浓度
    E. 动脉血气分析

(22~24题共用题干)
患儿，女，1岁。突发声音嘶哑，犬吠样咳嗽，出现三凹征，烦躁，口周发绀，出现吸气性呼吸困难。喉镜检查：声带肿胀，声门下黏膜梭形肿胀。

22. 该患儿最可能的诊断是
    A. 急性咽炎
    B. 急性喉炎
    C. 急性支气管炎
    D. 肺炎
    E. 支气管哮喘

23. 该患儿最主要的护理诊断为
    A. 体温升高
    B. 营养失调，低于机体需要量
    C. 活动无耐力
    D. 焦虑
    E. 呼吸形态紊乱

24. 应用下列哪种药物减轻症状
    A. 镇静剂
    B. 肾上腺皮质激素
    C. 止咳药
    D. 呋塞米

E. 氨溴索

(25~26题共用题干)
患儿，女，2岁半。咳嗽、发热2天，T 37.8℃，呼吸困难，口唇发绀，听诊右肺下部有细湿啰音，PaO_2 57mmHg，$PaCO_2$ 60mmHg。诊断为支气管肺炎。

25. 该患儿首要的护理诊断是
    A. 体温过高
    B. 营养不足
    C. 气体交换受损
    D. 清理呼吸道无效
    E. 潜在并发症——心力衰竭

26. 护士巡视病房时，患儿突然口吐粉红色泡沫痰。此时应给予患儿哪种体位
    A. 端坐位
    B. 平卧位
    C. 半卧位
    D. 侧卧位
    E. 头低卧位

(27~29题共用题干)
患儿，男，9岁。咳嗽、发热6天，2天来加重，曾用头孢类抗生素3天无效，改用大环内酯类抗生素后2天体温下降。查体：T 37.5℃，胸部X线片发现左上肺小片状淡薄云絮状阴影，血清冷凝集试验阳性。

27. 该患儿考虑为
    A. 呼吸道合胞病毒肺炎
    B. 腺病毒肺炎
    C. 金黄色葡萄球菌肺炎
    D. 流感嗜血杆菌肺炎
    E. 支原体肺炎

28. 若患儿突然呼吸困难，口唇发绀，吐粉红色泡沫痰，考虑为
    A. 气胸
    B. 脓胸
    C. 脓气胸
    D. 心力衰竭
    E. 呼吸衰竭

29. 患儿此时最关键的治疗措施是
    A. 大剂量使用镇静剂

B. 间断吸氧
C. 使用利尿剂
D. 使用洋地黄制剂
E. 吸痰清理呼吸道

(30~32题共用题干)

患儿,女,7岁。发热、咳嗽6天,T 38℃,R 24次/分,肺部有少量细湿啰音,痰液黏稠,不易咳出。

30. 该患儿的主要护理措施是
    A. 立即物理降温
    B. 给予适量止咳药
    C. 室内湿度应保持在40%
    D. 嘱患儿勿进食过饱
    E. 定时雾化吸入、排痰

31. 该患儿最主要的护理诊断是
    A. 体温过高
    B. 气体交换受损
    C. 知识缺乏
    D. 营养失调(低于机体需要量)
    E. 潜在并发症——心力衰竭

32. 对该患儿不应采取的措施是
    A. 减少患儿活动
    B. 经常变换体位
    C. 室内湿度保持在60%
    D. 给予雾化吸入
    E. 给予镇咳剂

(33~35题共用题干)

患儿,男,6个月。因肺炎住院,目前出现腹胀,肠鸣音减弱,心音低钝,血清钾浓度为3.0mmol/L。

33. 肺炎患儿出现严重腹胀、肠鸣音消失大多是由于
    A. 消化功能紊乱
    B. 低钠血症
    C. 中毒性肠麻痹
    D. 低钾血症
    E. 中毒性脑病

34. 肺炎患儿发生严重腹胀对机体最大的危害是
    A. 进食减少
    B. 活动受限
    C. 影响呼吸
    D. 感觉痛苦
    E. 入睡困难

35. 为消除腹胀宜选用
    A. 腹部热敷
    B. 补充钾盐
    C. 肛管排气
    D. 禁食、胃肠减压
    E. 按医嘱应用新斯的明

(36~37题共用题干)

患儿,女,3岁。因头痛乏力入院,查体:T 39℃,诊断为上呼吸道感染。

36. 对于此患儿的护理措施不正确的是
    A. 加强锻炼,增强体能
    B. 保持室内温度适中、通风良好
    C. 给予富含营养、易消化的食物
    D. 密切观察病情变化
    E. 使用解热剂之后多喝水

37. 家长咨询如何预防小儿上呼吸道感染,护士的回答正确的是
    A. 经常开窗通风,保持室内空气清新
    B. 合理喂养小儿,保证摄入足量的蛋白质及维生素
    C. 及时增减衣物,既要避免着凉,又要避免过多的出汗
    D. 多进行户外活动,多晒阳光
    E. 以上都正确

(38~39题共用题干)

患儿,女,以发热咳嗽入院,诊断为呼吸道合胞病毒肺炎。

38. 此疾病最突出的临床特点是
    A. 弛张型高热
    B. 喘憋重,呼气性呼吸困难
    C. 刺激性干咳
    D. 吸气性呼吸困难为主
    E. 易并发脓气胸

39. 患儿宜采取的体位是
    A. 平卧位
    B. 去枕仰卧位

C. 头部抬高 20～30cm，下肢抬高 10～20cm
D. 半卧位
E. 左侧卧位

(40～41题共用题干)
患儿，女，2岁。发热咳嗽2天，咳嗽无力。T 37.9℃，呼吸困难，口周发绀，听诊右肺底闻及粗湿啰音。诊断为支气管肺炎。

40. 该体温过高患儿首要的护理诊断是
    A. 清理呼吸道无效
    B. 气体交换受损
    C. 血量减少
    D. 焦虑
    E. 体温过高

41. 对该患儿家长进行健康指导，不妥的是
    A. 介绍此病的病因
    B. 指导护理方法
    C. 说明此病有反复发作倾向
    D. 解释超声雾化吸入的作用
    E. 说明部分患儿可发展为支气管哮喘

(42～44题共用题干)
患儿，男，6个月。急起喘憋1天。查体：T 38.1℃，R 80次/分，HR 160次/分，烦躁不安，口唇发绀，满肺哮鸣音，喘憋缓解时可闻及少许中、细湿啰音，肝右肋下2cm。

42. 该患儿最可能的诊断是
    A. 腺病毒肺炎
    B. 支气管肺炎
    C. 喘息性支气管炎
    D. 呼吸道合胞病毒肺炎
    E. 支气管肺炎伴心力衰竭

43. 为进一步确诊，下列哪项检查能帮助快速诊断
    A. 血常规检查
    B. 胸部X线检查
    C. 鼻咽拭子分泌物标本做病毒分离
    D. 气管吸出物和血液做细菌培养
    E. 免疫酶标法测鼻咽拭子或痰中病原微生物

44. 该患儿最常见的并发症是

A. 心力衰竭
B. 支气管扩张
C. 中毒性肠麻痹
D. 中毒性脑病
E. 休克

(45～47题共用题干)
患儿，女，13个月。咳嗽、流涕2天，吃晚饭时突然全身抽搐，持续1分钟，无大小便失禁，抽搐后神志清。查体：T 39.8℃，前囟平，咽充血。

45. 该患儿首先考虑为
    A. 维生素D缺乏性手足搐搦症
    B. 低血糖症
    C. 化脓性脑膜炎
    D. 高热惊厥
    E. 癫痫

46. 引起婴幼儿抽搐的最常见原因是
    A. 支气管炎
    B. 上呼吸道感染
    C. 毛细支气管炎
    D. 支气管肺炎
    E. 急性扁桃体炎

47. 对该患儿应立即给予的处理是
    A. 静脉推注高渗葡萄糖
    B. 物理降温
    C. 立即降温并注射止惊药
    D. 静脉推注葡萄糖酸钙
    E. 选择有效抗生素

(48～52题共用题干)
患儿女，19个月。因高热、咳嗽、阵发性喘憋入院。查体：T 40℃，稽留热，神情淡漠，面色灰白，轻度发绀，气促，三凹征(+)，左肺呼吸音降低，双肺未闻及啰音。胸部X线片示左下肺大片密度较淡阴影。青霉素治疗3天无效。

48. 该患儿最可能的诊断是
    A. 金黄色葡萄球菌肺炎
    B. 肺炎支原体肺炎
    C. 肺炎链球菌肺炎
    D. 呼吸道合胞病毒肺炎

E. 腺病毒肺炎

49. 为尽快做出病原诊断，首先应选择的检查是
   A. 白细胞计数
   B. 痰液细菌培养
   C. 咽拭子分离病毒
   D. 免疫荧光抗体检查
   E. 双份血清抗体滴度检查

50. 入院当天晚上，突然吐出粉红色泡沫痰，该患儿可能出现的问题是
   A. 脓胸
   B. 张力性气胸
   C. 肺气肿
   D. 肺不张
   E. 支气管异物

51. 此时正确的处理是
   A. 间歇氧气大量吸入
   B. 间歇氧气小量吸入
   C. 吸入20%~30%乙醇湿化的氧气
   D. 持续高流量氧气吸入
   E. 持续低流量氧气吸入

52. 静脉输液，液体张力和滴注速度应为
   A. 1/4张，每小时5ml/kg
   B. 等张，每小时5ml/kg
   C. 2/3张，每小时10ml/kg
   D. 1/2张，每小时10ml/kg
   E. 2/5张，每小时5ml/kg

(53~55题共用题干)

患儿，男，8个月。因发热、咳喘入院。查体：T 38℃，持续5天，烦躁，口鼻周发绀，鼻翼扇动，三凹征，R 79次/分，呼气相延长，双肺闻及喘鸣音，少量细湿啰音。胸部X线片：双肺纹理重，伴少量小点片影及肺气肿。

53. 该患儿最可能的诊断是
   A. 腺病毒肺炎
   B. 呼吸道合胞病毒肺炎
   C. 支气管哮喘
   D. 哮喘性支气管炎
   E. 金黄色葡萄球菌肺炎

54. 测血气pH 7.00，PaO_2 70mmHg，$PaCO_2$ 70mmHg，HCO_3^- 26mmol/L。诊断该患儿合并
   A. 代谢性酸中毒
   B. 混合性酸中毒
   C. 呼吸性酸中毒
   D. 呼吸性碱中毒
   E. 呼吸性碱中毒合并代谢性酸中毒

55. 下一步应采取的治疗措施为
   A. 1.4%碳酸氢钠3ml/kg静脉滴注
   B. 洛贝林肌内注射
   C. 改善通气
   D. 1.87%乳酸钠3ml/kg静脉滴注
   E. 0.9%氯化钠3ml/kg静脉滴注

(56~58题共用题干)

患儿，8个月，以发热、咳嗽、气促就诊。体检：体温39.5℃，脉搏160次/分，呼吸49次/分，口周发绀，两肺有细湿啰音，诊断为肺炎。

56. 对该患儿应立即采取的护理措施是
   A. 调节病室的温、湿度
   B. 取舒适的平卧位
   C. 进行雾化吸入
   D. 进行物理降温
   E. 翻身、拍背、吸痰

57. 该患儿住院期间护士应重点观察的是
   A. 睡眠状况
   B. 进食多少
   C. 大小便次数
   D. 咳嗽频率及程度
   E. 脉搏、呼吸的改变

58. 入院时对该患儿家长进行健康指导的重点是
   A. 介绍肺炎的病因
   B. 指导合理喂养
   C. 说明保持安静的重要
   D. 讲解肺炎的预防
   E. 示范给患儿翻身、拍背的操作

四、案例分析题

(1~3题共用题干)

患儿男，3岁。因咳嗽、咳痰2天，喘息入院。查体：T 39℃，P 99次/分，R 47次/分，呈呼

气性呼吸困难,听诊两肺满布哮鸣音及粗湿啰音,咳嗽无力。诊断为哮喘性支气管炎。

1. 该患儿首要的护理诊断是
   A. 体温过高
   B. 清理呼吸道无效
   C. 气体交换受损
   D. 血量减少
   E. 焦虑
   F. 知识缺乏

2. 此时,最适合的护理措施是
   A. 少量多次饮水
   B. 体位引流
   C. 超声雾化吸入
   D. 定时为患儿拍背
   E. 定时负压吸痰
   F. 合理喂养

3. 该患儿家长进行健康指导,正确的是
   A. 介绍此病的病因
   B. 指导护理方法
   C. 说明此病有反复发作倾向
   D. 解释超声雾化吸入的作用
   E. 说明部分患儿可发展为支气管哮喘
   F. 以上均正确

(4~7题共用题干)
患儿,男,3岁。因发热、流涕、干咳入院。查体:T 39℃,咽红、双肺呼吸音粗,无啰音,R 29次/分,HR 132次/分,WBC 7.5×10⁹/L。

4. 该患儿可能的诊断是
   A. 上呼吸道感染
   B. 支气管炎
   C. 支气管肺炎
   D. 疱疹性咽峡炎
   E. 急性喉炎
   F. 支气管哮喘

5. 目前该患儿最主要的护理诊断是
   A. 咳嗽
   B. 活动无耐力
   C. 疼痛
   D. 体温过高
   E. 心输出量减少
   F. 焦虑

6. 该患儿护理措施正确的是
   A. 卧床休息
   B. 提供患儿喜爱的饮料,鼓励多喝水
   C. 给予降温处理
   D. 给予广谱抗生素治疗
   E. 病室空气清新,温湿度适宜
   F. 给予止咳剂治疗

7. 为该患儿家长做健康指导正确的是
   A. 卧床休息,避免剧烈活动
   B. 给予高热量、高蛋白、高维生素饮食
   C. 指导家长观察体温变化
   D. 鼻塞严重时应先清除鼻腔分泌物
   E. 保持皮肤清洁
   F. 加强锻炼,提高免疫力

(8~11题共用题干)
患儿,男,2岁。因发热、咳嗽、气急入院。查体:三凹征(+),口周发绀,精神萎靡,前囟平,R 65次/分,右肺叩诊呈浊音,呼吸音低,左肺闻及少许中湿啰音,HR 159次/分,心音低钝,肝肋下3.5cm。WBC 13.0×10⁹/L,经诊断为金黄色葡萄球菌肺炎。

8. 该患儿可能的并发症为
   A. 败血症
   B. 心力衰竭
   C. 脓胸
   D. 化脓性脑膜炎
   E. 肝脓肿
   F. 呼吸衰竭

9. 为进一步确诊,可进行下列哪些有诊断意义的检查
   A. C反应蛋白
   B. 抗"O"
   C. 血培养
   D. 胸部X线检查
   E. WBC动态观察
   F. CT检查

10. 该患儿需立即采取的治疗措施是
    A. 加大氧流量
    B. 血培养+药物敏感试验
    C. 强心利尿
    D. 胸腔穿刺

E. 腰椎穿刺
F. 雾化治疗

11. 抗生素一般应该用至
    A. 体温正常
    B. 肺部啰音消失
    C. 右肺呼吸音恢复正常
    D. 体温正常3天后
    E. 体温正常后1周
    F. 所有临床症状消失、体温正常1～2周后

(12～13题共用题干)

患儿男，8个月。T 39℃，伴声音嘶哑，犬吠样咳嗽，吸气性喉鸣及呼吸困难，烦躁不安，口周发绀。

12. 该患儿最可能患有
    A. 上呼吸道感染
    B. 急性感染性喉炎
    C. 喘憋性支气管炎
    D. 支气管肺炎
    E. 支气管哮喘
    F. 哮喘性支气管炎

13. 该患儿适合的护理措施是
    A. 减少活动，避免哭闹
    B. 保持呼吸道通畅
    C. 抬高床头
    D. 持续高流量吸氧
    E. 超声雾化吸入
    F. 持续低流量吸氧

(14～16题共用题干)

患儿男，17个月。发热、咳嗽3天，曾用青霉素肌内注射治疗无效。昨天起拒食，呕吐，尿量减少。查体：T 39.8℃，P 192次/分。R 62次/分，精神萎靡，烦躁不安，口唇发绀，鼻翼扇动，三凹征(+)，两肺散在中小水泡音，肝右肋下3cm。WBC 2.5×10^9/L。

14. 该患儿最可能的诊断是
    A. 肺炎合并心力衰竭
    B. 肺炎合并中毒性脑病
    C. 肺炎合并脓胸
    D. 肺炎合并肺大疱
    E. 肺炎合并肺脓肿
    F. 肺炎合并呼吸衰竭

15. 该患儿首要的护理诊断是
    A. 体温升高
    B. 有腹胀的可能
    C. 气体交换受损
    D. 营养失调
    E. 体液不足
    F. 知识缺乏

16. 该患儿的护理措施正确的是
    A. 密切观察患儿体温
    B. 保持呼吸道通畅，给氧
    C. 保持室内适当的温度和湿度
    D. 半卧位保持安静，尽量减少刺激
    E. 经常帮助患儿翻身，拍背，进行体位引流
    F. 以上均正确

(17～20题共用题干)

5岁男孩，1周来发热、咳嗽，2天来咳嗽加重，呈刺激性咳嗽，曾用青霉素3天无效。查体：体温38℃，两肺部呼吸音减低，胸片发现左上肺小片状淡薄云絮状阴影。

17. 该患儿应考虑为
    A. 呼吸道合胞病毒肺炎
    B. 支原体肺炎
    C. 大叶性肺炎
    D. 金黄色葡萄球菌肺炎
    E. 腺病毒性肺炎
    F. 衣原体肺炎

18. 对该患儿应首选的抗生素是
    A. 青霉素
    B. 氨苄西林
    C. 新青Ⅱ
    D. 病毒唑
    E. 罗红霉素
    F. 万古霉素

19. 该患儿首选的护理诊断是
    A. 体温过高
    B. 营养不足
    C. 气体交换受损
    D. 清理呼吸道无效

E. 潜在并发症——心力衰竭
F. 焦虑

20. 若该患儿急性心力衰竭时应立即采取的措施不正确的是
   A. 静注10%葡萄糖
   B. 静注地塞米松
   C. 静滴10%葡酸钙
   D. 静注西地兰
   E. 静滴酚妥拉明
   F. 立即补液

(21~23题共用题干)
患儿，男，2岁。低热咳嗽4天，气喘3天。T 37.8℃，咽充血，两肺散在哮鸣音，少许中湿啰音，心音强，心率100次/分。

21. 护士应询问的第一个问题是
   A. 血常规结果
   B. 胸部X线结果
   C. 以往发作及过敏史
   D. 血培养结果
   E. 特异性抗体检测结果
   F. 了解家庭经济条件

22. 对该患儿正确的护理措施是
   A. 多饮水
   B. 勤翻身
   C. 适度吸痰
   D. 超声雾化吸入
   E. 口服可待因
   F. 预防感染

23. 此时最恰当的护理措施是
   A. 立即物理降温
   B. 给予镇咳药
   C. 面罩吸氧
   D. 对患儿及家长进行健康教育
   E. 超声雾化吸入保持气道通畅
   F. 预防感染

(24~26题共用题干)
患儿3岁，因咳嗽、喘息发作入院。患儿入院前曾接触过鲜花。体检可见胸廓饱满，听诊肺部闻及呼气相为主的哮鸣音。

24. 该患儿可能的诊断为
   A. 急性支气管炎
   B. 支气管肺炎
   C. 支气管哮喘
   D. 上呼吸道感染
   E. 急性喉炎
   F. 下呼吸道感染

25. 遵医嘱给予糖皮质激素，首选的给药方法为
   A. 吸入疗法
   B. 静脉给药
   C. 肌内注射
   D. 口服给药
   E. 皮下注射
   F. 皮内注射

26. 针对该患儿可以提出哪些护理诊断
   A. 低效性呼吸型态
   B. 清理呼吸道无效
   C. 焦虑
   D. 知识缺乏
   E. 营养失调
   F. 体液不足

(27~29题共用题干)
患儿，男，9个月。发热、咳嗽5天，今突然喘憋加重、嗜睡、抽搐入院。查体：T 38.9℃，R 59次/分，HR 158次/分；惊厥状态中，前囟膨隆，双肺有密集细湿啰音，肝肋下1.5cm；末梢血WBC 4.2×10^9/L，血清钙2.0mmol/L。

27. 该患儿最可能的诊断是
   A. 肺炎合并化脓性脑膜炎
   B. 肺炎合并病毒性脑膜炎
   C. 肺结核合并结核性脑膜炎
   D. 肺炎合并中毒性脑病
   E. 真菌性脑膜炎
   F. 细菌性脑膜炎

28. 此时，首先应采取的治疗是
   A. 快速降温
   B. 静脉滴注葡萄糖酸钙
   C. 应用广谱抗生素
   D. 镇静止惊
   E. 用洋地黄类制剂
   F. 立即进行补液

29. 对该患儿的护理措施正确的是
    A. 注意休息,减少活动
    B. 保持适宜的室温
    C. 加强口腔护理
    D. 保持充足的水分和营养
    E. 密切观察病情的变化
    F. 使用解热剂之后不应饮水

(30~33题共用题干)

患儿,女,3岁。因咳嗽、发热入院。体检:痰多气促,右下肺闻及少量细湿啰音。该患儿的诊断为支气管肺炎。

30. 关于儿童气管与支气管的特点,下列叙述正确的是
    A. 婴幼儿的气管、支气管较成人狭窄
    B. 黏液腺丰富
    C. 纤毛运动较好
    D. 软骨弹性组织缺乏
    E. 黏膜柔嫩,血管丰富
    F. 右支气管粗短,异物容易坠入右支气管

31. 3岁患儿的正常呼吸频率为
    A. 40~45次/分
    B. 30~40次/分
    C. 25~30次/分
    D. 20~25次/分
    E. 18~20次/分
    F. >60次/分

32. 患儿肺部感染易引起间质性炎症的主要原因是
    A. 支气管腔狭小
    B. 肺弹力纤维发育差
    C. 肺血管丰富,间质发育旺盛
    D. 肺泡数量多
    E. 呼吸肌发育差
    F. 肺泡数量多

33. 若患儿出现烦躁不安,面色发绀,呼吸急促,可见鼻翼扇动及三凹征,结果提示患儿为Ⅱ型呼吸衰竭。此患儿可能出现的血气分析变化为
    A. $PaCO_2$ 50mmHg
    B. PaO_2 60mmHg
    C. $PaO_2 < 50mmHg$,$PaCO_2 > 60mmHg$
    D. $PaO_2 < 50mmHg$,$PaCO_2 > 60mmHg$
    E. $PaO_2 > 60mmHg$,$PaCO_2 > 50mmHg$
    F. $PaO_2 > 60mmHg$,$PaCO_2 < 50mmHg$

(34~38题共用题干)

患儿,男,2岁,以发热、咳嗽入院。查体:体温39.8℃,心率120次/分,咽部充血,扁桃体肿大,颌下淋巴结肿大触痛。诊断为急性上呼吸道感染。

34. 小儿急性上呼吸道感染最常见的病原体是
    A. 细菌
    B. 病毒
    C. 支原体
    D. 衣原体
    E. 真菌
    F. 寄生虫

35. 小儿急性上呼吸道感染与成人最大的区别是
    A. 有发热
    B. 鼻塞较重
    C. 咽充血明显
    D. 全身中毒症状重及并发症较多
    E. 颌下淋巴结肿明显
    F. 全身中毒症状轻及并发症较少

36. 属于急性上呼吸道感染并发症的是
    A. 鼻窦炎
    B. 中耳炎
    C. 扁桃体炎
    D. 风湿热
    E. 气管炎
    F. 咽喉炎

37. 关于该患儿的治疗护理措施,下列叙述正确的是
    A. 休息、多饮水
    B. 使用抗生素治疗
    C. 解热镇痛
    D. 预防高热惊厥
    E. 咽痛可含服咽喉片
    F. 使用镇咳药

38. 预防急性上呼吸道感染,卫生宣教的内容是
    A. 及时通风

B. 加强锻炼
C. 合理喂养
D. 给予足够的水分
E. 多进行户外活动，多晒太阳
F. 减少与呼吸道感染的人群接触

(39~41题共用题干)

患儿，女，10个月，因高热、咳嗽入院，精神萎靡，时有呕吐，腹胀。查体：患儿面色苍白，皮肤可见猩红热样皮疹，双肺可闻及中小湿啰音。

39. 该患儿可能患的疾病是
   A. 支原体肺炎
   B. 腺病毒肺炎
   C. 麻疹肺炎
   D. 呼吸道合胞病毒肺炎
   E. 金黄色葡萄球菌肺炎
   F. 衣原体肺炎

40. 若患儿突然出现心力衰竭，此时应给予该患儿最关键的治疗措施是
   A. 间断吸氧
   B. 使用利尿剂
   C. 使用大剂量镇静剂
   D. 使用快速洋地黄制剂
   E. 准备气管插管
   F. 准备心肺复苏

41. 洋地黄药物的应用过程中，正确的护理措施是
   A. 及时补充含钙食品
   B. 注射时速度要快
   C. 注射前需测量血压
   D. 注射前需听诊心率
   E. 观察患儿有无心律失常
   F. 观察患儿有无神经系统症状

(42~45题共用题干)

患儿，男，10岁。发作性呼气性呼吸困难2小时入院，诊断为支气管哮喘。

42. 患儿目前最适宜的治疗措施是
   A. 静脉滴注抗生素
   B. 吸入糖皮质激素
   C. 吸氧
   D. 口服糖皮质激素
   E. 静脉注射毛花苷丙
   F. 静脉滴注氨茶碱

43. 关于雾化吸入，下列叙述正确的是
   A. 吸入药物是以较低浓度缓慢到达病变部位
   B. 药物会进入血液循环
   C. 全身不良反应较重
   D. 起效迅速
   E. 可在肝脏迅速灭活
   F. 雾化时对体位没有要求

44. 此病症最主要的诱发因素是
   A. 过敏原吸入
   B. 感染
   C. 食物
   D. 空气
   E. 剧烈运动
   F. 情绪波动

45. 患儿若出现痰液黏稠不易咳出，责任护士此时可采取的措施是
   A. 雾化吸入、湿化气道
   B. 补充液体量
   C. 限制液体量
   D. 体位引流
   E. 拍背
   F. 吸氧

(46~49题共用题干)

患儿，女，10岁，吃海鲜过后突然出现咳嗽、胸闷5小时，急诊来院就诊。查体：呼吸困难，大汗，双肺满布哮鸣音，心率132次/分。胸部X线平片显示：出现肺气肿表现。

46. 该患儿最可能出现的问题是
   A. 支原体肺炎
   B. 支气管哮喘急性发作
   C. 急性左心衰竭
   D. 自发性气胸
   E. 肺栓塞
   F. 支气管肺发育不良

47. 此病症发病最主要的病理基础是
   A. 气道变应性炎症
   B. 副交感神经兴奋

C. 细菌感染

D. 支气管痉挛

E. 气道高反应性

F. 病毒感染

48. 目前该患儿最主要的护理诊断是

A. 焦虑

B. 体液过多

C. 清理呼吸道无效

D. 低效性呼吸型态

E. 有感染的危险

F. 知识缺乏

49. 重症哮喘患儿的血气分析常提示的变化是

A. 呼吸性酸中毒

B. 呼吸性碱中毒

C. 代谢性酸中毒

D. 代谢性碱中毒

E. 呼吸性酸中毒合并代谢性碱中毒

F. 呼吸性碱中毒合并代谢性酸中毒

(50~54题共用题干)

患儿，男，10个月。因咳嗽、咳痰2天入院。体检：体温39.8℃，呼吸79次/分，面色苍白，口唇发绀，两肺均有细湿啰音，心率182次/分，心音低钝，肝肋下3.5cm。

50. 该患儿可能的临床诊断为

A. 毛细支气管炎

B. 腺病毒性肺炎

C. 哮喘性支气管炎

D. 支气管肺炎伴中毒性脑病

E. 支气管肺炎伴心力衰竭

F. 腺病毒性肺炎伴心力衰竭

51. 该患儿最主要的护理诊断是

A. 体温升高

B. 活动无耐力

C. 低效性呼吸型态

D. 心排血量减少

E. 有体液不足的危险

F. 营养失调（低于机体需要量）

52. 应给予患儿下列哪种体位

A. 端坐位

B. 半卧位

C. 平卧位

D. 侧卧位

E. 头低卧位

F. 俯卧位

53. 婴幼儿肺炎合并心力衰竭的诊断要点包括

A. 心率突然增快＞200次/分

B. 呼吸突然增快＞60次/分

C. 患儿烦躁不安，面色苍白发灰

D. 心音低钝，有奔马律

E. 肝脏缓慢增大1.5cm以上或肋下3cm

F. 呼吸减慢

54. 对该患儿的护理措施正确的有

A. 给予充足的营养和水分

B. 给予超声雾化吸入

C. 用面罩法给患儿吸氧

D. 输液速度减慢

E. 尽量少食多餐

F. 密切观察病情

第十二章

循环系统疾病患儿的护理

一、单选题

1. 法洛四联症的畸形组成不包括
   A. 肺动脉狭窄
   B. 室间隔缺损
   C. 主动脉骑跨
   D. 右心室肥厚
   E. 房间隔缺损

2. 法洛四联症患儿一般不会出现的症状是
   A. 蹲踞
   B. 贫血
   C. 突然晕厥
   D. 杵状指（趾）
   E. 活动耐力下降

3. 病毒性心肌炎常见的病原体是
   A. 风疹病毒
   B. 巨细胞病毒
   C. 埃可病毒
   D. 柯萨奇病毒
   E. 流感病毒

4. 正常胎儿血循环中血氧含量最高的部位是
   A. 脐静脉
   B. 脐动脉
   C. 主动脉
   D. 左心房
   E. 左心室

5. 正常情况下卵圆孔解剖闭合时间多在
   A. 出生后 1~5 个月
   B. 出生后 5~7 个月
   C. 出生后 7~8 个月
   D. 出生后 8~9 个月
   E. 出生后 10~12 个月

6. 心脏形成的关键时期是胎儿期的
   A. 第 1~2 周
   B. 第 2~4 周
   C. 第 3~6 周
   D. 第 3~4 周
   E. 第 2~8 周

7. 常见的右向左分流型先天性心脏病是
   A. 室间隔缺损
   B. 房间隔缺损
   C. 法洛四联症
   D. 动脉导管未闭
   E. 肺动脉狭窄

8. 2~3 岁小儿的正常心率为
   A. 70~90 次/分
   B. 100~120 次/分
   C. 90~110 次/分
   D. 110~130 次/分
   E. 120~140 次/分

9. 心力衰竭患儿应用强心苷时，错误的是
   A. 可同时静脉补钙
   B. 每次注射前测定患儿心率 1 分钟
   C. 不与其他药物混合注射
   D. 配药时需用 1ml 注射器准确抽吸药物
   E. 多补充含钾食物

10. 应用血管扩张剂时，最重要的是注意

A. 脉搏
B. 呼吸
C. 血压
D. 体温
E. 瞳孔变化

11. 服用洋地黄后，护士应重点观察
    A. 药物不良反应
    B. 过敏反应
    C. 是否成瘾
    D. 中毒反应
    E. 药物效果性

12. 原始心脏开始形成的时间是
    A. 胚胎第 1 周
    B. 胚胎第 2 周
    C. 胚胎第 3 周
    D. 胚胎第 4 周
    E. 胚胎第 5 周

13. 对右向左分流型先天性心脏病患儿的护理中，为防止其发生脑血栓等并发症，应特别注意
    A. 低盐饮食
    B. 避免过劳
    C. 预防感染
    D. 必要时喂哺前后吸氧
    E. 多喂水

14. 80% 的小儿动脉导管解剖闭合的年龄是
    A. 2 个月内
    B. 4 个月内
    C. 6 个月内
    D. 12 个月内
    E. 18 个月内

15. 护理右向左分流型先天性心脏病患儿，要注意保证入量、防止脱水，其目的是
    A. 防止血栓栓塞
    B. 防止肾衰竭
    C. 防止休克
    D. 防止心力衰竭
    E. 防止便秘

16. 左向右分流型先天性心脏病患儿生长发育落后是由于
    A. 肺动脉高压
    B. 肺循环血量减少
    C. 肺循环血量增加
    D. 体循环血量减少
    E. 体循环血量增加

17. 先天性心脏病最常见的类型是
    A. 房间隔缺损
    B. 室间隔缺损
    C. 法洛四联症
    D. 动脉导管未闭
    E. 肺动脉狭窄

18. 先天性心脏病病因的环境因素中最重要的是
    A. 孕妇早期服药史
    B. 孕妇接触大量放射线
    C. 孕妇患代谢紊乱性疾病
    D. 宫内感染
    E. 妊娠早期饮酒、吸食毒品

19. 对某 5 岁小儿进行心脏检查，其结果正常的是
    A. 心尖部在右第 4 肋间，锁骨中线外 1cm
    B. 心尖部在右第 4 肋间，锁骨中线处
    C. 心尖部在左第 5 肋间，锁骨中线处
    D. 心尖部在左第 5 肋间，锁骨中线内 0.5cm
    E. 心尖部在左第 5 肋间，锁骨中线内 1cm

20. 测量小儿血压的袖带宽度小于上臂长的 1/2 时,可能
    A. 使测得血压偏高
    B. 使测得血压偏低
    C. 测出准确血压
    D. 引起奇脉
    E. 引起疼痛和不适

21. 右向左分流型先天性心脏病最明显的外观

特征是
A. 持续发绀
B. 心脏杂音
C. 发育迟缓
D. 活动耐力下降
E. 心前区隆起

22. 房间隔缺损在胸骨左缘第 2~3 肋间可闻及Ⅱ级收缩期喷射性杂音，是由于
A. 右心室扩大
B. 血流通过缺损部位
C. 右心室流出道相对狭窄
D. 肺动脉瓣相对关闭不全
E. 主动脉瓣相对狭窄

23. 法洛四联症患儿病理生理改变与临床表现主要取决于
A. 肺动脉狭窄程度
B. 主动脉骑跨程度
C. 右心室肥厚程度
D. 患儿年龄
E. 病程长短

24. 根据室间隔缺损的血流动力学改变，首先引起增大的心腔是
A. 左心房
B. 左心室
C. 右心房
D. 右心室
E. 左心房、右心室

25. 正常胎儿血氧含量最高的脏器是
A. 肝
B. 心
C. 肺
D. 肾
E. 脑

26. 不属于病毒性心肌炎护理观察内容的是
A. 按时测量呼吸、脉搏、体温、血压，同时观察精神状态和面色的变化
B. 注意有无突然烦躁不安、呼吸困难、水肿肝大等心力衰竭的表现
C. 有无脉搏微弱、血压下降等循环衰竭的表现
D. 皮肤皮疹情况
E. 使用洋地黄时应观察其作用及不良反应

27. 关于先天性心脏病的临床表现，说法错误的是
A. 婴儿期喂养困难，体重不增，易激惹
B. 活动或哭闹后突然发生晕厥、抽搐
C. 有蹲踞现象
D. 易发热、流涕、出汗多
E. 婴幼儿期反复患肺炎并出现心力衰竭

28. 法洛四联症患儿喜蹲踞主要是由于蹲踞可以
A. 缓解漏斗部肌肉痉挛
B. 减少心脑等重要脏器的氧耗
C. 使劳累及气促缓解
D. 增大体循环阻力，减少右向左分流及回心血量
E. 增加静脉回心血量

29. 法洛四联症患儿缺氧发作时，应采取的体位是
A. 仰卧位
B. 俯卧位
C. 坐位
D. 侧卧位
E. 膝胸卧位

30. 病毒性心肌炎患儿恢复期应限制活动至少
A. 1 个月
B. 2 个月
C. 3 个月
D. 4 个月
E. 5 个月

31. 病毒性心肌炎患儿总休息时间不得少于
A. 4 个月
B. 5 个月
C. 6 个月

D. 7个月
E. 8个月

32. 肺动脉瓣第二音亢进及固定分裂多见于
    A. 室间隔缺损
    B. 法洛四联症
    C. 动脉导管未闭
    D. 肺动脉狭窄
    E. 房间隔缺损

33. 房间隔缺损最常见的类型是
    A. 原发孔未闭
    B. 卵圆孔未闭
    C. 继发孔未闭
    D. 原发孔未闭 + 卵圆孔未闭
    E. 原发孔未闭 + 二尖瓣裂缺

34. 左向右分流型先天性心脏病最常见的合并症是
    A. 支气管肺炎
    B. 感染性心内膜炎
    C. 支气管肺炎
    D. 脑脓肿
    E. 脑栓塞

35. 下列哪项不是洋地黄中毒的表现
    A. 激惹、惊厥
    B. 心律失常
    C. 心动过缓
    D. 恶心、呕吐、食欲缺乏
    E. 头晕、嗜睡

36. 法洛四联症出现发绀，原因是
    A. 右心室肥厚
    B. 室间隔缺损的左向右分流
    C. 主动脉接受了来自右心室的静脉血
    D. 静脉回心血量减少
    E. 血液黏稠度增加

二、多选题

1. 小儿病毒性心肌炎的主要临床表现包括
   A. 不同程度心功能不全
   B. 心动过速、期前收缩
   C. 发病前有病毒感染史
   D. 乏力、咽痛、腹痛
   E. 反复发热、惊厥

2. 关于病毒性心肌炎的治疗原则，哪些是正确的
   A. 减轻心脏负荷
   B. 改善心肌代谢
   C. 使用降酶剂
   D. 重症可用激素
   E. 对症处理

3. 不属于无分流型先天性心脏病的是
   A. 室间隔缺损
   B. 房间隔缺损
   C. 法洛四联症
   D. 动脉导管未闭
   E. 肺动脉狭窄

4. 法洛四联症的临床表现包括
   A. 发绀
   B. 活动后头晕、胸闷不适、蹲踞
   C. 胸骨左缘第2肋间连续性机器样杂音
   D. 昏厥
   E. 四肢杵状指（趾）

5. 病毒性心肌炎的发病机制是
   A. 病毒对被感染的心肌细胞直接损害
   B. 病毒触发人体自身免疫反应
   C. 病变分布为局处性和散在性
   D. 心肌细胞变性、坏死、溶解
   E. 心肌间质组织淋巴细胞浸润

6. 心导管检查和心血管造影术后要注意观察的并发症是
   A. 伤口出血
   B. 穿刺部位血肿
   C. 心律失常
   D. 支气管痉挛
   E. 感染

7. 室间隔缺损的杂音特点是
   A. 杂音粗糙伴有震颤
   B. 为全收缩期杂音
   C. 传导广泛
   D. 心尖区有舒张期隆隆样杂音
   E. 肺动脉瓣第二音亢进

8. 有关小儿循环系统的叙述正确的是
   A. 体温每升高1℃，心率将增加10~15次/分
   B. 4~7岁小儿的心率是80~100次/分
   C. 年龄越小，心率越快
   D. 2岁以下小儿心脏多呈横位
   E. 测血压时血压计袖带宽度应为上臂长度的2/3

9. 关于胎儿血液循环的叙述，正确的是
   A. 营养物质与气体的交换是通过胎盘进行的
   B. 胎儿体内血大部分为动静脉混合血
   C. 动脉导管开放
   D. 肺处于压缩状态
   E. 供应上肢血液的氧含量较下半身高

10. 关于病毒性心肌炎心电图的改变，描述正确的是
    A. 心动过速
    B. ST段降低，T波改变
    C. 房性、室性期前收缩
    D. 窦房或房室传导阻滞
    E. Q波出现

11. 左向右分流型先天性心脏病的症状有
    A. 生长发育落后
    B. 活动耐力差，易疲劳
    C. 易反复发生肺部感染
    D. 可有血红蛋白增高和喜欢蹲踞
    E. 出生后持续发绀

12. 易发生呼吸道感染的先天性心脏病是
    A. 肺动脉狭窄
    B. 房间隔缺损
    C. 室间隔缺损
    D. 法洛四联症
    E. 动脉导管未闭

13. 室间隔缺损的临床症状有
    A. 声音嘶哑
    B. 经常性发绀
    C. 生长发育落后
    D. 乏力、心悸、气急
    E. 反复发生肺部感染

14. 动脉导管未闭的患儿周围血管征包括
    A. 水冲脉
    B. 奇脉
    C. 毛细血管搏动征
    D. 股动脉枪击音
    E. 发绀

15. 动脉导管未闭的体征是
    A. 口唇发绀
    B. 杵状指
    C. 周围血管征
    D. 胸骨左缘第2肋间闻及连续性机器样杂音
    E. 肺动脉瓣第二音增强

16. 关于房间隔缺损的描述，正确的是
    A. 胸透可见"肺门舞蹈"
    B. 早期一般无发绀
    C. 右心房、右心室增大
    D. 心前区隆起，心尖搏动弥散
    E. 胸骨左缘第2~3肋间闻及收缩期杂音

17. 下列属于先天性心脏病病因中的环境因素的是
    A. 孕妇早期服药史
    B. 孕妇接触大量放射线
    C. 孕妇患代谢紊乱性疾病
    D. 宫内感染
    E. 妊娠早期饮酒、吸食毒品

18. 室间隔缺损内科治疗主要是

A. 强心利尿，改善心功能
B. 治疗继发感染
C. 加强锻炼增强体质
D. 改善营养状况
E. 氧气疗法纠正缺氧

B. 新生儿心尖部主要为左心室
C. 3~7岁小儿心尖搏动位于胸骨左缘第5肋间、锁骨中线处
D. 7岁以后心尖位置逐渐移到锁骨中线以内0.5~1cm
E. 新生儿心尖搏动位于胸骨右缘第4肋间

19. 法洛四联症患儿缺氧发作时，下列护理措施正确的是
    A. 给予地高辛
    B. 置小儿膝胸卧位
    C. 给予高浓度氧气吸入
    D. 给予抗生素预防感染
    E. 遵医嘱给予吗啡等药物

24. 法洛四联症的常见并发症有
    A. 脑血管意外
    B. 脑脓肿
    C. 急性心衰
    D. 感染性心内膜炎
    E. 红细胞增多症

20. 护理服用洋地黄药物的患儿，下列叙述正确的是
    A. 服用前，做心电图检查
    B. 服用药物前，数脉搏1分钟
    C. 婴儿脉搏大于160次/分应停药
    D. 学龄儿童脉搏低于80次/分应停药
    E. 避免与其他药物同时服用

25. 室间隔缺损导管介入堵闭术的适应证是
    A. 肌部室缺≥5mm或术后残余分流
    B. 膜部缺损：年龄≥3岁，室缺距主动脉瓣≥3mm
    C. 年龄≥6个月、体重≥4kg
    D. 活动性感染性心内膜炎，心内有赘生物
    E. 重度肺动脉高压伴双向分流者

21. 轻症左向右分流型先天性心脏病预防发绀的方法是
    A. 减少或避免患儿哭闹
    B. 预防肺部感染
    C. 绝对卧床休息
    D. 不做剧烈活动
    E. 加强体育锻炼

26. 心力衰竭获得基本控制的临床表现为
    A. 心率呼吸减慢
    B. 肝脏缩小
    C. 尿量增加，浮肿消退或体重减轻
    D. 心脏回缩
    E. 食欲精神好转

22. 婴幼儿患心力衰竭时，常出现的症状和体征包括
    A. 肝大
    B. 呼吸急促
    C. 颈静脉怒张
    D. 肺部啰音
    E. 多汗，喂养困难

27. 4岁以后儿童引起充血性心力衰竭的原因主要为
    A. 急性心肌炎或心脏炎
    B. 遗留的慢性瓣膜病
    C. 肺炎
    D. 室间隔缺损
    E. 川崎病

23. 关于小儿心脏位置和大小的描述，正确的是
    A. 新生儿和小于2岁的婴幼儿的心脏多呈横位

28. 对胎儿血液循环的途径及特点描述正确的是
    A. 所有物质交换由胎盘进行
    B. 肺循环尚未建立
    C. 肝脏血氧含量最高

D. 左右心都经主动脉向全身输送血液
E. 胎儿期供应脑、心、肝和上肢的血液的氧气含量比下半身高

29. 长 QT 间期综合征的主要特征是
    A. 运动或激动后，易引起晕厥
    B. QT 间期延长 QTC > 440ms
    C. ST 段低平或 T 波倒置
    D. 心肌酶谱增高
    E. 呼吸困难

30. 病毒性心肌炎的临床分期包括
    A. 急性期
    B. 慢性期
    C. 迁延期
    D. 发展期
    E. 恢复期

31. 急性心力衰竭患儿的临床表现有
    A. 咳嗽、咳粉红色泡沫痰
    B. 肝颈静脉回流征阳性
    C. 心动过缓、嗜睡
    D. 肝脏在短期内增大
    E. 颈静脉怒张

32. 房间隔缺损常见的临床并发症有
    A. 肺炎
    B. 心律失常
    C. 心力衰竭
    D. 感染性心内膜炎
    E. 肺动脉高压

33. 决定法洛四联症临床表现的因素有
    A. 肺动脉狭窄的程度
    B. 肺静脉狭窄的程度
    C. 室间隔缺损的大小
    D. 房间隔缺损的大小
    E. 肺动脉压力的大小

34. 临床上常见的青紫型心脏病的类型有
    A. 大血管错位
    B. 动脉血管未闭

C. 法洛四联症
D. 卵圆孔未闭
E. 二尖瓣狭窄

35. 下列因素中可影响小儿血压变化的有
    A. 心输出量
    B. 心率
    C. 动脉管壁的弹性
    D. 血量/容量比值
    E. 外周阻力

36. 血液循环在胎儿娩出后有下列哪些改变
    A. 动脉导管闭合
    B. 动脉导管于出生后 3～12 个月关闭
    C. 脐血管闭合
    D. 卵圆孔关闭
    E. 卵圆孔只有功能上关闭

37. 导致病毒性心肌炎患儿死亡的常见原因有
    A. 支气管肺炎
    B. 心力衰竭
    C. 心源性休克
    D. 心律失常
    E. 脑血栓

38. 下列属于粗大的动脉导管未闭患儿临床症状的是
    A. 坏死性小肠炎
    B. 肺淤血
    C. 肺高压
    D. 喂养困难
    E. 声音嘶哑

39. 出现差异性发绀的动脉导管未闭的患儿，一般指的是
    A. 头面部青紫
    B. 左上肢青紫
    C. 右上肢青紫
    D. 下半身青紫
    E. 下半身正常

40. 下列属于小儿肺炎易发生心力衰竭的原因

的是
A. 病原体及毒素引起中毒性心肌炎
B. 肺小动脉收缩导致肺动脉高压
C. 缺氧引起心肌营养不良
D. 输液速度过快
E. 血钾降低

41. 下列哪些属于婴儿发生心力衰竭的特点
A. 起病急
B. 病情重
C. 进展快
D. 左心衰为主
E. 颈静脉怒张明显

42. 无青紫型心脏病的临床类型主要有
A. 右位心
B. 主动脉缩窄
C. 肺动脉狭窄
D. 房间隔缺损
E. 大血管错位

43. 下列属于病毒性心肌炎的临床表现的是
A. 第一心音低钝
B. 心率过缓
C. 奔马律
D. 收缩期杂音
E. 心动过速

44. 下列临床症状中，属于先天性心脏病常见的症状体征的是
A. 青紫、生长发育落后
B. 反复呼吸道感染
C. 多数患儿在胸骨左缘听到响亮粗糙的杂音
D. 活动后气促、多汗等
E. 可有不同程度的心脏扩大

45. 常见的充血性心力衰竭的临床表现有哪些
A. 呼吸急促
B. 发绀
C. 腹水
D. 心脏增大

E. 肝脏肿大

46. 对先天性心脏病患儿及其家长的健康教育中，下列正确的有
A. 一般护理知识
B. 患儿活动情况
C. 喂养
D. 手术适龄前期的保护
E. 先心病的一般预防保健知识

47. 常见的房间隔缺损的解剖类型有
A. 干下型
B. 肌部型
C. 原发孔型
D. 膜部型
E. 继发孔型

48. 动脉导管的常见类型有
A. 管型
B. 肌部型
C. 膜部型
D. 窗型
E. 漏斗型

49. 下列属于病毒性心肌炎的特点的是
A. 发病同时或1～3周前有病毒感染史
B. 有面色苍白、心悸、胸闷
C. 血丙氨酸转氨酶升高
D. 心电图ST段改变
E. 血清肌酸磷酸激酶同工酶升高

50. 小儿心跳骤停的常见原因有
A. 新生儿窒息、重症肺炎、新生儿肺透明膜病等呼吸衰竭时
B. 急性心肌炎及严重房室传导阻滞等
C. 溺水、触电、严重创伤、出血等突然的意外事件
D. 药物中毒和严重电解质紊乱
E. 婴儿猝死综合征

51. 小儿若发生心跳呼吸骤停，表现为
A. 心跳呼吸停止

B. 昏迷或抽搐
C. 脉搏消失,血压测不到
D. 瞳孔散大
E. 心电图心率极缓或停搏

52. 下列属于潜伏青紫型心脏病的是
    A. 动脉导管未闭
    B. 房间隔缺损
    C. 室间隔缺损
    D. 法洛四联症
    E. 肺动脉狭窄

53. 关于新生儿血压的特点,下列说法正确的是
    A. 随年龄增长血压逐渐升高
    B. 新生儿收缩压平均 60~70mmHg
    C. 1 岁儿童血压平均为 80~100mmHg
    D. 一般情况下收缩压的 2/3 为舒张压
    E. 正常情况下,下肢血压比上肢血压高 20mmHg

54. 下列关于房间隔缺损的治疗及预后,正确的是
    A. 年龄大于 2 岁的患儿,缺损周围有足够房间隔边缘者可采用介入性导管术
    B. 患儿一旦确诊即可采用手术治疗
    C. 手术最佳年龄为 1~3 岁
    D. 房间隔缺损患儿的唯一手术禁忌证是不可逆肺动脉高压
    E. 小型房间隔缺损在 1 岁内有自然闭合的可能,1 岁以上闭合可能性较小

55. 室间隔缺损的基本类型包括
    A. 膜周部缺损
    B. 静脉窦型缺损
    C. 漏斗部缺损
    D. 肌部缺损
    E. 原发孔型缺损

56. 病毒性心肌炎患儿病变分布分为
    A. 浸润性
    B. 渗出性
    C. 散在性
    D. 局灶性
    E. 弥漫性

57. 室间隔缺损常见的并发症有
    A. 支气管肺炎
    B. 心力衰竭
    C. 肺水肿
    D. 感染性心内膜炎
    E. 快速性心律失常

58. 下列关于室间隔缺损的说法,正确的有
    A. 是最常见的先天性心脏病
    B. 主要是左右心室之间有一异常通道
    C. 缺损 <1.0cm 属于小型缺损
    D. 一般无青紫
    E. 临床表现取决于缺损的大小和肺循环的阻力

59. 下列关于法洛四联症患儿发绀的说法正确的是
    A. 青紫严重程度及出现的早晚与肺动脉狭窄程度成正比
    B. 3~6 个月后青紫逐渐明显
    C. 肺动脉狭窄严重的患儿出生后不久即有青紫
    D. 青紫常位于毛细血管丰富的部位
    E. 患儿稍微活动即出现青紫加重

60. 下列关于室间隔缺损治疗要点及预后说法正确的是
    A. 膜部小型室间隔缺损一般不主张早期手术
    B. 小婴儿大型间隔缺损内科治疗无效者应及时行室间隔缺损修补术
    C. 室间隔缺损的自然病程取决于缺损的大小
    D. 小型缺损预后良好,膜周部和肌部的室间隔缺损自然闭合率低
    E. 小型缺损一般不发生心衰和肺动脉高压

61. 动脉导管未闭常见的并发症有

A. 充血性心力衰竭
B. 脑脓肿
C. 支气管炎
D. 感染性心内膜炎
E. 肺血管病变

C. 凡是确诊动脉导管未闭的患儿原则上都应手术治疗
D. 若患儿发生心内膜炎，可先行手术治疗，术后积极抗感染治疗
E. 反复发生呼吸道感染、难以控制的心衰患儿应立刻手术

62. 下列属于先天性心脏病患儿护理评估内容的是
   A. 患儿母亲妊娠史、用药史
   B. 患儿母亲是否患有代谢性疾病，家族中是否有先天性心脏病患者
   C. 患儿有无青紫及出现青紫的时间
   D. 患儿是否喜欢蹲踞、有无阵发性呼吸困难或突然晕厥发作
   E. 患儿肺动脉瓣区第二心音是增强还是减弱，是否有分裂

63. 下列关于肺动脉狭窄治疗及其预后说法正确的有
   A. 严重肺动脉狭窄并伴有发绀的新生儿可应用前列环素 E1 开放动脉导管
   B. 经皮穿刺心导管球囊扩张成形术为首选治疗
   C. 休息时右心室收缩压 >80mmHg 应采取手术治疗
   D. 肺动脉瓣口面积小于 $0.5cm^2$ 时，应采取手术治疗
   E. 预后与肺动脉狭窄的严重程度、并发症及手术早晚有关

64. 肺动脉狭窄的常见类型有
   A. 肌部狭窄
   B. 膜周部狭窄
   C. 肺动脉瓣狭窄
   D. 漏斗部狭窄
   E. 肺动脉干及分支狭窄

65. 动脉导管未闭患儿治疗措施中，错误的是
   A. 足月儿动脉导管未闭可用吲哚美辛或阿司匹林口服
   B. 介入性治疗是动脉导管未闭的首选治疗方法

66. 动脉导管未闭患儿常见的死亡原因有
   A. 肺部感染
   B. 支气管炎
   C. 慢性心律失常
   D. 感染性心内膜炎
   E. 心力衰竭

67. 下列关于肺动脉狭窄特点的说法，正确的是
   A. 临床症状不一定与狭窄程度成正比
   B. 轻度肺动脉狭窄一般无症状，只有在体检时发现
   C. 主要症状为活动后气急、乏力和心悸，生长发育落后
   D. 可闻及响亮的喷射性全收缩期杂音
   E. 狭窄程度越重，杂音越响亮

68. 病毒性心肌炎患儿出院后健康教育中正确的有
   A. 多休息
   B. 预防呼吸道感染
   C. 尽量避免去公共场所
   D. 遵医嘱按时按量用药
   E. 定期复查

69. 法洛四联症患儿缺氧发作的表现有
   A. 常在晨起吃奶时或大便、哭闹后发生阵发性呼吸困难、烦躁和青紫加重
   B. 突然晕厥、抽搐
   C. 脑血管意外
   D. 头晕头痛
   E. 呕吐不止

70. 下列属于肺动脉狭窄患儿临床表现的是
   A. 活动后气急、乏力和心悸

B. 生长发育落后
C. 青紫
D. 可闻及响亮的喷射性全收缩期杂音
E. 肺动脉瓣区第二心音亢进

71. 肺动脉狭窄患儿手术治疗的指征有
    A. 活动后有气短、心悸，或有右心衰竭及发绀表现者
    B. 临床症状不明显但有右心室肥大伴劳损者
    C. 休息时右心室收缩压 >80mmHg
    D. 肺动脉－右心室压差 >40mmHg
    E. 肺动脉瓣口面积 <0.5cm^2

72. 先天性心脏病患儿的护理措施中，正确的是
    A. 尽量减少搬动和刺激患儿
    B. 病情严重的患儿应卧床休息
    C. 少食多餐，避免呛咳和呼吸困难
    D. 应采用高盐饮食
    E. 避免受凉引起呼吸系统感染

73. 下列病毒性心肌炎患儿的治疗措施中正确的是
    A. 急症抢救时可静脉滴注肾上腺皮质激素
    B. 强心药物可用地高辛或毛花苷丙
    C. 应给予足够剂量的洋地黄制剂控制心力衰竭
    D. 加用利尿剂时应注意电解质平衡，以免引起心律失常
    E. 发生心源性休克时，可静脉大剂量滴注肾上腺皮质激素

74. 病毒性心肌炎患儿护理措施中错误的是
    A. 急性期应卧床休息至体温稳定
    B. 总休息时间不少于3个月
    C. 有心力衰竭时患儿采取半卧位
    D. 静脉给药时速度不宜过快，以免加重心脏负担
    E. 使用洋地黄时剂量应偏小

三、共用题干题

（1~4题共用题干）

患儿男，4岁。自幼比同龄人发育落后，发绀，伴有杵状指，而且喜欢蹲踞，临床诊断为法洛四联症。半小时前于家中突然发生晕厥，遂来院就诊。

1. 该患儿可能发生了何种情况
    A. 癫痫
    B. 心力衰竭
    C. 脑血栓
    D. 急性脑缺氧发作
    E. 中毒

2. 针对此情况，该患儿应该做何种处理
    A. 限制活动
    B. 口服普萘洛尔
    C. 口服强心苷类药物
    D. 口服吲哚美辛
    E. 每天吸氧2小时

3. 下列并发症中，该患儿在此情况下最易发生的是
    A. 心力衰竭
    B. 脑血栓、脑脓肿
    C. 亚急性细菌性心内膜炎
    D. 化脓性脑膜炎
    E. 呼吸道感染

4. 该患儿最重要的健康教育内容是
    A. 合理喂养
    B. 按时预防接种
    C. 预防呼吸道感染
    D. 介绍此病最佳的手术年龄
    E. 预防心力衰竭

（5~7题共用题干）

患儿，女，4岁。常常于活动后感到气急、心悸且常患肺炎，自幼比同龄人发育迟缓。体格检查：胸部可闻及杂音，存在末梢毛细血管搏动、水冲脉。临床诊断为动脉导管未闭。

5. 下列该患儿的护理诊断中，不妥的是
    A. 有皮肤完整性受损的危险
    B. 活动无耐力
    C. 心输出量减少

D. 有感染的危险

E. 营养不足

6. 此时该患儿应采取的首要护理措施是
   A. 加强体育锻炼
   B. 增加进食量
   C. 增加补液量
   D. 避免到人多的公共场合
   E. 监测血压

7. 医护人员对该患儿进行健康教育，不妥的是
   A. 向患儿及家长讲解此病的病因
   B. 指导家长合理安排患儿的食宿
   C. 停止各种预防接种
   D. 介绍此病的治疗进展
   E. 指导如何观察患儿活动过量的表现

(8~10题共用题干)

患儿，女，3岁。有室间隔缺损，遵医嘱长期服用地高辛，以维持心功能。最近由于发生上呼吸道感染而诱发心力衰竭后就医，遵医嘱应用毛花苷丙，用药后出现恶心、呕吐、视力模糊。

8. 该患儿用药后出现恶心呕吐和视力模糊的原因是
   A. 上呼吸道感染加重
   B. 急性心力衰竭加重
   C. 室间隔缺损的表现
   D. 强心苷中毒反应
   E. 胃肠道感染

9. 此时应做何种检查以明确上述诊断
   A. 粪常规
   B. 心导管
   C. 心脏B超
   D. 心电图
   E. X线

10. 针对此情况，首先应采取的措施是
    A. 调慢输液速度
    B. 禁食
    C. 给患儿吸入乙醇湿化的氧气
    D. 密切观察心率变化
    E. 暂停使用强心苷类药物并通知医生

(11~14题共用题干)

患儿，男，4岁。生长发育明显落后于同龄人，自幼发绀。3天前发烧、咳嗽后入院。体格检查：T 38.8℃，口唇、指端明显发绀，咽部充血，伴杵状指。双肺呼吸音粗，未闻及干湿啰音。HR 135次/分，胸骨左缘第2~4肋间可闻及Ⅱ~Ⅲ级喷射性收缩期杂音。

11. 该患儿的临床诊断为
    A. 室间隔缺损
    B. 房间隔缺损
    C. 动脉导管未闭
    D. 法洛四联症
    E. 肺动脉狭窄

12. 该患儿的胸部X线检查结果可能是
    A. 肺野充血
    B. 肺血管影增粗，肺动脉段凸出
    C. 心尖圆钝上翘，肺动脉凹陷，呈靴状心影
    D. 左右心室扩大
    E. 两侧肺纹理增粗，有斑片状阴影

13. 该患儿入院3小时后哭闹不止后突然晕厥、抽搐，可能的原因是
    A. 脑缺氧发作
    B. 脑脓肿
    C. 脑血栓
    D. 中毒性脑病
    E. 脑出血

14. 针对此情况，首先应采取何种措施
    A. 吸氧
    B. 镇静
    C. 置患儿于膝胸卧位
    D. 报告医生
    E. 准备吗啡、普萘洛尔等抢救药物

(15~17题共用题干)

患儿，女，4岁。患有肺炎，经常感冒。体格检查：心前区隆起，心界向两侧扩大，胸骨左缘第2肋间闻及Ⅱ级收缩期喷射性杂音，伴固定分裂。胸透示：肺门血管影增粗，搏动强烈。心电图：电轴右偏，V_1导联呈rsR波型，RV 116mm。

15. 该患儿的临床诊断为
    A. 房间隔缺损

B. 室间隔缺损
C. 动脉导管未闭
D. 肺动脉狭窄
E. 法洛四联症

16. 该患儿为何会产生心脏杂音
    A. 血流通过缺损处
    B. 主动脉瓣相对狭窄
    C. 肺动脉瓣相对狭窄
    D. 左房室瓣相对狭窄
    E. 右房室瓣相对狭窄

17. 该患儿的血流动力学改变是
    A. 右心房、右心室增大
    B. 左心房增大
    C. 左心室增大
    D. 左心房、左心室增大
    E. 左心房左右心室增大

(18～20题共用题干)
患儿，女，6岁。气促、发绀4年余，常于活动时蹲踞，约1周前左侧肢体瘫痪，胸骨左缘第2～4肋间闻及Ⅲ级收缩期杂音，肺动脉瓣第二音减弱。

18. 该患儿的临床诊断为
    A. 室间隔缺损
    B. 法洛四联症
    C. 动脉导管未闭
    D. 房间隔缺损
    E. 肺动脉狭窄

19. 该患儿喜欢蹲踞，可能的原因是
    A. 右向左分流减少
    B. 右向左分流减少，静脉回心血量减少，缓解了缺氧症状
    C. 肺动脉压下降
    D. 肺动脉压增高
    E. 静脉回心血量减少

20. 为何该患儿出现左侧肢体瘫痪
    A. 合并脑膜炎
    B. 肺动脉压下降
    C. 肺动脉高压
    D. 合并脑血栓
    E. 合并肺炎、心力衰竭

(21～24题共用题干)
患儿，男，3岁半，自幼生长发育明显落后于同龄小儿，哭闹时出现下半身发绀，现因发热、咳嗽、气急3天入院。查体：T 38.9℃，口唇发绀，双肺呼吸音强并可闻及细湿啰音，心前区隆起，HR 139次/分，胸骨左缘第2肋间可闻及响亮的连续性机器样杂音，肺动脉瓣第二音增强，有毛细血管搏动征。

21. 该患儿可能的诊断为
    A. 室间隔缺损
    B. 房间隔缺损
    C. 动脉导管未闭
    D. 法洛四联症
    E. 肺动脉狭窄

22. 该患儿发生了何种并发症
    A. 支气管肺炎
    B. 心力衰竭
    C. 脑血栓
    D. 亚急性细菌性心内膜炎
    E. 脑脓肿

23. 该患儿出现毛细血管搏动征的原因是
    A. 收缩压增高
    B. 收缩压降低
    C. 舒张压增高
    D. 舒张压降低，脉压增大
    E. 收缩压和舒张压均降低

24. 护士对该患儿及家长进行的出院健康教育中不妥的是
    A. 合理安排患儿的饮食生活
    B. 按时进行预防接种
    C. 避免到公共场所、人群集中的地方
    D. 应卧床休息，手术前避免一切活动
    E. 定期复查，择期手术

(25～27题共用题干)
患儿，女，3岁半。不规则发热1个半月余，一般情况较差。查体：胸骨左缘3～4肋间可闻及Ⅳ级收缩期杂音，肺动脉第二心音亢进，双肺呼吸音清，肝右肋下2.5cm，脾肋下1.5cm，ESR 50mm/h，WBC 18×10^9/L，N 0.89，L 0.11，血培养（－）。

25. 该患儿的临床诊断为

A. 房间隔缺损合并败血症
B. 风湿性心脏病
C. 病毒性心肌炎
D. 室间隔缺损
E. 室间隔缺损合并感染性心内膜炎

26. 此时应做何种检查
   A. 再做血培养
   B. 反复查血常规
   C. 复查 ESR
   D. 心脏彩超
   E. CT

27. 针对此种情况，该患儿的主要治疗措施是
   A. 注意饮食
   B. 加强护理
   C. 加强抗感染治疗
   D. 加强抗心力衰竭治疗
   E. 手术治疗

(28~32题共用题干)

患儿，男，11岁。发热、咳嗽5天，伴胸闷、气促，既往无先天性心脏病史。查体：T 38.8℃，气促，口周轻度发绀，精神萎靡，R 33次/分，两肺呼吸音粗，少量中湿啰音，HR 162次/分，第一心音明显低钝，肝肋下3.0cm。胸部X线片和心电图示左、右心室扩大。WBC 7.0×10^9/L。

28. 该患儿的临床诊断为
   A. 支气管肺炎合并心力衰竭
   B. 病毒性心肌炎合并心力衰竭
   C. 先天性心脏病合并心力衰竭
   D. 心内膜弹力纤维增生症合并心力衰竭
   E. 病毒性脑炎合并心力衰竭

29. 此病最可能的病原体是
   A. 流感病毒
   B. 腺病毒
   C. 埃可病毒
   D. 柯萨奇病毒
   E. 肝炎病毒

30. 此时需做何种检查以进一步明确病原学诊断
   A. 咽拭子和血液中分离到同一种病毒
   B. 血清柯萨奇病毒抗体阳性

C. 心肌酶 CK-MB 升高
D. 心肌肌钙蛋白阳性
E. 心电图示明显 ST-T 改变

31. 针对此种情况，首选用药是
   A. 抗生素
   B. 静脉用毛花苷丙
   C. 口服地高辛
   D. 苯巴比妥
   E. 二磷酸果糖

32. 此时需卧床休息的时间是
   A. 应卧床休息 3~6 个月
   B. 应卧床休息至热退后 3~4 周
   C. 应绝对卧床休息 3~6 个月
   D. 休息至心肌酶恢复正常后
   E. 根据具体情况而定

(33~36题共用题干)

患儿，女，1岁半。诊断为先天性心脏病，近期反复出现上呼吸道感染，2小时前突然烦躁不安，面色苍白，口唇及指端发绀，R 66次/分，HR 184次/分，心音低钝，肝右肋下3.5cm。

33. 该患儿出现了何种情况
   A. 心力衰竭
   B. 支气管肺炎
   C. 病毒性心肌类
   D. 中毒性脑病
   E. 亚急性细菌性心内膜炎

34. 下列护理诊断中，首要的是
   A. 活动无耐力
   B. 心输出量减少
   C. 体液过多
   D. 气体交换受损
   E. 焦虑

35. 该患儿应采取何种体位
   A. 半坐卧位
   B. 仰卧位
   C. 膝胸卧位
   D. 俯卧位
   E. 头低脚高位

36. 治疗原则不妥的是
   A. 吸氧

B. 镇静
C. 强心
D. 利尿
E. 使用血管收缩药

(37~39题共用题干)

患儿，女，6岁。诊断为动脉导管未闭。

37. 下列属于该患儿杂音特点的是
   A. 胸骨左缘第2肋间连续性杂音
   B. 胸骨左缘第2肋间收缩期杂音
   C. 胸骨左缘第4肋间连续性杂音
   D. 胸骨左缘第4肋间收缩期杂音
   E. 胸骨左缘第2肋间舒张期杂音

38. 为该患儿做心电图检查，早期主要改变是
   A. 右心房增大
   B. 左心房增大
   C. 右心室增大
   D. 左心室增大
   E. 左心房、左心室增大

39. 该患儿不可能存在的体征是
   A. 毛细血管搏动征
   B. 舒张压降低
   C. 奇脉
   D. 水冲脉
   E. 股动脉枪击音

(40~45题共用题干)

患儿，男，4岁，生后半年即出现全身青紫，有蹲踞现象和活动后晕厥、抽搐发作。听诊胸骨左缘第3~4肋间闻及Ⅱ级收缩期杂音，肺动脉第二心音减弱。

40. 该患儿拟拍X线胸片，典型的征象是
   A. 双肺见点片状阴影
   B. 心影增大
   C. 右心房右心室增大，肺纹理增多
   D. 左心房左心室增大
   E. 肺透明度增高，心影呈靴形

41. 该患儿可能的诊断为
   A. 支气管肺炎
   B. 病毒性心肌炎
   C. 室间隔缺损
   D. 法洛四联症

E. 肺动脉狭窄

42. 若该患儿经常发作昏厥，其发生机制是
   A. 脑缺氧
   B. 体位性低血压
   C. 肺动脉漏斗部的痉挛
   D. 大脑供血不足
   E. 心功能不全

43. 本病最常见的并发症是
   A. 心力衰竭
   B. 脑血栓、脑脓肿
   C. 感染性心内膜炎
   D. 反复肺部感染
   E. 生长发育迟缓

44. 当患儿昏厥发作时，应立即置患儿于何种体位
   A. 半卧位
   B. 坐位
   C. 头低脚高位
   D. 侧卧位
   E. 膝胸卧位

45. 患儿昏厥发作，护士应准备静脉注射何种药物
   A. 高渗葡萄糖
   B. 地西泮
   C. 吸氧
   D. 普萘洛尔（心得安）
   E. 地高辛

(46~47题共用题干)

患儿，男，9岁。2周前曾发热4天，近日来感乏力、胸闷就诊。经检查诊断为病毒性心肌炎。

46. 此时应做何种检查以明确诊断
   A. X线胸片
   B. 血培养
   C. 心肌酶谱
   D. 超声心动图
   E. 放射性核素检查

47. 恢复期该患儿限制活动量的时间至少为
   A. 1个月
   B. 2个月
   C. 3个月

D. 5个月
E. 6个月

(48~50题共用题干)
患儿，女，8个月。生长发育迟缓，多汗，哭闹后可出现一过性青紫。查体：胸骨左缘第3、4肋间可闻Ⅲ~Ⅳ级收缩期粗糙杂音。该患儿5天前出现发热、咳嗽、呼吸急促，心率增快，双肺有细湿啰音；肝肋下4cm。

48. 该患儿的临床诊断可能为
   A. 右位心
   B. 主动脉瓣关闭不全
   C. 肺动脉瓣狭窄
   D. 室间隔缺损
   E. 法洛四联症

49. 该患儿此时最易发生的并发症为
   A. 呼吸衰竭
   B. 心力衰竭
   C. 肾衰竭
   D. 支气管肺炎
   E. 胸腔积液

50. 该患儿现存的最主要的护理诊断是
   A. 体液不足
   B. 气体交换受损
   C. 低效性呼吸型态
   D. 心输出量减少
   E. 活动无耐力

四、案例分析题

(1~3题共用题干)
患儿女，10个月。于家中出现发热、咳嗽、气促并口周发绀等症状2天，遂来医院就诊。查体：P 168次/分，R 63次/分；鼻翼煽动；双肺有细小湿性啰音；肝肋下3cm。临床诊断为先天性室间隔缺损。

1. 该患儿此时发生了何种并发症
   A. 肺炎
   B. 支气管炎
   C. 心力衰竭
   D. 呼吸衰竭
   E. 细菌性心内膜炎
   F. 脑缺氧

2. 该患儿主要应用何种药物治疗
   A. 青霉素
   B. 利巴韦林（病毒唑）
   C. 多巴胺
   D. 强心苷
   E. 乙酰半胱氨酸（痰易净）
   F. 高渗葡萄糖

3. 关于该患儿用药护理中，需特别注意的是
   A. 根据血药浓度按时给予
   B. 协助患儿排痰
   C. 用药期间密切观察，防止药物中毒反应
   D. 保持呼吸道通畅
   E. 服药前监测脉搏
   F. 用药后若出现恶心呕吐属正常现象

(4~6题共用题干)
患儿，女，5岁。乏力气促2天，两周前曾患上呼吸道感染。查体：低热，心脏扩大，安静时心动过速，第一心音低钝。心电图示心动过速，多导联ST段偏移和T波低平。

4. 该患儿的临床诊断为
   A. 充血性心力衰竭
   B. 心律失常
   C. 风心病
   D. 病毒性心肌炎
   E. 肺炎
   F. 先天性心脏病

5. 下列护理诊断中，属于首优护理诊断的是
   A. 体温升高
   B. 潜在并发症——心力衰竭
   C. 活动无耐力
   D. 气体交换受损
   E. 清理呼吸道无效
   F. 焦虑

6. 针对该患儿情况，护士采取的以下护理措施中，不妥的是
   A. 密切观察患儿精神状态及生命体征的变化
   B. 使用扩张血管药物时，要准确控制滴速
   C. 急性期应卧床休息
   D. 恢复期不需要限制活动量
   E. 胸闷、气促时应休息，必要时可给予吸氧

F. 总休息时长不少于3个月

(7~10题共用题干)

患儿，男，3岁半。自幼生长发育迟缓，于家中哭闹时出现下半身发绀症状，现因发热、咳嗽、气急2天就诊。查体：T 39.5℃，口唇发绀，双肺呼吸音粗，可闻及细湿啰音，心前区隆起，HR 142次/分，胸骨左缘第2肋间可闻及粗糙响亮的连续性机器样杂音，肺动脉瓣区第二音增强，有毛细血管搏动征。

7. 该患儿的临床诊断为
   A. 室间隔缺损
   B. 房间隔缺损
   C. 动脉导管未闭
   D. 法洛四联症
   E. 肺动脉狭窄
   F. 病毒性心肌炎

8. 该患儿出现了何种并发症
   A. 支气管肺炎
   B. 心力衰竭
   C. 脑血栓
   D. 亚急性细菌性心内膜炎
   E. 脑脓肿
   F. 脑缺氧

9. 该患儿为何出现毛细血管搏动征
   A. 收缩压增高
   B. 收缩压降低
   C. 舒张压增高
   D. 舒张压降低，脉压增大
   E. 收缩压和舒张压均降低
   F. 收缩压和舒张压均增高

10. 出院时护士对其家长进行健康教育，正确的是
    A. 合理安排患儿的饮食、生活
    B. 按时进行预防接种
    C. 避免到公共场所、人群集中的地方
    D. 应卧床休息，手术前避免一切活动
    E. 定期复查，择期手术
    F. 预防呼吸道感染

(11~13题共用题干)

患儿，男，6岁，曾患肺炎2次，剧烈活动后气促，有时出现发绀。查体：心前区隆起，胸骨左缘第2~3肋间可闻及Ⅱ~Ⅲ级收缩期杂音，无震颤，胸部透视肺门"舞蹈"征明显，右房、右室大。

11. 该患儿可能的临床诊断为
    A. 室间隔缺损
    B. 房间隔缺损
    C. 艾森曼格综合征
    D. 法洛四联症
    E. 动脉导管未闭
    F. 病毒性心肌炎

12. 该病常用的辅助检查有
    A. 心电图
    B. 超声心动图
    C. 心导管检查
    D. X线胸部摄片
    E. 胸部CT检查
    F. 心血管造影

13. 下列护理措施中，正确的是
    A. 及时控制肺炎
    B. 对父母及患儿进行疾病相关的健康教育
    C. 避免受凉引起呼吸系统感染
    D. 及时实行手术治疗，预后好
    E. 预防感冒，尽量防止肺部再次感染
    F. 少食多餐，避免呛咳

(14~17题共用题干)

患儿，男，3个月，正常顺产，2天前哭闹或吃奶后口周发绀，停止哭闹或吃奶后，发绀可自行缓解，如此反复多次，遂就诊。查体：精神反应尚可，体重6.2kg，身长64cm，发育良好，医生评估了患儿母亲从开始怀孕到怀孕3个月内有无感染史等相关问题，初步考虑该患儿患有先天性心脏病。

14. 患儿查体：心率128次/分，呼吸22次/分，收缩压82mmHg。婴儿期心率的正常值是
    A. 131~150次/分
    B. 110~130次/分
    C. 90~100次/分
    D. 80~100次/分
    E. 80次/分

F. 70次/分

15. 患儿于入院后半小时发生哭闹，之后出现一过性口周发绀。胸部检查示：胸前区略饱满。心脏听诊：胸骨左缘第2～3肋间可闻及Ⅲ级喷射性杂音。结合临床表现，患儿可能患有
   A. 右位心
   B. 房间隔缺损
   C. 室间隔缺损
   D. 法洛四联症
   E. 动脉导管未闭
   F. 肺动脉高压

16. 房间隔缺损患儿的主要辅助检查是
   A. 胸部X线平片
   B. 心电图
   C. 支气管镜
   D. 超声心动图
   E. 心导管检查
   F. 糖耐量试验

17. 超声心动图检查显示患儿房间隔缺损。此时应对患儿家长做哪些健康指导
   A. 避免哭闹
   B. 预防感染
   C. 喂奶要快
   D. 保持大便通畅
   E. 根据天气变化增减衣服物
   F. 定期复查

(18～23题共用题干)

患儿，女，1岁半，颜面、口周发绀自6个月起逐渐加重，多次在剧烈活动或哭闹后发生晕厥。查体：自幼生长发育落后，口周、指甲发绀，有杵状指，心脏听诊胸骨左缘第3～4肋间有Ⅲ级收缩期杂音，无震颤，心脏X线片呈"靴形"心影。

18. 该患儿可能的临床诊断为
   A. 房间隔缺损
   B. 室间隔缺损
   C. 动脉导管未闭
   D. 大动脉转位
   E. 法洛四联症
   F. 心内膜弹力纤维增生症

19. 入院后该患儿一直哭闹不止，之后突然出现双眼紧闭，呼之不应，口唇、指甲发绀，心率减慢。患儿可能出现何种情况
   A. 右心衰竭
   B. 全心衰竭
   C. 缺氧发作
   D. 呼吸衰竭
   E. 急性左心衰竭
   F. 急性肾功能衰竭

20. 该患儿此时应采取何种体位
   A. 平卧位
   B. 半坐位
   C. 侧卧位
   D. 膝胸卧位
   E. 头低脚高位
   F. 头高脚低位

21. 遵医嘱给予吸氧、膝胸卧位，应用吗啡治疗后，患儿病情逐渐好转，面色发绀缓解，呼叫有反应。其中，吗啡治疗的主要作用是
   A. 缓解痉挛
   B. 纠正酸中毒
   C. 抑制呼吸中枢
   D. 镇静
   E. 催眠
   F. 缓解心衰

22. 患儿入院第10天呕吐8次、腹泻10次，且患儿精神萎靡，双眼窝塌陷，皮肤干燥且弹性较差，哭无泪，口唇呈樱桃红色，尿少。实验室检查：血清钠145mmol/L。判断该患儿脱水的程度及性质是
   A. 轻度脱水＋低渗性脱水
   B. 中度脱水＋等渗性脱水
   C. 重度脱水＋低渗性脱水
   D. 中度脱水＋高渗性脱水
   E. 轻度脱水＋等渗性脱水
   F. 中度脱水＋低渗性脱水

23. 针对中度脱水患儿，下列护理措施中正确的是
   A. 注意保暖
   B. 定时测体重
   C. 给予氧气吸入

D. 遵医嘱补充液体
E. 准确记录出入量
F. 给予高热量饮食

C. 洋地黄制剂
D. 持续高流量吸氧
E. 加快补充液体量
F. 限制钠离子的摄入

(24～32 题共用题干)

患儿，男，8月龄。足月、顺产，哭闹后口周发绀，近2日来患儿出现发热、咳嗽，吃奶后呛咳等症状。查体：体温38.3℃，呼吸32次/分，脉搏122次/分，心前区稍有隆起，心尖冲动弥散，触摸有猫喘样震颤，胸骨左缘第3～4肋间可闻及Ⅲ～Ⅳ级粗糙的全收缩期杂音，向四周传导。以"先天性心脏病、室间隔缺损、肺炎"收入院。

24. 入院后对该患儿采取的主要护理措施是
 A. 镇静
 B. 半坐位
 C. 高流量吸氧
 D. 大量利尿剂
 E. 翻身叩背、雾化、排痰
 F. 给予高蛋白饮食

25. 入院后第3天，患儿突然出现烦躁不安、鼻翼翕动、呼吸急促、口周发绀。查体：体温38.2℃，呼吸68次/分，心率182次/分，心音低钝，双肺底可闻及细小湿啰音，肝颈静脉回流征阳性，肝肋下4cm。应考虑为
 A. 呼吸衰竭
 B. 心力衰竭
 C. 肺脓肿
 D. 肺大疱
 E. 肺气肿
 F. 气胸

26. 下列属于该患儿心力衰竭的临床表现的是
 A. 安静时，心率增快
 B. 婴儿心率＞180次/分，幼儿心率＞160次/分
 C. 呼吸困难，安静时呼吸＞60次/分
 D. 肝脏肿大，达肋下3cm以上
 E. 尿少，下肢水肿
 F. 蹲踞

27. 心力衰竭患儿主要的治疗措施是
 A. 抗感染
 B. 利尿剂

28. 针对此种情况，遵医嘱给予口服地高辛治疗。该患儿地高辛洋地黄化总量应是
 A. 0.01～0.02mg/kg体重
 B. 0.03～0.04mg/kg体重
 C. 0.04～0.05mg/kg体重
 D. 0.06～0.08mg/kg体重
 E. 0.09～0.1mg/kg体重
 F. 0.1mg/kg体重以上

29. 关于地高辛的维持量占洋地黄化总量（全效量）的比例，下列叙述正确的是
 A. 1/10
 B. 1/8
 C. 1/6
 D. 1/4
 E. 1/2
 F. 1/5

30. 患儿发生心力衰竭时，需限制液体入量。患儿体重5kg，每日摄入的液体量应为
 A. 100～200ml
 B. 300～400ml
 C. 500～600ml
 D. 700～800ml
 E. 900～1000ml
 F. 1000～1100ml

31. 经过1周的强心、利尿、抗感染及对症治疗后，患儿呼吸平稳，咳嗽明显减轻，尿量增加，心率78次/分。复查心电图，可见PR间期延长，0.18秒。此时该患儿可能出现了
 A. 洋地黄效应
 B. 利尿剂效应
 C. 洋地黄中毒
 D. 利尿剂中毒
 E. 抗生素效应
 F. 抗生素毒性

32. 护士给予洋地黄用药时，正确的是
 A. 用药前测心率或数脉搏
 B. 用药后测心率或数脉搏

C. 心率低于 80 次/分，停止给药
D. 心率大于 160 次/分，停止给药
E. 心率 120 次/分，停止给药
F. 心率 140 次/分，停止给药

(33~36题共用题干)

患儿，男，12岁。在学校升旗时出现头晕、耳鸣、面色苍白、晕厥数次，遂就诊。护士评估时得知，该患儿曾多次在洗澡、站立过程中，出现恶心、面色苍白、出冷汗及一过性黑朦等症状，平卧休息 10 分钟可缓解。查体：体温 36.6℃，脉搏 78 次/分，呼吸 21 次/分，血压 115/80mmHg，发育正常，营养尚可，双肺呼吸音清晰，心音有力，心尖部可闻及Ⅱ级收缩期杂音，腹部平软，无压痛及反跳痛。心电图示窦性心律。实验室检查：血、尿、便常规正常；影像学检查：胸部 X 线平片显示肺纹理稍增粗；超声心动图检查示心脏结构正常。直立倾斜试验：平卧位血压 115/80mmHg，心率 73 次/分，倾斜站立半小时，患儿出现耳鸣、视物不清，血压 60/40mmHg，心率 55 次/分，试验结果为阳性。初步诊断为血管迷走性晕厥。

33. 下列属于血管迷走性晕厥常见的诱发原因的是
    A. 持久站立
    B. 精神紧张
    C. 闷热环境
    D. 真性眩晕
    E. 运动幻觉性眩晕
    F. 高热惊厥

34. 患儿发生晕厥时，正确的处理措施是
    A. 平卧位，头偏向一侧
    B. 半坐位，给予冷敷
    C. 保持呼吸道通畅
    D. 头高脚低位
    E. 抬高下肢
    F. 俯卧位

35. 下列预防晕厥的方法及措施中，叙述正确的是
    A. 跑步训练
    B. 高枕睡眠
    C. 蹲起训练
    D. 呼吸训练
    E. 腹部训练
    F. 长期规律直立倾斜站立

36. 关于预防晕厥发生的饮食护理措施，下列叙述正确的是
    A. 晨起饮 250ml 盐水
    B. 饮食多选用馒头、面条
    C. 饮食中以米类为主
    D. 增加菜中盐的含量
    E. 减少食盐的摄入
    F. 增加糖含量的摄入

(37~42题共用题干)

患儿，女，8月龄，心动过速 2 小时入院。查体：心率 228 次/分，律齐，心音略低钝，未闻及心脏杂音。心电图显示：节律规则，可见逆行 P 波，QRS 波群形态正常。

37. 该患儿可能出现了
    A. 窦性心动过速
    B. 室上性心动过速
    C. 室性自主心律
    D. 室性心动过速
    E. 扭转性室性心动过速
    F. 长 QT 间期综合征

38. 下列属于室上性心动过速发作特点的是
    A. 突发突止
    B. 节律不齐
    C. R-R 间期绝对匀齐
    D. P-QRS 波无固定关系
    E. 婴幼儿心室率 >230 次/分
    F. 儿童心室率 >230 次/分

39. 为尽快恢复患儿正常的窦性心律，医生为患儿实施了反射性刺激迷走神经的物理方法，正确的是
    A. 屏气法
    B. 手法刺激，用压舌板刺激咽部
    C. 潜水反射
    D. 腹部按摩
    E. 颈动脉窦按摩
    F. 压迫眼球

40. 经过反射性刺激迷走神经的物理方法后，患儿心率降到 112 次/分，心电图显示：窦

性P波,窦性心律,心率基本恢复正常。半小时后,患儿再次哭闹不止,面色苍白,口周发绀,心率达到198次/分,律齐;心电图示:节律规整,P波不易辨认,窄的QRS波,报告为阵发性室上性心动过速。患儿心律失常仍未得到控制,患儿拒乳,四肢发凉,尿量明显减少。遵医嘱给予三磷酸腺苷药物治疗。三磷酸腺苷治疗室上性心动过速的机制是

 A. 增强心肌收缩力
 B. 拟迷走神经作用
 C. 使AH间期延长
 D. 降低周围血管阻力
 E. 提高心肌顺应性
 F. 抑制钙离子内流

41. 该患儿三磷酸腺苷的常用剂量是
 A. 1mg
 B. 2~5mg
 C. 6~8mg
 D. 9~10mg
 E. 10~11mg
 F. 12mg

42. 腺苷、三磷酸腺苷常见的副作用是
 A. 颜面潮红
 B. 血压升高
 C. 窦性停搏
 D. 窦性心动过速
 E. 口腔黏膜充血
 F. 双下肢水肿

(43~46题共用题干)

患儿,女,9岁。运动后或情绪激动后,发生过5次晕厥而住院治疗。护士在评估时发现其兄长14岁时在运动中发生猝死。查体:体温36.6℃,呼吸22次/分,心率74次/分;心脏听诊,心音有力,节律规整,各瓣膜区未闻杂音。心电图显示:窦性心律不齐;超声心动图:心脏结构未见异常。入院后,该患儿进行了心电图、脑电图、动态心电图、心电图运动试验,同时进行了实验室血清电解质的检测。心电图运动试验显示QT间期延长,心率矫正Q-Tc>440ms,T波宽大并有切迹。初步考虑

患儿为心源性晕厥、长QT间期综合征。

43. 属于长QT间期综合征的主要临床特征是
 A. 心率缓慢
 B. 先天性耳聋
 C. 家庭成员中有LQTS患者
 D. 心室复极异常
 E. QT间期延长,Q-Tc>440ms
 F. 运动或情绪激动时易发生晕厥

44. 心电图运动试验的常见方法是
 A. 等张运动
 B. 等长运动
 C. 蹲起运动
 D. 踢腿运动
 E. 脚踏车运动
 F. 活动平板运动

45. 关于长QT间期综合征,临床常用的治疗方法是
 A. β受体阻滞剂
 B. 起搏器
 C. 钾盐
 D. 镁盐
 E. 钠盐
 F. 钙剂

46. 先天性长QT间期综合征患儿的健康教育指导内容,下列叙述正确的是
 A. 生活规律
 B. 避免劳累、睡眠不足
 C. 避免过量运动
 D. 避免情绪激动
 E. 按时服用药物
 F. 刺激交感神经

(47~50题共用题干)

患儿,女,9岁。因"水肿、心脏扩大3个月"入院治疗。查体:神志清楚,慢性病容,体温36.6℃,脉搏78次/分,呼吸20次/分,血压90/60mmHg,体重26kg,身高138cm;胸廓无畸形,呼吸动度一致,呼吸音清晰;心前区可见抬举性搏动,心尖冲动弥散,范围2.5~3cm,心界扩大,心律齐,第一心音低钝;肝肋下2.5~3cm。胸部X线平片:心影球形增大,肋膈角变钝;超声心动图提示:全心增

大，弥漫性室壁运动幅度及收缩期增厚率减低，左室舒张末径53mm，左室后壁厚9mm，EF 35%，三尖瓣、二尖瓣少量反流。考虑扩张型心肌病。

47. 下列属于扩张型心肌病的治疗原则的是
    A. 预防感染
    B. 抗生素治疗
    C. 纠正酸中毒
    D. 控制心力衰竭
    E. 抗心律失常
    F. 减少血栓形成

48. 护士遵医嘱给予洋地黄治疗，该患儿应用剂量应为一般剂量的
    A. 1/6～1/4
    B. 1/5～1/4
    C. 1/4～1/3
    D. 1/3～2/3
    E. 1/2～2/3
    G. 一般剂量

49. 经过1周积极控制心力衰竭的治疗后，该患儿双眼睑及颜面水肿消失，食欲逐渐好转，监测地高辛药物的血浓度为1.04ng/ml。地高辛的血药浓度正常值是
    A. 1～2ng/kg体重
    B. 3～4ng/kg体重
    C. 4～6ng/kg体重
    D. 6～7ng/kg体重
    E. 7～8ng/kg体重
    F. 9ng/kg体重

50. 该患儿住院2周后，生命体征平稳，无胸闷、气促、多汗、呼吸困难，病情平稳，可以出院，下列该患儿的出院健康指导内容中正确的是
    A. 控制感染
    B. 低盐饮食
    C. 高脂饮食
    D. 按时服药
    E. 参加运动
    F. 逐渐过渡到正常饮食

(51～56题共用题干)
患儿，男，9岁，2周前曾发热4天、咽痛、全身肌肉痛，后退热，自感无不适，2天来感乏力、胸闷、心口不适、憋气。查体：心音低钝，心律不齐。ECG：室性期前收缩5～6次/分，心率106次/分，两肺（－）。

51. 该患儿可能的临床诊断为
    A. 心肌病
    B. 病毒性心肌炎
    C. 先天性心脏病
    D. 风湿性心脏病
    E. 川崎病
    F. 扩张型心肌病

52. 此时应做何种检查
    A. 血培养
    B. 胸片
    C. 心肌酶谱
    D. 超声心动图
    E. 放射性核素检查
    F. 血常规

53. 患儿心脏扩大，休息时间为
    A. 3～4周
    B. 6周
    C. 2个月
    D. 卧床到心脏恢复正常大小，一般要3～6个月
    E. 1年
    F. 2年

54. 该患儿杂音特点是
    A. 胸骨左缘第2肋间连续性杂音
    B. 胸骨左缘第2肋间收缩期杂音
    C. 胸骨左缘第4肋间连续性杂音
    D. 胸骨左缘第4肋间收缩期杂音
    E. 胸骨左缘第2肋间舒张期杂音
    F. 胸骨左缘第4肋间舒张期杂音

55. 该患儿早期心电图主要改变是
    A. 右心房增大
    B. 左心房增大
    C. 右心室增大
    D. 左心室增大
    E. 左心房、左心室增大
    F. 右心房、右心室增大

56. 该患儿不可能存在的体征是
    A. 毛细血管搏动征

B. 舒张压降低
C. 奇脉
D. 水冲脉
E. 股动脉枪击音
F. 舒张压升高

(57~61题共用题干)

患儿,男,8个月,因心脏杂音8个月,间断腹泻1个月,咳嗽10天入院。患儿出生后10天,家长发现患儿哭闹后口周发绀,随后到当地医院检查,当时的检查记录是:体温36.5℃,脉搏122次/分,呼吸26次/分,血压90/60mmHg,身长50cm,体重3kg(出生体重2.5kg),头围40cm,前囟平软,双肺呼吸音粗,未闻及干湿啰音,心音有力,律齐,P_2亢进,胸骨左缘3~4肋间可闻Ⅲ~Ⅳ级收缩期杂音,肝肋下3cm,质软,神经系统检查阴性。诊断为:先天性心脏病,室间隔缺损。

57. 该患儿患有先天性心脏病的病因可能是
    A. 孕早期宫内感染
    B. 单基因突变
    C. 代谢紊乱
    D. 感染后免疫反应
    E. 孕晚期感染
    F. 产程损伤

58. 室间隔缺损患儿哭闹后出现口周发绀,表示先天性心脏病的分型是
    A. 无分流型
    B. 右向左分流型
    C. 左向右分流型
    D. 差异型青紫
    E. 肺动脉高压型
    F. 主动脉闭锁型

59. 患儿入院后,咳嗽、咳痰明显,痰液不易咳出。查体:体温37.7℃,脉搏122次/分,呼吸44次/分,血压90/60mmHg,身长62cm,体重5.5kg,头围44cm,前囟平软,双肺呼吸音粗,未闻及干湿啰音,心音有力,律齐,P_2亢进,胸骨左缘Ⅲ~Ⅳ肋间可闻3~4级收缩期杂音,肝肋下3cm,质软,神经系统检查阴性。血常规:白细胞6.06×10^9/L,血红蛋白97g/L,C-反应蛋白1mg/L。超声心动提示:室间隔缺损7mm。患儿现存的主要护理诊断是
    A. 疲乏
    B. 营养失调
    C. 口腔黏膜改变
    D. 有窒息的危险
    E. 自身清理呼吸道无效
    F. 组织灌注量改变的危险

60. 医嘱给予地高辛口服,正确的护理措施是
    A. 每次给药前应数脉搏或听心率
    B. 每次服用药物的剂量要精确
    C. 可同时服用钙剂,以增强地高辛药物的效果
    D. 地高辛药物应单独使用,不能与其他药物混合服用
    E. 如出现心动过缓或心律失常,应先停药,再报告医师
    F. 服用洋地黄药物后2小时,测心率或脉搏

61. 下列属于地高辛中毒临床表现的是
    A. 膝腱反射减弱
    B. 恶心、呕吐、腹泻
    C. 不安、惊跳、震颤
    D. 眩晕、疲倦、黄、绿视
    E. 室性期前收缩、PR间期延长
    F. 呼吸频率增快

第十三章 泌尿系统疾病患儿的护理

一、单选题

1. 婴幼儿少尿的标准是24小时尿量少于
   A. 50ml
   B. 100ml
   C. 150ml
   D. 200ml
   E. 250ml

2. 单纯型肾病与肾炎型肾病的区别点是
   A. 尿蛋白量多少
   B. 血浆蛋白高低
   C. 水肿程度
   D. 血沉是否增快
   E. 有无高血压、血尿

3. 关于急性肾小球肾炎的描述,错误的是
   A. 可出现轻度贫血
   B. 血清补体降低
   C. 血浆蛋白明显降低
   D. 抗链球菌溶血素"O"升高
   E. 自限性疾病

4. 在肾病综合征并发的感染中,最常发生的是
   A. 上呼吸道感染
   B. 胃肠炎
   C. 原发性覆膜炎
   D. 脑膜炎
   E. 尿路感染

5. 急性肾小球肾炎水肿期,饮食选择适宜的是
   A. 无盐、高糖、高蛋白
   B. 低盐、高糖、高蛋白
   C. 低盐、高糖、低蛋白
   D. 无盐、高糖、低蛋白
   E. 低盐、普通膳食

6. 急性肾小球肾炎患儿的饮食管理,错误的是
   A. 尿少、水肿时限盐
   B. 高糖、高维生素饮食
   C. 一般不必严格限水
   D. 氮质血症时给予优质蛋白饮食
   E. 水肿消退恢复正常饮食

7. 急性肾小球肾炎患儿少尿时应限制水和钠盐的摄入,一般每天食盐量控制在
   A. 0.5g
   B. 1g
   C. 1~2g
   D. 2g
   E. 2.5g

8. 肾病综合征患儿水肿较重时护理应
   A. 严格禁止钠的摄入
   B. 绝对卧床休息至水肿消退
   C. 保持患儿皮肤湿润
   D. 少翻身以免皮肤擦伤
   E. 休息时在肢体凸出部位垫棉垫

9. 对肾病综合征患儿护理中,易被忽视的是
   A. 饮食护理
   B. 对症护理
   C. 一般护理
   D. 心理护理
   E. 控制感染

10. 根据小儿泌尿系统解剖方面的特点，易患的疾病是
    A. 肾病综合征
    B. 急性肾小球肾炎
    C. 尿毒症
    D. 尿路感染
    E. 急性肾盂肾炎

11. 急性肾小球肾炎发生严重循环充血、高血压脑病、急性肾功能不全的时间是
    A. 病程的第1~2周
    B. 病程的第2~3周
    C. 病程的第3~4周
    D. 疾病的恢复阶段
    E. 病程的第4~8周

12. 关于水肿，急性肾小球肾炎和肾病综合征共有的特点是
    A. 由低蛋白血症引起
    B. 由水钠潴留引起
    C. 水肿为可凹性
    D. 可波及全身
    E. 可伴有少尿

13. 急性肾小球肾炎引起水肿的最主要机制是
    A. 全身毛细血管通透性增加
    B. 急性高血压引起的急性心力衰竭
    C. 因醛固酮增多症引起的水钠潴留
    D. 肾小球滤过率下降
    E. 大量蛋白尿引起的低蛋白血症

14. 肾病综合征最根本的病理生理改变是
    A. 水肿
    B. 低蛋白血症
    C. 电解质紊乱
    D. 大量蛋白尿
    E. 高胆固醇血症

15. 肾病综合征患儿的护理措施不妥的是
    A. 卧床休息，勤翻身
    B. 准确记录24小时液体出入量
    C. 臀部垫上橡皮圈或棉圈

    D. 每周洗澡1~2次
    E. 因静脉穿刺困难，尽量用肌内注射给药

16. 小儿尿路感染最常见的致病菌是
    A. 溶血性链球菌
    B. 金黄色葡萄球菌
    C. 沙门菌
    D. 大肠埃希菌
    E. 克雷伯杆菌

17. 小儿下尿路感染的治疗首选
    A. 复方磺胺甲噁唑
    B. 氨苄西林
    C. 头孢噻肟钠
    D. 庆大霉素
    E. 头孢曲松钠

18. 护理尿路感染患儿，正确的做法是
    A. 每天消毒会阴部1~2次
    B. 尿培养标本在1小时内送检
    C. 清洗会阴时要自后向前擦洗
    D. 鼓励患儿多饮温开水
    E. 取尿培养标本时为避免污染可插导尿管取尿

19. 对尿路感染患儿及家长进行健康教育时，需告知定期复查的时间，一般急性感染需
    A. 每月复查一次
    B. 每2个月复查一次
    C. 每3个月复查一次
    D. 每3~6个月复查一次
    E. 每6个月复查一次

20. 急性肾小球肾炎患儿发生严重循环充血的护理要点是
    A. 安置患儿平卧，吸氧
    B. 卧床休息，限制水、钠
    C. 给予脱水剂
    D. 报告医生等候处理
    E. 给予腰部热敷

21. 急性肾小球肾炎患儿持续少尿时的护理是

A. 严格控制液体入量
B. 暂时禁食
C. 利尿同时补钾
D. 可在室内轻微活动
E. 静脉补充蛋白质

22. 肾病综合征患儿尿蛋白消失后用激素治疗减量阶段的饮食宜选用
   A. 高蛋白
   B. 高脂肪
   C. 高纤维素
   D. 低钾
   E. 低钙

23. 肾病综合征患儿大量蛋白尿期间的饮食不妥的是
   A. 低盐
   B. 高蛋白
   C. 低动物性脂肪
   D. 高热量
   E. 高可溶性纤维

24. 急性肾小球肾炎血液生化改变意义较大的是
   A. 血浆蛋白明显下降
   B. 抗链球菌溶血素"O"升高
   C. 血清补体下降
   D. 胆固醇升高
   E. 红细胞沉降率增快

25. 肾病综合征患儿易合并感染的主要原因是
   A. 长期使用利尿剂
   B. 长期使用激素
   C. 低盐饮食
   D. 限制饮水
   E. 活动量增多

26. 不符合急性肾小球肾炎的临床表现的是
   A. 非凹陷性水肿
   B. 血清补体下降
   C. 血尿
   D. 蛋白尿
   E. 抗链球菌溶血素O降低

27. 婴儿期肾脏位置低，下极位于
   A. 髂嵴以上平第3腰椎
   B. 髂嵴以下平第3腰椎
   C. 髂嵴以上平第4腰椎
   D. 髂嵴以下平第4腰椎
   E. 髂嵴以上

28. 急性肾小球肾炎补体的恢复时间为
   A. 6~8周
   B. 8~12周
   C. 6个月
   D. 1年
   E. 2~3周

29. 下列关于急性肾小球肾炎患儿休息原则说法错误的是
   A. 急性期严格卧床1~2周
   B. 水肿消退、肉眼血尿消失、血压恢复后可下床活动
   C. 2~3个月后尿内红细胞<10个/高倍视野、血沉正常可上学
   D. Addis计数正常可恢复正常活动
   E. 急性期不应强调卧床休息

二、多选题

1. 下列属于引起膀胱输尿管反流的病因的是
   A. 黏膜下段输尿管先天发育缺陷
   B. 输尿管旁憩室
   C. 尿路感染
   D. 异位输尿管口
   E. 膀胱功能紊乱

2. 下列并发症中，属于急性肾小球肾炎患儿常见的有
   A. 严重循环充血
   B. 高血压脑病
   C. 急性肾衰竭
   D. 慢性心力衰竭
   E. 消化道出血

3. 单纯型肾病综合征的临床表现包括
   A. 大量蛋白尿
   B. 低蛋白血症
   C. 高血压
   D. 高度水肿
   E. 高脂血症

4. 下列属于尿路感染临床表现的是
   A. 脓性尿液
   B. 菌性尿液
   C. 发热、腰痛
   D. 周身不适
   E. 腹部痛疼

5. 关于小儿泌尿系统解剖特点，正确的是
   A. 年龄越小，肾脏相对越大，位置越低
   B. 输尿管发育不全，易发生尿潴留和泌尿系感染
   C. 婴儿膀胱位置偏低，不易触及
   D. 新生女婴尿道较短，仅1cm
   E. 男婴尿道较长，不易发生泌尿系感染

6. 下列属于急性肾炎临床特点的是
   A. 是儿科一种常见疾病
   B. 大多数起病急
   C. 以血尿、水肿、高血压为主要临床症状
   D. 严重病例可有严重循环充血
   E. 多见于学龄前儿童

7. 急性肾炎的病因有
   A. 细菌
   B. 溶血性链球菌
   C. 腮腺炎病毒
   D. 柯萨奇病毒
   E. 真菌，钩端螺旋体，立克次体，疟原虫

8. 护士可采取哪些措施预防急性肾小球肾炎严重并发症的发生
   A. 每周测体重2次
   B. 严密观察患儿生命体征
   C. 准确记录24小时出入量
   D. 水肿严重后每日测体重
   E. 按医嘱留取尿标本

9. 肾炎型肾病与单纯型肾病的临床区别在于
   A. 肾炎型肾病发病年龄多在2~7岁
   B. 肾炎型肾病多伴有氮质血症
   C. 单纯型肾病一般无血尿
   D. 单纯型肾病一般无补体下降
   E. 以上都正确

10. 肾病综合征常见的并发症有
    A. 感染
    B. 电解质紊乱
    C. 严重循环充血
    D. 血栓形成
    E. 高血压脑病

11. 下列属于预防泌尿系统感染健康教育的是
    A. 幼儿不穿开裆裤
    B. 为婴儿勤换尿布，便后洗净臀部，保持清洁
    C. 女孩清洗外阴时从前向后擦洗
    D. 单独使用洁具
    E. 及时发现男孩包茎，并及时处理

12. 肾病综合征患儿的饮食护理中，正确的是
    A. 蛋白质摄入量为2g/kg
    B. 使用激素时应当限制热量摄入
    C. 注意补充钙和维生素D
    D. 无盐饮食
    E. 多进食含钾的食物

13. 肾病综合征患儿的护理措施中，应注意
    A. 水肿严重及高血压患儿绝对卧床
    B. 水肿消退，尿量正常后，可进食低盐饮食
    C. 食欲正常后，可进食高价蛋白
    D. 阴囊水肿可用丁字带保护
    E. 每日用温水清洗皮肤

14. 下列属于影响肾小球滤过率的因素是
    A. 血浆中醛固酮浓度
    B. 血浆胶体渗透压

C. 肾小囊内压
D. 肾血浆流速
E. 年龄因素

15. 下列属于儿童肾脏的生理功能的是
    A. 肾脏不能重吸收碳酸氢盐
    B. 肾小球的滤过功能
    C. 肾小球的重吸收及排泄功能
    D. 浓缩和稀释功能
    E. 肾脏的内分泌功能

16. 急性肾小球肾炎发生肾衰竭时,应
    A. 供给足够热量
    B. 静脉注射呋塞米
    C. 绝对卧床休息
    D. 必要时做血液透析
    E. 应严格控制每天补液量

17. 乙型肝炎病毒相关肾炎的确诊依据有
    A. 血清 HBV 抗原阳性
    B. 肾组织切片中找到 HBV 抗原
    C. 肾组织学改变为膜性肾病
    D. 有肾实质损害表现,血尿及蛋白尿
    E. 血清 HBV-DNA 阳性

18. 表示急性肾小球肾炎可以下床活动的是
    A. 肉眼血尿消失
    B. 水肿消退
    C. 血压正常
    D. Addis 计数正常
    E. 红细胞沉降率恢复正常

19. 下列属于肾小管酸中毒临床表现的是
    A. 生长发育落后
    B. 高氯性酸中毒
    C. 碱性尿
    D. 高血钾
    E. 肾性佝偻病

20. 急性肾小球肾炎合并急性肾功能衰竭时表现为
    A. 严重少尿或无尿

B. 氮质血症
C. 高血钾
D. 代谢性酸中毒
E. 代谢性碱中毒

21. 下列属于小儿泌尿系统生理特点的是
    A. 新生儿对药物的排泄功能好
    B. 出生时肾单位数量已经达成人水平
    C. 肾小管的功能不够成熟,对水和钠的负荷调节较差
    D. 小儿肾功能一般到 1~1.5 岁达到成人水平
    E. 肾小球滤过率平均为 20ml/(1.73m² · min)

22. 急性肾小球肾炎的临床表现有
    A. 血尿
    B. 高血压
    C. 低蛋白血症
    D. 水肿、少尿
    E. 高胆固醇血症

23. 下列属于急性肾小球肾炎患儿实验室检查结果的是
    A. 轻度贫血
    B. 血清总补体(CH50)及 C3↓
    C. ASO 升高
    D. 尿素氮增高
    E. 尿蛋白(++++)

24. 肾病综合征出血热发热期的临床表现有
    A. 蛋白尿
    B. 搔抓样出血
    C. 尿量减少
    D. 球结膜水肿
    E. 腓肠肌压痛

25. 下列属于预防肾病综合征患儿皮肤感染的护理措施的是
    A. 阴囊水肿可用丁字带托起
    B. 与感染患儿分开居住
    C. 注意清洁会阴,预防尿路感染

D. 严格无菌操作，预防皮肤感染
E. 每日紫外线照射房间 2 次

26. 下列属于小儿泌尿系统解剖生理特点的是
   A. 婴儿期肾位置较低
   B. 婴儿期膀胱位置相对较低
   C. 婴儿输尿管长而弯曲，易受压及扭曲而导致梗阻
   D. 女婴不易发生上行感染
   E. 小儿肾功能一般到 1～1.5 岁时达成人水平

27. 给予单纯型肾病患儿激素治疗时，应注意观察
   A. 每天尿量
   B. 尿蛋白变化
   C. 血红蛋白的恢复情况
   D. 血浆蛋白的恢复情况
   E. 激素的不良反应

28. 发生严重循环充血的急性肾小球肾炎，正确的措施是
   A. 高蛋白饮食
   B. 利尿
   C. 镇静
   D. 供氧
   E. 半卧位

29. 原发型肾病综合征可分为
   A. 单纯型肾病
   B. 肾炎型肾病
   C. 先天性肾病
   D. 爆发性肾病
   E. 中毒性肾病

30. 急性肾小球肾炎在链球菌感染后的并发症有
   A. 高血压脑病
   B. 严重循环充血
   C. 心力衰竭
   D. 血栓形成
   E. 急性肾衰竭

31. 下列属于原发性肾病综合征临床表现的是
   A. 水肿
   B. 低蛋白血症
   C. 胆固醇增高
   D. 高血压
   E. 尿蛋白（＋＋＋～＋＋＋＋）

32. 急性肾小球肾炎常见的护理诊断有
   A. 体液过多：与肾小球滤过率下降有关
   B. 活动无耐力：与水肿、血压升高有关
   C. 潜在并发症：高血压脑病、急性肾衰竭
   D. 生长发育改变：与急性肾小球肾炎引起循环血量减少影响生长发育有关
   E. 知识缺乏：与患儿及家长缺乏此病的护理知识有关

33. 肾病综合征的一般护理措施包括
   A. 根据病情安排适当活动，使患儿精神愉快
   B. 严重水肿时避免肌内注射药物
   C. 水肿少尿时不要过分忌盐以免影响食欲
   D. 注意隔离，避免交叉感染
   E. 不要经常翻身以免加重水肿

34. 关于尿路感染的特点，说法正确的是
   A. 女婴发病率高于男婴
   B. 年长儿以膀胱刺激症状为主
   C. 婴幼儿以全身中毒症状为主
   D. 新生儿无特异性表现
   E. 血行感染是小儿尿路感染的主要途径

35. 常见的尿常规标本检查项目有
   A. 尿液中的电解质
   B. 肌酸
   C. 尿比重
   D. 尿糖定性
   E. 尿液中的管型

36. 下列疾病中，小儿尿路感染可发展至成人期的有
   A. 慢性肾炎
   B. 肾衰竭

C. 营养不良
D. 腹泻
E. 肺炎

37. 关于急性肾炎的特点，下列说法中正确的是
    A. 发病年龄以2岁以下小儿多见
    B. 男孩发病率高于女孩
    C. 发病前常有前驱感染史
    D. 水肿由眼睑渐及全身，为可凹性
    E. 重症临床表现易在第1周内发生

38. 儿童泌尿系统常见异常包括
    A. 尿道下裂
    B. 睾丸未降
    C. 先天性包茎
    D. 后天性包茎
    E. 嵌顿包茎

39. 下列尿路感染患儿护理措施中，正确的是
    A. 急性期卧床休息，鼓励患儿大量饮水
    B. 监测体温变化，高热者给予降温处理
    C. 保持会阴部清洁
    D. 婴幼儿哭闹、尿道刺激症状明显者，遵医嘱应用抗胆碱能药
    E. 口服抗菌药物应在饭前服用

40. 肾病综合征诊断的必备条件有
    A. 大量蛋白尿
    B. 明显水肿
    C. 血尿
    D. 低蛋白血症
    E. 高胆固醇血症

41. 肾病综合征按糖皮质激素反应可分为
    A. 激素排斥型肾病
    B. 激素敏感型肾病
    C. 激素耐药型肾病
    D. 激素依赖型肾病
    E. 肾病复发与频复发

42. 急性肾小球肾炎患儿休息时应注意
    A. 起病2周内应卧床休息
    B. 水肿消退、血压降至正常、肉眼血尿消失后可下床轻微活动
    C. 血沉正常后可上学并可进行正常体育活动
    D. 尿沉渣细胞绝对计数正常后方可恢复体力活动
    E. 水肿消退、血压降至正常、肉眼血尿消失后可正常体力活动

43. 下列关于急性肾炎合并高血压脑病说法正确的是
    A. 脑血管痉挛导致缺血缺氧、血管渗透性增高而发生脑水肿
    B. 常发生在急性肾炎早期
    C. 血压可达（150～160）mmHg/（100～110）mmHg以上
    D. 年长儿会主诉剧烈头痛、呕吐等
    E. 严重者突然出现惊厥、昏迷

44. 急性肾小球肾炎前驱感染中主要为
    A. 消化道感染
    B. 泌尿道感染
    C. 口腔感染
    D. 呼吸道感染
    E. 皮肤感染

45. 肾病综合征常见的并发症有
    A. 上呼吸道感染
    B. 低钠、低钾及低钙血症
    C. 血栓形成
    D. 急性肾功能衰竭
    E. 生长延迟

46. 下列关于肾病综合征治疗要点说法正确的是
    A. 严重水肿、高血压、低血容量的患儿需卧床休息
    B. 经常变换体位
    C. 显著水肿和严重高血压时应短期限制水、钠摄入
    D. 病情缓解后继续限盐

E. 活动期不必限制蛋白质的摄入

47. 属于小儿泌尿道感染途径的是
    A. 上行感染
    B. 血源性感染
    C. 淋巴感染
    D. 直接蔓延
    E. 种植转移

48. 新生儿急性泌尿道感染常见的临床症状有
    A. 发热或体温不升、苍白、吃奶差、呕吐，腹泻等
    B. 生长发育停滞
    C. 伴有黄疸
    D. 嗜睡、烦躁甚至惊厥
    E. 败血症

49. 下列关于儿童排尿特点说法正确的是
    A. 93%的新生儿在生后24小时内排尿，99%在48小时内排尿
    B. 出生后前几天，每日排尿可达7~8次
    C. 1周后，排尿突增至每日18~20次
    D. 1岁时每日排尿15~16次，至学龄前和学龄期每日6~7次
    E. 一般至3岁时已能控制排尿

50. 下列关于急性肾小球肾炎临床表现说法正确的是
    A. 凹陷性水肿
    B. 少尿，严重时无尿
    C. 肉眼血尿
    D. 蛋白尿
    E. 高血压

51. 下列有关儿童尿量说法正确的是
    A. 新生儿尿量每小时<1.0ml/kg为少尿
    B. 新生儿尿量每小时<0.5ml/kg为无尿
    C. 婴幼儿每日排尿少于400ml为少尿
    D. 学龄前儿童每日排尿少于600ml为少尿
    E. 学龄儿童每日排尿少于800ml为少尿

52. 泌尿道感染患儿遵医嘱出院，护士对其进行健康教育，不妥的是
    A. 幼儿不穿开裆裤，为婴儿勤换尿布
    B. 女孩清洗外阴时从前向后擦洗
    C. 及时发现男孩包茎、女孩处女膜伞并及时处理
    D. 出院后无特殊情况无复查必要
    E. 反复发作者应每月复查一次

53. 泌尿道感染患儿选用抗生素治疗的原则包括
    A. 肾盂肾炎应选择尿浓度低的药物
    B. 上行性感染，首选磺胺类药物治疗
    C. 药物在肾组织、尿液、血液中都应有较高的浓度
    D. 选用的药物抗菌能力强
    E. 选用对肾功能损害小的药物

54. 儿童泌尿道感染常见的易感因素有
    A. 尿道周围菌种的改变及尿液性状的变化
    B. 细菌黏附于尿路上皮细胞
    C. 尿路畸形
    D. 抗感染能力差
    E. 糖尿病、高血压、慢性肾脏疾病患儿

55. 有关儿童尿液性质的说法正确的是
    A. 出生后头2~3天尿色深，稍混浊，放置后有红褐色沉淀
    B. 正常婴幼儿尿液淡黄透明
    C. 尿液常于脓尿或乳糜尿难以鉴别
    D. 出生后头几天尿液呈强酸性
    E. 新生儿尿渗透压平均为240mmol/L

三、共用题干题

(1~3题共用题干)
患儿女，8岁。双眼睑水肿3天，少尿、血尿2天，今日头晕、惊厥1次。尿常规：蛋白(+)，RBC 20~30个/高倍视野。

1. 该患儿的临床诊断是
    A. 尿路感染
    B. 急性肾小球肾炎
    C. 尿路结石
    D. 溶血性尿毒症综合征

E. 肾病综合征
2. 此时辅助检查中，首选
　　A. 测血压
　　B. 尿细菌培养
　　C. 肾功能
　　D. 肾脏B超
　　E. 肾活检
3. 该患儿若血压达150/95mmHg，首要处理是
　　A. 静脉滴注青霉素
　　B. 静脉推注呋塞米
　　C. 静脉注射甘露醇
　　D. 静脉推注毛花苷丙
　　E. 口服氢氯噻嗪

(4～6题共用题干)

患儿男，5岁。颜面及全身水肿，以"肾病综合征"收入院。查体：面部、腹壁及双下肢明显水肿，呈凹陷性，腹部膨隆，腹水征(+)，阴囊明显水肿，囊壁变薄透亮呈球形。实验室检查：尿蛋白(++++)，血胆固醇增高，血浆蛋白明显减少。

4. 该患儿现存的主要护理诊断是
　　A. 体液过多
　　B. 排尿异常
　　C. 有皮肤完整性受损的危险
　　D. 有感染的危险
　　E. 焦虑
5. 下列护理措施中，正确的是
　　A. 卧床休息
　　B. 高蛋白饮食
　　C. 高脂肪饮食
　　D. 无盐饮食
　　E. 用肌内注射的方式给药
6. 护士对家长进行健康指导，其重点是
　　A. 介绍此病的病因
　　B. 说明饮食控制的意义
　　C. 解释限制活动的目的
　　D. 说明正规用药的重要性
　　E. 介绍此病的预防方法

(7～9题共用题干)

患儿女，8岁。2周前患猩红热，近3天来尿量减少，尿色似洗肉水，眼睑水肿，伴头痛、恶心，测BP 155/105mmHg，下肢轻度水肿，尿蛋白(+)～(++)。尿镜检见大量红细胞，C3降低。

7. 该患儿的临床诊断是
　　A. 肾炎型肾病
　　B. 单纯型肾病
　　C. 急性肾小球肾炎
　　D. 慢性肾小球肾炎
　　E. 急性尿路感染
8. 此时可能合并何种并发症
　　A. 急性肾功能不全
　　B. 水、电解质平衡紊乱
　　C. 严重循环充血
　　D. 腹膜炎
　　E. 高血压脑病
9. 下列护理措施中，错误的是
　　A. 定期查尿常规
　　B. 监测血压变化
　　C. 限制水、钠入量
　　D. 观察有无感染病灶
　　E. 观察有无脑膜刺激征

(10～13题共用题干)

患儿女，9岁。眼睑水肿5天，伴头痛、尿呈深茶色2天就诊。2周前曾患扁桃体炎，经用青霉素治疗好转。

10. 针对此种情况，该患儿查体时应特别注意
　　A. 肾区叩击痛
　　B. 腹部血管杂音
　　C. 血压
　　D. 扁桃体有无红肿
　　E. 尿道口有无红肿
11. 下列辅助检查中，首选
　　A. 血常规
　　B. 尿常规
　　C. 脑电图
　　D. 中段尿细菌培养
　　E. B超
12. 若该患儿发生头痛加重，出现惊厥，首选处理措施是
　　A. 应用利尿剂

B. 口服硝苯地平
C. 口服 ACEI 类药物
D. 静脉滴注硝普钠
E. 应用地西泮

13. 该患儿若病情恶化 2 周后出现进行性肾功能减退，可能为
    A. 急进性肾小球肾炎
    B. 急性肾小球肾炎
    C. IgA 病
    D. 肾病综合征
    E. 慢性肾病

(14～16 题共用题干)
患儿男，8 岁。2 周前曾患感冒，治愈 1 周后出现水肿、乏力、腹痛、少尿。查体：HR 86 次/分，BP 90/60mmHg，发育正常，双下肢高度水肿。

14. 此时该患儿主要的护理诊断是
    A. 营养不足
    B. 知识缺乏
    C. 活动无耐力
    D. 体液过多
    E. 焦虑

15. 针对此种情况，首要护理措施是
    A. 卧床休息
    B. 应用青霉素 7～10 天
    C. 限制蛋白质摄入
    D. 给予无盐饮食
    E. 注意观察尿量及水肿的变化

16. 该患儿出院时，护士进行健康教育，其重点是
    A. 按时门诊随访
    B. 按医嘱用药
    C. 限制患儿活动
    D. 可给予多盐饮食
    E. 注意观察尿液变化

(17～19 题共用题干)
患儿女，5 岁。面部及双下肢水肿 2 周收入院。查体：精神可，眼睑、颜面水肿，心、肺及腹部（-），阴囊中度水肿，下肢可凹陷性水肿。实验室检查：尿蛋白（++++），血浆总蛋白及白蛋白明显减少，血胆固醇明显升高。补体 C3 正常。

17. 该患儿的临床诊断为
    A. 急性肾小球肾炎
    B. 先天性肾病
    C. 单纯型肾病
    D. 肾炎型肾病
    E. 尿路感染

18. 该患儿的饮食护理措施中，蛋白质应为
    A. 每天 1g/kg
    B. 每天 2g/kg
    C. 每天 3g/kg
    D. 每天 4g/kg
    E. 每天 5g/kg

19. 此时首选治疗药物是
    A. 肾上腺糖皮质激素
    B. 青霉素
    C. 利尿剂
    D. 白蛋白
    E. 钙剂

(20～22 题共用题干)
患儿女，9 岁。眼睑水肿伴尿少 4 天，近 2 天尿浓茶色，无尿频、尿急。3 周前曾患上呼吸道感染。查体：T 36.6℃，R 24 次/分，P 102 次/分，BP 135/90mmHg，神志清，双眼睑及颜面水肿，双足背轻度非凹陷性水肿，心肺（-），腹软，肝脾肋下未及。尿常规：大量红细胞，尿蛋白（++）。

20. 该患儿的临床诊断为
    A. 先天性肾病
    B. 单纯型肾病
    C. 肾炎型肾病
    D. 急性肾小球肾炎
    E. 尿路感染

21. 入院第 3 天，该患儿出现频繁咳嗽、气急、咳泡沫痰，尿量 200ml/d。查体：心率增快，双肺满布湿啰音，肝脏明显增大。此时可能发生了
    A. 支气管肺炎
    B. 心力衰竭
    C. 严重循环充血

D. 急性肾衰竭
E. 高血压脑病

22. 针对该患儿此时尿量300m/d，应
    A. 限制脂肪的摄入
    B. 限制水钠的摄入
    C. 限制蛋白质的摄入
    D. 限制糖的摄入
    E. 正常饮食

(23~25题共用题干)
患儿女，9岁。因发热、颜面水肿就诊，自述头痛、头晕、乏力。查体：T 39.1℃，P 122次/分，R 26次/分，BP 135/100mHg，面部及下肢呈非凹陷性水肿。

23. 该患儿可能发生了何种情况
    A. 脓毒血症
    B. 微循环衰竭
    C. 高血压脑病
    D. 肾病综合征
    E. 急性肾小球肾炎

24. 此时首要的护理诊断为
    A. 活动无耐力
    B. 体温过高
    C. 体液过多
    D. 疼痛
    E. 皮肤完整性受损

25. 针对此种情况，对该患儿观察的重点是
    A. 神志
    B. 脉搏
    C. 呼吸
    D. 尿量
    E. 水肿变化

(26~28题共用题干)
患儿女，6岁。患肾病综合征，长期禁盐。近5天来出现低热、咳嗽，面部及下肢水肿加重，曾用呋塞米3支。查体：手足抽搐，BP 70/40mmHg，咽红，两肺呼吸音粗糙，心音无异常。

26. 该患儿可能有何种并发症
    A. 低钾血症
    B. 低钙血症
    C. 低蛋白血症
    D. 败血症
    E. 低钠血症

27. 下列并发症中，易导致患儿死亡的是
    A. 感染
    B. 低血容量性休克
    C. 电解质紊乱
    D. 休克
    E. 血栓形成

28. 该患儿应用利尿剂大量利尿治疗，首要预防的并发症是
    A. 高血压
    B. 上化道出血
    C. 向心性肥胖
    D. 感染
    E. 低血容量性体克

(29~31题共用题干)
患儿男，8岁。患急性肾小球肾炎，日前出现水肿加重、尿少、呼吸急促，烦躁不安，端坐呼吸，咳粉红色泡沫痰。肺底可闻及细湿啰音，R 142次/分，肝肋下2.5cm。胸部X线片显示肺纹理增粗。

29. 该患儿发生了何种情况
    A. 肺炎
    B. 高血压脑病
    C. 急性肾衰竭
    D. 严重循环充血
    E. 支气管肺炎

30. 针对此种情况应采取的重要措施是
    A. 地西泮止痉
    B. 应用降压药
    C. 应用地高辛
    D. 肌内注射呋塞米
    E. 采用透析治疗

31. 下列护理措施中，正确的是
    A. 可以下床活动
    B. 限制水、钠的摄入
    C. 每天热敷肾区1次
    D. 定期测量体温
    E. 消毒会阴部

(32~35题共用题干)

患儿男，5岁。眼睑肿2周。查体：血压90/65mmHg，双下肢凹陷性水肿。尿蛋白（+++），尿红细胞1~2个/HP。

32. 下列检查中，最有价值的是
   A. 血常规
   B. 尿红细胞形态检查
   C. 24小时尿蛋白定量
   D. 肝功能检查
   E. ASO

33. 下列属于肾炎性肾病化验指标的是
   A. 大量蛋白尿
   B. 低白蛋白血尿
   C. 高胆固醇血症
   D. 球蛋白升高
   E. 血清补体C3下降

34. 肾病综合征的首选治疗措施是
   A. 注意皮肤护理
   B. 接种防止感染
   C. 口服泼尼松
   D. 积极进行预防
   E. 对接触水痘者注射丙种球蛋白

35. 如果患儿，泼尼松2mg/（kg·d），治疗8周后尿蛋白减少至（-），则治疗效应为
   A. 激素部分敏感型
   B. 激素敏感型
   C. 激素耐药型
   D. 激素依赖型
   E. 频复发

(36~38题共用题干)

患儿女，9岁，双眼睑水肿3天，少尿、血尿2天，呼吸急促2小时，患儿诉剧烈头痛、视物模糊。查体：双肺底少许湿啰音，心率138次/分，肝肋下2.5cm，血压150/95mmHg。

36. 该患儿可能发生了何种情况
   A. 支气管肺炎，心力衰竭
   B. 急性肾炎，循环充血
   C. 急性肾炎，肾衰竭
   D. 急性肾炎，高血压脑病
   E. 肾病综合征，肺部感染

37. 针对此种情况，首要的处理措施是
   A. 青霉素
   B. 泼尼松
   C. 地高辛
   D. 静注呋塞米
   E. 普罗帕酮

38. 若高患儿检查ASO升高，补体C3降低，可能为
   A. IgA肾病
   B. 慢性肾小球肾炎
   C. 狼疮性肾炎
   D. 急进性肾炎
   E. 急性链球菌感染后肾炎

(39~40题共用题干)

患儿男，9岁。因眼睑水肿、浓茶水色尿而就诊。查体：颜面眼睑水肿，血压145/96mmHg，下肢非凹陷性水肿，尿量300ml/24h，诊断为急性肾小球肾炎。

39. 该患儿现存的首优护理诊断是
   A. 体液过多
   B. 知识缺乏
   C. 皮肤完整性受损的危险
   D. 潜在并发症：高血压脑病
   E. 活动无耐力

40. 针对此种情况，护理措施的重点是
   A. 绝对卧床休息
   B. 限制水的入量
   C. 观察24小时出入量
   D. 快速利尿
   E. 应用降压药

(41~43题共用题干)

患儿男，5岁。眼睑水肿3天伴尿少，近2日尿呈浓茶色，患儿无尿频、尿急、尿痛。患儿3周前曾患上呼吸道感染。查体：T 36.4℃，R 28次/分，P 100次/分，BP 130/90mmHg，神清，双眼睑及颜面水肿，双足背轻度非凹陷性水肿，心肺（-），腹软，肝、脾肋下未及。

41. 该患儿的临床诊断为
   A. 先天性肾病
   B. 单纯型肾病
   C. 肾炎型肾病

D. 急性肾小球肾炎

E. 泌尿系感染

42. 患儿入院次日出现频繁咳嗽、气急、咳泡沫痰，尿量减少为200ml/d。查体：心率增快，双肺布满湿啰音，肝明显增大。可能发生了

A. 支气管肺炎

B. 心力衰竭

C. 高血压脑病

D. 急性肾衰竭

E. 严重循环充血

43. 目前患儿的尿量300ml/24h，饮食中应

A. 限制水摄入

B. 限制钠盐摄入

C. 限制蛋白质的摄入

D. 限制糖的摄入

E. 多饮水

(44～46题共用题干)

患儿男，8岁。全身水肿，尿少半个月。BP 105/80mmHg，Hb 140g/L。尿蛋白（+++），24小时定量8.0g，血BUN 6mmol/L，血Cr正常。诊断为肾病综合征。医院给呋塞米（速尿）后尿量增加。1周后突发腰痛，尿量明显减少，血BUN升至18mmol/L，尿镜检红细胞满视野。

44. 该患儿最可能发生了何种情况

A. 肾炎型肾病

B. 肾病综合征合并泌尿系感染

C. 肾病综合征合并原发性腹膜炎

D. 肾病综合征合并肾静脉血栓

E. 肾病综合征合并肾前性氮质血症

45. 此时首选治疗药物为

A. 呋塞米

B. 泼尼松

C. 静脉输注白蛋白

D. 静脉输注甘露醇

E. 环磷酰胺

46. 下列饮食护理措施中，正确的是

A. 高脂肪饮食

B. 低蛋白饮食

C. 优质低蛋白饮食

D. 优质蛋白饮食

E. 优质高蛋白饮食

(47～50题共用题干)

患儿男，8岁。因眼睑水肿、尿少3天入院。查体：精神差，眼睑及面部水肿，指压不明显。血压125/90mmHg，24h尿量<400ml，镜下可见大量红细胞。

47. 该患儿的临床诊断可能为

A. 泌尿道感染

B. 输尿管结石

C. 急性肾衰竭

D. 急性肾小球肾炎

E. 原发性肾病综合征

48. 患儿饮食中钠的摄入量应为

A. 每日1～2g

B. 每日3～5g

C. 每日6～7g

D. 每日7～8g

E. 每日9～10g

49. 患儿在治疗过程中突然出现烦躁不安，呼吸困难，心率162次/分，肝肋下2cm，肺底可闻及湿啰音，可能发生了

A. 高血压脑病

B. 急性肾衰竭

C. 急性肝衰竭

D. 急性呼吸衰竭

E. 充血性心力衰竭

50. 此时患儿应采取何种体位

A. 仰卧位

B. 俯卧位

C. 半卧位

D. 侧卧位

E. 头低脚高位

(51～54题共用题干)

患儿女，2岁。以急性泌尿系感染收入院，发热、腹痛、尿臭、排尿时哭闹。

51. 护士对该患儿应重点评估的内容是

A. 卫生习惯

B. 饮食习惯

C. 居住习惯

D. 活动习惯
E. 家庭习惯

52. 为减少排尿时的不适，可采取何种措施
    A. 注意休息
    B. 多喝水
    C. 排便后清洁外阴
    D. 减少排尿
    E. 多运动

53. 该患儿发病的原因可能为
    A. 学龄儿童常因体内化脓性病灶引发此病
    B. 女孩的发病率低于男孩
    C. 不注意个人卫生
    D. 上行感染是常见的感染途径
    E. 血行感染多见于大孩子

54. 下列属于预防感染再次发生的措施的是
    A. 幼儿应当穿开裆裤
    B. 预防性服用抗生素
    C. 多运动
    D. 男孩可以不必在意
    E. 少饮水、减少排尿

(55~57题共用题干)
患儿女，6岁。因全身水肿，以肾病综合征收入院。体检：面部、腹壁及双下肢水肿明显，阴囊水肿明显，囊壁变薄透亮。化验检查：尿蛋白（++++），胆固醇升高，血浆白蛋白降低。

55. 该患儿现存的主要护理诊断/问题是
    A. 焦虑
    B. 排尿异常
    C. 体液过多
    D. 有继发感染的可能
    E. 有皮肤完整性受损的可能

56. 针对此种情况，最主要的护理措施是
    A. 利尿以及激素治疗
    B. 无盐饮食
    C. 高蛋白饮食
    D. 高脂肪饮食
    E. 肌内注射给药

57. 若病情好转，出院时护士对其进行健康指导，应强调
    A. 定期复查

B. 说明本病的治疗反应
C. 遵医嘱服药，不能随便改变
D. 说明不能剧烈活动的重要性
E. 讲解预防复发的注意事项

四、案例分析题

(1~6题共用题干)
患儿女，出生14天。查体：心肺听诊未闻及明显异常，腹部稍膨隆，腹软，腹部无明显肌紧张，平卧位时肾区可触及肿块，质软、弹性好，右侧重，外生殖器未见明显异常。B超：左侧肾盂分离约3.5cm，右侧肾盂分离约7.1cm，双侧输尿管未见明显扩张。

1. 该患儿可能患有
   A. 肾囊肿
   B. 后尿道瓣膜症
   C. 肾积水
   D. 肾肿瘤
   E. 肾损伤
   F. 重复肾畸形

2. 不属于常用肾积水诊断检查方法的是
   A. 螺旋CT
   B. 磁共振泌尿系水成像（MRU）
   C. 肾核素扫描
   D. 肾穿刺造影
   E. 静脉肾盂造影（IVP）
   F. 超声

3. 经检查确诊患儿属于双侧肾盂输尿管连接部梗阻性肾积水。引起肾盂输尿管连接部梗阻的病因是
   A. 肾盂及输尿管连接部蠕动功能障碍
   B. 肾盂输尿管连接部狭窄
   C. 低位输尿管口
   D. 肾盂输尿管连接部瓣膜
   E. 输尿管外部的索带和粘连
   F. 肾盂输尿管连接部息肉

4. 医生考虑到患儿年龄较小，手术耐受力差，病情重，拟先行右肾穿刺造瘘术。下列肾穿刺造瘘术后护理措施正确的是
   A. 去枕平卧6小时
   B. 给予吸氧、心电监护
   C. 观察伤口敷料有无渗血、渗液，及早发

现并处理

D. 妥善固定造瘘管，保持引流管通畅

E. 引流管位置高于肾造瘘口

F. 观察引流液的颜色、性质、量，并做好记录

5. 该患儿查肾动态显像（ECT）：左肾肾小球滤过率（GFR）>40ml/min，拟在全麻腹腔镜下行左肾肾盂输尿管成形术。术前护理措施是

A. 尿常规检查

B. 术前遵医嘱应用抗生素

C. 术前禁食4小时

D. 备血

E. 手术前日擦洗身体，以保持手术区清洁

F. 肥皂水洗肠

6. 该患儿在全麻腹腔镜下行左肾肾盂输尿管成形术，术后带有腹腔引流管、尿管、输尿管支架管、肾造瘘管。下列术后护理措施中，正确的是

A. 密切监测生命体征

B. 去枕平卧6小时，头偏向一侧

C. 观察各导管有无移位、脱落、打折、扭曲

D. 胃肠功能恢复后，嘱多饮水，保持各引流管通畅

E. 观察各引流管引流液的颜色、性质、量，并做好记录

F. 拔管前先夹管2~3日，无腰腹部胀痛、发热及造瘘口漏尿，即可拔管

(7~13题共用题干)

患儿男，2岁，出生后即发现尿道口位置异常。查体：尿道外口位于阴茎腹侧中部，阴茎向腹侧弯曲，阴茎头包皮呈V形缺损，包皮系带缺如，阴茎头背侧包皮呈帽状堆积，临床诊断为尿道下裂。

7. 下列不属于尿道下裂临床分型的是

A. 阴茎头型

B. 冠状沟型

C. 阴茎体型

D. 海绵体型

E. 阴茎阴囊型

F. 会阴型

8. 下列疾病中，需与尿道下裂进行鉴别诊断的是

A. 女性假两性畸形

B. 尿道上裂

C. 真两性畸形

D. 男性假两性畸形

E. 混合性腺发育不全

F. 前列腺囊肿

9. 该患儿现存的主要护理诊断是

A. 自我形象紊乱，与外观变化有关

B. 有感染的危险，与外生殖器畸形易被感染有关

C. 皮肤完整性受损，与先天畸形有关

D. 排尿障碍，与尿道开口异常有关

E. 焦虑，与自我概念和角色地位受到威胁有关

F. 悲痛，与身体功能丧失有关

10. 拟为该患儿行尿道成形术。属于尿道下裂患儿术前护理措施的是

A. 术前2天开始阴茎、阴囊及会阴部的皮肤准备

B. 包皮长者要翻转清洗

C. 备皮剃毛范围包括腹部和两侧大腿皮肤

D. 术前1天进流质饮食

E. 术前晚及术晨清洁灌肠

F. 术前8小时禁食水

11. 患儿在全麻下行尿道成形术，术后护理要点包括

A. 密切观察生命体征、意识状态

B. 半卧位

C. 保持尿管通畅，观察尿液的颜色、性状及量

D. 保持伤口敷料的完整、干燥及清洁

E. 心理支持疗法，避免患儿紧张、躁动，加剧疼痛

F. 便秘可不予处理

12. 应给予该患儿何种饮食

A. 高蛋白、高脂肪、高糖类

B. 高脂肪、高糖类、适当控制蛋白质

C. 高蛋白、高维生素、富含纤维素饮食

D. 低脂肪、高糖类、高蛋白饮食

E. 低蛋白、低脂肪、低糖饮食

F. 低蛋白、高脂肪、高糖饮食

13. 该患儿遵医嘱出院，护士对患儿及家长进行出院健康教育，正确的是

    A. 教会家长观察患儿排尿的方法：除尿道口排尿外，注意阴茎或阴囊其他部位有无尿液流出

    B. 教会家长更换尿袋的方法

    C. 预防泌尿系感染，定期复查尿常规

    D. 多饮水，保持尿管通畅

    E. 术后 1～2 个月内避免剧烈活动

    F. 出现排尿不畅、尿频、尿痛时，及时就诊

(14～20 题共用题干)

患儿女，6 岁，因"间断发热 1 个月"就诊。检查发现双侧膀胱输尿管反流，收入院治疗。

14. 确诊膀胱输尿管反流及反流分级的"金标准"是

    A. B 超检查

    B. 静脉肾盂造影

    C. 放射性核素膀胱造影

    D. DMSA 扫描技术

    E. 排尿性膀胱尿道造影

    F. 膀胱镜检查

15. 患儿最高体温 38.8℃，遵医嘱给予头孢替安静脉输液后有所缓解。尿常规：白细胞 2914.8/μl；白细胞（HP）满视野/HP；细菌 32 306.4/μl；细菌（ml）322.1×10^5/ml，尿常规检查结果提示患儿有泌尿道感染。针对此种情况，下列护理措施正确的是

    A. 鼓励患儿大量饮水

    B. 宜给予流质或半流质饮食

    C. 监测体温变化，给予物理降温或药物降温

    D. 保持会阴部清洁，便后冲洗外阴

    E. 给予高蛋白、高脂肪饮食

    F. 遵医嘱应用抗生素药物，注意观察药物不良反应

16. 患儿复查尿常规结果提示：白细胞（HP）6～8/HP；细菌 22.8/μl；细菌（ml）0.2

×10^5/ml，泌尿道感染明显减轻，拟行气膀胱腹腔镜双侧输尿管再植术。术前护理措施有

    A. 术前夜 12 点后禁食、水

    B. 术前晚、术晨回流洗肠

    C. 术前一日洗澡

    D. 术前晚给予半流质或流质饮食

    E. 按医嘱应用抗生素

    F. 术前留置导尿管

17. 患儿在全麻下行气膀胱腹腔镜双侧输尿管再植术，术后的护理措施有

    A. 定时监测脉搏、呼吸、血压、体温

    B. 去枕平卧位，头偏向一侧

    C. 持续低流量吸氧（2L/min）8～12 小时

    D. 消化道功能恢复后试饮少量水，无呕吐、腹胀，逐渐给予流质、半流质饮食

    E. 观察伤口有无渗血、渗液

    F. 保持输液通畅，监测水电解质平衡情况

18. 术中患儿留置尿管和膀胱造瘘管，各管道护理要点有

    A. 保持各引流管通畅

    B. 妥善固定，避免折叠、扭曲、受压

    C. 观察引流液的量、颜色、性质

    D. 准确记录 24 小时引流量

    E. 引流袋位置低于耻骨联合平面

    F. 定时更换引流袋

19. 该患儿术后护理诊断包括

    A. 急性疼痛：与手术切口有关

    B. 躯体移动障碍：与疼痛、腹部手术有关

    C. 有自我概念紊乱的危险：与膀胱造口对身体形象的影响有关

    D. 有感染的危险：与手术及留置各引流管有关

    E. 有管道滑脱的危险：与留置尿管、膀胱造瘘管有关

    F. 潜在并发症：出血、管道滑脱、漏尿

20. 该患儿遵医嘱给予拔管。拔管后患儿自行排尿正常，伤口恢复好、无感染，拟出院。护士进行出院指导，正确的是

    A. 多饮水

    B. 定期监测血压

    C. 观察有无尿频、尿急、尿痛

D. 定期复查尿常规
E. 避免剧烈活动
F. 指导患儿养成良好的卫生习惯，每天清洗会阴、更换内裤

(21~23题共用题干)

患儿女，9岁。因"急性肾小球肾炎伴严重循环充血"住院，住院当天排出液量为300ml。

21. 今日液体入量应为多少
    A. 300ml
    B. 500ml
    C. 800ml
    D. 1000ml
    E. 1200ml
    F. 1400ml

22. 经住院治疗，该患儿水肿消退、血压正常、肉眼血尿消失，此时患儿不可
    A. 继续卧床休息
    B. 室内轻度活动
    C. 加强体能锻炼
    D. 可以恢复上学
    E. 多去公共场所
    F. 做家务活

23. 哪项指标表示急性肾小球肾炎患儿可恢复正常活动
    A. 水肿消退
    B. 血压正常
    C. 血尿消失
    D. 红细胞沉降率正常
    E. Addis计数正常
    F. 血沉正常

(24~26题共用题干)

患儿，男，9岁。因发现眼睑水肿3天，乏力，头晕，评估发现该患儿一周前曾患上呼吸道感染，尿量较少，入院查体发现血压140/90mmHg，镜下血尿。诊断为急性肾小球肾炎。

24. 下列饮食指导中正确的是
    A. 应严格限制钠盐的摄入
    B. 应当限制水和蛋白质的摄入
    C. 不应吃甜食
    D. 若有肾功能受损，可少量摄取优质动物蛋白，限制植物蛋白的摄入
    E. 尿少水肿时期，限制钠盐摄入，尿量增加，水肿消退后可恢复正常饮食
    F. 高脂肪饮食

25. 经过临床治疗一段时间后，患儿水肿消退，血压正常，此时患儿
    A. 应当绝对卧床
    B. 床上活动
    C. 可以在室内轻微活动
    D. 可以恢复上学，但要免体育活动半年
    E. 可以恢复正常活动
    F. 可以做各种家务活

26. 患儿可以上学的指标是
    A. 水肿消退后可以上学
    B. 尿内红细胞减少，血沉正常后可上学
    C. 体力恢复后可上学
    D. Addis计数正常后可上学
    E. 血压正常后可以上学
    F. 肉眼血尿消失后可上学

(27~29题共用题干)

患儿女，8岁。因少尿、水肿1周入院。查尿比重1.02，尿蛋白（++），RBC 20~25个/高倍视野。测T 36.6℃，BP 135/80mmHg。

27. 该患儿可能出现哪些症状
    A. 水肿
    B. 少尿
    C. 血尿
    D. 高血压
    E. 高热
    F. 食欲减退

28. 患儿入院查体：HR 112次/分，端坐呼吸，双肺底有少量小水泡音，腹胀，肝肋下2cm。该患儿的临床诊断可能为
    A. 急性肾小球肾炎合并循环充血
    B. 急性肾小球肾炎合并肺炎
    C. 肾炎性肾病合并肺炎
    D. 慢性肾小球肾炎急性发作
    E. 病毒性肾炎合并肺炎
    F. 急性泌尿道感染

29. 下列护理措施中，正确的是
    A. 休息

B. 利尿、降压

C. 控制水、钠的摄入

D. 观察尿量、尿色，记录24小时出入量

E. 观察血压变化

F. 密切观察呼吸、心率、脉搏的变化

(30～36题共用题干)

患儿女，8岁。因"眼睑水肿、少尿4天"入院。2周前患儿有咽部不适，无用药史，近2天来患儿尿量减少，每日500ml左右。患病以来精神食欲稍差，大便正常，睡眠可。查体：体温36.8℃，脉搏92次/分，呼吸22次/分，血压140/100mmHg（1mmHg＝0.133kPa），发育正常，营养尚可，精神差，双眼睑水肿，咽稍充血，扁桃体Ⅰ度肿大，未见脓性分泌物，双肺未闻及水泡音，双肾区无叩痛，双下肢呈非凹陷性水肿。辅助检查：尿液检查：尿蛋白（＋＋），白细胞10～15个/HP，红细胞15～20个/HP；血液检查：白细胞5×10^9/L，血红蛋白130g/L，血小板207×10^9/L，血沉35mm/h，血尿素氮6.5mmol/L，血肌酐95μmol/L，总蛋白60.9g/L，白蛋白35.4g/L，胆固醇4.5mmol/L，补体C3 0.48g/L，抗链球菌溶血素"O"（ASO）1000IU/L。

30. 该患儿的临床诊断可能为

A. 急进性肾炎

B. 慢性肾炎急性发作

C. 急性肾小球肾炎

D. 肾病综合征

E. 紫癜性肾炎

F. 迁延性肾炎

31. 下列护理措施中，正确的是

A. 卧床休息

B. 观察血压的变化

C. 观察尿量、尿色

D. 限制钠盐摄入

E. 可肌内注射给药

F. 密切观察呼吸、心率、脉搏等变化

32. 入院后第3天，患儿颜面、双下肢明显水肿，烦躁，气促，呼吸44次/分，心率138次/分，双肺底可闻少量湿啰音，肝肋下2.5cm。该患儿可能发生了

A. 药物性肾炎

B. 慢性肾炎急性发作

C. 急性肾功能衰竭

D. 高血压脑病

E. 严重循环充血

F. 急进性肾炎

33. 下列属于该患儿发生严重循环充血的机制的是

A. 水钠潴留

B. 血容量扩大

C. 心搏出量减少

D. 循环负荷过重

E. 肾小球滤过率增高

F. 动静脉血氧分压差增大

34. 针对此种情况，应采取的主要措施是

A. 吸痰

B. 抗感染

C. 洋地黄制剂

D. 利尿：呋塞米静脉注射

E. 降压：必要时用硝普钠

F. 必要时透析治疗

35. 遵医嘱给予该患儿呋塞米治疗，观察要点是

A. 注意观察体重、尿量、水肿变化，并做好记录

B. 注意观察有无大量利尿、脱水现象

C. 每日测体重

D. 每周送检尿常规1次

E. 注意观察有无血压突然下降现象

F. 注意观察有无电解质紊乱现象

36. 经过一段时间治疗，该患儿病情好转，拟出院，下列出院健康教育中，正确的是

A. 说明本病预后良好

B. 避免或减少上呼吸道感染是本病预防的关键

C. 发生上呼吸道感染或皮肤感染，应及早应用抗生素彻底治疗

D. 注意口腔清洁，保持皮肤卫生

E. 溶血性链球菌感染后出院后只要无症状无需复查

F. 出院后若患儿无症状即可正常活动

(37~42题共用题干)

患儿女，9岁。主因"眼睑水肿5天，尿少、肉眼血尿2天"入院。患儿2周前患化脓性扁桃体炎，用青霉素治疗5天。查体：体温36.6℃，脉搏96次/分，呼吸26次/分，血压135/95mmHg（1mmHg＝0.133kPa），眼睑、双下肢水肿，呈非凹陷性。尿常规：尿蛋白（＋＋），红细胞满视野/HP，白细胞8~10个/HP，少量红细胞管型；肾功能正常。由门诊收入院。

37. 该患儿可能的临床诊断为
   A. 肾盂肾炎
   B. 急性肾小球肾炎
   C. 急性肾盂肾炎
   D. IgA肾病
   E. 肾炎性肾病
   F. 肾病综合征

38. 需做下列何种检查以明确诊断
   A. 肾脏B超
   B. 胆固醇测定
   C. 抗链球菌溶血素"O"（ASO）和补体的测定
   D. 抗链球菌溶血素"O"（ASO）和红细胞沉降率（血沉）的测定
   E. 中段尿培养
   F. 蛋白电泳的测定

39. 下列属于急性肾小球肾炎病理生理过程的是
   A. 循环免疫复合物沉积于肾小球
   B. 激活补体系统
   C. 免疫和炎症反应
   D. 损害肾小管重吸收功能
   E. 肾小球滤过率下降
   F. 细胞外液容量下降

40. 该患儿恢复轻微活动的指标是
   A. 血尿消失，水肿消失，血压正常
   B. 红细胞沉降率（血沉）降至正常
   C. 肉眼血尿消失
   D. ASO降至正常
   E. 补体恢复正常
   F. 水肿消退，血压基本正常

41. 下列饮食护理措施中，正确的是
   A. 限制钠盐摄入
   B. 低盐低热量饮食
   C. 高糖饮食
   D. 低盐低蛋白饮食
   E. 低蛋白饮食
   F. 严格限水

42. 下列属于该病预防措施的是
   A. 坚持长期服药
   B. 及时彻底治疗链球菌感染
   C. 链球菌感染后1~3周内检查尿常规
   D. 摘除扁桃体
   E. 加强锻炼
   F. 增强体质，注意皮肤清洁卫生

(43~48题共用题干)

患儿男，9岁。因"确诊为肾病综合征1年，尿蛋白复现3天"入院。患儿于1年前确诊为肾病综合征，激素治疗后尿蛋白转阴，期间尿蛋白反复至（＋＋＋）3次。查体：体温36.8℃，脉搏88次/分，呼吸22次/分，血压135/90mmHg（1mmHg＝0.133kPa）。患儿精神稍差，双眼睑轻度水肿，双下肢呈凹陷性水肿，心、肺无异常，腹膨胀，移动性浊音阳性，肝未触及。辅助检查：血胆固醇8.79mmol/L，血浆总蛋白31.3g/L，白蛋白12.4g/L，24小时尿蛋白定量3.09g/24h，尿蛋白（＋＋＋），红细胞10~12个/HP。

43. 该患儿可能患有
   A. 原发性、单纯型、激素耐药性肾病综合征
   B. 原发性、单纯型、激素敏感性肾病综合征
   C. 原发性、单纯型、激素依赖性肾病综合征
   D. 原发性、肾炎型、激素依赖性肾病综合征
   E. 原发性、肾炎型、激素耐药性肾病综合征
   F. 原发性、肾炎型、激素敏感性肾病综合征

44. 下列护理措施中，正确的是
   A. 绝对卧床休息

B. 头低足高位

C. 给予大量优质蛋白、低盐、低脂饮食

D. 大量利尿剂

E. 监测体重、尿量、血压

F. 保护性隔离

45. 肾病综合征患儿常见的并发症是

A. 感染

B. 生长延迟

C. 血栓形成

D. 高血压脑病

E. 急性肾衰竭

F. 肾小管功能障碍

46. 入院第 4 天，患儿出现咳嗽、咳痰，查体：体温 38.6℃，脉搏 96 次/分，呼吸 23 次/分，双肺呼吸音粗，可闻及细湿啰音，诊断为肺炎。该患儿发生肺炎的原因可能为

A. 体液免疫功能低下

B. 细胞免疫功能不足

C. 补体系统功能不足

D. 蛋白质营养不良

E. 粒细胞缺乏

F. 应用糖皮质激素

47. 患儿并发肺炎，病情加重，家长产生了焦虑情绪。护士对家长进行健康宣教，并给予心理支持。下列叙述正确的是

A. 与家长交谈，鼓励其说出内心感受

B. 宽容患儿及家长的任何情绪

C. 劳逸结合，增强患儿信心，积极配合治疗

D. 患儿绝对卧床休息，避免奔跑和打闹，以防摔伤、骨折

E. 讲解激素治疗对本病的重要性

F. 让家长了解感染是本病最常见的并发症和复发的诱因

48. 入院两周后，患儿经使用抗生素治疗，肺炎好转，眼睑轻度水肿，尿蛋白（+）。为避免再次感染，采取的预防措施有

A. 实施保护性隔离

B. 监测体温、血常规

C. 保持床铺清洁、整齐，经常翻身

D. 会阴部每日用 0.3% 硼酸液坐浴 1～2 次

E. 向患儿及家长解释预防感染的重要性

F. 长期小剂量口服抗生素预防感染

(49～53 题共用题干)

患儿男，13 岁。因"反复肉眼血尿 1 年"入院。患儿 1 年前感冒 2 天后出现肉眼血尿，住院治疗 1 周后，肉眼血尿消失，镜下血尿持续存在。尿常规：红细胞 10～30 个/HP，尿蛋白（±）～（+）。1 年内因感冒即出现肉眼血尿 5 次，持续 2～3 天后，又转为镜下血尿。查体：体温 36.6℃，脉搏 80 次/分，呼吸 20 次/分，血压 105/70mmHg（1mmHg = 0.133kPa），患儿神志清楚，诉轻度腰痛。辅助检查：尿蛋白（+），红细胞 30～40 个/HP。

49. 该患儿可能患有

A. 急性链球菌感染后肾小球肾炎

B. 乙肝病毒相关性肾炎

C. 家族性良性血尿

D. 遗传性肾炎

E. 狼疮性肾炎

F. IgA 肾病

50. 入院后该患儿准备进行肾活检免疫荧光检查，术前准备应注意

A. 术前解除患儿思想顾虑和恐惧心理

B. 术前禁食 8 小时

C. 进行侧卧位训练

D. 进行呼气－屏气动作训练

E. 训练床上使用便器

F. 配合完成出凝血时间、血小板计数等项检查

51. 下列属于肾活检常见并发症的是

A. 血尿

B. 腰痛

C. 动静脉瘘

D. 肾周血肿

E. 腹部不适

F. 误伤其他脏器

52. 肾活检术后护理要点包括

A. 平卧 12 小时

B. 术后腹带加压包扎 6 小时

C. 术后 24 小时内，患儿上下肢可以活动，腰部不可活动

D. 术后 48 小时患儿可起床活动

E. 术后1个月内应避免剧烈活动

F. 密切观察血压、脉搏、腰痛、尿色

53. 患儿长期持续镜下血尿，家长严格限制患儿活动。护士给患儿及家长做健康指导，正确的是

A. 卧床休息，肉眼血尿消失后，可下床轻微活动或户外散步

B. 适当限制活动，肉眼血尿消失后可正常活动

C. 1~2个月内活动量宜加以限制

D. 6个月内避免剧烈活动

E. 尿内红细胞减少，可正常上学

F. 尿内红细胞减少，可上学，但需避免体育活动

(54~60题共用题干)

患儿男，8岁，因"尿频、尿急、尿痛3天"就诊。2周前患儿游泳后出现腰酸，近3天来尿频、尿急、尿痛。近来饮食正常，无尿量减少，无肉眼血尿。查体：体温37.8℃，脉搏92次/分，呼吸22次/分，血压115/70mmHg（1mmHg=0.133kPa）。神志清楚，精神可，眼睑、颜面无水肿，腹软，移动性浊音阴性，尿道口稍红肿。辅助检查：尿常规：尿蛋白（-），红细胞3~5个/HP，白细胞5~10个/HP；血常规：白细胞4.5×10^9/L，中性粒细胞51%，血红蛋白90g/L；红细胞沉降率（血沉）正常，C-反应蛋白阴性；B超示：肝、胆、胰、脾、双肾及输尿管未见异常。

54. 该患儿可能患有

A. 上尿路感染

B. 下尿路感染

C. 急性尿道综合征

D. 肾结核

E. 出血性膀胱炎

F. 急性肾小球肾炎

55. 下列属于尿路感染易感因素的是

A. 女孩尿道短，尿道口接近肛门，易被污染

B. 男孩包皮较长、包茎，易于积垢而感染

C. 长期抗生素治疗

D. 较小婴儿来自于母亲的影响：如人工喂养等

E. 尿路上皮细胞伞形受体的密度降低

F. 膀胱输尿管反流

56. 确诊本病的最佳方法是

A. 尿常规

B. 尿白细胞酯酶活性

C. 亚硝酸盐还原试验

D. 尿沉渣涂片镜检细菌

E. 尿细菌培养

F. 腹部超声

57. 下列属于患儿留取尿培养标本注意事项的是

A. 标本采集严格执行无菌操作

B. 清洁外阴后留取中段尿

C. 嘱患儿将尿液先排在便器内再收集到尿培养杯中

D. 排尿前不宜大量饮水

E. 收集标本后应立即送检

F. 不能立即送检的标本可保存于2~8℃冰箱中，48小时内仍可进行培养

58. 该患儿尿培养最可能的阳性结果是

A. 真菌

B. 变形杆菌

C. 大肠埃希菌

D. 金黄色葡萄球菌

E. 克雷伯菌

F. 铜绿假单胞菌

59. 针对该患儿此时的情况，应给予的护理措施是

A. 卧床休息

B. 注意观察尿量、尿色

C. 监测体温，体温增高时，给予物理降温或药物降温

D. 鼓励患儿适量饮水

E. 给予低盐低脂饮食

F. 保护性隔离

60. 该患儿经治疗好转后准备出院，为预防感染复发，护士应给予的健康指导是

A. 家中做好保护性隔离

B. 长期应用抗生素预防

C. 单独使用洁具，清洗外阴注意从前向后擦洗

D. 每周随访
E. 连续 3 个月复查尿常规
F. 连续 6 个月进行尿培养

(61~64 题共同题干)

患儿女，4 岁。因"发热、呕吐、尿臭 3 天"入院。入院前 3 天发热，体温最高达 39.4℃，食欲不振，有呕吐，无水肿，无尿路刺激症状，尿液略混浊，有臭味。既往身体健康。母孕 37 周时发现胎儿右肾轻度肾积水；否认肾脏及其他遗传性疾病家族史。入院后查体：体温 37.7℃，脉搏 108 次/分，呼吸 26 次/分，血压 105/65mmHg（1mmHg＝0.133kPa），患儿神志清，心音有力，律齐，腹软，无压痛，肝脾不大，肾区及输尿管走行区无压痛及叩痛，尿道口不红。辅助检查：血常规：白细胞 11.39×10⁹/L，中性粒细胞 0.43，血红蛋白 109g/L，血小板 283×10⁹/L；C-反应蛋白 52.76mg/L，血肌酐 33.4μmol/L，尿素氮 3.8mmol/L，白蛋白 39.7g/L；清洁晨尿细胞学分析示：白细胞满视野/HP，红细胞 0~3 个/HP，蛋白（－）；体液免疫及补体正常。

61. 该患儿入院后应做何种检查以明确诊断
    A. 亚硝酸盐还原试验
    B. 尿细菌培养
    C. 尿二氧化碳分压测定
    D. 双肾 B 超检查
    E. 肾组织活检
    F. 排泄尿性膀胱尿路造影

62. 患儿清洁中段尿培养显示：大肠埃希菌＞10⁵cfu/ml；B 超提示：右肾 8.3cm×3.7cm，左肾 8.2cm×3.2cm，右肾集合系统分离，无回声区 3.9cm×1.7cm，左肾、膀胱输尿管未见异常；排泄性膀胱尿路造影提示：排尿中可见双侧膀胱输尿管反流，右侧造影剂及左侧造影剂可达肾盂肾盏内，双侧肾盂肾盏轻度扩张，输尿管轻度迂曲。该患儿可能患有
    A. 泌尿系感染
    B. 双侧膀胱输尿管反流 Ⅰ 级
    C. 双侧膀胱输尿管反流 Ⅱ 级
    D. 双侧膀胱输尿管反流 Ⅲ 级

E. 双侧膀胱输尿管反流 Ⅳ 级
F. 双侧膀胱输尿管反流 Ⅴ 级

63. 目前应给予该患儿的护理措施是
    A. 绝对卧床休息
    B. 限制患儿饮水量，以控制排尿量
    C. 建立规律定时的排尿习惯，睡前排尿 2 次
    D. 培养定时排便的习惯
    E. 保持会阴部清洁，便后冲洗
    F. 监测体温，体温增高时，给予物理降温或药物降温

64. 经治疗后该患儿病情好转，拟出院。护士进行出院健康教育，正确的是
    A. 坚持长期服药预防感染
    B. 预防性服药后手术矫正
    C. 每 3 个月做一次尿培养
    D. 每年做一次肾组织活检
    E. 每 2 年做一次静脉肾盂造影，观察肾瘢痕形成情况
    F. 肾脏有新瘢痕形成，可以坚持保守治疗

(65~71 题共用题干)

患儿女，5 岁 6 个月。因"进行性四肢无力 5 天，加重 1 天"入院。患儿 5 天前出现四肢无力，走路不稳，握物无力。近来胃纳欠佳，偶有恶心，二便无失禁。患儿出生后生长发育迟缓，1 岁会坐，平时多汗、多饮、多尿。院外诊断为佝偻病，经口服钙片，肌内注射维生素 D_3 治疗无好转。今急诊收入院。查体：体温 36.2℃，脉搏 116 次/分，呼吸 34 次/分，血压 115/65mmHg（1mmHg＝0.133kPa），体重 11kg，身长 85cm。患儿精神萎靡，营养状况欠佳，生长发育落后。颈软，呼吸略快，双肺未闻及中、小水泡音；心率 115 次/分，律齐，心音有力，无杂音；腹胀，肠鸣音减弱，肝脾不大；四肢无水肿、畸形；双上肢肌力 Ⅲ 级，双下肢肌力 Ⅱ 级，腱反射减弱。辅助检查：血电解质：钠 130mmol/L，钾 2.7mmol/L，氯 116mmol/L，钙 1.8mmol/L；血气分析：pH 7.12，HCO_3^- 15mmol/L，SBE－8。尿液：pH 6.5，镜检（－）。B 超显示双肾髓质区可见强回声团。

65. 该患儿可能发生了何种情况
   A. 近端肾小管酸中毒
   B. 远端肾小管酸中毒
   C. 混合型肾小管酸中毒
   D. 苯丙酮尿症
   E. 生长激素缺乏症
   F. 先天性甲状腺功能减退症

66. 患儿血电解质检查：钠 130mmol/L，钾 2.7mmol/L，氯 116mmol/L，钙 1.8mmol/L，该患儿主要的危险因素是
   A. 低钾血症
   B. 低钙血症
   C. 低钠血症
   D. 低氯血症
   E. 代谢性酸中毒
   F. 呼吸性酸中毒

67. 针对此种情况，应给予患儿何种治疗措施
   A. 持续高流量吸氧
   B. 应用碱性药物
   C. 口服氯化钾
   D. 静滴 0.3% 氯化钾
   E. 补充维生素 D 及补充钙剂
   F. 限制蛋白及水的摄入

68. 下列护理措施中，正确的是
   A. 绝对卧床休息
   B. 禁食 12 小时
   C. 定时复查血气分析
   D. 准确记录 24 小时出入量
   E. 观察有无呼吸困难、恶心、呕吐、软瘫现象
   F. 使用床栏并固定好，防止患儿坠床

69. 为严密监测酸中毒、低血钾纠正情况，遵医嘱定时进行血气分析检测。关于采集动脉血气的方法，正确的是
   A. 桡动脉穿刺点位于掌侧腕关节上 2cm
   B. 局部皮肤消毒面积大于 8cm
   C. 操作完毕后局部加压止血 3～5 分钟
   D. 动脉血气分析一般取血标本 0.1～1ml
   E. 为保证检测结果，止血带结扎时间不宜过长
   F. 采集后立即送检

70. 关于患儿的饮食护理，正确的是

   A. 少量多餐，注意食物的色、香、味
   B. 低盐、低脂、适量优质蛋白饮食
   C. 特别注意给予含钾量高的食物，如柑橘等
   D. 多给予牛奶、虾、小鱼、冬笋、紫菜及干果等
   E. 限制含铜量高的食物
   F. 饮食中尽量减少含氯和硫酸根的食物

71. 该患儿确诊为原发性远端肾小管酸中毒，家长十分担心，护士对家长进行疾病相关知识指导。关于原发性远端肾小管酸中毒疾病相关知识指导的内容是
   A. 早期开始控制 HCO_3^- 水平，预后较好
   B. 重在预防，后续治疗已不甚有效
   C. 坚持长期服用碱性药物
   D. 定期复查尿常规、血气分析、血电解质
   E. 定期监测血钙、尿钙浓度
   F. 低盐饮食

(72～77 题共用题干)

患儿男，8 岁。因"水肿、少尿 2 天，惊厥 1 次"入院。2 天前患儿出现颜面水肿，渐累及双下肢，伴尿量减少，呈茶色，无尿频、尿急、尿痛。患儿既往体健，病前 1 周曾有上呼吸道感染史。查体：体温 37.2℃，脉搏 100 次/分，呼吸 30 次/分，血压 135/95mmHg（1mmHg = 0.133kPa），全身呈非凹陷性水肿，心律齐，心音强，双肺呼吸音粗，未闻及啰音，肝肋下未及。尿常规：红细胞 20～30 个/HP，白细胞 10～15 个/HP，尿蛋白（++），入院后 5 小时，患儿突然出现惊厥，伴呕吐 2 次，表现为意识丧失，四肢抽动，测血压 150/110mmHg。

72. 患儿发生水肿并同时惊厥，最可能的原因是
   A. 癫痫
   B. 肺炎合并心力衰竭
   C. 中枢神经系统感染
   D. 急性肾小球肾炎合并高血压脑病
   E. 急性肾小球肾炎合并急性肾功能衰竭
   F. 急性肾小球肾炎合并严重循环充血

73. 针对此种情况，主要治疗措施是

A. 首选硝普钠静脉滴注
B. 首选硝苯地平舌下含服
C. 镇静止痉：地西泮
D. 利尿脱水：呋塞米
E. 透析治疗
F. 严密监测血压

74. 患儿遵医嘱应用硝普钠静脉滴注，硝普钠的作用机制是
   A. 直接松弛小动脉和小静脉平滑肌
   B. 反射性心动过缓
   C. 减低周围血管阻力
   D. 减低心脏前、后负荷
   E. 增加心肌工作量
   F. 舒张冠状动脉

75. 应用硝普钠治疗的患儿，下列护理措施正确的是
   A. 严密监测血压、心率和药物不良反应
   B. 即配即用，放置2小时后即不能再用
   C. 整个输液系统须用黑纸或铝箔包裹避光
   D. 将5~20mg药物溶于100ml葡萄糖溶液中，以 1μg/(kg·min) 速度开始，视血压调整滴速
   E. 作用迅速，维持时间短，停用后10分钟作用消失
   F. 最大速度不得超过7μg/(kg·min)

76. 经过两周的治疗，患儿意识清楚，未见惊厥，水肿减轻，尿量逐渐增多，血压106/76mmHg。尿常规：红细胞10~15个/HP，白细胞5~8个/HP。肾小球肾炎患儿，镜下血尿可能持续的时间是
   A. 2周以内
   B. 2~3周
   C. 3~4周
   D. 4~6周
   E. 6~8周
   F. 1~3个月或更长

77. 应给予患儿及家长的出院健康指导要点是
   A. 1~2个月内活动量需加以限制
   B. 4个月内避免剧烈活动
   C. 尿内红细胞减少、血沉正常可上学，但应避免体育活动
   D. Addis计数正常后恢复正常生活

E. 每2周复查一次尿常规
F. 及时进行预防接种

(78~80题共用题干)
患儿男，5岁。全身重度凹陷性水肿2周，近3天24小时尿量为100ml左右。两眼不能睁开，阴囊水肿发亮，呼吸困难，两肺中下野呼吸音减弱，叩浊，腹水征阳性，尿蛋白（++++）。临床诊断为肾病综合征。

78. 该患儿现存的最主要的护理诊断/问题是
   A. 焦虑
   B. 体液过多
   C. 营养不足
   D. 潜在并发症：药物的副作用
   E. 有皮肤完整性受损的危险
   F. 生长发育迟缓

79. 下列该患儿的护理措施中，正确的是
   A. 卧床休息至水肿完全消退
   B. 加强皮肤护理，以防感染
   C. 尽量少用肌内注射，以免引起注射处感染
   D. 阴囊水肿可用棉垫或吊带托起
   E. 蛋白摄入量以2g/(kg·d) 为宜
   F. 尽量避免到人多的场合

80. 本病的首选治疗药物是
   A. 泼尼松（强的松）
   B. 地塞米松
   C. 甲基强的松龙
   D. 环磷酰胺
   E. 青霉素
   F. 呋塞米

(81~84题共用题干)
患儿男，4岁。因肾病综合征入院，表现有水肿、蛋白尿，无感染迹象。

81. 该患儿首选的治疗药物是
   A. 泼尼松
   B. 呋塞米
   C. 环磷酰胺
   D. 卢丁
   E. 地塞米松
   F. 硝普钠

82. 若该患儿对特效药不敏感,拟改用环磷酰胺,护士最应关注的副作用是
    A. 胃肠道反应
    B. 肌张力下降
    C. 白细胞数减少
    D. 骨质疏松
    E. 影响生长发育
    F. 恶心呕吐

83. 下列属于减轻眼睑水肿最好的方法是
    A. 抬高患儿床头
    B. 缩短患儿看电视时间
    C. 用生理盐水洗眼
    D. 冷敷双眼,每日数次
    E. 建议多卧床休息
    F. 多饮水

84. 下列生命体征不符合单纯性肾病综合征特点的是
    A. 脉搏
    B. 呼吸
    C. 血压升高
    D. 体温正常
    E. 体重增加
    F. 血尿

(85~88题共用题干)

患儿男,9岁。3天来眼睑水肿,每天尿量<400ml,出现镜下血尿、高血压。以急性肾炎收入院。

85. 护士对患儿及其家长的饮食指导是
    A. 适当限制水的摄入
    B. 普食
    C. 高脂饮食
    D. 低盐饮食
    E. 高蛋白饮食
    F. 高盐饮食

86. 关于该患儿可以上学的指标,正确的是
    A. 水肿消退、血压正常
    B. 肉眼血尿消失、血压正常
    C. Addis 计数正常
    D. 2~3个月后尿液镜检,每高倍视野红细胞<10个
    E. 血沉正常
    F. 尿液颜色正常

87. 下列哪个项目需护士在做入院评估时仔细询问
    A. 家中是否有类似的病人
    B. 患儿的睡眠习惯
    C. 患儿的日常活动
    D. 近期是否有扁桃体炎病史
    E. 患儿的语言表达方式
    F. 患儿的饮食情况

88. 若该患儿主诉头晕、头痛、恶心、一过性眼花,可能发生了
    A. 水、钠潴留加重
    B. 高血压脑病
    C. 急性肾功能衰竭
    D. 药物副作用
    E. 循环充血
    F. 心力衰竭

第十四章

血液系统疾病患儿的护理

一、单选题

1. 我国小儿血液病学会将新生儿贫血的标准暂定为
   A. Hb < 90g/L
   B. Hb < 100g/L
   C. Hb < 110g/L
   D. Hb < 120g/L
   E. Hb < 145g/L

2. 根据世界卫生组织建议，6~14岁儿童诊断为儿童贫血的标准为
   A. Hb < 90g/L
   B. Hb < 100g/L
   C. Hb < 110g/L
   D. Hb < 120g/L
   E. Hb < 145g/L

3. 营养性缺铁性贫血属于
   A. 大细胞正色素性贫血
   B. 大细胞低色素性贫血
   C. 正细胞性贫血
   D. 单纯小细胞性贫血
   E. 小细胞低色素性贫血

4. 营养性巨幼红细胞性贫血属于
   A. 大细胞正色素性贫血
   B. 大细胞低色素性贫血
   C. 正细胞性贫血
   D. 单纯小细胞性贫血
   E. 小细胞低色素性贫血

5. 再生障碍性贫血属于
   A. 大细胞正色素性贫血
   B. 大细胞低色素性贫血
   C. 正细胞性贫血
   D. 单纯小细胞性贫血
   E. 小细胞低色素性贫血

6. 小儿营养性贫血好发的年龄是
   A. 2~3个月
   B. <6个月
   C. 6个月至2岁
   D. 2~3岁
   E. >6岁

7. 婴幼儿最常见的贫血是
   A. 感染性贫血
   B. 失血性贫血
   C. 溶血性贫血
   D. 营养性缺铁性贫血
   E. 营养性巨幼红细胞性贫血

8. 小儿营养性缺铁性贫血最常见的原因是
   A. 先天储铁不足
   B. 铁的摄入不足
   C. 铁的丢失过多
   D. 铁的吸收障碍
   E. 铁的代谢障碍

9. 更容易发生营养性缺铁性贫血的一类小儿是
   A. 早产儿
   B. 巨大儿
   C. 正常足月儿
   D. 大于胎龄儿
   E. 以上都不是

10. 营养性缺铁性贫血区别于其他营养性贫血的主要临床特点是
    A. 多发生于婴幼儿
    B. 皮肤黏膜进行性苍白
    C. 肝脾、淋巴结肿大
    D. 小细胞低色素性贫血
    E. 头晕、眼花、耳鸣、记忆力减退

11. 营养缺乏性贫血时肝脾肿大的原因是
    A. 心力衰竭
    B. 铁剂缺乏
    C. 蛋白质缺乏
    D. $VitB_{12}$缺乏
    E. 骨髓外造血

12. 判断铁剂治疗营养性缺铁性贫血的疗效，早期最可靠的指标是
    A. 面色改变
    B. 食欲情况
    C. 心率快慢
    D. 血红蛋白量
    E. 网织红细胞升高

13. 口服铁剂治疗营养性缺铁性贫血的最佳时间是
    A. 餐前
    B. 餐时
    C. 餐后
    D. 两餐之间
    E. 随意

14. 下列含铁量最低的食物是
    A. 猪血
    B. 猪肝
    C. 鸡蛋黄
    D. 牛肉
    E. 菠菜

15. 8个月男婴，因面色苍白3个月入院，诊断为营养性缺铁性贫血。护理评估其发病与以下喂养方式无关的是
    A. 单纯母乳喂养
    B. 单纯牛乳喂养
    C. 单纯羊乳喂养
    D. 单纯米糊喂养
    E. 母乳加含铁辅食喂养

16. 10个月小儿，牛乳喂养，未加辅食，近2个月来面色渐黄，肝肋下2cm，脾肋下0.5cm，血红蛋白80g/L，红细胞体积小，中心淡染。对该患儿正确的治疗措施是
    A. 急症输血
    B. 用维生素B_{12}
    C. 口服叶酸
    D. 口服铁剂
    E. 保肝治疗

17. 营养性巨幼细胞性贫血所缺乏的营养物质是
    A. 热能、蛋白质
    B. 维生素A
    C. 铁
    D. 维生素D
    E. 维生素B_{12}、叶酸

18. 营养性巨幼细胞性贫血常伴有神经、精神症状，其原因是
    A. 维生素B_{12}除参与造血外，还参与神经髓鞘脂蛋白的合成
    B. 叶酸除参与造血外，还参与神经髓鞘脂蛋白的合成
    C. 叶酸缺乏造成红细胞DNA合成不足
    D. 维生素B_{12}缺乏导致中性粒细胞杀菌作用减弱
    E. 维生素B_{12}使某些酶类活性降低

19. 缺乏维生素B_{12}与缺乏叶酸所致的营养性巨幼细胞性贫血的区别在于
    A. 贫血症状
    B. 肝脾肿大
    C. 血象改变
    D. 骨髓象改变
    E. 精神神经症状

20. 伴有神经精神症状的营养性巨幼细胞性贫血首选的药物是
   A. 铁剂
   B. 维生素 B_{12}
   C. 叶酸
   D. VitC
   E. 地西泮

21. 营养性贫血的输血原则是
   A. 贫血越重，每次输血量越少，速度越慢
   B. 贫血越重，每次输血量越大，速度越快
   C. 贫血越重，每次输血量越大，速度越慢
   D. 贫血越重，每次输血量越少，速度越快
   E. 以上都不正确

22. 患儿，9个月，面色蜡黄，虚胖，手足颤抖，肝肋下 2cm，红细胞 $2.3 \times 10^{12}/L$，血红蛋白 90g/L。其首要的护理诊断/问题是
   A. 有感染的危险
   B. 生长发育的改变
   C. 营养失调，低于机体需要量
   D. 活动无耐力
   E. 知识缺乏

23. 小儿造血始于
   A. 骨髓造血期
   B. 肝脾造血期
   C. 中胚叶造血期
   D. 生理性贫血期
   E. 生后造血

24. 生理性贫血发生在出生后
   A. 1个月内
   B. 1~2个月
   C. 2~3个月
   D. 3~4个月
   E. 4~6个月

25. 下列不宜与铁剂同时服用的是
   A. 维生素C
   B. 牛奶
   C. 果汁
   D. 果糖
   E. 橘子

26. 小儿营养性缺铁性贫血最主要的原因是
   A. 先天从母体获得的储备铁不足
   B. 食物铁供应不足
   C. 婴儿期生长发育速度较快，铁的需要量大
   D. 铁吸收障碍
   E. 铁丢失过多

27. 为预防缺铁性贫血，早产儿、低出生体重儿开始添加铁剂的时间是
   A. 1周左右
   B. 2周左右
   C. 2个月左右
   D. 4个月左右
   E. 6个月左右

28. 下列可促进铁剂吸收的是
   A. 鸡蛋
   B. 牛奶
   C. 植物纤维
   D. 咖啡
   E. 猕猴桃

29. 铁剂治疗小儿缺铁性贫血，应服用至
   A. 网织红细胞正常
   B. 血红蛋白正常
   C. 网织红细胞和血红蛋白都达到正常水平
   D. Hb 达正常水平后再继续用药 2 个月
   E. 总疗程达 2 个月

30. 营养性缺铁性贫血最适宜的治疗是
   A. 肌肉注射右旋糖酐铁
   B. 反复多次少量输血
   C. 餐间服用富马酸亚铁和维生素 C
   D. 餐间服用葡萄糖酸铁和维生素 C
   E. 餐前服用硫酸亚铁

31. 营养性贫血患儿若需要输血，原则是
   A. 贫血越重，每次输血量越大，速度也越快

B. 贫血越重，每次输血量越小，但速度要快
C. 贫血越重，每次输血量越大，但速度要慢
D. 贫血越重，每次输血量越小，速度也宜慢
E. 贫血越重，输血量和速度无要求

32. 不同原因导致的贫血，共同临床表现是
    A. 神经精神发育倒退
    B. 食欲不增、呕吐、异食癖
    C. 偶有黄疸发生
    D. 舌炎、舌下溃疡
    E. 多见于婴幼儿时期

33. 为预防小儿营养性缺铁性贫血，护士在做健康宣教时应强调
    A. 母乳喂养
    B. 牛乳喂养
    C. 及时添加蔬菜、水果
    D. 及时添加蛋黄、豆类、肉类
    E. 给铁剂

二、多选题

1. 营养性缺铁性贫血的骨髓象特点有
   A. 幼红细胞增生活跃
   B. 大细胞为主，中央淡染区扩大
   C. 细胞质量少，边缘不规则
   D. 细胞质成熟程度落后于细胞核
   E. 各期红细胞体积均大

2. 特发性血小板减少性紫癜患儿健康教育正确的是
   A. 不玩尖利的玩具
   B. 不使用锐利的工具
   C. 不做剧烈运动
   D. 不应常剪指甲
   E. 选用软毛牙刷

3. 白血病患儿预防感染的措施包括
   A. 保持大便通畅
   B. 用丙种球蛋白增强抵抗力

C. 住空气层流室
D. 口腔的清洁
E. 输血以纠正贫血

4. 缺铁性贫血应向患儿家长宣传
   A. 合理喂养
   B. 母乳喂养
   C. 及时添加辅食
   D. 坚持正确用药
   E. 贫血纠正后，小儿可想吃什么吃什么

5. 应用铁剂治疗缺铁性贫血正确的做法是
   A. 多采用口服铁剂的方法
   B. 口服吸收不良者可肌内注射右旋糖酐铁
   C. 首次注射右旋糖酐铁后应观察1小时
   D. 铁剂不可注射过深以免组织坏死
   E. 严重贫血者可多次少量输血

6. 有出血性疾病的小儿，出现哪些情况说明情况危急
   A. 头痛、惊厥、颈抵抗提示颅内出血
   B. 颅内出血伴双侧瞳孔大小不等提示合并脑疝
   C. 面色苍白，血压下降提示失血性休克
   D. 血尿、腰痛提示肾出血
   E. 腹痛、便血或黑便常提示消化道出血

7. 对白血病患儿应用化疗药物时，正确的护理措施是
   A. 化疗药物多为静脉给药
   B. 注射前需确认静脉通畅后方能注入
   C. 鞘内给药时应快速注入
   D. 操作时最好戴一次性手套
   E. 密切观察化疗药物的毒性反应

8. 关于小儿生理性贫血，描述正确的是
   A. 出生后6个月发生
   B. 与红细胞生成素不足有关
   C. 红细胞破坏增加
   D. 循环血量增加
   E. 早产儿不易发生

9. 关于小儿营养性缺铁性贫血，叙述正确的是
   A. 任何年龄均可发病，6个月至2岁多见
   B. 血红蛋白低于60g/L时患儿表现为烦躁不安
   C. 易疲乏无力，不爱活动
   D. 可出现口炎、舌炎等
   E. 年长儿有头晕、眼花、耳鸣等

10. 骨髓外造血的特点是
    A. 常见于造血需要增加时
    B. 肝、脾、淋巴结恢复到胎儿期造血状态
    C. 肝、脾、淋巴结肿大
    D. 外周血可出现幼稚粒细胞和幼红细胞
    E. 病因去除后造血可恢复正常

11. 口服铁剂治疗营养性缺铁性贫血时，正确的是
    A. 宜在两餐之间服用
    B. 同时给含铁丰富的食物
    C. 与维生素C同服
    D. 与胃蛋白酶合剂同服
    E. 贫血纠正后继续服铁剂2个月

12. 预防营养性巨幼细胞贫血应做到
    A. 改善乳母的营养
    B. 及时添加辅食
    C. 避免单纯羊奶喂养
    D. 早产儿出生后2个月开始添加叶酸
    E. 及时添加含铁丰富的食物

13. 下列哪些是急性白血病的护理诊断
    A. 体温过高
    B. 活动无耐力
    C. 有感染的危险
    D. 营养失调
    E. 潜在并发症：出血、药物不良反应

14. 对接受化疗的急性白血病患儿护理时应做到
    A. 严密观察血常规变化，发现有骨髓抑制现象时及时与医师联系
    B. 鼓励患儿多饮水以加快尿酸排泄
    C. 治疗前后1小时内避免进食以减轻胃肠道反应
    D. 鞘内注射化疗药物后应安置患儿平卧12小时
    E. 注意保护静脉以保证化疗顺利进行

15. 特发性血小板减少性紫癜患儿的护理措施包括
    A. 密切观察皮肤瘀点、瘀斑变化
    B. 评估有无诱发或加重出血的危险因素
    C. 严重出血者可以下床活动
    D. 口腔黏膜出血可用1%肾上腺素纱条压迫止血
    E. 注射或穿刺后延长压迫时间

16. 急性型特发性血小板减少性紫癜的治疗措施包括
    A. 对症处理
    B. 肾上腺皮质激素
    C. 大剂量丙种球蛋白
    D. 脾切除
    E. 造血干细胞移植

17. 下列关于血友病的叙述正确的是
    A. 血友病甲较为常见
    B. 是遗传性的出血性疾病
    C. 由男性传递，女性发病
    D. 终生自发性或轻微损伤后出血
    E. 均有家族史

18. 下列关于缺铁性贫血患儿的护理措施正确的是
    A. 患儿应卧床休息
    B. 注意纠正不良的饮食习惯
    C. 合理搭配患儿膳食
    D. 及时添加含铁丰富的辅食
    E. 尽量少去公共场所人多处

19. 小儿髓外造血的器官是
    A. 卵巢
    B. 胆囊
    C. 肝脏

D. 淋巴结
E. 脾脏

20. 生后淋巴细胞和中性粒细胞相等的时间是
    A. 生后4~6小时
    B. 4~6天
    C. 4~6周
    D. 4~6个月
    E. 4~6岁

21. 以下关于缺铁性贫血的叙述正确的是
    A. 小细胞低色素性贫血
    B. 大细胞性贫血
    C. 红细胞数减少比血红蛋白量减少更明显
    D. 血红蛋白量减少比红细胞数减少明显
    E. 网织红细胞、白细胞、血小板计数常减少

22. 以下关于口服铁剂后的疗效观察叙述正确的是
    A. 服用铁剂后24小时内烦躁不安、精神不振或易激惹症状好转
    B. 服用铁剂2~3天后网织红细胞开始增高
    C. 服用铁剂2~3周后网织红细胞降至正常
    D. 服用铁剂1~2周后血红蛋白开始上升
    E. 服用铁剂3~4周后血红蛋白达正常

23. 以下关于营养性缺铁性贫血的患儿可能存在的病因是
    A. 患儿的母亲双胎妊娠，且孕期有贫血
    B. 挑食、偏食
    C. 婴儿期生长发育速度较快，且8个月开始添加辅食
    D. 长期慢性腹泻
    E. 牛奶蛋白过敏

24. 用铁剂治疗贫血时，不可同时服用
    A. 牛乳
    B. 茶水
    C. 咖啡
    D. 钙剂
    E. 维生素C

25. 营养性缺铁性贫血的护理措施正确的是
    A. 提倡母乳喂养，及时添加富含铁的辅食
    B. 早产儿自4个月起给予铁剂
    C. 严重贫血患儿适当限制活动
    D. 指导服用铁剂从小剂量开始逐渐增加
    E. 每次肌内注射铁剂应更换部位

26. 属于营养性巨幼细胞性贫血病因的是
    A. 长期羊乳喂养
    B. 长期使用广谱抗生素
    C. 慢性腹泻
    D. 生长发育迅速
    E. 维生素C摄入增加

27. 属于营养性巨幼细胞性贫血血象特点的是
    A. 红细胞数的减少比较明显
    B. 而血红蛋白量的降低较不明显
    C. 红细胞呈现巨幼变
    D. 白系、血小板系均有不同程度的巨幼变
    E. 呈现小细胞、低色素

28. 营养性巨幼细胞性贫血的护理措施正确的是
    A. 改善患儿饮食结构，添加富含维生素B_{12}的辅食
    B. 按医嘱使用维生素B_{12}的同时加服叶酸
    C. 严重贫血患儿适当限制活动
    D. 积极治疗影响维生素B_{12}吸收的疾病
    E. 恢复期加服铁剂和维生素C

29. 以下关于口服铁剂叙述不正确的是
    A. 可导致恶心、呕吐、便秘及胃部不适
    B. 可从大剂量开始添加
    C. 年长儿服用液体铁剂可直接经口，服后不必刷牙
    D. 服用铁剂后大便呈柏油样，停药后仍不能恢复
    E. 铁剂宜在餐前服用以减少对胃肠道的刺激

30. 符合营养性缺铁性贫血铁代谢检查的指标是

A. 血清铁减少
B. 总铁结合力降低
C. 血清铁蛋白降低
D. 转铁蛋白饱和度降低
E. 储存铁减少

31. 属于营养性巨幼细胞性贫血的神经精神症状是
    A. 表情呆滞反应迟钝
    B. 智力动作发育落后
    C. 智力常有倒退现象
    D. 肌张力降低、腱反射消失
    E. 肢体、头部、躯干及全身颤抖

32. 以下关于营养性缺铁性贫血的患儿合理安排饮食的护理措施中正确的是
    A. 提倡母乳喂养
    B. 按时添加含铁丰富的辅食
    C. 鲜牛奶必须加热后饮用
    D. 合理搭配饮食，可将牛奶、鸡蛋与含铁食物一起食用
    E. 可根据医嘱服用助消化的药物

三、共用题干题

(1~3题共用题干)
患儿，男，8个月。牛乳喂养，未加辅食，贫血貌，肝脾肿大，血常规检查：Hb 70g/L，RBC 2×10^{12}/L，RBC体积大小不等，以小细胞为主中心淡染。

1. 判断该患儿属于何种程度的贫血
    A. 轻度贫血
    B. 中度贫血
    C. 重度贫血
    D. 极重度贫血
    E. 超重度贫血

2. 该患儿出现肝脾肿大的原因是
    A. 心力衰竭
    B. 铁剂缺乏
    C. 维生素 B_{12} 缺乏
    D. 叶酸缺乏
    E. 髓外造血

3. 该患儿出生时已足月，生后何时添加辅食可预防缺铁性贫血的发生
    A. 3个月
    B. 4个月
    C. 8个月
    D. 12个月
    E. 18个月

(4~6题共用题干)
患儿，女，14个月。慢性腹泻2个月。近1个月面色渐苍白，活动少，捡土块吃。查体：心肺正常，肝脾轻度肿大。血常规示：Hb < 60 g/L，RBC 3.05×10^{12}/L，MCV 74fl。

4. 判断该患儿最可能的诊断是
    A. 营养性缺铁性贫血
    B. 营养性巨幼细胞贫血
    C. 再生障碍性贫血
    D. 地中海贫血
    E. 造血不良性贫血

5. 该患儿引起本病的病因不包括
    A. 相关营养素摄入不足
    B. 先天性血红蛋白异常
    C. 慢性肠道吸收不良
    D. 生长发育速度快
    E. 先天储铁不足

6. 确诊此病最敏感的指标是
    A. 骨髓检查
    B. 血清铁蛋白测定
    C. MCV、MCH、MCHV
    D. 红细胞内游离原卟啉
    E. 血清维生素 B_{12} 测定

(7~10题共用题干)
患儿男，7个月。早产儿，未加辅食。体检时发现睑结膜苍白。血常规：Hb 80g/L，RBC 2.5×10^{12}/L。确诊：小细胞性贫血。

7. 患儿体内可能缺乏
    A. 维生素A
    B. 维生素B
    C. 维生素D
    D. 叶酸
    E. 铁

8. 该患儿的贫血程度是

A. 生理性贫血
B. 轻度贫血
C. 中度贫血
D. 重度贫血
E. 极重度贫血

9. 遵医嘱为患儿口服药物时正确的护理指导是
    A. 两餐之间服用
    B. 大剂量口服
    C. 用牛乳送服
    D. 餐中服用
    E. 空腹时服用

10. 该患儿药物治疗的时间应持续到
    A. 面色苍白消失1周左右
    B. 肝、脾恢复正常后2周左右
    C. 网织红细胞增高2个月左右
    D. 血红蛋白正常后2个月左右
    E. 红细胞正常后1个月左右

(11～13题共用题干)

患儿男，2岁。因"皮肤出现瘀点、瘀斑4天"来诊。2周前，患儿出现发热、咳嗽、流涕，诊断为上呼吸道感染。近4天，无诱因出现皮肤瘀点、瘀斑，大小不等，遍及全身，四肢较为多见，束臂试验（＋）。实验室检查：出血时间延长，凝血时间正常。

11. 该患儿可能的诊断为
    A. 传染性出血热
    B. 过敏性紫癜
    C. 原发性血小板减少性紫癜
    D. 急性淋巴细胞性白血病
    E. 弥散性血管内凝血

12. 首选的药物治疗是
    A. 凝血酶原
    B. 糖皮质激素
    C. 抗肿瘤药物
    D. 免疫抑制剂
    E. 抗生素

13. 此病危及生命的临床表现是
    A. 心率增快
    B. 血压下降
    C. 出汗增多
    D. 面色苍白

E. 头痛、呕吐、颈抵抗

(14～17题共用题干)

患儿，女，4岁。2周前曾患感冒，今晨发现全身散发瘀点，下肢有瘀斑。病后不发热。检查：肝、脾（－），血小板 $40 \times 10^9/L$，其他未见异常。

14. 导致患儿皮肤出现瘀点（斑）的最主要原因是
    A. 凝血因子减少
    B. 血小板数量减少
    C. 血小板功能减低
    D. 毛细血管脆性增加
    E. 毛细血管通透性增加

15. 该患儿最可能的诊断是
    A. 过敏性紫癜
    B. 血小板疾病
    C. 血友病甲
    D. 维生素A缺乏症
    E. 原发性血小板减少性紫癜

16. 该病死亡的主要原因是
    A. 肾衰
    B. 颅内出血
    C. 脑疝
    D. 心力衰竭
    E. 失血性休克

17. 下列健康指导不正确的是
    A. 尽量进软食
    B. 牙龈出血可用棉球贴敷止血
    C. 进餐前后漱口
    D. 口腔内陈旧血块会引起口臭，可用牙签清理干净
    E. 注意个人卫生

(18～20题共用题干)

患儿男，10个月。母乳喂养，面色蜡黄，肝肋下3cm，脾肋下2cm，RBC $2.9 \times 10^{12}/L$，Hb 85g/L，红细胞大小不等，大的红细胞内中央淡染区扩大，骨髓片呈巨幼红细胞增生。

18. 该患儿最可能的诊断为
    A. 溶血性贫血
    B. 营养性巨幼细胞贫血

C. 营养性缺铁性贫血
D. 营养性混合性贫血
E. 白血病

19. 为明确诊断，还需做下列哪项检查
    A. 血清铁、叶酸、维生素 B_{12} 含量测定
    B. Coombs 试验 + 网织红细胞计数
    C. 骨髓糖原染色检查
    D. 血红蛋白电泳检查
    E. 红细胞寿命测定

20. 患儿最好选择下列哪种治疗方法
    A. 铁剂治疗
    B. 铁剂、叶酸、维生素 B_{12} 治疗
    C. 叶酸、维生素 B_{12} 治疗
    D. 输血治疗
    E. 细胞毒性药物化疗

(21～23 题共用题干)

10 个月小儿，牛乳喂养，未加辅食。近 1 个月来常腹泻，食欲缺乏，有异食癖，皮肤黏膜苍白，肝肋下 2cm，脾肋下 0.5cm，Hb 70g/L。血涂片：血细胞大小不等，以小细胞为主。

21. 患儿应考虑下列哪种疾病
    A. 生理性贫血
    B. 营养性混合性贫血
    C. 营养性缺铁性贫血
    D. 再生障碍性贫血
    E. 营养性巨幼红细胞性贫血

22. 下列哪项检查可能对辅助本病的诊断意义不大
    A. SI
    B. TIBC
    C. 血红蛋白含量
    D. 血清叶酸含量
    E. 骨髓象

23. 该患儿最主要的护理问题是
    A. 体液不足
    B. 知识缺乏
    C. 有感染的危险
    D. 气体交换受损
    E. 营养失调：低于机体需要量

(24～26 题共用题干)

女婴，9 个月。近两个月来因肤色苍白，食欲缺乏入院。生后一直人工喂养，未加辅食。查体：营养差，皮肤、黏膜苍白，心前区有 Ⅱ 级收缩期杂音，肝肋下 3cm，脾肋下 1cm。化验：血红蛋白及红细胞均低于正常，白细胞、血小板及网织红细胞均正常。

24. 该患儿最可能的诊断是
    A. 生理性贫血
    B. 婴儿感染性贫血
    C. 营养性缺铁性贫血
    D. 营养性巨幼红细胞性贫血
    E. 营养性混合性贫血

25. 该患儿发病的主要原因是
    A. 喂养不当
    B. 丢失过多
    C. 营养物质吸收障碍
    D. 生长发育过快
    E. 慢性感染

26. 该患儿最适宜的治疗方案是
    A. 注意饮食调节即可
    B. 口服铁剂
    C. 给予铁剂及维生素
    D. 铁剂肌内注射
    E. 少量输注浓缩红细胞

(27～29 题共用题干)

患儿，女，10 个月。因面色苍白 2 个月来医院就诊。患儿生后单纯母乳喂养，未添加辅食。查体：精神萎靡，营养发育较差，反应迟钝，皮肤黏膜和甲床苍白，头发枯黄，前囟 2cm × 3cm，心、肺无异常，肝肋下 2cm，脾肋下 1.5cm。血红蛋白 70g/L，血涂片见红细胞体积小、含色素低。

27. 该患儿的贫血程度属于
    A. 无贫血
    B. 轻度
    C. 中度
    D. 重度
    E. 极重度

28. 该患儿应采取的治疗措施是
    A. 输血治疗
    B. 口服铁剂
    C. 口服叶酸

D. 口服维生素 C
E. 口服维生素 B_{12}

29. 该患儿用药后的表现为
   A. 3~4 天网织红细胞计数上升
   B. 3~4 周后网织红细胞计数上升
   C. 3~4 天血红蛋白量逐渐上升
   D. 2~3 天血红细胞计数逐渐上升
   E. 血红蛋白与网织红细胞同时增加

(30~32 题共用题干)

患儿女，10 个月。自幼羊奶喂养，未按时添加辅食，面色苍白，近 1 个月时有手足颤抖。血常规：Hb 70g/L，RBC 2.6×10^{12}/L，MCV 115fl，MCH 33pg，MCHC 30%，WBC 3.2×10^9/L，Plt 95×10^9/L。

30. 为了明确贫血性质，最有意义的辅助检查是
   A. 骨髓象
   B. MCV、MCH、MCHC 测定
   C. 血涂片
   D. 血清铁蛋白测定
   E. 血清叶酸含量测定

31. 该患儿首先考虑
   A. 缺血缺氧性脑病
   B. 营养性缺铁性贫血
   C. 维生素 B_{12} 缺乏性营养性巨幼细胞性贫血
   D. 叶酸缺乏性营养性巨幼细胞贫血
   E. 缺铁性贫血

32. 开始的最佳治疗方案为
   A. 铁剂
   B. 维生素 C
   C. 维生素 D
   D. 维生素 B_{12}
   E. 叶酸

(33~35 题共用题干)

8 个月女婴，母乳喂养，未加辅食，近 1 个月来面色苍黄，智力及动作发育倒退，无发热。血红蛋白 80g/L，红细胞 3×10^{12}/L。

33. 为明确诊断对该患儿首选的检查项目是
   A. 脑电图检查
   B. 血清铁检查
   C. T_3、T_4 检查
   D. 血维生素 B_{12} 检查
   E. 血常规检查

34. 该患儿最可能的诊断是
   A. 脑发育不全
   B. 呆小病
   C. 营养性缺铁性贫血
   D. 低色素性贫血
   E. 营养性巨幼细胞性贫血

35. 对该患儿正确的护理措施是
   A. 口服叶酸
   B. 肌注维生素 B_{12}
   C. 口服铁剂
   D. 使用甲状腺素
   E. 口服 VitC

四、案例分析题

(1~6 题共用题干)

患儿，女性，9 个月。因"面色苍白 2 个月"入院。生后单纯母乳喂养，未添加辅食。查体：体温 36.6℃，脉搏 122 次/分，呼吸 21 次/分，面色、口唇、甲床苍白，心音有力、律齐，肝肋下 3cm，脾肋下 1.5cm。血常规：血红蛋白 75g/L，红细胞数 3.5×10^{12}/L，白细胞总数 10.5×10^9/L，外周血涂片示红细胞形态大小不等，以小细胞为主，中央淡染区扩大，血清铁为 8.5μmol/L。

1. 该患儿最可能的疾病是
   A. 轻度营养性缺铁性贫血
   B. 中度营养性缺铁性贫血
   C. 重度营养性缺铁性贫血
   D. 极重度营养性缺铁性贫血
   E. 轻度营养性巨幼红细胞性贫血
   F. 中度营养性巨幼红细胞性贫血

2. 按照形态学分类，此患儿的贫血属于
   A. 正细胞性贫血
   B. 大细胞性贫血
   C. 大细胞低色素性贫血
   D. 单纯小细胞性贫血
   E. 小细胞低色素性贫血
   F. 正细胞低色素性贫血

3. 若该患儿在治疗上，医师首选口服铁剂治疗，目前该患儿已口服铁剂1周。该患儿口服铁剂1周后，首先出现的有效观察指标是
   A. 血红蛋白量增加
   B. 红细胞数增加
   C. 血清铁升高
   D. 网织红细胞升高
   E. 血清铁蛋白增加
   F. 总铁结合力下降

4. 该患儿每日口服铁剂的元素铁剂量和最佳时间是
   A. 4~6mg/kg 体重，餐前服
   B. 4~6mg/kg 体重，两餐之间服
   C. 4~6mg/kg 体重，餐后服
   D. 40~60mg/kg 体重，餐前服
   E. 40~60mg/kg 体重，两餐之间服
   F. 40~60mg/kg 体重，餐后服

5. 患儿口服铁剂时，可以同服的食物和药物是
   A. 牛奶
   B. 钙剂
   C. 橙汁
   D. 蛋羹
   E. 肉类
   F. 维生素C

6. 经过7天的治疗和护理，患儿食欲好，可以出院。对患儿家长出院指导的内容是
   A. 逐步给患儿添加含铁丰富的辅食，如蛋黄、豆类、肉类
   B. 患儿症状好转，血红蛋白升至正常可以停止口服铁剂
   C. 服用铁剂期间如出现黑便，应立即停药。
   D. 铁剂不宜与抗酸药、磷酸盐、鞣酸蛋白以及含磷的食物如菠菜等同服，以免影响吸收
   E. 铁剂可使牙齿变黑，可用滴管服用
   F. 监测血常规，了解治疗效果
   G. 培养良好的饮食习惯，避免偏食

(7~10题共用题干)
患儿，男性，10个月。主因"发现皮肤散在出血点3天"入院。患儿发病前3周有"麻疹、风疹、腮腺炎疫苗"接种史，前5天有上呼吸道感染病史。入院后查体：面部、四肢可见散在针尖大小的出血点，面部较密集，头面部、双下肢可见片状瘀斑。血常规：白细胞 6.31×10^9/L，血红蛋白（Hb）96g/L，红细胞平均体积（MCV）61.3fl，红细胞平均血红蛋白浓度（MCHC）317g/L，血小板 4×10^9/L，血小板抗体明显升高。

7. 该患儿最可能患的疾病是
   A. 血友病
   B. 白血病
   C. 淋巴瘤
   D. 过敏性紫癜
   E. 再生障碍性贫血
   F. 特发性血小板减少性紫癜

8. 该患儿首选的治疗方案是
   A. 脾切除
   B. 血浆置换
   C. 输注浓缩血小板
   D. 糖皮质激素与大剂量丙种球蛋白
   E. 糖皮质激素与环孢素A
   F. 长春新碱静脉滴注

9. 该患儿目前存在的健康问题/护理诊断是
   A. 恐惧
   B. 体液不足
   C. 气体交换受损
   D. 皮肤完整性受损
   E. 营养失调：低于机体需要量
   F. 有感染的危险
   G. 潜在并发症：出血

10. 入院第2天患儿出现烦躁、呕吐、抽搐，其可能出现的并发症是
    A. 癫痫
    B. 颅内出血
    C. 脑膜炎
    D. 肠梗阻
    E. 急性肠炎
    F. 低血容量休克

(11~16题共用题干)
患儿，女性，13岁。主因"反复血小板减少2年余"入院。查体：血压 130/80mmHg（1mmHg = 0.133kPa），柯兴貌，颜面部及躯干

密集分布大小不等瘀点,压之褪色,双下肢可见瘀斑,腹部可见白色斑纹。血常规:白细胞 $14.29 \times 10^9/L$,血红蛋白 $161g/L$,血小板 $25 \times 10^9/L$。患儿有长期口服糖皮质激素史,入院诊断为慢性特发性血小板减少性紫癜。

11. 特发性血小板减少性紫癜最主要的发病机制是
   A. 骨髓制造巨核细胞功能低下
   B. 免疫反应
   C. 毛细血管脆性增加
   D. 脾脏破坏血小板
   E. 血小板功能异常
   F. 变态反应

12. 慢性特发性血小板减少性紫癜最常见的出血部位是
   A. 皮肤、黏膜
   B. 生殖道
   C. 消化道
   D. 颅内
   E. 泌尿道
   F. 牙龈

13. 患儿长期应用糖皮质激素,其主要的副作用是
   A. 痤疮、多毛
   B. 向心性肥胖
   C. 血压升高
   D. 血糖降低
   E. 神经精神性症状
   F. 骨质疏松

14. 若该患儿入院后,给予积极治疗,患儿血小板计数低,但未给予血小板输注。对该患儿不采用血小板输注治疗的原因是
   A. 易引起溶血现象
   B. 抑制血小板生成
   C. 增加毛细血管脆性
   D. 过敏反应
   E. 产生抗血小板抗体
   F. 增加心脏负担

15. 入院后该患儿月经来潮,此时的护理措施是
   A. 监测患儿心率、血压
   B. 密切观察月经量
   C. 勤换内裤
   D. 加强会阴部卫生
   E. 给予温水坐浴
   F. 卧床休息

16. 经过10天的治疗和护理,患儿血小板升至 $60 \times 10^9/L$,可以出院。对该患儿的出院指导内容是
   A. 注意观察有无出血征象
   B. 避免坚硬、多刺的食物
   C. 及时增减衣物避免感冒
   D. 抽血后延长按压时间
   E. 注意保持大便通畅
   F. 患儿活动不受限制

(17~21题共用题干)

患儿,男性,2岁。平日常无明显诱因出现皮肤发绀、关节肿胀,3天前头部外伤后出现呕吐、抽搐。查血常规三系正常,凝血时间延长,部分凝血活酶时间延长。患儿曾有一个舅舅出现过类似出血症状,并于3岁时死亡。

17. 为明确诊断,该患儿最有意义的辅助检查是
   A. 纠正试验
   B. 骨髓细胞学检查
   C. 血常规
   D. 出血时间
   E. 凝血因子活性测定
   F. 凝血酶原时间

18. 经实验室检测,该患儿的Ⅷ因子活性为2%,其最可能的医疗诊断是
   A. 重型血友病甲
   B. 中间型血友病甲
   C. 轻型血友病甲
   D. 重型血友病乙
   E. 中间型血友病乙
   F. 轻型血友病乙

19. 该患儿适宜采取的治疗方法是
   A. 手术止血
   B. 输注血小板
   C. 输注凝血酶原复合物
   D. 输注Ⅷ因子制剂
   E. 输注全血

F. 补充维生素 K

20. 该患儿最危险的并发症是
    A. 脑血栓
    B. 低血容量休克
    C. 脑疝
    D. 脑膜炎
    E. 癫痫
    F. 休克

21. 针对该患儿的护理措施，以下叙述不正确的是
    A. 头低足高位
    B. 头部置冰袋
    C. 吸氧
    D. 给予甘露醇缓慢静脉滴注
    E. 保持呼吸道通畅
    F. 镇静、避免搬动

(22~25题共用题干)

患儿，男性，8岁。反复关节出血6年，因"踝关节外伤后关节肿大4小时"就诊。出血有家族史。实验室检查：血红蛋白120g/L，白细胞 7.0×10^9/L，血小板 200×10^9/L，出血时间、凝血时间正常，部分凝血活酶时间（KPTT）60秒（正常对照35秒），不被正常血清纠正，能被钡吸附正常血浆纠正。经诊断患儿为血友病。

22. 该患儿疑为血友病甲，为了确诊，还应该做的检查是
    A. 血小板形态
    B. 凝血因子Ⅶ活性
    C. 凝血因子Ⅷ活性
    D. 血小板相关抗体
    E. 凝血因子Ⅸ活性
    F. 骨髓细胞学检查

23. 该患儿目前存在的健康问题/护理诊断是
    A. 出血
    B. 疼痛
    C. 有感染的危险
    D. 组织完整性受损
    E. 有受伤的危险
    F. 躯体活动障碍

24. 患儿需要输入Ⅷ因子制剂，护士在操作时需注意的是
    A. 常温下保存
    B. 现配现用
    C. 剩余的部分应置于冰箱保存，以备下次使用
    D. 配制好后勿剧烈震荡
    E. 使用注射用水溶解
    F. 输液器须带有滤网装置
    G. 使用方法包括静脉输入和肌内注射

25. 若患儿入院后第6天，症状好转，可以出院，护士为患儿及家长做出院指导。护士进行出院指导的宣教内容是
    A. 尽量休息，以减轻关节损伤
    B. 尽量避免使用锐器，如针、剪、刀
    C. 关节出血时，应卧床，将肢体固定于功能位
    D. 尽可能采用口服药物，避免肌内注射
    E. 输入凝血因子要按照要求稀释后输入
    F. 鼓励患儿参与自身护理

(26~31题共用题干)

患儿，男性，10个月17天。以"双侧颞部包块6个月，皮疹3个月"入院。查体：体温36.5℃，心率135次/分，呼吸40次/分。神清，浅表淋巴结不增大，肝右肋下3cm，质中缘锐，全身可见散在皮疹，皮疹突出皮肤表面，皮肤活检病理确诊为组织细胞增多症X。

26. 关于组织细胞增多症X，下列叙述正确的是
    A. 又称朗格汉斯细胞组织细胞增生症
    B. 好发于小儿，男孩发病率明显高于女孩
    C. 是以单核吞噬细胞系统和网状细胞增生为共同特征的一组疾病
    D. 全身各脏器均可受累
    E. 常表现为贫血、软组织肿块、骨骼缺损、淋巴结大、肝脾大、皮肤黏膜病变及肺组织结构的改变等
    F. 治疗包括外科手术、化学治疗、放射疗法、免疫治疗和造血干细胞移植等

27. 下列关于皮疹的叙述，正确的是
    A. 可见于约50%的患者
    B. 以躯干、头面部皮肤最易受累

C. 触之有棘手感

D. 皮肤病变可有渗出、出血、结痂、脱屑等同时存在

E. 停药患者及治疗期间再次出现的皮疹可无上述特点

F. 每日用肥皂清洗皮肤，防止感染

28. 患儿入院后第5天，开始行化疗，化疗药物包括长春新碱（VCR）和泼尼松。长春新碱的主要副作用为

A. 心脏毒性

B. 皮肤色素沉着

C. 周围神经炎

D. 上消化道出血

E. 出血性膀胱炎

F. 肾脏毒性

29. 关于长春新碱药物，下列叙述正确的是

A. 可以用于鞘内注射

B. 属于发泡性化疗药物

C. 注射时应首选中心静脉给药

D. 使用一次性头皮针静脉注射

E. 静脉注射前后使用0.9%氯化钠注射液冲管

F. 一旦出现外渗时应立即停止输入

30. 当治疗一周后，患儿无明显诱因出现多饮、多尿症状，尿色呈淡黄色或清水样，伴乏力、烦渴、口干，头颅鞍区MRI检查示：垂体漏斗部结节样增粗，增强扫描呈结节样强化。该患儿出现的病情变化可能是

A. 中枢性尿崩症

B. 糖尿病

C. 肾病

D. 低钾血症

E. 高钙血症

F. 精神性多饮多尿

31. 针对该患儿的护理措施是

A. 遵医嘱应用醋酸去氨加压素替代治疗

B. 严格记录24小时出入量

C. 根据医嘱每日入量，合理安排患儿饮水量

D. 注意观察患儿有无脱水表现

E. 限水试验期间，及时准确留取血液标本、尿标本

F. 加强会阴部护理，防止泌尿系感染

（32～36题共用题干）

患儿，男性，2岁1个月。以面色苍黄为主要表现入院。查体：患儿精神弱，乏力，全身皮肤苍黄，口唇苍白，小便为酱油色。血常规：白细胞$6.21 \times 10^9/L$，中性粒细胞42.4%，血红蛋白77g/L，血小板$229 \times 10^9/L$，原始细胞48%；血生化检查总胆红素升高，以非结合胆红素为主。

32. 该患儿最可能出现的疾病情况是

A. 再生障碍性贫血

B. 脾功能亢进

C. 特发性血小板减少性紫癜

D. 溶血性贫血

E. 急性白血病

F. 营养不良性贫血

33. 以下辅助检查结果，不符合该疾病诊断的是

A. 尿中胆红素阴性，尿胆原增多

B. 网织红细胞数明显增高

C. 红细胞形态正常

D. 骨髓内幼红细胞明显减少

E. 血中胆红素增高而肝功能正常

F. 红细胞寿命缩短

34. 经进一步检查，患儿红细胞葡萄糖-6-磷酸脱氢酶缺乏，有进食蚕豆史。判断该患儿发生溶血性贫血的病因是

A. 自身免疫性溶血性贫血

B. 阵发性睡眠性血红蛋白尿

C. 遗传性球形红细胞增多症

D. 海洋性贫血

E. 蚕豆病

F. 珠蛋白生成障碍性贫血

35. 患儿入院后，医师开具医嘱，给予患儿应用碳酸氢钠和生理盐水静脉点滴。应用碳酸氢钠的目的是

A. 补充电解质

B. 防止肾衰竭

C. 补充血容量

D. 防止血红蛋白在肾小管内沉积

E. 维持静脉通路

F. 碱化尿液

36. 经过一周治疗，患儿症状好转，准予出院。护士对患儿家长的出院宣教指导内容包括
   A. 避免进食蚕豆及蚕豆食品
   B. 禁止给患儿使用磺胺类、呋喃唑酮等药物
   C. 患儿就诊时要随身携带禁忌药物卡
   D. 可进食营养丰富、含造血物质的食物，如红枣
   E. 定期复查血常规
   F. 患儿可以使用解热镇痛类药物

(37～39题共用题干)
患儿，女，12个月。主因面色苍白1个月住院。1个月来，家长发现患儿面色苍白越来越重，食欲减退，且大便次数多。患儿系早产儿，生后以人工喂养未加辅食。体检：发育营养尚可，皮肤黏膜苍白，心前区Ⅱ级收缩期杂音，肝肋下3cm，脾肋下0.6cm。实验室检查：血红蛋白58g/L，红细胞3.5×10^{12}/L，红细胞大小不等，以小为主，染色淡，白细胞、血小板及网织红细胞均正常。

37. 根据病历摘要，患儿最可能的临床诊断是
   A. 营养性缺铁性贫血
   B. 营养性巨幼红细胞性贫血
   C. 再生障碍性贫血
   D. G-6-PD缺陷症
   E. 海洋性贫血
   F. 遗传性球形细胞增多症

38. 对患儿护理诊断包括以下哪项
   A. 活动无耐力
   B. 营养失调：低于机体需要量
   C. 有感染的危险
   D. 潜在并发症：心力衰竭
   E. 潜在并发症：出血
   F. 知识缺乏

39. 下列哪些食物含铁丰富且易吸收
   A. 动物血
   B. 茶
   C. 咖啡
   D. 精肉
   E. 内脏
   F. 鱼类
   G. 大豆

(40～42题共用题干)
患儿男，10月龄。面色苍黄，毛发稀疏，少哭不笑，不能翻身，不能爬行。询问有长期羊乳喂养史。体检：肝、脾大；血常规示红细胞数目减少，大小不均，以大细胞为主。

40. 此患儿的诊断为
   A. 营养性缺铁性贫血
   B. 营养性巨幼细胞性贫血
   C. 急性淋巴细胞白血病
   D. 维生素D缺乏性佝偻病
   E. 病毒性脑炎
   F. 低色素性贫血

41. 下列符合该患儿疾病特点的实验室检查结果为
   A. 低色素性贫血
   B. 网织红细胞数增加
   C. 血清铁蛋白降低
   D. 血红蛋白减少比红细胞减少明显
   E. 骨髓中出现巨幼红细胞
   F. 白系、血小板系均有不同程度的巨幼变

42. 对该患儿实施的措施中正确的是
   A. 给予铁剂
   B. 给予镇静剂
   C. 输注血液制品
   D. 给予维生素B_{12}和叶酸
   E. 补充维生素D和钙剂
   F. 口服维生素C

第十五章

神经系统疾病患儿的护理

一、单选题

1. 不属于小儿神经系统解剖生理特点的是
   A. 小儿脑的发育在3岁时与成人已无区别
   B. 出生时中脑、延髓、脊髓的发育已较成熟
   C. 小儿4岁时才完成神经纤维的髓鞘化
   D. 小儿脊髓的发育与脊柱的发育不平衡
   E. 在基础代谢状态下脑耗氧量占总耗氧量的50%

2. 小儿出生时就存在，永不消失的神经反射是
   A. 吸吮反射
   B. 觅食反射
   C. 拥抱反射
   D. 吞咽反射
   E. 握持反射

3. 小儿出生时不存在，以后逐渐出现并终身存在的神经反射是
   A. 吸吮反射
   B. 腱反射
   C. 拥抱反射
   D. 吞咽反射
   E. 角膜反射

4. 1岁4个月的小儿生理情况下可能出现的神经反射是
   A. Chvostek征
   B. Babinski征
   C. Trousseau征
   D. Brudzninski征
   E. Kernig征

5. 2个月以下婴儿化脓性脑膜炎最常见的病原体是
   A. 呼吸道合胞病毒
   B. 肺炎双球菌
   C. 大肠埃希菌
   D. 溶血性链球菌
   E. 轮状病毒

6. 小儿化脓性脑膜炎最常见的感染途径是
   A. 血行感染
   B. 上行感染
   C. 淋巴感染
   D. 医源性感染
   E. 邻近组织蔓延

7. 小儿化脓性脑膜炎细菌入侵最重要的门户是
   A. 皮肤、黏膜
   B. 消化道
   C. 呼吸道
   D. 直接侵入
   E. 新生儿脐部

8. 3个月内婴儿的化脓性脑膜炎常见的表现是
   A. 发热、头痛、呕吐
   B. 前驱呼吸道感染史
   C. 脑膜刺激征阳性
   D. 面色青灰、拒食、凝视、尖叫
   E. 脑脊液化脓性改变

9. 与年长儿相比，化脓性脑膜炎婴儿患者特有的临床表现为
   A. 脑疝
   B. 前囟饱满、颅缝增宽

C. 头痛、呕吐
D. 脑膜刺激征
E. 惊厥

10. 典型的化脓性脑膜炎脑脊液的改变是
    A. 细胞数增高、蛋白增高、糖增高
    B. 细胞数增高、蛋白增高、糖正常
    C. 细胞数增高、蛋白正常、糖增高
    D. 细胞数正常、蛋白增高、糖下降
    E. 细胞数增高、蛋白增高、糖下降

11. 在化脓性脑膜炎抗生素的治疗原则中错误的是
    A. 选择对病原菌敏感的抗生素
    B. 选择易通过血脑屏障的抗生素
    C. 至脑脊液正常后即可停药
    D. 急性期宜静脉用药
    E. 宜早期、足量、联合用药

12. 化脓性脑膜炎病原菌未明确时，临床常用的治疗方案是
    A. 青霉素与氯霉素联合应用
    B. 红霉素与氯霉素联合应用
    C. 青霉素与庆大霉素联合应用
    D. 新青Ⅱ与氨苄西林联合应用
    E. 头孢噻肟钠与氨苄西林联合应用

13. 化脓性脑膜炎最常见的并发症是
    A. 脑积水
    B. 脑脓肿
    C. 硬脑膜下积液
    D. 偏瘫
    E. 亚急性硬化性全脑炎

14. 处理硬脑膜下积液最有效的方法是
    A. 加大抗生素剂量
    B. 使用脱水剂
    C. 腰穿
    D. 硬膜下穿刺
    E. 及时更换抗生素

15. 患儿男，4个月。发热3天，抽搐1次入院。体检颈部略有抵抗，前囟饱满，脑脊液检查示细胞数为$1000 \times 10^6/L$，中性粒细胞90%。此患儿最可能的诊断为
    A. 化脓性脑膜炎
    B. 病毒性脑膜炎
    C. 病毒性脑炎
    D. 结核性脑膜炎
    E. 蛛网膜下腔出血

16. 患儿，2岁，化脓性脑膜炎。入院后出现意识不清，呼吸不规则，两侧瞳孔不等大，对光反射迟钝。该患儿可能出现的并发症是
    A. 脑疝
    B. 脑脓肿
    C. 脑积水
    D. 脑室管膜炎
    E. 颅神经损伤

17. 患儿男，10岁。因头痛、呕吐、发热、颈强直入院。现全身抽搐，意识丧失，初步诊断为化脓性脑膜炎。该患儿首要的护理诊断/问题是
    A. 体温升高
    B. 疼痛
    C. 有体液不足的危险
    D. 调节颅内压能力下降
    E. 营养失调

18. 患儿女，4岁。脑脊液细菌培养结果为脑膜炎奈瑟菌感染所致化脓性脑膜炎，其首选的抗生素是
    A. 头孢曲松
    B. 青霉素G
    C. 阿米卡星
    D. 万古霉素
    E. 庆大霉素

19. 小儿病毒性脑膜炎、脑炎最常见的病原体为
    A. 肠道病毒
    B. 虫媒病毒

C. 腮腺炎病毒
D. 疱疹病毒
E. 脊髓灰质炎病毒

20. 病毒性脑膜炎、脑炎的病原体中不包括
    A. 脑膜炎奈瑟菌
    B. 埃可病毒
    C. 乙脑病毒
    D. 腮腺炎病毒
    E. 柯萨奇病毒

21. 病毒性脑炎典型的临床表现是
    A. 不同程度的发热
    B. 头痛、呕吐、颅内压增高
    C. 不同程度的意识障碍
    D. 局限性或全身性抽搐
    E. 无局限性神经系统体征

22. 由肠道病毒感染引起的病毒性脑膜炎、脑炎多发生在
    A. 春季
    B. 夏季
    C. 秋季
    D. 冬季
    E. 一年四季

23. 不符合病毒性脑膜炎、脑炎脑脊液检查结果的是
    A. 脑脊液外观呈毛玻璃样
    B. 压力增高
    C. 细胞数增多
    D. 蛋白质增多
    E. 糖和氯化物正常

24. 1岁8个月大的女孩，下列哪项表现尚属正常
    A. 握持反射阳性
    B. 巴氏征阳性
    C. 颈抵抗感明显
    D. 克氏征阳性
    E. 吸吮反射阳性

25. 小儿化脓性脑膜炎发病的高峰年龄是

A. 新生儿期
B. 婴儿期
C. 幼儿期
D. 学龄前期
E. 青春期

26. 婴儿化脓性脑膜炎，脑膜刺激征不明显的原因是
    A. 大脑皮质发育不成熟
    B. 脑膜炎反应不如年长儿强
    C. 颅缝与囟门未闭
    D. 机体反应差
    E. 颈肌不发达

27. 化脓性脑膜炎的患儿出现呼吸节律深而慢、不规则，瞳孔不等大，提示发生了
    A. 惊厥发作
    B. 脑疝
    C. 硬脑膜下积液
    D. 脑积水
    E. 脑室管膜炎

二、多选题

1. 以下关于3个月内的小儿患化脓性脑膜炎的临床表现叙述正确的是
   A. 症状不典型
   B. 体温不升
   C. 面色苍白或青紫
   D. 吸吮力差
   E. 呕吐、黄疸加重

2. 以下关于小儿神经反射的叙述正确的是
   A. 吸吮反射1岁左右完全消失
   B. 握持反射生后3~4个月消失
   C. 提睾反射于1岁后较稳定
   D. 2岁以下的小儿Babinski征可为阳性
   E. 颈肢反射于生后5~6个月消失

3. 致病菌常通过体内的感染灶经血流、血脑屏障到达脑膜，引起化脓性脑膜炎，常见的感染灶有
   A. 上呼吸道

B. 胃肠道黏膜
C. 新生儿脐部
D. 新生儿皮肤
E. 中耳炎

4. 以下哪些病毒可引起病毒性脑膜炎
   A. 轮状病毒
   B. 柯萨奇病毒
   C. 埃可病毒
   D. 肠道腺病毒
   E. 杯状病毒

5. 关于病毒性脑炎的治疗要点中叙述正确的是
   A. 急性期及时给予对症和支持治疗是降低病死率和致残率的关键
   B. 严格限制液体入量控制脑水肿
   C. 静脉注射甘露醇控制颅内高压
   D. 惊厥发作时给予地西泮止惊
   E. 继发细菌感染者可给予抗生素

6. 脑炎和脑膜脑炎脑脊液可见
   A. 中性粒细胞为主
   B. 压力增高
   C. 淋巴细胞为主
   D. 蛋白质轻中度增高
   E. 糖和氯化物一般正常

7. 患儿癫痫发作的护理措施正确的有
   A. 头偏向一侧
   B. 坚持服药，按时服药
   C. 按压肢体预防骨折
   D. 保持呼吸道通畅
   E. 观察患儿病情变化

8. 小儿出生就存在且伴随终身的反射有
   A. 角膜反射
   B. 吞咽反射
   C. 瞳孔反射
   D. 结膜反射
   E. 拥抱反射

9. 化脓性脑膜炎的治疗原则为

A. 早期用药
B. 联合用药
C. 坚持用药
D. 对症处理
E. 支持治疗

10. 脑瘫的临床表现有
    A. 癫痫
    B. 智力低下
    C. 语言功能障碍
    D. 视觉功能障碍
    E. 中枢性随意肌功能受累

11. 细菌性脑膜炎脑脊液检查的特点是
    A. 外观混浊
    B. 压力增高
    C. 糖含量显著降低
    D. 蛋白质明显增高
    E. 白细胞总数减少

12. 注意缺陷多动障碍（ADHD）是儿童期常见的一类心理障碍，其主要临床表现有
    A. 注意缺陷
    B. 行为冲动
    C. 学习困难
    D. 活动过多
    E. 神经系统发育异常

13. 进行性肌营养不良的主要检查项目有
    A. 肌活检
    B. 骨骼肌 CT 或 MRI 检查
    C. 心功能检查
    D. 肌电图
    E. 基因检测

14. 关于婴儿痉挛症的说法下列正确的有
    A. 均为原发性癫痫
    B. 起病的高峰年龄为 4~6 个月
    C. 脑电图为高峰失律
    D. 可用 ACTH 治疗
    E. 常伴有智力发育迟滞

15. 化脓性脑膜炎常见的临床表现为
    A. 发热
    B. 烦躁
    C. 脑脊液改变
    D. 头痛
    E. 脑膜刺激征

16. 化脓性脑膜炎常见的致病菌为
    A. 葡萄球菌
    B. 肺炎链球菌
    C. 流感嗜血杆菌
    D. 大肠埃希菌
    E. 军团菌

17. 小儿出生时就存在，之后随着成长会消失的神经反射是
    A. 吸吮反射
    B. 觅食反射
    C. 拥抱反射
    D. 吞咽反射
    E. 握持反射

18. 病毒性脑膜炎的临床表现包括
    A. 发病前有前驱症状
    B. 发热、头痛、呕吐
    C. 颈、背、下肢疼痛
    D. 颈项强直等脑膜刺激征
    E. 有局限性神经系统症状

19. 以下关于病毒性脑膜炎叙述正确的是
    A. 起病急
    B. 是一种自限性疾病，轻者可自行缓解
    C. 脑脊液蛋白和细胞数轻度升高，糖和氯化物正常
    D. 多数患儿留有后遗症
    E. 脑脊液中可分离出病毒

20. 以下关于病毒性脑炎发生中枢神经系统症状的护理措施中，正确的是
    A. 昏迷患儿应定时按摩皮肤，防止压疮，可取平卧位
    B. 出现偏瘫的患儿，急性期应及早进行肢体被动功能训练
    C. 针对患儿存在的幻觉、定向力错误的现象，应采取适当措施，提供保护性照顾
    D. 密切观察患儿的呼吸和瞳孔变化，及早发现脑水肿
    E. 如患儿出现烦躁不安或反应迟钝等，应警惕是否存在脑疝。

21. 关于病毒性脑膜炎，下列叙述不正确的是
    A. 急性起病，病程迁延
    B. 脑脊液中可分离出病毒
    C. 通常脑脊液蛋白和细胞数轻度升高，糖和氯化物正常
    D. 临床主要表现为发热、头痛、呕吐和颈强直
    E. 预后欠佳，多数患儿留有后遗症

22. 细菌性脑膜炎常见的并发症是
    A. 脑血栓
    B. 脑室管膜炎
    C. 脑积水
    D. 硬脑膜下积液
    E. 抗利尿激素异常分泌综合征

23. 关于脑性瘫痪的主要治疗方法，下列叙述正确的是
    A. 药物治疗
    B. 手术治疗
    C. 使用矫形器
    D. 低温治疗
    E. 功能训练

24. 患儿脑性瘫痪发生与下列哪些因素有关
    A. 早产与低出生体重
    B. 产伤
    C. 母亲摄入药物
    D. 先天发育异常
    E. 脑外伤

三、共用题干题

(1~3题共用题干)

患儿，女，2岁半。主因发热4天、惊厥1次、

呕吐3次入院。查体：克氏征阳性，布氏征阳性；腰穿脑脊液外观混浊，呈乳白色，糖1.0mmol/L，氯化物100mmol/L，蛋白总量1.0g/L。

1. 该患儿最可能的诊断是
   A. 病毒性脑膜炎
   B. 化脓性脑膜炎
   C. 结核性脑膜炎
   D. 真菌性脑膜炎
   E. 脑脓肿

2. 护士巡视病房时发现患儿出现牙关紧闭、口吐白沫、四肢肌张力增高，家属呼之不应。判断该患儿可能并发了
   A. 惊厥发作
   B. 脑疝
   C. 硬脑膜下积液
   D. 脑积水
   E. 脑室管膜炎

3. 若患儿经过治疗后病情好转，体温恢复正常2天后再次出现高热，伴抽搐，头颅透光试验阳性。此时最可能的并发症是
   A. 惊厥发作
   B. 脑疝
   C. 硬脑膜下积液
   D. 脑积水
   E. 脑室管膜炎

(4~7题共用题干)
患儿女，2岁半。入院诊断为"化脓性脑膜炎"。入院后患儿渐呈昏迷状态，呼吸不规则，两侧瞳孔不等大，对光反射迟钝。

4. 该患儿可能并发了
   A. 硬脑膜下积液
   B. 硬脑膜
   C. 脑疝
   D. 脑室管膜炎
   E. 脑神经损伤

5. 应采取的措施是
   A. 保持血浆中药物的浓度，降低细菌产生耐药性的可能
   B. 应按抗生素血药浓度周期给药
   C. 降低颅内压，防止脑积水发生

   D. 脱水药应在30分钟内进入体内
   E. 少量多餐，4~6次/天，防止胃反流

6. 此期间的护理措施除外
   A. 预防细菌引起的上呼吸道感染
   B. 翻身时用力拖、拉，保持平衡
   C. 治疗及护理工作应相对集中
   D. 患儿肢体在功能位
   E. 防止足下垂等并发症的发生

7. 经3周治疗后患儿症状消失，脑脊液检查正常，对其家长健康指导的重点是
   A. 积极进行各种功能训练
   B. 患儿侧卧位或头偏向一侧
   C. 乙醇溶液擦浴，1次/天
   D. 绝对卧床休息
   E. 观察患儿的生命体征变化

(8~10题共用题干)
患儿男，7岁。上课注意力不集中，过度活动，小动作多，且任性冲动，不能自控，但智力正常。

8. 根据临床表现此患儿可能患有
   A. 儿童多动综合征
   B. 癫痫
   C. 脑性瘫痪
   D. 孤独症
   E. Rett综合征

9. 常用药物有
   A. 哌醋甲酯
   B. 艾司唑仑（舒乐安定）
   C. 丙戊酸钠
   D. 戊巴比妥
   E. 卡马西平

10. 认知行为治疗的原则是
    A. 培养良好的生活习惯
    B. 培养注意力，提高办事效率
    C. 指导患儿完成力所能及的家务
    D. 控制多动行为
    E. 不做危险动作，防止受伤

(11~13题共用题干)
患儿，2个月。因发热、呕吐3天，惊厥2次入院。脑脊液结果支持化脓性脑膜炎诊断。

11. 此病常见病原菌为
    A. 大肠埃希菌
    B. 流感杆菌
    C. 脑膜炎双球菌
    D. 肺炎链球菌
    E. 副流感杆菌
12. 此病最常见的并发症不包括
    A. 肺部感染
    B. 硬脑膜下积液
    C. 脑积水
    D. 脑室管膜炎
    E. 脑疝
13. 患儿继而出现一侧瞳孔扩大，四肢肌张力增高，该患儿有可能出现哪种情况
    A. 脑积水
    B. 蛛网膜下腔出血
    C. 硬脑膜下积液
    D. 脑疝
    E. 脑室管膜炎

(14~16题共用题干)
患儿女，12岁。8岁起发作性意识丧失，伴四肢抽搐，服药后已2年未发，近来自行停药，今晨开始又有频繁抽动，在2次发作之间意识不清，来院急诊时有频繁发作伴昏迷。

14. 该患儿此时的状态属于
    A. 癫痫大发作
    B. 精神运动性发作
    C. 精神运动性持续状态
    D. 肌阵挛性癫痫状态
    E. 癫痫持续状态
15. 首先采用的抗癫痫药物是
    A. 副醛8~10ml保留灌肠
    B. 苯巴比妥15mg/kg肌内注射
    C. 苯妥英钠10mg/kg肌内注射
    D. 异戊巴比妥静脉缓慢注射
    E. 地西泮静脉注射0.2~0.3mg/kg
16. 该患儿出院后继续服药，停药时间是
    A. 持续用药6个月左右，不发作就可以停药
    B. 发作完全控制后1~2个月就可以停药
    C. 发作控制后2年停药
    D. 发作完全控制2~5年后可逐步停药
    E. 需终身服药

(17~19题共用题干)
患儿男，4岁，因头痛、呕吐、发热、颈项强直入院。入院时全身抽搐、意识丧失，初步诊断为"化脓性脑膜炎"。

17. 该患儿首选的护理诊断是
    A. 体温升高
    B. 疼痛
    C. 有受伤的危险
    D. 急性意识丧失
    E. 潜在并发症：颅内压增高
18. 对该患儿的处理不妥当的是
    A. 按医嘱静脉用抗生素
    B. 立即进行物理降温
    C. 保持安静减少刺激
    D. 按医嘱应用止惊药物
    E. 立即应用脱水剂降低颅内压
19. 为排除"流脑"应做的实验检查是
    A. 立即取血做细菌培养
    B. 立即做脑CT
    C. 立即取呕吐物送检
    D. 立即取大、小便送检
    E. 抽搐停止后取脑脊液送检

(20~23题共用题干)
患儿，男性，6个月。间断抽搐3个月。无明显诱因出现抽搐，多在睡眠及进乳后发作，发作时呈点头状，双下肢屈曲，双上肢外展，每次持续1~2秒，成串发作，病程中无发热、呕吐及腹泻，无咳喘。既往体健。个人史：第一胎第一产，足月顺产，否认生后窒息及黄疸病史。2个月会抬头，4个月会翻身，现不会坐。母乳及辅食喂养。家族史无特殊。

20. 该患儿最可能患的疾病是
    A. 婴儿良性肌阵挛
    B. 中枢神经系统感染
    C. 高热惊厥
    D. 低钙惊厥
    E. 婴儿痉挛
21. 入院后，家长非常焦虑，关注检查、用药

和患儿的临床表现。住院后首先考虑做的实验室辅助检查项目不包括

A. 录像监测脑电图
B. 脑脊液检查
C. 血电解质
D. 血氨、乳酸、丙酮酸
E. 头颅 MRI

22. 患儿血液、尿液有机酸、氨基酸分析正常，脑电图结果显示：典型的高峰节律紊乱，表现为各导联杂乱、极高幅慢波与棘波组合的混合波形；头颅 MRI 未发现明显病灶。婴儿痉挛症治疗中，不应采用的药物是

A. 促肾上腺皮质激素
B. 丙戊酸
C. 阿司匹林
D. 妥泰
E. 糖皮质激素

23. 关于对患儿家长进行疾病相关知识健康教育的内容，下列叙述正确的是

A. 本病常会导致患儿智力运动发育落后，甚至倒退，目前该患儿尚无明显表现，提示症状较轻，预后好
B. 发病原因有多种，主要有围生期因素，如新生儿缺氧缺血性脑病、神经皮肤综合征，也可以是先天性遗传代谢病
C. 发作时痉挛的持续时间多为 1~2 秒，比肌阵挛的持续时间长，但比强制性发作的持续时间短
D. 用药治疗后，多数患儿发作可控制，但仍需服药一段时间
E. 90% 以上的婴儿痉挛症在 1 岁以内发病，新生儿期不会发病

四、案例分析题

（1~4 题共用题干）
患儿，男性，12 岁，经韦氏智力测试，患儿言语智商（VIQ）44，操作智商（PIQ）48，全量表智商（FIQ）40。患儿注意缺陷多动障碍（ADHD）多年，一直没有服用药物治疗，3 年级开始，从正常普通小学转读于特殊学校，未进行过感觉统合训练和行为矫正。

1. 下列哪项叙述是 ADHD 的必备表现

A. 活动过度
B. 情绪冲动
C. 注意力缺陷
D. 学习困难
E. 智力低下
F. 运动落后

2. 儿童注意缺陷多动障碍的主要临床表现特点是

A. 情感冷漠
B. 注意力集中短，经常东张西望
C. 行为冲动急躁，不能推迟需要的满足
D. 不遵守课堂纪律，不听老师指令
E. 过度活动
F. 有暴力倾向

3. 患儿在住院治疗中，夜里经常玩耍，不睡觉，影响他人。该患儿目前可能存在的护理问题是

A. 睡眠形态紊乱：与环境改变及脑功能障碍有关
B. 社交障碍：与易冲动、任性、行为过激有关
C. 有个人尊严受损的危险
D. 有外伤的危险：与冲动、多动有关
E. 角色紊乱：与不能完成学习任务有关
F. 有感染的危险

4. 关于该患儿健康宣教的内容，下列叙述错误的是

A. 针对患儿的行为特点，参与制定行为疗法，给予护理
B. 如患儿犯错，应将患儿安置于单独房间进行自省
C. 遵医嘱用药，定期使用量表监测患儿的症状及药物的副作用
D. 协助患儿养成良好的生活习惯，循序渐进培养注意力
E. 理解关心患儿，避免打骂、歧视等不良刺激
F. 多与患儿沟通，建立信任感

（5~7 题共用题干）
患儿，女性，8 岁。为早产儿，出生时体重

1.6kg，出生时诊断为脑性瘫痪。2岁开始说话，因残疾程度严重，学龄前曾在社区基层康复站接受康复训练，4岁开始能扶杆走，7岁时进入小学。入学体重为17.2kg，身高110cm。能够独立进食，但进食时饭粒会撒地，不会自己更衣、上厕所等，不会做家务；坐姿向前冲，不能站立和行走，上下楼梯需要有人抱；存在一定的心理和社交障碍。

5. 关于脑性瘫痪的治疗原则，下列叙述不正确的是
   A. 早发现、早期治疗
   B. 医师指导和家庭训练相结合
   C. 强制异常姿势
   D. 采取综合治疗手段
   E. 早期康复训练
   F. 患儿信心的鼓舞

6. 脑性瘫痪发生的原因是
   A. 早产与低出生体重
   B. 产伤
   C. 脑缺血、缺氧
   D. 先天发育异常
   E. 脑外伤
   F. 核黄疸

7. 为争取进一步康复，患儿入院治疗。作为该患儿的责任护士，应采取的护理措施是
   A. 消除其恐惧心理，锻炼其社交能力
   B. 责任护士常巡视病房，多与患儿进行沟通，充分倾听，尽量解答患儿的问题
   C. 与患儿建立良好的护患关系，相互信任
   D. 协助家长正确引导患儿
   E. 告诉家长多为患儿做事，同情患儿
   F. 鼓励患儿多说多练

（8～11题共用题干）

患儿，男性，7个月。为第二胎，出生体重为2.8kg，有脐带绕颈，窒息缺氧，刚生下来时不会哭，有新生儿黄疸史，诊断为小儿脑瘫，窒息为主要致病因素。5个月会抬头，现不能独坐。

8. 下列不符合脑性瘫痪的临床表现是
   A. 痉挛型瘫痪
   B. 进行性运动倒退
   C. 可伴智力低下
   D. 可伴癫痫
   E. 共济失调
   F. 可有多类型表现

9. 为进一步康复治疗，患儿收住院治疗。关于脑性瘫痪的主要治疗方法，下列叙述正确的是
   A. 药物治疗
   B. 手术治疗
   C. 使用矫形器
   D. 低温治疗
   E. 功能训练
   F. 高压氧

10. 脑性瘫痪运动障碍的特点是
    A. 肌张力异常
    B. 反射异常
    C. 主动运动减少
    D. 姿势异常
    E. 肌肉萎缩
    F. 运动发育正常

11. 经入院后检查，该患儿诊断为痉挛型脑性瘫痪。关于痉挛型脑性瘫痪，责任护士向患儿家长进行康复宣教和指导的内容是
    A. 康复中的抱姿是把患儿双腿分开，再弯起来
    B. 对于脑性瘫痪的患者早发现、早治疗
    C. 合理抱姿的目的是为了防止痉挛姿势的出现，促进正常运动模式
    D. 康复中可以将患儿双手合在一起，双腿靠拢
    E. 适当户外活动
    F. 对脑性瘫痪的患儿进行综合治疗，除关注运动外，对语言、行为、智力低下等也需干预

（12～16题共用题干）

患儿，男性，9岁。2个月前，在无明显诱因情况下，于玩耍中突然出现抽搐，双眼上翻，口周发绀，右侧肢体强直并伴有抽动，2分钟后自然缓解，事后不能回忆，抽搐前无其他征兆，家长未予重视。1个月前患儿又出现2次

上次症状，到当地医院就诊，脑电图显示：脑电图异常，睡眠期两前中后颞区慢波、尖波、尖慢波发放，左侧显著，睡眠期两额极额区慢波、尖形慢波活动，左侧显著。患儿入院后，精神状态欠佳，不爱与人交流，2天有1次发作，每次持续约1~2分钟后自行缓解。

12. 为明确患儿诊断，还需要做的检查是
    A. 血常规
    B. 诱发电位
    C. 头颅 CT
    D. 肌电图
    E. 腹部 B 超
    F. 心电图

13. 癫痫全身性发作不包括
    A. 失神发作
    B. 强直性发作
    C. 失张力性发作
    D. 感觉性发作
    E. 肌阵挛发作
    F. 强直-阵挛性发作

14. 癫痫复杂部分性发作患儿治疗的首选药物是
    A. 卡马西平
    B. ACTH
    C. 奥卡西平
    D. 丙戊酸钠
    E. 托吡酯
    F. 苯妥英钠

15. 该患儿入院后，再次行脑电图检查。进行脑电图检查时，不正确的做法是
    A. 尽力避免使用镇静剂
    B. 停用抗癫痫药
    C. 记录时间不小于20分钟
    D. 必要时作24小时脑电图
    E. 必要时检查前要剥夺患儿睡眠
    F. 脑电图监测最好包括睡眠及清醒记录

16. 该患儿经口服药物治疗，已控制癫痫发作，准备出院。责任护士为患儿和家长做出院指导。关于出院指导的内容，下列叙述正确的是
    A. 避免过度劳累和精神紧张，保持心情愉快，预防感冒、感染等诱发因素
    B. 癫痫经药物控制后，患儿可独自去游泳、登山等
    C. 避免患儿单独外出，防止烫伤
    D. 建立合理作息时间，保证良好睡眠
    E. 讲解有关癫痫疾病相关知识，给予其战胜疾病的信心
    F. 告知连续用药的重要性，避免因漏服或自行改变药量而诱发癫痫发作

(17~21题共用题干)

患儿，男性，2岁。病初3天有轻微咳嗽，随后出现高热，体温高达40℃，烦躁、呕吐。查体：神志清楚，颈强直，脑膜刺激征阳性，巴宾斯基征阳性。脑脊液检查：外观混浊，压力增高，细胞计数 $20\,000\times10^6$/L，以多核细胞为主，糖 2.4mmol/L，蛋白质 1200mg/L。患儿入院后，经积极治疗，体温逐渐下降。

17. 该患儿最有可能患的疾病是
    A. 病毒性脑膜炎
    B. 脑囊肿
    C. 结核性脑膜炎
    D. 真菌性脑膜炎
    E. 细菌性脑膜炎
    F. 脑肿瘤

18. 为该患儿做脑脊液检查及细菌培养，培养出流感嗜血杆菌。目前该患儿首选的抗生素药物是
    A. 氨苄西林
    B. 红霉素
    C. 青霉素
    D. 头孢克肟
    E. 氯霉素
    F. 阿米卡星
    G. 氨基糖苷类药物

19. 患儿目前体温 38.2℃，心率 102次/分，呼吸 24次/分，喉中有痰。该患儿目前的治疗原则包括
    A. 尽早使用抗生素
    B. 全部应用广谱抗生素
    C. 保证药物在脑脊液中的有效浓度
    D. 保证足够的疗程
    E. 保持呼吸道通畅，遵医嘱用药

F. 充分扩容

20. 该患儿目前主要的护理措施是
   A. 严密观察生命体征变化
   B. 做好呼吸道管理
   C. 加强支持治疗
   D. 做好应急准备
   E. 严格限制入量
   F. 及时遵医嘱应用脱水剂或利尿剂

21. 经治疗护理，患儿病情好转，但其左侧上肢精细运动欠佳，准备出院。关于该患儿的出院指导内容，下列叙述正确的是
   A. 注意洗手，避免交叉感染
   B. 定时进行康复训练
   C. 注意饮食卫生
   D. 避免受凉、淋雨、预防感冒
   E. 定期复诊
   F. 遵医嘱用药，如患儿病情稳定，可自行停药

(22～26题共用题干)

患儿，女性，11岁。外出郊游回家后，突然出现喷射性呕吐、腹泻、高热，5小时后突然出现皮肤瘀斑，伴有意识丧失，家长速带患儿来医院就诊。行各种常规检查后，初步诊断为：肺炎双球菌脑膜炎暴发型。入院后为进一步确诊及治疗，行腰椎穿刺脑脊液检查。

22. 患儿的细菌性脑膜炎脑脊液检查特点，结果中不可能出现的是
   A. 糖含量增高
   B. 白细胞增高
   C. 外观混浊，压力增高
   D. 蛋白质明显增高
   E. 分类以中性粒细胞为主
   F. 伴明显的核左移现象

23. 患儿脑脊液检查结果证实为细菌性脑膜炎，细菌性脑膜炎常见的并发症是
   A. 脑血栓
   B. 脑室管膜炎
   C. 脑积水
   D. 硬脑膜下积液
   E. 抗利尿激素异常分泌综合征
   F. 癫痫

24. 该患儿入院后进行了脑脊液常规、生化及细菌培养检查，目前患儿体温38.6℃，心率96次/分，律齐，呼吸30次/分。为进一步诊断治疗，该患儿还需要做的检查是
   A. 血培养
   B. 胸部X线平片检查
   C. 皮肤瘀斑涂片
   D. 心电图
   E. 外周血象
   F. 头颅核磁检查

25. 入院后给予患儿抗生素静脉点滴，患儿病情无改善，医师开具医嘱，给患儿应用肾上腺皮质激素治疗。该患儿应用肾上腺皮质激素药物的目的是
   A. 肾上腺皮质激素可增加血管通透性
   B. 肾上腺皮质激素可减轻脑水肿和颅高压
   C. 肾上腺皮质激素可降低患儿的耐受性
   D. 肾上腺皮质激素可减少颅神经麻痹等后遗症
   E. 肾上腺皮质激素可增加脑内多种炎性介质，如PGE_2、TNF的浓度
   F. 肾上腺皮质激素可减轻炎性介质的继发性损害

26. 患儿经积极有效的治疗后病情好转，准备出院。关于该患儿的出院指导内容，下列叙述错误的是
   A. 教会家长康复训练的手法，定时康复练
   B. 注意饮食卫生
   C. 遵医嘱用药，如患儿病情稳定，可自行停药
   D. 定期复诊
   E. 注意洗手，避免交叉感染
   F. 随访6个月到1年，定期行脑脊液检查，注意加强营养

(27～31题共用题干)

患儿，男性，8个月。5天前突然出现发热、咳嗽，最高温度39℃，精神萎靡，食欲不振，呕吐呈喷射样，吐后家长描述患儿有3次屏气、握拳样动作，遂到医院就诊。经各项常规检查，初步诊断为：单纯疱疹病毒性脑炎。

27. 鉴别病毒性脑炎、化脓性脑膜炎、结核性脑膜炎的主要依据是
    A. 高热、头痛、呕吐
    B. 脑脊液检查
    C. 脑膜刺激征
    D. 脑神经障碍
    E. 嗜睡、昏迷
    F. 精神异常

28. 关于病毒性脑膜炎，下列叙述不正确的是
    A. 急性起病，病程迁延
    B. 脑脊液中可分离出病毒
    C. 通常脑脊液蛋白和细胞数轻度升高，糖和氯化物正常
    D. 临床主要表现为发热、头痛、呕吐和颈强直
    E. 预后欠佳，多数患儿留有后遗症
    F. 多数会伴有脑膜刺激征

29. 患儿入院后进行各种常规项目检查，体温目前为 38.1℃，静脉血白细胞：3.3×10^9/L，中性粒细胞计数 1.8×10^9/L，淋巴细胞计数 1.3×10^9/L，C-反应蛋白：1mg/L。该患儿目前的治疗原则是
    A. 积极抗病毒
    B. 减轻脑水肿
    C. 给予外周静脉营养
    D. 抑制炎性坏死
    E. 足量全程抗生素
    F. 对症支持治疗

30. 作为该患儿的责任护士，应采取的护理措施是
    A. 注意患儿神志、生命体征变化
    B. 保证营养，对入量不限制
    C. 维持水电解质的平衡
    D. 备好负压吸引器，及时清理口腔分泌物
    E. 做好消毒隔离，避免院内感染发生
    F. 为减少神经系统后遗症，尽早进行干预，多进行刺激

31. 患儿经积极有效的治疗，病情好转，准备出院。责任护士对患儿家长进行出院指导的内容正确的是
    A. 详细告知患儿家长出院带药的服用方法、注意事项
    B. 避免过度刺激患儿，劳逸结合
    C. 注意饮食卫生，提高机体免疫力
    D. 对留有神经系统后遗症的患儿定时进行康复训练
    E. 患儿一般情况好转后，可不用复诊
    F. 对有惊厥发作的患儿，脑脊液检查正常即可停用抗惊厥发作的药物

(32~35 题共用题干)

患儿，女性，15岁。因"进行性双下肢无力5天"，家长背入医院。查体：体温36℃，脉搏80次/分，呼吸20次/分。神志清楚，发育正常，营养中等，双下肢肌力Ⅱ级，呈对称性下降，双上肢肌力Ⅲ级，膝、跟、肱二头肌、肱三头肌腱反射明显减弱。辅助检查：急查血电解质均正常，肌电图示周围神经损害、脱髓鞘改变，血常规示中性粒细胞增高，脑CT显示正常。患儿入院后，查体合作，精神状态较好，可很好地与责任护士沟通。

32. 该患儿最可能患的疾病是
    A. 细菌性脑膜炎
    B. 脑性瘫痪
    C. 病毒性脑膜炎
    D. 多发硬化症
    E. 急性播散性脑脊髓炎
    F. 急性感染性多发性神经根神经炎

33. 经进一步检查，患儿确诊为吉兰-巴雷综合征。关于急性感染性多发性神经根神经炎，下列叙述不正确的是
    A. 瘫痪常常难以缓解
    B. 病程自限，瘫痪进程不超过4周
    C. 部分患儿会残留不同程度的肌无力
    D. 以肢体对称性弛缓性瘫痪为主要特征
    E. 感觉障碍，主要表现为神经根痛和皮肤感觉过敏
    F. 不同程度的运动障碍

34. 责任护士观察病情时，患儿突然出现呼吸38次/分，进食呛咳，吞咽困难。此时责任护士首先应考虑该患儿出现的并发症是
    A. 心肌炎
    B. 电解质紊乱
    C. 消化道出血

D. 呼吸肌麻痹

E. 肺内感染

F. 心力衰竭

35. 该患儿发生了呼吸肌麻痹，以下护理措施正确的是
    A. 开放气道，遵医嘱给予吸氧
    B. 去枕平卧，松开衣领、腰带，头偏向一侧
    C. 及时清理呼吸道，保持呼吸道的通畅
    D. 连接心电监护仪，监测生命体征变化
    E. 如出现血氧饱和度持续下降，及时通知医师，做好气管切开的用品准备
    F. 充分扩充血容量

(36～39题共用题干)

患儿，男性，13岁。主因"进行性双下肢无力3天"入院。入院后行各种常规检查，诊断为急性感染性多发性神经根神经炎。患儿平时表情淡漠，不愿与人交流，责任护士经常找其沟通，均被拒绝。患儿情绪极度低落，常常在无人时哭泣。

36. 关于急性感染性多发性神经根神经炎的治疗，下列叙述错误的是
    A. 免疫球蛋白的应用
    B. 心理指导
    C. 肾上腺皮质激素的应用
    D. 血浆置换
    E. 康复训练
    F. 手术治疗

37. 患儿入院后进行腰椎穿刺检查。关于该疾病的脑脊液检查，其最主要的特征是
    A. 急性期脑脊液蛋白升高，但白细胞计数和其他均正常
    B. 白细胞降低或正常
    C. 脑脊液混浊
    D. 蛋白质增多
    E. 压力升高
    F. 糖含量升高

38. 作为该患儿的责任护士，应采取的护理措施是
    A. 尽早进行康复训练
    B. 多与患儿沟通，做好心理护理

C. 做好呼吸道管理

D. 保证足量水分、热量和电解质的供应

E. 勤翻身，防止压疮发生

F. 遵医嘱正确给药，注意药物的作用及不良反应

39. 该患儿进行性双下肢无力，存在肢体障碍。对该患儿不正确的护理措施是
    A. 及时清理呼吸道
    B. 经常翻身、叩背
    C. 用温水擦浴
    D. 使用热水袋
    E. 保持肢体功能位
    F. 指导患者多进食高热量、高蛋白、高维生素的软食

(40～44题共用题干)

患儿，女，6个月。因发热、咳嗽6天，呕吐2天，间断性抽搐1天来诊。查体：T 38.5℃，嗜睡状，全身皮肤黏膜未见皮疹及瘀斑，左上臂有卡瘢。前囟饱满，颈尚软，双肺呼吸音粗，可闻及少许细湿啰音。巴宾斯基征（+），Kernig征（-），布鲁津斯基征（-）。血常规：WBC 20×10^9/L，N 0.75。脑脊液检查：外观微混，WBC 950×10^6/L，N 0.85，L 0.15，蛋白质 2000mg/L，糖 2.2mmol/L，氯化物 103mmol/L。可知为化脓性脑膜炎。

40. 该患儿目前最可能的诊断是
    A. 流行性脑脊髓膜炎
    B. 中毒性脑病
    C. 结核性脑膜炎
    D. 化脓性脑膜炎
    E. 病毒性脑炎
    F. 脑脓肿

41. 该患儿的护理措施不妥的是
    A. 经常为其翻身
    B. 病房保持安静
    C. 维持体温正常
    D. 保证营养供应
    E. 保持病房适宜温度
    F. 各种护理操作应尽量集中

42. 来诊后该患儿很快出现频繁呕吐，昏睡，前囟隆起，双瞳孔忽大忽小。此时最主要

的护理诊断是
- A. 体温过高
- B. 潜在并发症：脑疝
- C. 有外伤的危险
- D. 急性意识障碍
- E. 有跌倒的危险
- F. 有皮肤黏膜完整性受损的危险

43. 针对目前护理评估采取的护理措施中正确的是
- A. 快速给予甘露醇以降颅内压
- B. 给予心电监护仪监测生命体征
- C. 快速补液防止体液不足
- D. 可使患儿头肩抬高15°~30°，侧卧位
- E. 密切观察瞳孔的变化及呼吸节律的改变
- F. 密切观察患儿的生命体征

44. 经积极救治4天后该患儿体温下降，前囟渐平软，意识渐清晰，今夜间突然再次出现发热、惊厥，T 39℃，前囟饱满紧张。此时最应做的辅助检查是
- A. 头颅CT
- B. 血液分析
- C. 复查脑脊液常规
- D. 行血培养或脑脊液培养查找病原体
- E. 行血液药物浓度检查，排除药物中毒的可能性
- F. 脑电图

第十六章 内分泌系统疾病患儿的护理

一、单选题

1. 儿童糖尿病最多见的类型是
    A. 1 型糖尿病
    B. 2 型糖尿病
    C. 肾性糖尿病
    D. 继发性糖尿病
    E. 婴儿暂时性糖尿病

2. 胰岛素生理功能是
    A. 促糖原分解和糖异生，使血糖降低
    B. 促葡萄糖利用和转化，使血糖降低，促蛋白质合成
    C. 促蛋白质合成，维持男性第二性征
    D. 调节胃肠平滑肌运动
    E. 刺激骨髓红细胞生成

3. 儿童糖尿病的典型症状，以下描述错误的是
    A. 多尿
    B. 多饮
    C. 多食
    D. 体重下降
    E. 多汗

4. 1 型糖尿病临床表现特点下列哪项不妥
    A. 多发生于青少年
    B. 起病较急
    C. 症状重
    D. 起病缓慢
    E. 常以酮症酸中毒为首发症状

5. 儿童糖尿病特殊的自然病程不包括
    A. 急性代谢紊乱期
    B. 暂时缓解期
    C. 强化期
    D. 慢性代谢紊乱期
    E. 永久糖尿病期

6. 以下属于儿童糖尿病暂时缓解期的特点的是
    A. 临床症状消失
    B. 血糖增高
    C. 尿糖不易控制
    D. 胰岛素用量突然增多
    E. 胰岛素用量比较恒定

7. 1 日内任意时刻下列哪项（非空腹）血糖值可诊断为糖尿病
    A. ≥6.7 mmol/L
    B. ≥7.8 mmol/L
    C. ≥6.1 mmol/L
    D. ≥11.1 mmol/L
    E. ≥3.9 mmol/L

8. 1 型糖尿病患儿治疗常采用综合治疗方案，以下错误的是
    A. 饮食控制
    B. 运动锻炼
    C. 血糖监测
    D. 健康教育
    E. 避免使用胰岛素替代

9. 治疗胰岛素依赖型糖尿病（IDDM）最主要的药物为
    A. 胰岛素
    B. 胰高血糖素
    C. 地塞米松

D. 泼尼松
E. 环磷酰胺

10. 1型糖尿病患儿饮食治疗原则不包括
    A. 均衡营养
    B. 定时定量进餐
    C. 少食多餐
    D. 适合患儿生长发育
    E. 控制血糖、血脂水平

11. 关于1型糖尿病患儿运动治疗说法错误的是
    A. 禁止竞技运动
    B. 运动前常规测血糖
    C. 运动前补充糖类
    D. 不限制参加锻炼
    E. 餐后1~3小时运动，减少餐前胰岛素用量

12. 儿童糖尿病患儿全日热量分三餐，早、午、晚分别占比为下列哪项，每餐留少量食物作为加餐
    A. 1/5、2/5、2/5
    B. 2/5、2/5、1/5
    C. 2/5、1/5、2/5
    D. 1/3、1/3、1/3
    E. 1/5、2/5、1/5

13. 糖尿病酮症酸中毒处理措施错误的是
    A. 小剂量胰岛素持续输入
    B. 每小时测血糖
    C. 使血糖快速下降至正常
    D. 防止血糖下降过快
    E. 儿童胰岛素用量0.1U/kg

14. 糖尿病患儿每天做适当运动的时间是
    A. 进餐半小时内
    B. 进餐半小时后，1~2小时内
    C. 进餐1小时后，2~3小时内
    D. 进餐2小时后，3~4小时内
    E. 进餐1小时后，3~4小时内

15. 糖尿病患儿自我血糖监测常用的时间不包括
    A. 空腹
    B. 餐前
    C. 餐后2小时
    D. 睡前
    E. 凌晨4~5点

16. 儿童糖尿病患儿注射胰岛素选用部位正确的是
    A. 股后部
    B. 腹壁
    C. 上臂内侧
    D. 注射同一部位
    E. 前臂掌侧

17. 注射胰岛素过量或注射后进食过少可引起低血糖，表现不包括
    A. 突发饥饿感
    B. 心慌
    C. 软弱
    D. 脉搏过缓
    E. 多汗

18. 糖尿病患者体内葡萄糖不能被充分利用，发生消瘦的原因是
    A. 口渴多饮
    B. 脂肪合成增多
    C. 无氧糖酵解增加
    D. 蛋白质和脂肪分解增多及失水
    E. 促进肌肉组织摄取葡萄糖

19. 糖尿病患者注射普通胰岛素后1小时方进餐，此时患者出现头昏、心悸、多汗、饥饿感，判断患者发生哪种病情变化
    A. 胰岛素过敏
    B. 冠心病心绞痛
    C. 低血糖反应
    D. 酮症酸中毒早期
    E. 高渗性昏迷先兆

20. 糖尿病患儿糖耐量试验120分钟血糖值大于
    A. 4.7mmol/L

B. 5.7mmol/L
C. 6.7mmol/L
D. 7.8mmol/L
E. 11.0mmol/L

21. 糖尿病患儿饮食中营养成分的分配为
    A. 糖30%，蛋白质30%，脂肪40%
    B. 糖30%，蛋白质40%，脂肪30%
    C. 糖40%，蛋白质30%，脂肪30%
    D. 糖50%，蛋白质30%，脂肪20%
    E. 糖50%，蛋白质20%，脂肪30%

22. 造成糖尿病患儿低血糖的常见原因是
    A. 胰岛素注射不足
    B. 胰岛素注射过早
    C. 胰岛素注射过晚
    D. 胰岛素注射后饮食过多
    E. 胰岛素注射后饮食过少

23. 护理糖尿病患儿不当的措施是
    A. 控制饮食
    B. 预防感染
    C. 预防低血糖
    D. 预防酮症酸中毒
    E. 血糖控制后及时停药

24. 糖尿病患儿出现低血糖时可以使用葡萄糖溶液静脉注射，其正确的浓度是
    A. 5%
    B. 10%
    C. 50%
    D. 15%
    E. 20%

25. 尿糖阳性提示
    A. 酮症酸中毒
    B. 呼吸性碱中毒
    C. 呼吸性酸中毒
    D. 代谢性酸中毒
    E. 代谢性碱中毒

26. 苯丙酮尿症最突出的临床表现是
    A. 尿有鼠臭味
    B. 毛发黄褐色
    C. 智能发育落后
    D. 皮肤白嫩
    E. 抽搐发作

27. 苯丙酮尿症最重要的治疗措施是
    A. 低苯丙氨酸饮食
    B. 甲状腺素替代治疗
    C. 新生儿筛查
    D. 加强生活护理
    E. 加强行为训练

28. 呆小病的主要原因是
    A. 肾上腺皮质功能减退
    B. 甲状腺激素分泌不足
    C. 甲状腺激素分泌过多
    D. 生长激素缺乏
    E. 生长激素释放激素缺乏

29. 导致散发性先天性甲低最主要的原因是
    A. 甲状腺不发育或发育不良
    B. 甲状腺激素合成途径障碍
    C. 促甲状腺素缺乏
    D. 母亲在妊娠期服用抗甲状腺药物
    E. 甲状腺或靶器官反应低下

30. 散发性先天性甲低最根本的治疗方法是
    A. 保暖
    B. 保证营养供应
    C. 保持大便通畅
    D. 甲状腺素替代治疗
    E. 加强行为训练

31. 地方性先天性甲低是由于
    A. 甲状腺发育不良
    B. 合成甲状腺素的酶缺乏
    C. 孕母饮食中缺碘
    D. 孕母服用抗甲状腺药物
    E. 促甲状腺激素减少

32. 地方性先天性甲低的主要治疗方法是

A. 孕母预防碘缺乏
B. 保证营养供应
C. 新生儿筛查
D. 甲状腺素替代治疗
E. 加强行为训练

6. 糖尿病的治疗原则为
A. 饮食控制
B. 运动疗法
C. 胰岛素治疗
D. 激素替代疗法
E. 预防酮症酸中毒

二、多选题

1. 甲状腺功能减退症的主要特征性表现包括
A. 智力低下
B. 便秘
C. 生理性黄疸
D. 基础代谢率降低
E. 生长发育落后

7. 糖尿病患者一旦发生低血糖应
A. 立即平卧
B. 进食糖水
C. 必要时静脉注射50%葡萄糖注射液
D. 注射胰岛素
E. 静脉注射5%的葡萄糖

2. 甲状腺素的生理功能包括
A. 增进糖的吸收和利用
B. 促进中枢神经系统的生长发育
C. 促进新陈代谢
D. 促进蛋白质合成，增加酶活性
E. 加速脂肪分解氧化

8. 注射胰岛素应注意
A. 皮内注射
B. 皮下注射
C. 餐前15~30分注射
D. 每次更换注射部位
E. 剂量绝对准确

3. 生长激素缺乏症患儿典型的临床表现包括
A. 生长迟缓
B. 智能发育正常
C. 身材矮小
D. 骨龄比实际年龄落后
E. 身体比例失调

9. 造成糖尿病患儿酮症酸中毒的诱因包括
A. 过食
B. 诊断延误
C. 突然中断胰岛素治疗
D. 胰岛素注射过量
E. 急性感染

4. 护理糖尿病患儿应注意
A. 控制饮食
B. 预防感染
C. 遵医嘱及时停药
D. 预防低血糖
E. 预防酮症酸中毒

10. 护士对先天性甲状腺减低症患儿家长的用药指导正确的是
A. 为保证疗效，药量要大
B. 甲状腺制剂作用缓慢，用药1周左右方达最佳效力
C. 药量过小，影响智力及体格发育
D. 使家长及患儿了解终身用药的必要性
E. 服药后要密切观察患儿生长曲线、智商、骨龄等的变化

5. 造成糖尿病患儿低血糖的常见原因是
A. 胰岛素注射过量
B. 胰岛素注射不足
C. 胰岛素注射过晚
D. 胰岛素注射后饮食过多
E. 胰岛素注射后饮食过少

11. 儿童糖尿病饮食控制原则为
A. 详细记录进食情况
B. 提供足够的饮用水
C. 保持正常血红蛋白

D. 维持血脂正常
E. 减少血糖波动

12. 糖尿病患儿注射胰岛素过量的临床表现为
    A. 软弱
    B. 脉速
    C. 多汗
    D. 心慌
    E. 突然饥饿感

13. 中枢性尿崩症根据病因可分为
    A. 肾性
    B. 获得性
    C. 精神性
    D. 原发性
    E. 遗传性

14. 关于肾上腺皮质功能亢进症，下列叙述正确的是
    A. 女性多于男性，两者之比为3:1
    B. 男性多于女性，两者之比为3:1
    C. 生长缓慢或停滞，身长较矮，多数在第二百分位数以下
    D. 表现为水牛背及向心性肥胖
    E. 以肾上腺肿瘤为主要病因

15. 关于先天性甲状腺功能减退症患儿的用药注意事项是
    A. 症状减轻可减量或停药
    B. 临床症状消失后停药
    C. 密切观察患儿病情变化
    D. 服药期间定期测 T_3、T_4、TSH
    E. 长期服药

16. 左甲状腺素钠药物过量的不良反应有
    A. 烦躁
    B. 消瘦
    C. 多汗
    D. 发热
    E. 腹痛、腹泻

17. 1型糖尿病的病因包括

A. 遗传易感性
B. 自身免疫反应
C. 环境因素
D. 化学因素
E. 饮食中的某些成分

18. 1型糖尿病的治疗原则为
    A. 消除临床症状
    B. 预防糖尿病酮症酸中毒
    C. 避免低血糖
    D. 保证生长发育
    E. 避免并发症的发生

三、共用题干题

（1~3题共用题干）
患儿女，8岁。因"乳房发育5个月"来诊。性征发育顺序与正常青春期发育顺序相似。骨龄提前。

1. 最可能的诊断是
   A. 甲状腺功能减退症
   B. 甲状腺功能亢进症
   C. 儿童糖尿病
   D. 外周性性早熟
   E. 中枢性性早熟

2. 病因可能是
   A. 下丘脑-垂体-性腺轴功能过早启动
   B. 肾上腺疾病
   C. 性腺肿瘤
   D. 服用了含雌激素的药物
   E. 经常进食含激素的食物

3. 可以增长成人期身高的药物是
   A. 甲状腺素
   B. 肾上腺皮质激素
   C. 甲孕酮
   D. 促性腺激素释放激素类似物
   E. 环丙孕酮

（4~7题共用题干）
患儿女，12岁。近半个月多食、多饮、多尿，人渐瘦。经查尿糖（+++）及空腹血糖17mmol/L。确诊为儿童糖尿病。

4. 确诊后为降低血糖，应首先选用

A. 甲苯磺丁脲
B. 低精蛋白胰岛素
C. 苯乙双胍
D. 精蛋白锌胰岛素
E. 胰岛素

5. 昨天下午患儿发热、咳嗽、精神萎靡、恶心、腹痛，服退热片。今晨患儿昏迷，呼出气中有酮味。昏迷的最可能原因是
A. 糖尿病乳酸酸中毒
B. 糖尿病酮症酸中毒
C. 高渗性非酮症糖尿病昏迷
D. 低血糖昏迷
E. 瑞氏综合征

6. 最具诊断价值的检查项目是
A. 血糖、尿糖测定
B. 血电解质
C. 肝功能及血氨测定
D. 血、尿酮体
E. 血乳酸

7. 根据患儿目前情况，宜选的治疗方案是
A. 小剂量胰岛素，低渗生理盐水静脉滴注
B. 5%碳酸氢钠静脉滴注
C. 小剂量胰岛素，等渗生理盐水静脉滴注
D. 大剂量胰岛素静脉注射及皮下注射
E. 小剂量胰岛素，5%葡萄糖静脉滴注

(8~10题共用题干)
患儿男，6个月。出生后常便秘、腹胀。查体：T 36℃，四肢凉，皮肤粗糙，毛发枯黄、稀疏，HR 72次/分，腹部膨隆，四肢短粗，舌大，唇厚。以先天性甲状腺功能减退症收入院。

8. 该患儿典型的实验室检查结果是
A. 血清T_3、T_4降低，TSH增高
B. 血清T_3、T_4降低，TSH正常
C. 血清T_3、T_4增高，TSH降低
D. 血清T_3、T_4正常，TSH降低
E. 血清T_3、T_4正常，TSH增高

9. 该患儿最主要的护理诊断是
A. 体温过低
B. 生长发育的改变
C. 便秘
D. 营养失调

E. 喂养困难

10. 对该患儿的服药指导正确的是
A. 用药4周后开始观察症状有无改善
B. 疗效与治疗开始时间的早晚无关
C. 每年测量体重及身高1次
D. 坚持同一用药剂量
E. 终身服药

四、案例分析题

(1~5题共用题干)
患儿，女性，4岁半。因"多尿、多饮和烦渴半个月"就诊。家属诉患儿近几天出现易疲倦、头晕、便秘。入院查体：精神不振，皮肤黏膜干燥，体温37.5℃，心率95次/分，呼吸23次/分，心肺听诊（-）。实验室检查：白细胞9.0×10^9/L，尿比重1.003，尿渗透压132mmol/L，尿蛋白及尿糖均为阴性，肾功能正常。入院诊断：中枢性尿崩症。

1. 目前，该患儿首要的护理问题是
A. 有体液不足的危险：与多尿、供水不足有关
B. 潜在并发症：药物副作用
C. 睡眠形态紊乱：与烦渴、多尿、夜尿有关
D. 排尿异常，多尿：与抗利尿激素缺乏有关
E. 营养失调，低于机体需要量：与多饮、多尿影响日常活动和睡眠致食欲下降有关
F. 知识缺乏：患儿家长缺乏尿崩症的有关知识

2. 患儿入院第2天，仍烦渴，皮肤黏膜干燥，有脱水征，电解质检查示血清钠175mmol/L。此时应采取的补水措施是
A. 应充分饮水
B. 应缓慢补水
C. 立即快速补水
D. 先快速补水，后再给予充分饮水
E. 先快速补水，后再缓慢给水
F. 限制液体量

3. 目前该患儿的主要护理措施是
A. 为患儿提供充足的水分，保证患儿床旁

有饮料可供随时饮用

B. 向家长说明本病需长期药物替代治疗，指导用药及用药后的观察，应定期复查

C. 保持皮肤清洁干燥，防止尿频引起的皮肤糜烂

D. 准确记录24小时出入量，监测尿比重、血清钠、血清钾的水平

E. 备好夜用便器，夜间定时唤醒患儿排便

F. 应用鞣酸加压素时，可直接肌肉注射

4. 患儿入院第10天，突然出现表情淡漠，面色苍白，四肢冰冷伴小抽动，急查血电解质，血清钠110mmol/L，诊断为急性低钠血症。此时应采取的紧急处理措施是

A. 纠正速度一般主张每小时提高 0.5～1.0mmol/L

B. 应用利尿剂

C. 需补充含盐液体，如生理盐水和乳酸林格液

D. 迅速补充3%的高张氯化钠溶液

E. 限制液体量

F. 血钠浓度提高至120～125mmol/L为宜

5. 经过15天的治疗和护理，患儿生命体征平稳，多尿、多饮和烦渴现象有改善，可以出院。对患儿家长出院指导的内容是

A. 指导家长如患儿无多尿、多饮现象，可自行停药

B. 注意预防感染

C. 指导家长要及时记录患儿的尿量和体重的变化

D. 教会他们掌握药物的名称、用法、副作用及用药后的观察，定期复查

E. 适当活动，尽量休息

F. 应在患儿身边备足温开水

(6～9题共用题干)

患儿，女性，6个月。因"便秘、食欲差15天，加重伴嗜睡、反应迟钝5天"入院。入院查体：体温35.5℃，心率105次/分，呼吸30次/分，体重6kg。呈嗜睡状，面部臃肿，表情淡漠，反应迟钝，口唇干裂，皮肤粗糙、干燥，头大，颈短，眼距宽，鼻梁宽平，双肺呼吸音粗，心音低钝，律齐，腹部膨隆、腹胀，肝脾未触及，脐疝，脊柱四肢无畸形，各关节活动自如。辅助检查：白细胞 6.0×10^9/L，中性粒细胞百分比70%；促甲状腺素（TSH）13mU/L，T_3 0.78nmol/L，T_4 43nmol/L。入院诊断：先天性甲状腺功能减退症。

6. 患儿入院后的主要护理措施是

A. 对喂养困难患儿，可用滴管喂养或鼻饲

B. 保证营养供应，给予高蛋白、高维生素、富含钙及铁剂的易消化食物

C. 可暂不使用药物治疗

D. 保持大便通畅，提供充足液体入量

E. 每日逆肠蠕动方向，按摩数次

F. 保暖、防止感染

7. 患儿入院第2天，护士在核对医嘱时，发现左甲状腺素钠药物过量。左甲状腺素钠过量的不良反应有

A. 烦躁

B. 食欲好转

C. 多汗

D. 发热

E. 腹痛、腹泻

F. 消瘦

8. 先天性甲状腺功能减退症患儿，用药的注意事项是

A. 症状减轻可减量或停药

B. 临床症状消失后停药

C. 密切观察患儿病情变化

D. 服药期间定期测 T_3、T_4、TSH

E. 随年龄增加而逐渐增加剂量

F. 长期服药

9. 经过15天的治疗和护理，患儿体温正常，大便次数及性状正常，食欲好转，腹胀消失，心率维持在正常水平，可以出院。患儿出院后应定期随访，关于随访的间隔时间，下列叙述正确的是

A. 治疗开始时每2周随访1次

B. 治疗开始时每个月随访1次

C. 血清TSH和T_4正常后，每3个月1次

D. 血清TSH和T_4正常后，每6个月1次

E. 服药1～2年后，每6个月1次

F. 服药1～2年后，每年1次

(10~15题共用题干)

患儿，男性，7岁。因"近2个月脾气急躁，学习成绩下降，双眼突出"就诊。查体：体温37.7℃，安静状态下脉搏120次/分，呼吸32次/分，血压100/55mmHg，体重20kg，消瘦外观，双眼突出，甲状腺Ⅱ度肿大。血常规：白细胞9.7×10^9/L，中性粒细胞0.58。甲状腺功能检查：FT_3 15.6pmol/L，FT_4 30.5pmol/L，TSH 31.486mU/L。诊断：甲状腺功能亢进症。

10. 根据案例信息，判断该患儿清晨基础代谢率及甲亢的程度为
    A. 109%，重型甲亢
    B. 64%，重型甲亢
    C. 39%，轻型甲亢
    D. 20%，轻型甲亢
    E. 175%，重型甲亢
    F. 54%，中型甲亢

11. 入院第2天，患儿诉心悸、胸闷，急查心电图示：P波消失，出现f波，R-R间距绝对不规则（下图）。该患儿可能出现的问题是

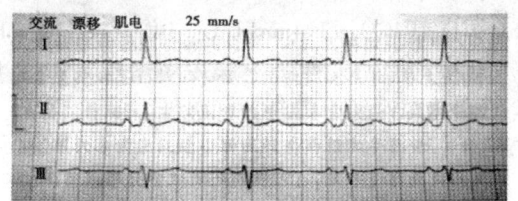

    A. 心动过缓
    B. 心房颤动
    C. 心室颤动
    D. 房性期前收缩
    E. 心房扑动
    F. 心室扑动

12. 此时护理观察的要点是
    A. 观察患儿的生命体征，尤其是心电图变化
    B. 定期测量心率和心律
    C. 观察心律失常引起的症状，如心悸、乏力、胸闷、头晕、晕厥等
    D. 观察排便情况，是否有便秘
    E. 注意观察尿量，有无出现水肿
    F. 观察患儿的疼痛镇静程度，根据情况予以相应处理

13. 入院第5天，患儿出现咳嗽、咽痛，扁桃体Ⅱ度肿大。第6天突然出现体温39.9℃，烦躁不安，大汗淋漓，恶心、呕吐、腹泻，心率165次/分，四肢冰凉，毛细血管再充盈时间大于3秒，血压80/35mmHg，原有甲亢症状加重。家长诉入院后患儿精神紧张，夜间都无法入睡。此时患儿可能出现的并发症是
    A. 重症肺炎合并感染性休克
    B. 甲减
    C. 甲亢危象
    D. 心力衰竭
    E. 感染性休克
    F. 低血容量休克

14. 此时救治的主要措施是
    A. 退热，药物降温可用乙酰水杨酸类药物
    B. 卢戈液10~20滴每6小时口服1次，碘化钠（NaI）0.25g加入葡萄糖生理盐水内静滴
    C. 用碘前1小时加服丙基硫氧嘧啶，每6小时服用1次
    D. 吸氧、镇静
    E. 控制感染，静脉中加注氢化可的松，必要时洋地黄控制心力衰竭
    F. 立即口服加静脉大量给予碘剂

15. 经过30天的治疗和护理，患儿体温、心率基本正常，甲状腺功能检查：FT_3 8.5pmol/L，FT_4 20.6pmol/L，TSH 32.486mU/L，可以出院。出院时，护士应告知患儿及家长，抗甲状腺药物改为维持量后，一般还需要治疗的时间是
    A. 2~3个月
    B. 4~6个月
    C. 8~10个月
    D. 10~12个月
    E. 1.5~2年
    F. 2~3年

(16~19题共用题干)

患儿，女性，3个月。因"兴奋、易激惹、多

汗、体重明显下降"就诊。查体：体温37.8℃，心率安静状态下164次/分，呼吸45次/分，血压86/45mmHg，体重3.5kg。血常规：白细胞$11.7×10^9$/L，中性粒细胞55.3%；甲状腺功能检查：FT_3 7.92pmol/L，FT_4 22pmol/L，TSH 31.486mU/L。诊断：甲状腺功能亢进症，收入院治疗。

16. 儿童时期甲亢的主要类型是
    A. 结节性毒性甲状腺肿型
    B. 亚急性甲状腺炎型
    C. 弥漫性甲状腺肿型
    D. 黏液性水肿型
    E. 碘甲亢型
    F. 桥本型

17. 入院第10天，医师查体时发现甲状腺肿大更明显。甲亢所致甲状腺肿大，具有鉴别意义的特征是
    A. 弥漫性对称性肿大
    B. 可随吞咽上下移动
    C. 可随气管上下移动
    D. 可听到血管杂音
    E. 可扪及震颤
    F. 腺体表面不平

18. 经过15天的治疗和护理，患儿病情好转，呼吸平稳，安静状态下心率已恢复正常，体重有增加，但活动时心率仍有增快。甲状腺功能复查：FT_3 3.42pg/ml（1pg/ml = 1.54pmol/L），FT_4 1.53ng/dl（1ng/dl = 12.9pmol/L），TSH3 2.36mU/L。治疗疗程未足，家长坚决要求出院。对患儿家长出院指导的内容是
    A. 适当的休息和活动
    B. 继续按时口服药物控制甲状腺功能，根据病情调整用药
    C. 饮食指导：饮食应高碘、高热量、高蛋白、多维生素
    D. 指导用药，注意观察药物的副作用
    E. 定期复查甲状腺功能、血象、肝功能
    F. 密切注意生命体征、心功能、体重增减情况

19. 该患儿4岁时，来院复查，甲状腺功能检查结果：T_3增高，而T_4正常。此项检查结果说明患儿的病情属于
    A. 甲亢早期
    B. 甲亢复发
    C. 甲亢未治愈
    D. 甲亢病情控制不好
    E. 甲减早期
    F. 甲亢已治愈

（20~24题共用题干）
患儿，男性，2月龄。因"体重下降半个月余，咳嗽、气促10余天"收住院。精神倦怠，面色苍白，呼吸深大，三凹征阳性，发育落后，全身皮肤稍黑，外生殖器有色素沉着。患儿入院前12天出现呕吐、腹泻，每日排稀便4~5/次。入院查体：体温36.4℃，心率132次/分，呼吸40次/分，血压77/59mmHg，体重2.8kg。血常规：白细胞$15.1×10^9$/L，中性粒细胞65.5%，血小板$448×10^9$/L，血红蛋白138g/L；生化检查：血钾8.7mmol/L，血钠98mmol/L；皮质功能检查：睾酮8.59pmol/L，ACTH 11.5pmol/L，皮质醇大于11 040nmol/L；血气分析：pH 6.94，$PaCO_2$ 16mmHg，PaO_2 96mmHg，HCO_3^- 3.4mmol/L，BE -28.9mmol/L。诊断：①先天性肾上腺皮质增生症；②失代偿性代谢性酸中毒合并呼吸性碱中毒。

20. 先天性肾上腺皮质增生症中最常见的类型是
    A. 17α-羟化酶缺乏症
    B. 11β-羟化酶缺乏症
    C. 21-羟化酶缺乏症
    D. 皮质醇增多症
    E. 类脂性肾上腺皮质增生
    F. TSH、TRH缺乏

21. 入院后2小时，患儿出现四肢冰凉，皮肤发花，心率163次/分，毛细血管再充盈时间大于3秒，血压45/20mmHg，医师诊断为失盐型低血容量休克。此时应采取的补液措施是
    A. 开始用生理盐水（20~40ml/kg体重）于第1小时内输入
    B. 第2小时用0.45%氯化钠和碳酸氢钠溶液输入

C. 静脉滴注氢化可的松 25~100mg，每 6~8 小时一次
D. 根据病情掌握输液速度，输液量不宜过多
E. 输液速度以 60ml/kg 持续 24 小时
F. 可用含钾溶液

22. 失盐型患儿在皮质激素治疗过程中，应该注意的是
    A. 监测血镁
    B. 监测血钠
    C. 监测血氯
    D. 监测血钾
    E. 调节激素用量
    F. 患儿在应激情况下或青春期时，糖皮质激素的剂量应比平时增加 1.5~2 倍

23. 入院第 3 天，患儿出现四肢软弱无力，意识淡漠，目光呆滞，嗜睡，腱反射迟钝，腹胀，心律失常，心电图显示 Q-T 间期延长，T 波低平、增宽、双向或倒置，出现 U 波。该患儿可能发生的情况是
    A. 低钠血症
    B. 高钠血症
    C. 低钾血症
    D. 高钾血症
    E. 低氯血症
    F. 低钙血症

24. 急查血电解质示：血钾 2.9mmol/L，血钠 131mmol/L，血钙 1.96mmol/L，立即予以补钾。补钾的注意事项有
    A. 应注意补钙
    B. 氯化钾浓度一般不超过 0.3%，绝对禁止直接静脉推注
    C. 应快速静滴使血清钾浓度尽快升至正常

D. 纠正缺钾需历时数日，勿操之过急或中途停止补给
E. 尿量必须在 10ml/h 以上时，方考虑补钾
F. 需定期观察，测定血清钾及心电图

(25~27 题共用题干)
患儿，男，16 岁。突然心慌、软弱、脉速，继而神志不清入院。既往有糖尿病史，在家中自行注射胰岛素治疗。

25. 首先考虑的是
    A. 低血糖昏迷
    B. 中毒性休克
    C. 酮症酸中毒
    D. 肺炎合并心衰
    E. 中枢神经系统感染
    F. 心血管系统并发症

26. 护士应立即采取的措施是
    A. 马上化验血常规
    B. 立即平卧，静脉注射 50% 的葡萄糖 40ml
    C. 静脉注射生理盐水
    D. 皮下注射胰岛素
    E. 马上做心电图
    F. 使用胰岛素泵

27. 为防止胰岛素注射过量引起的危险，护士应当指导患儿做到
    A. 固定注射部位
    B. 积极锻炼身体
    C. 随身携带糖块
    D. 合理控制饮食
    E. 保持皮肤清洁
    F. 随身携带联系方式的小卡片

第十七章 免疫系统疾病患儿的护理

一、单选题

1. 与风湿热发病最重要的相关因素是
   A. 金黄色葡萄球菌感染
   B. 溶血性链球菌感染
   C. 肺炎链球菌感染
   D. 大肠埃希氏菌感染
   E. 流感嗜血杆菌感染

2. 不属于小儿风湿热的主要诊断指标是
   A. 发热
   B. 心脏炎
   C. 关节炎
   D. 皮下结节
   E. 环形红斑

3. 小儿风湿热最严重的临床表现是
   A. 发热
   B. 心脏炎
   C. 关节炎
   D. 舞蹈病
   E. 环形红斑

4. 风湿热心脏炎患儿一般需要绝对卧床的时间为
   A. 4周
   B. 5周
   C. 6周
   D. 7周
   E. 8周

5. 过敏性紫癜的首发症状常为
   A. 皮肤紫癜
   B. 消化道症状
   C. 关节症状
   D. 肾脏症状
   E. 颅内出血

6. 过敏性紫癜患儿其皮肤紫癜最突出的表现是
   A. 多见于四肢臀部伸侧
   B. 分批出现对称分布
   C. 为紫红色斑丘疹
   D. 高出皮肤且压不褪色
   E. 可伴血管神经水肿

7. 不属于过敏性紫癜临床表现的是
   A. 皮肤紫癜
   B. 消化道症状
   C. 关节症状
   D. 肾脏症状
   E. 心脏症状

二、多选题

1. 风湿热的病理过程分为
   A. 急性渗出期
   B. 增生期
   C. 硬化期
   D. 活动期
   E. 恢复期

2. 风湿热会引起哪些临床变化
   A. 心包炎
   B. 心内膜炎
   C. 心肌炎
   D. 关节炎
   E. 胸膜炎

3. 风湿热一般治疗包括
   A. 卧床休息
   B. 加强营养
   C. 补充维生素
   D. 适当活动
   E. 进高营养饮食

4. 幼年类风湿关节炎的发病高峰为
   A. 1~2 岁
   B. 2~3 岁
   C. 3~5 岁
   D. 5~7 岁
   E. 8~10 岁

5. 儿童类风湿病的临床分型为
   A. 半身型
   B. 全身型
   C. 全关节型
   D. 多关节型
   E. 少关节型

6. 风湿热心肌炎患儿的活动量应根据哪些调节
   A. 呼吸
   B. 心音
   C. 脑电图
   D. 心率
   E. 有无疲劳

7. 过敏性紫癜患儿的护理措施包括
   A. 皮肤护理
   B. 关节肿痛的护理
   C. 腹痛的护理
   D. 紫癜性肾炎的护理
   E. 心理护理

8. 川崎病的主要表现包括
   A. 血尿
   B. 急性发热
   C. 皮肤黏膜病损
   D. 关节肿痛
   E. 淋巴结肿大

9. 属于血管变态反应的疾病是
   A. 过敏性紫癜
   B. 血小板减少性紫癜
   C. 川崎病
   D. 儿童类风湿病
   E. 血友病

10. 儿童类风湿关节疼痛时正确的护理是
    A. 利用夹板、沙袋固定患肢于舒适的位置以减轻疼痛
    B. 指导家长帮助患儿做被动关节运动
    C. 用放松及分散注意力的方法控制疼痛
    D. 用理疗、按摩等方法减轻和消除症状
    E. 局部热敷止痛

11. 皮肤黏膜淋巴结综合征的治疗原则是
    A. 保护性隔离
    B. 支持治疗
    C. 对症治疗
    D. 抗血小板凝集治疗
    E. 抗血管炎治疗

12. 风湿热的治疗原则是
    A. 控制感染灶
    B. 静脉输注丙种球蛋白
    C. 抗风湿用阿司匹林、肾上腺皮质激素
    D. 用青霉素不少于 2 周
    E. 抗病毒治疗

13. 风湿热关节炎的临床特点是
    A. 多发性
    B. 愈后留有关节畸形
    C. 游走性
    D. 局部红、肿、热、痛
    E. 以大关节为主

14. 系统性红斑狼疮激素治疗的主要作用包括
    A. 降低机体对各种刺激的反应性
    B. 使机体在不良环境中维持生理功能
    C. 抗炎作用
    D. 免疫抑制作用
    E. 抗过敏作用

15. 幼年类风湿关节炎的临床表现主要分为三个类型，包括
    A. 全身型
    B. 银屑病型
    C. 多关节型
    D. 附着型
    E. 少关节型

16. 过敏性紫癜最常见的消化道症状为腹痛，其主要表现为
    A. 常见反跳痛
    B. 疼痛可波及任何部位
    C. 脐周绞痛
    D. 有压痛
    E. 一般出现在皮疹发生1周内

17. 小儿全身炎症反应综合征（SIRS）的诊断标准包括
    A. 血压
    B. 心率
    C. 体温
    D. 白细胞计数
    E. 呼吸频率

18. 关于皮肌炎，下列叙述不正确的是
    A. 皮肌炎早期存在着不同程度的血管炎性病变
    B. 其发病与感染和免疫功能紊乱无关
    C. 男孩多于于女孩
    D. 皮肌炎通常累及横纹肌
    E. 儿童皮肌炎多为急性起病

三、共用题干题

（1~2题共用题干）
患儿男，8岁。因"发热1周"来诊。患儿1周前无明显诱因出现发热，最高达39.4℃，偶有咳痰，无流涕，无寒战等症状，抗生素治疗无效；5~6天前出现口唇红、干燥，双眼红，全身充血性皮疹，皮疹呈向心性、多形性，手指、足趾肿。既往无特殊病史。血常规（3天前）：WBC 18.46×10^9/L。ECG：窦性心动过速。

1. 错误的治疗是
    A. 采用物理降温法，以恢复正常体温
    B. 血小板显著增多者加用双嘧达莫
    C. 病情严重者可考虑使用肾上腺皮质激素
    D. 根据病情给予对症和支持治疗
    E. 尽早采用阿司匹林和丙种球蛋白，以控制炎症

2. 关于该患儿的护理，叙述正确的是
    A. 评估患儿体液状态，限制其饮水
    B. 皮肤护理时对半脱的痂皮应直接清除
    C. 不主张过多地卧床休息，应适当运动
    D. 给予营养丰富、清淡易消化的正常饮食
    E. 用0.9%氯化钠溶液洗眼，1~2次/d

（3~5题共用题干）
患儿，女，5岁。因上下肢暗红色出血性皮疹4天，伴腹痛便血，双膝关节肿痛2天入院。尿常规示：红细胞（++）/HP。查体：双下肢皮肤有散在大小不等、暗红色皮疹，双膝关节肿胀，有触痛，腹软，下腹无压痛，无反跳痛。

3. 最可能的诊断是
    A. 菌痢
    B. 川崎病
    C. 过敏性紫癜
    D. 消化道溃疡
    E. 风湿性关节炎

4. 护士的护理措施哪项不妥
    A. 心理护理
    B. 皮肤护理
    C. 腹痛的护理
    D. 给予粗纤维食物
    E. 关节肿痛的护理

5. 皮肤护理中哪项不是观察的重点
    A. 是否反复出现
    B. 观察皮疹的数量
    C. 观察皮疹的形态
    D. 观察皮疹的部位
    E. 观察整个皮肤的颜色变化

（6~7题共用题干）
患儿男，7岁。近2个月来出现发热及关节肿

痛,先出现左膝关节痛,几天后又出现双肘、腕关节红肿、疼痛,服用抗生素后疗效不佳。近1个月患儿自诉心慌,偶有胸闷。查体:T 38.5℃,HR 135次/分,第一心音减弱,心尖区可闻及吹风样收缩期杂音,偶可闻及期前收缩。左膝、双肘、腕关节红肿,有触痛。实验室检查:外周血WBC $12×10^9$/L,N 0.8,ESR 40mm/h;血ASO 600IU/ml。心电图示一度房室传导阻滞,ST段下移,T波平坦。

6. 该患儿可能的诊断是
   A. 风湿性心脏病
   B. 结核性关节炎
   C. 化脓性关节炎
   D. 风湿性心肌炎
   E. 儿童类风湿关节炎

7. 对该患儿治疗的重要药物是
   A. 抗心律失常药
   B. 泼尼松
   C. 阿司匹林
   D. 洋地黄制剂
   E. 利尿剂

(8~11题共用题干)

患儿男,3岁。因发热5天伴皮疹3天入院。查体:T 39~40℃,弛张热,躯干、四肢见猩红热样皮疹,伴有肛周脱皮,双眼球结膜充血,唇红、干裂,口腔黏膜弥漫性充血,呈杨梅舌,手足硬肿,颈部淋巴结非化脓性肿大。心尖部可闻及收缩期杂音,并伴有心音低钝、心律失常。

8. 该患儿可能的诊断是
   A. 猩红热
   B. 风湿热
   C. 败血症
   D. 幼年类风湿关节炎
   E. 皮肤黏膜淋巴结综合征

9. 该患儿首要的护理诊断是
   A. 体温过高
   B. 口腔黏膜改变
   C. 躯体移动障碍
   D. 有感染的危险
   E. 皮肤完整性受损

10. 对于该患儿的双眼症状,适宜的护理措施是
    A. 佩戴防护目镜
    B. 每天用生理盐水擦洗双眼
    C. 每天做眼保健操
    D. 使用抗生素眼药膏
    E. 减少用眼时间

11. 对该患儿除监测皮肤黏膜受损情况外,还应当密切监测
    A. 呼吸系统症状
    B. 泌尿系统症状
    C. 消化系统症状
    D. 心血管系统症状
    E. 骨骼关节症状

(12~16题共用题干)

患儿男,12岁。2年来常感胸闷、乏力、活动后心悸,间有四肢关节疼痛,近3天胸闷、气促加剧。查体:面色苍白,咽红,扁桃体Ⅰ度肿大,HR 130次/分,心音低钝,心尖区可闻及Ⅱ级收缩期杂音,双下肢轻度水肿。WBC $12×10^9$/L,N 0.88,L 0.12,Hb 95g/L。

12. 该患儿最可能的诊断是
    A. 风湿性心瓣膜病,心力衰竭
    B. 风湿性舞蹈病
    C. 病毒性心肌炎,心力衰竭
    D. 风湿性关节炎
    E. 先天性心脏病,心力衰竭

13. 判断此病的活动指标是
    A. ASO增高
    B. ESR增快
    C. CRP阴性
    D. 补体C3下降
    E. 类风湿因子阳性

14. 该患儿目前最恰当的治疗方案是
    A. 阿司匹林,疗程4~8周
    B. 泼尼松,疗程4~8周
    C. 阿司匹林,疗程8~12周
    D. 泼尼松,疗程8~12周
    E. 阿司匹林+泼尼松,疗程8~12周

15. 该患儿卧床休息的期限为
    A. 卧床休息2周,随后2周内逐渐恢复活

B. 卧床休息4周，随后4周内逐渐恢复活动
C. 卧床休息8周，随后4周内逐渐恢复活动
D. 卧床休息4周，以后2～3个月内逐渐恢复活动
E. 卧床休息8周，以后2～3个月内逐渐恢复活动

16. 预防此病的关键是
   A. 长期口服泼尼松
   B. 预防上呼吸道感染
   C. 长期应用长效青霉素
   D. 长期口服阿司匹林
   E. 切除扁桃体

四、案例分析题

（1～4题共用题干）

患儿，男性，15岁。因"颜面部皮疹伴双下肢水肿5个月"入院。诊断：系统性红斑狼疮。患儿入院后精神反应稍差，主诉胸闷、憋气，不可平卧。查体：体温36.8℃，心率120次/分，律齐，呼吸20～25次/分，咳嗽，有痰，可咳出，血压125/65mmHg，颜面部水肿，可见片状红斑，边缘清楚，鼻根部附近可见少许红色米粒大小皮疹，压之不能完全褪色，未诉痒感，双下肢水肿明显，为凹陷性，腹部膨隆，踝部及小腿下部表面可见水疱及渗液，足背动脉触诊不清。

1. 关于系统性红斑狼疮，下列叙述正确的是
   A. 系统性红斑狼疮是一种原因不明的炎症性自身免疫性结缔组织病
   B. 与遗传因素无关
   C. 与感染，尤其是病毒感染相关
   D. 与环境中的紫外线密切相关
   E. 与雄激素水平增高相关
   F. 盘状红斑狼疮主要累及皮肤黏膜，系统症状缺如或轻微
   G. 系统性红斑狼疮可累及全身各组织器官

2. 因患儿主诉胸闷、憋气、呼吸、心率增快，医嘱给予氧气吸入和心电监护。患儿吸入氧气前需要评估的内容是
   A. 患儿个人意愿
   B. 病情及生命体征
   C. 面色、口唇及甲床颜色
   D. 患儿主诉
   E. 年龄
   F. 合作及自理能力
   G. 卧位

3. 患儿入院后给予抗感染和环磷酰胺、阿司匹林、磷酸肌酸钠、异烟肼、利福平等治疗，化验检查回报：血红蛋白112g/L，血小板$75×10^9$/L。患儿血小板计数减少的原因是
   A. 血小板被隔离
   B. 环磷酰胺药物治疗使骨髓抑制
   C. 血小板破坏增加
   D. 血小板产生减少
   E. 异烟肼、利福平影响造血功能
   F. 阿司匹林影响凝血功能

4. 患儿使用糖皮质激素治疗，治疗时间长。长期应用糖皮质激素治疗的副作用是
   A. 兴奋或抑郁
   B. 感染机会增加
   C. 活动无力
   D. 食欲旺盛
   E. 失去劳动能力
   F. 骨无菌性坏死

（5～8题共用题干）

患儿，女性，7岁。因"发热5天，咳嗽6天，出现双侧小腿腓肠肌疼痛"入院。诊断为过敏性紫癜。患儿入院时意识清醒，体温正常，呼吸音粗，右下肺可闻及湿啰音，心率110次/分，主诉双侧腓肠肌压痛，无肿胀，活动受限，无关节疼痛。入院当天晚21:00出现呕吐，开始为胃内容物，同时发现患儿双踝关节及双耳后出现红色皮疹，高出皮面，压之不褪色，无痒感。后又呕吐数次，呕吐物可见数个暗红色小血块，主诉腹痛，遵医嘱给予开塞露通便后排便1次，可见暗红色血水，约200ml，后又排血便3次。

5. 根据患儿病情变化，护理观察的重点是
   A. 患儿的意识和精神状态
   B. 生命体征，特别是心率和血压

C. 皮疹部位及形态
D. 出血及止血药效果
E. 大便颜色、性质及量
F. 患儿饮食与腹痛关系
G. 腓肠肌压痛
H. 循环状态
I. 尿量
J. 呕吐时间、频率、性质及量

6. 患儿入院后除上述临床表现外，其他检查结果回报，血常规：白细胞 12.54×10^9/L，红细胞 2.56×10^{12}/L，血红蛋白 92g/L；血生化：总蛋白 52.3g/L，白蛋白 21.3g/L，肌酐 459.76μmol/L；凝血检查：PT 40.3 秒；便常规（＋），红细胞 10~15 个/HP；尿常规：尿蛋白（＋＋），红细胞 10 个/HP；B 超提示：肠壁水肿征象。根据上述临床表现和检查结果，护士应首先给予患儿的护理措施是
   A. 患儿呕吐时防止误吸
   B. 测量血压
   C. 监测心率变化
   D. 安置患儿卧床休息
   E. 查看脉搏波动情况
   F. 及时更换呕吐物污染的衣物
   G. 遵医嘱给予患儿禁食、补液、止血
   H. 防止皮疹部位受压

7. 患儿经过进一步检查，其过敏原检查为：鸡蛋、蛋黄、蛋白（＋＋＋），牛奶（＋＋）。根据患儿过敏原检测结果，医嘱给予患儿免鱼、虾、肉、蛋、奶饮食，护士应与患儿家长沟通的内容是
   A. 患儿的医疗诊断
   B. 患儿此次入院的原因
   C. 患儿对鸡蛋、蛋黄、蛋白和牛奶过敏检查结果
   D. 注意少吃鸡蛋、少喝牛奶
   E. 住院期间只能食用医院营养科提供的配餐
   F. 回家后做饮食调整，不能吃含有鸡蛋、牛奶的食物
   G. 发现出现皮疹等情况立即就医

8. 患儿双踝关节及双耳后出现红色皮疹，高出皮面，压之不褪色，无痒感。关于过敏性紫癜的皮疹，下列叙述不确切的是
   A. 过敏性紫癜的主要表现是皮疹
   B. 皮疹主要分布在负重部位，多见于下肢近端
   C. 特征性皮疹高出皮肤
   D. 皮疹最初为小型荨麻疹或粉红色斑丘疹
   E. 皮疹压之不褪色
   F. 皮疹部位还可以形成出血性水疱，甚至溃疡
   G. 紫癜可融合成片
   H. 皮疹消退后有色素沉着

（9~12 题共用题干）
患儿，男性，5 岁。因"2 天前食用虾后双下肢出现少量红色皮疹"就诊，皮疹不高出皮面，压之不褪色。双下肢皮疹逐渐增多，部分融合成片，伴腹痛，以脐周为主，诊断"过敏性紫癜"。

9. 关于过敏性紫癜，下列叙述正确的是
   A. 消化道症状不常见
   B. 该病的主要表现是皮疹
   C. 主要是速发型变态反应和抗原－抗体复合物反应
   D. 感染、食物、药物、花粉等可作为致敏因素
   E. 除毛细血管外，还可累及微动脉和微静脉
   F. 是儿童时期最常见的血管炎之一
   G. 以非血小板减少性紫癜、关节炎、关节痛、腹痛、胃肠出血以及肾炎为主要临床表现

10. 由于患儿有腹痛症状，患儿入院后医嘱给予禁食、补液及对症治疗。该患儿需要禁食的原因是
    A. 禁食是治疗原则
    B. 安全
    C. 该疾病为全身性小血管炎，可累及微动脉和微静脉
    D. 腹型紫癜肠道改变为出血和水肿，可出现黏膜溃疡
    E. 由于不了解过敏原，应先查明后再进食

F. 使腹痛患儿肠道休息
G. 保护胃黏膜

11. 患儿的凝血化验 D-二聚体 908μg/L（升高），遵医嘱给予患儿低分子肝素钠抗凝治疗。低分子肝素钠注射的副作用是
    A. 机体各部位出血
    B. 尿量增多
    C. 注射部位瘀点、瘀斑，可有轻度血肿和坏死
    D. 注射部位严重出血性皮疹
    E. 血小板减少症（血小板计数异常降低）
    F. 局部或全身过敏反应

12. 患儿经过治疗，痊愈出院。出院后预防过敏性紫癜最有效、最根本的方法是
    A. 口服抗过敏药物
    B. 尽可能避免诱发症状的刺激物
    C. 吸入药物
    D. 免疫疗法
    E. 静脉药物治疗
    F. 中药治疗
    G. 饮食治疗

（13~16题共用题干）
患儿，男性，3岁7个月。因"间断发热8天"入院，诊断"川崎病"。入院后查体：意识清楚，精神反应可，体温37.2℃，心率90次/分，律齐，心音有力，呼吸22次/分，呼吸平稳，卡介苗接种后瘢痕（+），双眼球结膜无充血及异常分泌物，颈部可触及数枚肿大淋巴结，最大直径1.5cm，口唇红润，无皲裂，杨梅舌（±），咽部充血，双扁桃体Ⅲ度肿大，未见异常分泌物，右手示指末端可见轻度膜状脱皮，肛周无潮红脱皮。

13. 根据川崎病的特征，护士对患儿的观察要点是
    A. 体温及降温效果
    B. 精神和意识改变
    C. 心率和节律改变
    D. 双眼结膜表现
    E. 淋巴结部位及大小
    F. 口唇表现及杨梅舌
    G. 指趾端硬肿及脱皮
    H. 肛周皮肤黏膜改变
    I. 皮疹状况
    J. 饮食状况

14. 患儿入院后相关检查：血常规：白细胞 $6.85×10^9/L$，淋巴细胞54.5%，中性粒细胞34.3%，红细胞 $3.97×10^{12}/L$，血红蛋白109g/L，血小板 $543×10^9/L$，C-反应蛋白23.4mg/L，血沉87mm/h；血生化、肝肾功能、心肌酶、电解质、心电图大致正常。凝血五项：D-二聚体879μg/L，纤维蛋白降解产物（FDP）6.40μg/ml。根据患儿的临床特征和化验结果，患儿可能出现的并发症是
    A. 关节炎
    B. 冠状动脉病变
    C. 心肌炎
    D. 心律失常
    E. 血栓形成
    F. 心力衰竭
    G. 无菌性脑膜炎
    H. 感染

15. 患儿入院后医嘱给予阿司匹林口服。川崎病患儿应用阿司匹林的目的是
    A. 降温
    B. 抗风湿
    C. 预防血管内血栓形成
    D. 减轻炎症反应
    E. 解热镇痛
    F. 治疗关节炎

16. 患儿经过治疗和相关检查，炎性指标较前好转，冠状动脉超声未见明显异常，病情平稳，准予出院。对该患儿及家长出院指导的内容是
    A. 避免感染，不要到人多聚集的场所
    B. 少量多餐
    C. 按时按量服用药物，不能自行停药
    D. 多吃蔬菜、水果，避免大便干燥后用力排便，防止加重心脏负担
    E. 感冒后要马上到大医院就诊
    F. 按照复查的时间到医院复诊
    G. 有不适及时就诊

17. 关于川崎病的临床特点，下列叙述正确的

是
- A. 川崎病是一种以全身血管炎为主要病变的急性发热性出疹性疾病
- B. 好发于 6~18 个月的婴幼儿
- C. 临床特点为发热,皮肤黏膜损害和淋巴结肿大,常累及心脏
- D. 发热 7~14 天甚至更长
- E. 病程约 2~4 周开始形成冠状动脉血栓和动脉瘤
- F. 抗生素治疗有效

(18~21 题共同题干)

患儿,女性,9 个月 19 天。因"间断发热 12 天,皮疹 8 天"入院。入院诊断:川崎病。患儿入院后面色红润,烦躁,体温 38.5℃,心率 120 次/分,心律齐,呼吸 28 次/分,呼吸节律整,咳嗽、声音嘶哑,面部可见大片暗红色斑丘疹,压之褪色,局部可见破溃,双侧颈部可触及黄豆大小肿大淋巴结,双眼球结膜充血,口唇充血,可见皲裂,口腔黏膜光滑,杨梅舌(+),指趾端可见硬肿和膜样脱皮。

18. 川崎病皮肤黏膜的表现特点是
   - A. 双侧眼结膜充血
   - B. 结膜充血随体温升高而加重
   - C. 双眼分泌物增多
   - D. 舌乳头突起呈杨梅舌
   - E. 口唇潮红,有皲裂或出血
   - F. 口腔黏膜及咽部弥漫性出血

19. 患儿相关检查结果回报,血常规:白细胞 11.27×10⁹/L;血红蛋白 104g/L,血小板 670×10⁹/L;C-反应蛋白 10.3mg/L;A-ESR 28mm/h(0~15mm/h)。X 线胸片:双肺纹理粗重、模糊,双肺门影粗重。B 超:冠状动脉轻度扩张,颈部淋巴结肿大,肝脏弥漫性增大。根据患儿临床表现和检查结果,该患儿的护理要点是
   - A. 监测生命体征
   - B. 口唇皲裂部位可涂抹生理盐水湿润
   - C. 遵医嘱给予患儿物理或药物降温
   - D. 给予患儿多饮水
   - E. 防止患儿磕碰发生外伤
   - F. 遵医嘱给予抗凝治疗

   - G. 皮肤破溃处可使用无菌盐水清洁或遵医嘱用药

20. 患儿入院后,医嘱给予丙种球蛋白支持治疗。关于应用丙种球蛋白患儿的护理重点,下列叙述正确的是
   - A. 做好基础护理
   - B. 缓慢输注
   - C. 注意蛋白制品不良反应
   - D. 输注前测量体温,有发热时告知医师
   - E. 使用时双人核对
   - F. 丙种球蛋白储存在 2~8℃的冰箱内
   - G. 告知家长不能调节输入速度

21. 患儿有双眼球结膜充血,并且烦躁不安。患儿眼部的护理方法是
   - A. 遵医嘱双眼滴入药物治疗
   - B. 保持患儿安静,减少流泪
   - C. 嘱家长哄患儿多睡觉
   - D. 及时清洁眼部分泌物
   - E. 嘱家长多给患儿饮水
   - F. 遵医嘱给予镇静
   - G. 减少用眼

(22~25 题共用题干)

患儿,男性,15 岁。主因"反复发热,左膝关节疼痛 1 个月",以"幼年特发性关节炎"收入院。患儿入院后精神弱,主诉左膝关节及双髋关节肿痛,发热及晨起时疼痛明显,体温 38.7℃,面部可见红色皮疹,不高出皮面,未诉痒感,未见破溃,左腿不可伸直,走路跛行,局部皮温不高,偶有咳嗽。

22. 根据患儿骨关节临床特征,评估关节疾病严重程度,应包括
   - A. 相关化验值
   - B. 患儿的主诉
   - C. 炎症程度进程
   - D. 症状的严重性
   - E. 体温发热程度
   - F. 骨结构损伤的严重性

23. 患儿检查回报,骶髂关节 CT 提示:右侧骶髂关节间隙增宽,左髋关节积液,符合炎性改变。膝关节 X 线:左髌上囊及左髋软组织肿胀,关节腔积液。医嘱首先给予抗

炎、中药、外用药等保守治疗。对幼年特发性关节炎，保守治疗的目的是
- A. 控制临床症状
- B. 鼓励患儿继续上学
- C. 培养患儿正常心态
- D. 为持续治疗做准备
- E. 防止畸形
- F. 确保以家庭为中心的治疗
- G. 给家长和患儿更多的时间理解疾病

24. 患儿血小板和凝血功能检查异常，有形成血栓的危险，医嘱给予抗凝治疗。提示急症血栓栓塞性疾病的症状和体征是
- A. 胸闷
- B. 突然发生的与餐后疼痛相关的肠道疼痛或伴有呼吸短促的胸痛
- C. 静脉曲张
- D. 头晕与头痛
- E. 呼吸时胸痛或咳嗽
- F. 腿痛或循环障碍

25. 根据患儿临床表现和相关检查，医嘱给予患儿关节部位药物导入理疗。根据患儿的临床表现和相关检查，护理该患儿关节最重要的工作是
- A. 关节肿胀情况
- B. 移动障碍情况
- C. 理疗效果
- D. 防止关节畸形
- E. 疼痛情况
- F. 维持关节功能
- G. 肿胀关节部位皮肤温度

(26～29题共用题干)

患儿，男性，12岁。患儿入院前半年反复发热，体温最高39℃，口服退热剂后体温可逐渐降至正常，发热高峰为每天2～3次，伴有全身关节游走性疼痛，病程中曾出现过皮疹，后自行消退，不伴咳喘，全身无水肿，以"发热、皮疹原因待查"收入院，入院后诊断："幼年特发性关节炎"。

26. 关于幼年特发性关节炎，下列叙述不正确的是
- A. 关节肿胀并持续6周以上的关节炎
- B. 全身型可有肝脾、淋巴结肿大
- C. 关节病变以慢性非化脓性滑膜炎为特征
- D. 发病原因不明
- E. 多关节型男孩多见，受累关节5个以上
- F. 少关节型受累关节不超过5个

27. 患儿入院后精神弱，食欲不振，睡眠欠佳，体温最高39℃，口服退热剂可降至正常，发热高峰每日2～3次，患儿发热时主诉全身关节游走性疼痛，疼痛时活动受限，热退后关节症状消失，未见关节肿胀，呼吸24～30次/分，心率110～120次/分，面部可见红色皮疹，压之不褪色，不高出皮面，未诉痒感，发热时皮疹增多，全身无水肿。幼年特发性关节炎出现皮疹的原因是
- A. 体温发热引起
- B. 皮下组织的毛细血管周围淋巴细胞浸润
- C. 皮下组织的小静脉周围的淋巴细胞浸润
- D. 免疫调节异常
- E. 免疫复合物沉积
- F. 中性粒细胞性血管周围炎
- G. 病毒感染

28. 医嘱给予患儿长时间应用糖皮质激素治疗，激素治疗可引起骨质疏松而发生骨折。幼年特发性关节炎骨折的好发部位是
- A. 腕关节
- B. 肘关节
- C. 手指关节
- D. 股骨
- E. 胫骨
- F. 踝骨
- G. 脊柱

29. 根据病情，给予患儿长期补充钙剂和维生素D治疗。补充钙剂和维生素D的目的是
- A. 治疗骨质疏松
- B. 促使骨的矿物化
- C. 预防糖皮质激素治疗时骨质疏松副作用
- D. 减少发生骨折的危险
- E. 增加骨更新率
- F. 减少骨吸收，加快骨生成

(30～33题共用题干)

患儿，女性，5岁22天。因"皮疹1年余，加

重4个月余,乏力3个月余",以"皮肌炎"收入院。患儿入院后体温38.1℃,心率105次/分,呼吸22次/分。全身皮肤偏灰暗,面部、四肢、前胸及腹部可见暗红色皮疹,不高出皮面,疹间皮肤色暗,耳后、颌下、腋下及腹股沟可触及数个肿大淋巴结。可行走,不可跑跳。

30. 关于皮肌炎,下列叙述不正确的是
    A. 皮肌炎早期存在着不同程度的血管炎性病变
    B. 其发病与感染和免疫功能紊乱相关
    C. 男孩多于女孩
    D. 皮肌炎通常累及横纹肌
    E. 儿童皮肌炎多为急性起病
    F. 胃肠道血管损害可形成溃疡、出血和穿孔
    G. 主要病理变化是广泛血管炎

31. 医师检查该患儿肌力:双上肢肌力4级,双下肢肌力4级。肌力4级的特征是
    A. 能对抗地心引力做主动关节活动,但不能对抗阻力,肢体可以克服地心吸收力,能抬离床面
    B. 能对抗较大的阻力,但比正常者弱
    C. 正常肌力
    D. 触诊肌肉完全无收缩力
    E. 肌肉有主动收缩力,但不能带动关节活动
    F. 可以带动关节水平活动,但不能对抗地心引力

32. 患儿入院第14天,给予环磷酰胺冲击治疗,冲击治疗期间患儿出现抽搐表现,伴有全身肌肉强直,颈抵抗阳性,对症给予水合氯醛灌肠、氧气吸入,2分钟后肌肉强直缓解,进入药眠状态。急查血生化:Na^+ 127mmol/L,Cl^- 80mmol/L,Ca^{2+} 2.18mmol/L,K^+ 5.59mmol/L。血常规、血气基本正常。根据该患儿病情变化,患儿发生抽搐的原因是
    A. 中枢神经系统感染
    B. 环磷酰胺副作用
    C. 呼吸肌受累引起呼吸衰竭
    D. 电解质紊乱
    E. 心脏受累引起心力衰竭
    F. 脾功能亢进

33. 患儿血生化检查:乳酸脱氢酶770U/L(80~300U/L),α-羟基丁酸脱氢酶60U/L(120~260U/L);CK-MB 13.8ng/ml,肌钙蛋白115.1ng/L;对牛奶、鸡蛋白及狗毛过敏;肺功能:阻塞性通气功能异常;肌电图:肌源性损伤。医嘱给予应用甲泼尼龙、环磷酰胺及甲氨蝶呤等抗免疫治疗。根据该患儿疾病诊断、病情发生发展过程及用药治疗,患儿可能出现的并发症是
    A. 继发感染
    B. 皮肤溃疡
    C. 心力衰竭
    D. 皮肤和皮下组织萎缩
    E. 环磷酰胺治疗副作用:出血性膀胱炎
    F. 激素应用副作用:骨质疏松
    G. 呼吸衰竭

第十八章

遗传代谢性疾病患儿的护理

一、单选题

1. 21-三体综合征最主要的病因是
   A. 孕母高龄
   B. 孕母接受放射线
   C. 孕母服用致畸药物
   D. 孕母病毒感染
   E. 产时损伤

2. 不属于21-三体综合征临床表现的是
   A. 特殊面容
   B. 智能低下
   C. 生长发育迟缓
   D. 生理功能低下
   E. 皮纹特点和其他畸形

3. 散发性先天性甲低最早出现的临床表现是
   A. 特殊面容
   B. 体格发育落后
   C. 智能发育落后
   D. 生理功能低下
   E. 生理性黄疸时间延长

4. 散发性先天性甲低的临床表现不包括
   A. 特殊面容
   B. 智力低下
   C. 上部量小于下部量
   D. 身材矮小
   E. 嗜睡怕冷

5. 先天性甲状腺功能减低症的临床表现是
   A. 头大躯干长，四肢粗短，智力正常
   B. 智力落后，皮肤毛发色浅，尿有鼠臭味
   C. 眼距宽眼裂小，外眦上斜内眦赘皮，耳小异形
   D. 头大颈短，面部黏液水肿，腹胀便秘
   E. 智能落后、生长迟缓，可伴有先天性心脏病等多种畸形

6. 21-三体综合征的临床表现是
   A. 头大躯干长，四肢粗短，智力正常
   B. 智力落后，皮肤毛发色浅，尿有鼠臭味
   C. 眼距宽眼裂小，外眦上斜内眦赘皮，耳小异形
   D. 头大颈短，面部黏液水肿，腹胀便秘
   E. 生理功能低下

二、多选题

1. 苯丙酮尿症的饮食控制措施为
   A. 应尽早在3个月以前开始治疗
   B. 超过1岁以后再治疗即可
   C. 饮食控制至少持续到青春期以后
   D. 忌用肉、蛋、豆等蛋白质高的食物
   E. 婴儿喂给特制的低苯丙氨酸奶粉

2. 糖原贮积症重症患儿可诱发
   A. 高血糖
   B. 低血糖
   C. 酸中毒
   D. 呼吸困难
   E. 肝肿大

3. 糖原贮积症辅助检查正确的是
   A. 清晨空腹血糖较低
   B. 葡萄糖耐量试验上升极峰不一定很高
   C. 血小板黏附和聚集功能低下

D. 血清丙酮酸、三酸甘油酯、磷脂、尿酸增高

E. 分子生物学检测鉴定患儿携带的突变等位基因

4. 关于尿三氯化铁试验，正确的是
   A. 用作对较大婴儿和儿童的苯丙酮尿症的筛查
   B. 将三氯化铁滴入尿液
   C. 呈现绿色为阳性，表示尿中苯丙氨酸浓度增高
   D. 本试验特异性强
   E. 用于新生儿出生喂奶 3 日后作常规筛查

5. 关于苯丙酮尿症（PKU）的叙述错误的是
   A. 属常染色体显性遗传
   B. 典型 PKU 系由于患儿肝细胞缺乏苯丙氨酸羟化酶
   C. 经饮食控制后，脑电图正常，特殊气味消失
   D. 出生后早发现早治疗可预防智能发育落后
   E. 尿及汗液中排出苯丙酮酸致使有特殊的鼠尿样臭味

6. 21-三体综合征的特殊面容为
   A. 眼距宽，眼裂小
   B. 流涎不止
   C. 鼻梁低平
   D. 耳大垂肩
   E. 表情呆滞

7. 苯丙酮尿症常用的实验室检查项目是
   A. Guthrie 细菌生长抑制试验
   B. 尿三氯化铁试验
   C. 血游离氨基酸分析
   D. DNA 分析
   E. 中和抗体试验

8. 糖原贮积症 Ⅰa 型的临床表现是
   A. 临床表现轻重不一，呈娃娃脸，肌张力低，智能发育多正常
   B. 重症患儿新生儿期即可出现严重低血糖、酸中毒、呼吸困难和肝大等症状和体征
   C. 患儿可有高乳酸血症、高尿酸血症
   D. 可出现骨质疏松
   E. 可并发肾病或肾功能异常

9. 临床为确诊糖原贮积症，需要做的实验室检查是
   A. 血液生化测定
   B. 肾上腺素试验
   C. 胰高血糖素试验
   D. 肝组织活体检查和酶活力测定
   E. 血尿有机酸、氨基酸分析

三、共用题干题

（1~6 题共用题干）

患儿，男性，11 个月。近一周来抽搐发作 4 次，父母为近亲婚配。查体：智力发育差，皮肤白，毛发黄，可闻及鼠尿味，脑电图可见痫样放电。

1. 该患儿最可能患的疾病是
   A. 呆小病
   B. 苯丙酮尿症
   C. 唐氏综合征
   D. 原发性癫痫
   E. 低钙惊厥

2. 患儿血浆游离氨基酸分析中，苯丙酮酸浓度 $1400\mu mol/L$。该疾病患儿的遗传方式是
   A. 常染色体显性遗传
   B. 常染色体隐性遗传
   C. X 连锁显性遗传
   D. X 连锁隐性遗传
   E. 伴性不完全显性遗传

3. 该疾病患儿的临床症状，通常出现于
   A. 新生儿期
   B. 3~6 个月
   C. 1 岁时
   D. 1 岁半
   E. 2 岁以后

4. 典型性苯丙酮尿症所缺乏的酶是
   A. 二氢生物蝶呤还原酶
   B. 四氢生物蝶呤合成酶

C. 酪氨酸羟化酶
D. 苯丙氨酸-4-羟化酶
E. GTP 环化水合酶

5. 对患儿家长介绍苯丙酮尿症最为关键的治疗措施是
   A. 低苯丙酮饮食
   B. 四氢生物蝶呤
   C. 二氢生物蝶呤
   D. 5-羟色氨酸
   E. 左旋多巴

6. 苯丙酮尿症的孩子主要采用低苯丙氨酸奶治疗，待血浓度降至理想浓度时，可逐渐少量添加天然饮食。低苯丙酮饮食疗法中，天然饮食的最佳选择是
   A. 母乳
   B. 米粉
   C. 豆制品
   D. 牛奶
   E. 面食

(7~9 题共用题干)

患儿男，18 个月。父母亲为表兄妹结婚，出生后外表与常人无异，6 个月后头发渐变棕色，以后色更浅，眼珠在 4 个月后也由黑色变棕色，至今不能独坐，不会叫爸爸、妈妈，曾有过一次惊厥，尿有鼠尿样臭味，尿三氯化铁试验呈阳性。

7. 该患儿最可能的诊断是
   A. 白化病
   B. 脑白质营养不良症
   C. 先天性甲状腺功能减退症
   D. 苯丙酮尿症
   E. 糖原贮积症

8. 为确诊，首选的检查是
   A. 血糖测定
   B. 血苯丙氨酸浓度测定
   C. 染色体检查
   D. 血酪氨酸值测定
   E. 肝脏活检病理学检查

9. 该患儿确诊后应
   A. 立即进行低苯丙氨酸饮食治疗至症状消失
   B. 立即进行无苯丙氨酸饮食治疗
   C. 立即进行低苯丙氨酸饮食治疗并至少维持至青春期以后
   D. 立即进行低苯丙氨酸饮食治疗并维持至学龄前期
   E. 立即进行低苯丙氨酸饮食治疗至终生

(10~13 题共用题干)

患儿，男性，2 岁半。至今不会独立行走，智力发育落后于同龄儿。查体：眼距增宽，鼻梁平，腭弓高，舌常伸出口外，小指向内侧弯曲，通贯掌，面部无水肿，皮肤细嫩，无异常气味。

10. 根据临床表现，该患儿最可能患的疾病是
    A. 呆小病
    B. 唐氏综合征
    C. 苯丙酮尿症
    D. 软骨发育不良
    E. 黏多糖病

11. 患儿体质差，易发生感染，每次感染时查血常规、电解质正常，血液、尿液有机酸、氨基酸代谢分析未发现异常。能够明确该患儿疾病诊断的检查是
    A. 骨骼 X 线检查
    B. 染色体检查
    C. 血清 T_3、T_4 检查
    D. 尿氨基酸过筛
    E. 智力测定

12. 患儿尿氨基酸过筛检查正常，智力低于同龄儿，染色体检查 46XY，-14，+t (14q21q)。该疾病患儿不常见的症状是
    A. 免疫功能低下
    B. 性发育延迟
    C. 骨龄落后
    D. 指纹改变
    E. 先天性肾病

13. 关于该疾病的特点，下列叙述错误的是
    A. 免疫功能低下
    B. 白血病的发生率较低
    C. 性发育延迟
    D. 智能低下
    E. 喂养困难

(14~17题共用题干)

患儿5岁,不能独立行走,生长发育落后,通贯手,鼻梁低,唇厚舌大,不会叫爸爸妈妈。

14. 最可能的诊断考虑为
    A. 先天性甲减
    B. 软骨营养不良
    C. 21-三体综合征
    D. 呆小症
    E. 苯丙酮尿症

15. 确诊的主要依据是
    A. 特殊面容
    B. 智力低下
    C. 通贯手
    D. 染色体核型分析
    E. 血清 T_3、T_4、TSH 测定

16. 该病的病因应除外
    A. 孕妇剖腹产
    B. 孕妇高龄
    C. 放射线
    D. 化学因素
    E. 遗传

17. 为预防21-三体综合征,常用的产前筛查是
    A. 羊水细胞染色体检查
    B. 绒毛膜细胞染色体检查
    C. 甲胎蛋白、游离雌三醇和绒毛膜促性腺激素检测
    D. 子宫彩超
    E. 避免近亲结婚

(18~21题共用题干)

患儿,1岁3个月,近一周来有抽搐发作,共5次,体检智力发育差,不能独坐,表情呆滞,头发黄皮肤白,尿及汗液有鼠臭味。

18. 诊断考虑
    A. 呆小症
    B. 脑瘫
    C. 苯丙酮尿症
    D. 癫痫
    E. 21-三体综合征

19. 为及早发现本病应进行新生儿筛查,检查项目是
    A. 尿三氯化铁试验
    B. 脑电图检查
    C. DNA 分析
    D. 新生儿足跟血做 Guthrie 试验
    E. 血游离氨基酸分析

20. 该病患儿的智力低下一般出现于
    A. 出生时
    B. 出生1~3个月
    C. 出生1年左右
    D. 出生1年5个月
    E. 出生3~6个月

21. 该病的治疗要点最主要是
    A. 药物治疗
    B. 饮食疗法
    C. 心理疗法
    D. 中医治疗
    E. 尚无特殊治疗方法

四、案例分析题

(1~3题共用题干)

患儿,3岁,生后4个月见表情呆滞,易激惹,不能抬头,伴有点头弯腰样发作,每日10次左右。2岁开始出现呕吐,喂养困难。现小儿智能明显落后,尿有鼠臭味。尿三氯化铁试验出现绿色。初步诊断苯丙酮尿症。

1. 下列哪些症状与患儿的疾病有关
    A. 通贯手
    B. 虹膜色泽变浅
    C. 皮肤干燥,常有湿疹
    D. 毛发枯黄
    E. 身材矮小,四肢短

2. 一经确诊,应尽早开始饮食控制,下列措施正确的是
    A. 给予低苯丙氨酸饮食
    B. 适当控制苯丙氨酸的摄入,持续至成年
    C. 添加辅食应以淀粉类、蔬菜和水果等低蛋白质食物为主
    D. 原则是既能保证生长发育和体能代谢的最低需要又能维持血中苯丙氨酸0.12~0.6mmol/L
    E. 饮食控制应至少持续到青春期以后
    F. 忌用肉、蛋、豆类等高蛋白质食物

3. 本病属于遗传代谢病，为预防其发生，可采取的措施为
   A. 新生儿足跟血筛查
   B. 避免近亲结婚
   C. 避免孕期接触放射线、致畸药物或病原生物感染
   D. 对患儿家族做苯丙氨酸耐量试验，检出杂合子
   E. 有阳性家族史的新生儿生后应做检查
   F. 35 岁以上妇女妊娠后

（4~8 题共用题干）
患儿，女性，1 岁 4 个月。生后智力运动发育落后，8 个月出现反复抽搐，表现为单个或成串痉挛发作。查体：头围 44cm，可闻及鼠尿味，全身皮肤白，头发黄，虹膜色浅。

4. 此患儿最可能患的疾病是
   A. 呆小病
   B. 苯丙酮尿症
   C. 唐氏综合征
   D. 原发性癫痫
   E. 低钙惊厥
   F. 肌肉病

5. 第一次抽搐发作时，查血钙 2.4mmol/L，心律 102 次/分，律齐，听诊未闻及心脏杂音。此次为明确诊断收入院治疗。家长非常关心住院后的安排，需要做哪些检查，责任护士向家长宣教有关疾病检查的安排。目前该患儿不需要做的检查是
   A. 血浆游离氨基酸分析
   B. 染色体分析
   C. 数字视频脑电图
   D. 四氢生物蝶呤负荷试验
   E. 超声心动图
   F. 脑电图

6. 确诊苯丙酮尿症的检查项目是
   A. 血浆游离氨基酸分析
   B. 染色体分析
   C. 血清 T_3、T_4 检查
   D. 血电解质检查
   E. 颅脑影像学检查
   F. 肌电图

7. 对本病发病的原因家长很是疑惑，在网上看了很多关于疾病原因的文章，向护士咨询。关于苯丙酮尿症的生化改变，下列叙述错误的是
   A. 苯丙氨酸在血液和脑脊液中堆积
   B. 酪氨酸产生减少
   C. 甲状腺、肾上腺合成增多
   D. 黑色素合成不足
   E. 尿中苯乙酸排出增多
   F. 色素脱失和鼠气味

8. 苯丙酮尿症的饮食疗法，下列叙述正确的是
   A. 出生后一经确诊立即开始饮食控制
   B. 最理想的饮食为无苯丙氨酸饮食
   C. 需定期观察血清苯丙氨酸水平
   D. 饮食控制至少维持到青春期后
   E. 饮食疗法开始得越早，预后愈好
   F. 避免近亲结婚，开展新生儿筛查

（9~12 题共用题干）
患儿，女性，1 岁 5 个月。易感染，生长落后，身材矮小，本次因感染就诊。查体发现肝大。肝功能正常，血小板功能异常，血糖低，高血脂，酮症酸中毒，尿酸升高。为明确诊断，经进一步检查发现，患儿骨质疏松，肌张力低，进行肾上腺素试验，血糖无明显升高。

9. 根据以上情况，该患儿可能患的疾病是
   A. 苯丙酮尿症
   B. 黏多糖病
   C. 糖原贮积症
   D. 肝豆状核变性
   E. 戊二酸血症
   F. 枫糖尿病

10. 患儿曾在院外反复就诊，未发现病因。此次入院为明确疾病诊断，除进行了以上各项检查外，做胰高血糖素试验：血糖在 15~45 分钟升高不明显。家长非常焦虑。此疾病确诊需要做的实验室检查项目是
    A. 血液生化测定
    B. 肾上腺素试验
    C. 四氢蝶呤试验
    D. 肝组织活体检查和酶活力测定
    E. 血尿有机酸分析

F. 血尿氨基酸分析
11. 糖原贮积症常出现的临床表现是
    A. 鼻出血
    B. 呼吸困难
    C. 高乳酸血症
    D. 耳聋
    E. 可并发肾病或肾功能异常
    F. 肝大
12. 关于该患儿的出院健康宣教，下列叙述正确的是
    A. 无病因治疗，对症治疗
    B. 严重低血糖时，注意维持血糖稳定
    C. 1岁以后可用生玉米淀粉治疗
    D. 饮食治疗中注意补充维生素，但矿物质不必额外补充
    E. 家庭中如有未发病的同胞兄妹，应定期检查，如需生下一胎，可进行遗传咨询
    F. 预防感染

第十九章 运动系统畸形患儿的护理

一、选择题

1. 先天肌性斜颈主动生活矫正的护理措施不包括
   A. 每次喂奶、饮水时都从患侧方向给予
   B. 坚持健侧靠墙卧位
   C. 让患儿试行俯卧位，较长时间抬头玩耍
   D. 利用生活细节诱导患儿头主动转向患侧
   E. 将患儿的头颈从患侧牵拉至健侧并按摩

2. 发育性髋关节脱位（DDH）的疾病特点正确的是
   A. 发病率无种族和地区差别
   B. 男孩比女孩多见
   C. 双侧脱位比单侧多见
   D. 右侧脱位比左侧多见
   E. 北方比南方多见

3. 先天性肌性斜颈的临床特点描述应除外
   A. 婴儿出生后，一侧颈部锁乳突肌中、下 1/3 处可触及无痛的梭形肿物
   B. 该肿物会持续存在，不会消失
   C. 患儿头向患侧偏斜，下颌转向对侧，颈部活动有不同程度的受限
   D. 大龄患儿可出现颈椎及上胸椎侧弯畸形
   E. 患侧眼外眼外眦至口角间的距离比对侧变短

4. 先天性肌性斜颈的非手术治疗不包括
   A. 主动生活矫正
   B. 全身按摩
   C. 局部推拿
   D. 手法矫治
   E. 局部固定

5. 先天性肌性斜颈的手术治疗正确的是
   A. 适用于所有的先天肌性斜颈患儿
   B. 其目的是矫正外观畸形、改善颈部的伸展和旋转功能
   C. 对 12 岁以上的患儿，手术治疗可以使面部不对称得以恢复
   D. 术后要佩戴矫形器具保持矫正位至少 2 周
   E. 伤口愈合后不需继续采用伸展治疗

6. 先天性肌性斜颈的护理措施中描述正确的是
   A. 每次喂奶，饮水时都从健侧方向给予
   B. 坚持患侧靠墙卧位
   C. 手法矫正时应将患儿的头颈从健侧牵拉至患侧，直到患侧耳郭触及患侧肩部
   D. 手术矫正患儿术后应观察患儿呼吸、进食情况有无异常
   E. 为了保护患儿的自尊，尽量避免参加社会交往

7. 幼年期及年长儿 DDH 患儿的临床特点为
   A. 大腿内侧皮纹及臀纹加深上移
   B. 患侧肢体缩短，髋关节活动受限
   C. Ortolani 征和 Barlow 征阳性
   D. 站立时成腹部前坠、臀部后耸的体态
   E. Trendelenburg 征阳性

8. 先天性马蹄内翻足的描述正确的是
   A. 是最常见的足部先天性复杂畸形
   B. 发生率约为 1/1000
   C. 男性多于女性

D. 双侧多见
E. 以上均包括

二、多选题

1. 先天肌性斜颈主动生活矫正的护理诊断/问题包括
   A. 运动障碍与胸锁乳突肌挛缩/矫形治疗有关
   B. 体像紊乱与头颈及面部畸形有关
   C. 社会交往障碍与头颈及面部畸形有关
   D. 知识缺乏（家长）：患儿父母缺乏疾病相关知识及照护知识
   E. 疼痛

2. DDH 患儿皮肤护理措施包括
   A. 给予合适的衬垫，避免皮肤直接接触外固定器具
   B. 每天检查患儿皮肤有无破损
   C. 注意观察肢端血液循环情况
   D. 观察肢体有无摩擦、卡压等现象
   E. 用肥皂水清洗皮肤

3. DDH 患儿健康教育措施应包括
   A. 注意新生儿出生后的早期体检筛查工作
   B. 新生儿出生后建议穿连体衣裤6个月
   C. 出生后应将婴儿双下肢于伸直位包裹
   D. 教育家长不可自行拆除外固定装置
   E. 指导家长定期随访复诊

4. Ponseti 治疗方法包括
   A. 手法矫正
   B. 系列管型石膏固定
   C. 经皮跟腱切断
   D. 矫形支具穿戴维持
   E. 关节融合术

5. 先天性马蹄内翻足患儿手法矫正方法包括
   A. 患儿安静平卧，屈髋、屈膝
   B. 操作者拇指顶在距骨头处
   C. 背屈第一跖骨使前足置于旋后位
   D. 在旋后位外展患足

E. 应用力进行，每次 15~30 分钟

6. DDH 患儿常见护理问题不包括
   A. 躯体活动障碍与 DDH 复位固定治疗有关
   B. 皮肤完整性受损的危险与使用外固定器具及制动有关
   C. 疼痛
   D. 潜在并发症：泌尿道感染
   E. 自理缺陷与智能低下有关

三、共用题干题

（1~5题共用题干）
新生儿，确诊为 DDH。

1. 新生儿期 DDH 患儿的临床特点应除外
   A. 大腿内侧皮纹及臀纹加深上移
   B. 患侧肢体缩短，髋关节活动受限
   C. Ortolani 征和 Barlow 征阳性
   D. 外展试验阳性
   E. Trendelenburg 征阳性

2. DDH 患儿的治疗方法应除外
   A. 6 个月以下婴儿复位成功后，可用 Pavlik 吊带保持 3~4 个月
   B. 18 个月以内患儿术前充分牵引后，麻醉下进行手法整复
   C. 手法整复后用蛙式位石膏或支架持续固定 8~10 个月
   D. 18 个月至 8 岁的儿童一般需要手术切开复位
   E. 手术切开复位的目的是实现股骨头中心性复位

3. DDH 患儿复位后，髋关节最稳定的体位为
   A. 髋关节屈曲 45°，外展外旋位
   B. 髋关节屈曲 45°，外展内旋位
   C. 髋关节屈曲 90°，外展外旋位
   D. 髋关节屈曲 90°，外展内旋位
   E. 髋关节屈曲 180°，外展内旋位

4. DDH 患儿保持外固定有效性的护理措施为
   A. 保持髋关节屈曲 90°、外展外旋位
   B. 牵引复位的患儿做好牵引护理，维持牵引体位正确
   C. 佩戴 Pavlik 吊带患儿做清洁护理时，勿去掉吊带为宜

D. 更换石膏或支具时，应注意保持髋关节稳定
E. 以上都正确

5. DDH患儿皮肤护理措施不包括
   A. 给予合适的衬垫，避免皮肤直接接触外固定器具
   B. 每天检查患儿皮肤有无破损
   C. 注意观察肢端血液循环情况
   D. 观察肢体有无摩擦、卡压等现象
   E. 保持患儿皮肤清洁，皮肤皱褶处扑粉保护

四、案例分析题

（1~4题共用题干）
患儿，7岁，确诊为先天性马蹄内翻足。

1. 先天性马蹄内翻足的临床特点应除外
   A. 小腿外旋、小腿肌肉明显萎缩
   B. 前足内收和内旋
   C. 中足内翻和高弓
   D. 后足马蹄样畸形
   E. 患儿年龄愈大，负重时间愈长，畸形愈严重
   F. 前足马蹄样畸形

2. 先天性马蹄内翻足的描述正确的是
   A. 是最常见的足部先天性复杂畸形
   B. 发生率约为1/1000
   C. 男性多于女性
   D. 双侧多见
   E. 单侧多见
   F. 女性多于男性

3. 先天性马蹄内翻足患儿的常见护理问题不包括
   A. 躯体活动障碍，与患儿足部畸形、使用矫形器具及手术有关
   B. 皮肤完整性受损的危险，与石膏或支具固定有关
   C. 知识缺乏：患儿家长缺乏疾病相关知识
   D. 焦虑，与足部畸形和身体移动障碍有关
   E. 低效性呼吸型态，与肺部感染有关
   F. 疼痛

4. 先天性马蹄内翻足患儿健康教育不包括
   A. 教会家长手法矫正
   B. 教会家长皮肤护理方法
   C. 当患儿出现异常哭闹、肢端皮温色泽异常改变时，应及时安慰患儿
   D. 畸形矫正后，还应继续按摩和功能锻炼
   E. 坚持复查至少1年以上
   F. 畸形矫正后，不继续按摩和功能锻炼

第二十章

感染性疾病患儿的护理

一、单选题

1. 关于流行性腮腺炎的护理，叙述错误的是
   A. 卧床休息，控制体温
   B. 口服抗病毒药物
   C. 观察有无并发症
   D. 食用酸辣食品
   E. 做好消毒隔离，口服抗病毒药物

2. 关于水痘，叙述错误的是
   A. 接触后注射免疫球蛋白
   B. 易感儿按时接种水痘疫苗
   C. 皮疹呈离心性分布，躯干少，四肢多
   D. 皮肤和黏膜相继出现并同时存在斑疹、丘疹、疱疹及结痂
   E. 早发现、早治疗、早隔离，应隔离至疱疹全部结痂为止

3. 急性粟粒型肺结核的特点除外
   A. 起病缓慢，症状重而不典型
   B. 多数起病时出现脑膜炎征象
   C. 突发高热，呈稽留热或弛张热
   D. 眼底检查可发现脉络膜结核结节
   E. 双肺分布大小一致、均匀的粟粒状阴影

4. 流行性乙脑临床分型不包括
   A. 休克型
   B. 脑型
   C. 肝型
   D. 肺型
   E. 混合型

5. 典型水痘的出疹特点不包括
   A. 皮疹呈向心性分布
   B. 皮疹集中出现，先见于耳后
   C. 在起病当日或次日出现皮疹
   D. 体弱易感儿接触麻疹后及早注射免疫血清球蛋白
   E. 黏膜疱疹可出现在口腔、咽、眼结膜处，疼痛明显

6. 关于麻疹的预防，叙述错误的是
   A. 对接触麻疹的易感儿应隔离观察3周，并给予被动免疫
   B. 患者隔离一般至出疹后5天，并发肺炎者至出疹后10天
   C. 8个月以上未患过麻疹者可不用接种麻疹疫苗
   D. 易感儿接触麻疹患者后及早注射免疫血清球蛋白，以预防发病
   E. 8个月以上未患过麻疹者应接种麻疹减毒活疫苗

7. 流行性腮腺炎的临床表现除外
   A. 急性起病
   B. 腮腺四周的蜂窝组织水肿
   C. 病后24小时内出现腮腺肿大
   D. 腮腺导管开口红肿，挤压时可有脓液溢出
   E. 腮腺以耳垂为中心，呈弥漫性肿胀，边界不清，表面不红

8. 麻疹前驱期症状除外
   A. 皮疹
   B. 发热
   C. 麻疹黏膜斑

D. 厌食、吐、泻
E. 呼吸道卡他症状

9. 引起传染性单核细胞增多症的病原体是
   A. CMV
   B. HIV
   C. EBV
   D. 疟原虫
   E. 鼠弓形虫

10. 关于百日咳的治疗错误的是
    A. 叩背、吸痰
    B. 抗病毒治疗
    C. 口服止咳祛痰药物
    D. 重症患儿应用激素治疗
    E. 夜间痉咳时可用镇静剂

11. 中毒型细菌性痢疾的分型不包括
    A. 休克型
    B. 脑型
    C. 肺型
    D. 混合型
    E. 腹型

12. 关于小儿惊厥，以下描述错误的是
    A. 是神经元功能紊乱引起的
    B. 脑细胞突然异常放电
    C. 全身或局部肌肉不自主收缩
    D. 常伴有意识障碍
    E. 患儿常意识清楚

13. 小儿风湿热的主要诊断指标不包括
    A. 发热
    B. 心脏炎
    C. 关节炎
    D. 皮下结节
    E. 环形红斑

14. 过敏性紫癜的临床表现不包括
    A. 皮肤紫癜
    B. 消化道症状
    C. 关节症状

D. 肾脏症状
E. 心脏症状

15. 结核病活动期应进行呼吸道隔离，护理措施错误的是
    A. 对患儿呼吸道分泌物进行消毒处理
    B. 对痰杯、餐具进行消毒处理
    C. 积极防治各种急性传染病
    D. 避免受凉
    E. 可与开放性结核病患者安排在统一病室

16. 结核性脑膜炎早期表现除外
    A. 性格改变
    B. 发热
    C. 头痛
    D. 食欲缺乏
    E. 脑膜刺激征

17. 人群结核病高发的原因，除外
    A. 生活贫困
    B. 居住拥挤
    C. 社会经济落后
    D. 营养不良
    E. 遗传因素

18. 流行性腮腺炎的特征除外
    A. 肿大的腮腺以耳垂为中心
    B. 腮腺边缘不清
    C. 预期腮腺肿大可持续 1 周以上
    D. 腮腺管口可见红肿
    E. 下颌下腺和舌下腺可肿大

二、多选题

1. 关于麻疹，叙述正确的有
   A. 麻疹患者是唯一传染源
   B. 出疹前 5 天至出疹后 5 天均有传染性
   C. 密切接触患者的易感儿应隔离观察 3 周
   D. 患儿房间每天用紫外线照射消毒或通风 30 分钟
   E. 病毒存在于眼结膜、鼻、口咽和气管等的分泌物中

2. 原发性肺结核胸部 X 线检查的主要特征包括
   A. 局部炎性淋巴结相对较小
   B. 局部炎性淋巴结相对肿大
   C. 淋巴结无改变
   D. 肺部的初染灶相对较小
   E. 肺部的初染灶相对较大

3. 流行性乙脑极期的严重症状包括
   A. 高热
   B. 昏迷
   C. 惊厥
   D. 颅内高压症
   E. 呼吸衰竭

4. 中毒性痢疾的治疗原则有
   A. 降低颅压
   B. 降温止惊
   C. 应用敏感抗生素
   D. 保持呼吸道通畅、给氧
   E. 扩容，纠酸，维持水电平衡

5. 对麻疹的预防，下列哪些正确
   A. 隔离患儿至出疹后 5 天
   B. 并发肺炎者延长至出疹后 10 天
   C. 密切接触易感儿应隔离观察 3 周
   D. 体弱易感儿接触麻疹后及早注射免疫血清球蛋白
   F. 8 个月以上未患过麻疹者接种麻疹减毒活疫苗，7 岁时复种

6. 流行性腮腺炎的流行病学特性是
   A. 腮腺炎患者是唯一的传染源
   B. 本病好发年龄为 5 岁以下儿童
   C. 主要传播途径为呼吸道飞沫传播
   D. 四季均可发病，以冬、春季多见
   E. 在腮腺肿大前 6 天到发病后 9 天均可从唾液中分离病毒

7. 红疹毒素的特征有
   A. 可引起皮肤血管充血发疹
   B. 可引起肝、脾、淋巴结充血及脂肪变性
   C. 可抑制吞噬系统功能，影响 T 淋巴细胞功能
   D. 可引起肾间质性炎症
   E. 可引起心肌浊肿和变性

8. 关于流感，下列叙述正确的是
   A. 婴幼儿常伴有呕吐、腹泻等症状
   B. 患者、隐性感染者为主要传染源
   C. 某一时期的流行多由单一血清型引起
   D. 流行期间以 5～14 岁的少年儿童发病率高
   E. 病初 2～3 天传染性最强

9. 流脑患儿皮疹的特点有
   A. 皮疹初期针尖大小，红色充血性
   B. 斑丘疹
   C. 很快融合成片，大片瘀斑，可波及全身
   D. 皮疹常从胸腹部皮肤开始
   E. 紫红色

10. 下列有关麻疹患儿的护理措施，正确的有
    A. 体温高热时用酒精擦浴降温
    B. 保持皮肤清洁用肥皂水清洗
    C. 衣被干燥、透气、柔软
    D. 给予营养丰富的饮食
    E. 保护眼睛、口腔清洁

11. 典型麻疹包括哪几期
    A. 潜伏期
    B. 前驱期
    C. 出疹期
    D. 恢复期
    E. 缓解期

12. 关于麻疹黏膜斑的特征说法错误的是
    A. 是流感早期具有特征性的体征
    B. 一般在出疹前 1～2 天出现于第一磨牙相对的颊黏膜上
    C. 直径约 0.5～1.0mm 的细砂样灰白色小点
    D. 周围有红晕
    E. 出疹后 1～2 天迅速消失

13. 下列表现不属于麻疹出疹期的是
    A. 出现红色斑丘疹
    B. 麻疹黏膜斑
    C. 低热
    D. 全身中毒症状加重
    E. 皮疹消退

14. 重型麻疹主要见于
    A. 营养不良者
    B. 继发严重感染者
    C. 应用免疫抑制剂者
    D. 接种过疫苗而再次感染者
    E. 体内有一部分免疫力者

15. 麻疹患儿的皮肤护理不正确的是
    A. 勤换内衣
    B. 温水擦浴
    C. 可用肥皂擦洗
    D. 保持皮肤湿润
    E. 剪短指甲

16. 麻疹患儿高热的护理正确的是
    A. 可用药物强行降温
    B. 可用冷敷降温
    C. 密切监测体温
    D. 体温40℃以上可用小剂量退热剂
    E. 处理高热时需兼顾透疹

17. 下列关于水痘的说法错误的是
    A. 传染性极强
    B. 对热不敏感
    C. 由麻疹病毒引起
    D. 主要见于老年人
    E. 水痘患者使唯一的传染源

18. 水痘的主要损害部位在
    A. 皮肤
    B. 黏膜
    C. 内脏
    D. 组织
    E. 血液

19. 水痘的特征性病理表现是
    A. 多核巨细胞的形成
    B. 皮疹
    C. 核内包涵体的形成
    D. 丘疹
    E. 疱疹

20. 水痘患儿常见的护理诊断包括
    A. 皮肤完整性受损
    B. 有感染传播的危险
    C. 体温过低
    D. 自主呼吸障碍
    E. 清理呼吸道无效

21. 传染性单核细胞增多症的传染源包括
    A. 患者
    B. 隐性感染者
    C. 护士
    D. 医生
    E. 家属

22. 下列关于传染性单核细胞增多症发病期的典型表现说法正确的是
    A. 发热
    B. 咽峡炎
    C. 淋巴结肿大
    D. 肝脾肿大
    E. 皮疹

23. 传染性单核细胞增多症患儿饮食护理错误的是
    A. 及时补充水分
    B. 做好口腔护理
    C. 少食多餐
    D. 低蛋白饮食
    E. 低热量饮食

24. 流行性腮腺炎的并发症包括
    A. 脑膜炎
    B. 睾丸炎
    C. 卵巢炎
    D. 上腹部轻度疼痛

E. 头晕

25. 流行性腮腺炎主要的护理诊断包括
    A. 疼痛
    B. 体温过高
    C. 有感染传播的危险
    D. 潜在并发症：脑膜炎
    E. 潜在并发症：睾丸炎

26. 流行性腮腺炎局部疼痛的护理错误的是
    A. 进行疼痛评估
    B. 腮腺肿胀处热敷
    C. 给予清淡饮食
    D. 可以食用柠檬
    E. 多饮水

27. 手足口病的出疹部位主要是
    A. 手
    B. 足
    C. 口
    D. 胸部
    E. 腹部

28. 全杀菌抗结核药物有
    A. 异烟肼
    B. 利福平
    C. 吡嗪酰胺
    D. 乙胺丁醇
    E. 链霉素

29. 结核菌的特点不正确的是
    A. 厌氧菌
    B. 具有抗酸性
    C. 紫外线杀不死
    D. 阳光直射下1~2小时死亡
    E. 抗酸染色呈红色

30. 结核菌素的阳性反应见于
    A. 接种卡介苗后
    B. 曾感染过结核杆菌
    C. 体内有新的结核病灶
    D. 体内有活动性结核病
    E. 新近有感染

31. 结核菌素的阴性反应见于
    A. 未感染过结核
    B. 结核迟发性变态反应前期
    C. 假阴性反应
    D. 技术误差
    E. 结核菌素失效

32. 以下不属于结核性脑膜炎中期表现的是
    A. 脑膜刺激征
    B. 昏迷
    C. 惊厥
    D. 性格改变
    E. 舟状腹

33. 糖皮质激素治疗结核性脑膜炎的作用描述正确的是
    A. 抑制炎症渗出
    B. 降低颅内压
    C. 减轻中毒症状
    D. 减轻或防治脑积水
    E. 晚期使用效果好

34. 关于水痘的典型皮疹特点，下列叙述正确的是
    A. 皮疹首发于头、面和躯干
    B. 多见于四肢和颜面部
    C. 愈后大多留有瘢痕
    D. 水疱易破溃，2~3天迅速结痂
    E. 最初的皮疹为红色斑丘疹

35. 关于流行性腮腺炎的并发症，下列叙述正确是
    A. 流行性腮腺炎病毒经常累及中枢神经系统，并发脑膜脑炎
    B. 并发脑膜脑炎时，脑脊液呈无菌性脑膜炎样改变
    C. 并发心肌炎时，可早期足量使用肾上腺皮质激素
    D. 男孩常并发睾丸炎，大都为双侧对称性
    E. 并发睾丸炎时，可用丁字带将睾丸托

起，局部外敷以尽快消肿

E. 在流脑流行季节前1个月，完成接种乙脑疫苗，可有效预防其发生

36. 关于甲型H1N1流感危重型病例的临床表现，下列叙述正确的是
   A. 腹痛、腹泻
   B. 呼吸急促、呻吟、三凹征明显
   C. 头痛、呕吐、嗜睡
   D. 全身皮肤花斑，毛细血管充盈时间5秒
   E. 全身不适

37. 流行性感冒的典型临床表现是
   A. 高热伴畏寒或寒战
   B. 头痛、肌痛、乏力
   C. 全身不适
   D. 腹痛、腹泻
   E. 卡他症状明显

38. 手足口病患儿的皮疹特点是
   A. 手、足、口和臀部出现斑丘疹、小疱疹
   B. 皮疹呈向心性分布
   C. 疱疹周围可有炎性红晕
   D. 疱疹处痒、痛、有结痂
   E. 口腔黏膜出现散在的疱疹，疼痛明显

39. 关于猩红热的皮疹，下列叙述正确的是
   A. 疹退开始脱皮
   B. 面部皮疹密集
   C. 皮疹越密集，脱屑越严重
   D. 皮肤皱褶处皮疹密集成线，压之不退，形成帕氏线
   E. 贫血性皮肤划痕

40. 关于流行性乙型脑炎，下列叙述正确的是
   A. 重症患儿在充分扩容的基础上可应用多巴胺、酚妥拉明等，以改善微循环，减轻脑水肿
   B. 中枢性呼吸衰竭时尽早使用呼吸机
   C. 病理反射阳性，浅反射消失，深反射先亢进后消失
   D. 病程多在2周以上，大多数患儿恢复期常有神经、精神异常，或瘫痪、失语等症状

41. 乙脑患儿脑脊液的特点是
   A. 糖明显减少
   B. 压力仅轻度增高
   C. 白细胞计数增加
   D. 脑脊液无色透明
   E. 脑脊液可分离到病毒

42. 流脑患儿脑脊液的特点是
   A. 压力高
   B. 脑脊液涂片可以找到革兰阴性双球菌
   C. 外观呈混浊或脓样
   D. 蛋白降低
   E. 糖含量可以正常

43. 关于水痘的病后免疫，下列叙述正确的是
   A. 皮疹出现1~4天后，机体产生特异性细胞免疫和抗体
   B. 病后免疫力不强，易反复感染
   C. 病后可获得持久免疫力，但仍可发生带状疱疹
   D. 病后可获得持久免疫力，病毒完全清除
   E. 有多种血清型，因此病后免疫并无多大保护作用

三、共用题干题

(1~3题共用题干)
患儿男，2岁。因"高热4~5天，出皮疹1天"来诊。1天来患儿耳后、发际相继出现淡红色斑丘疹，疹间皮肤正常，伴有流涕、畏光，咳嗽重，精神、食欲差。查体：球结膜充血，咽红，口腔黏膜粗糙。

1. 该患儿最可能的诊断是
   A. 麻疹
   B. 水痘
   C. 猩红热
   D. 手足口病
   E. 流行性腮腺炎

2. 本病的病原体为
   A. 腺病毒

B. 水痘病毒
C. 麻疹病毒
D. 柯萨奇病毒
E. 人疱疹病毒6型

3. 此类患者一般应隔离至出疹后
   A. 3天
   B. 5天
   C. 7天
   D. 10天
   E. 14天

(4~6题共用题干)
患儿女，4岁。因"发热、咳嗽、乏力、消瘦、食欲差、盗汗15天"来诊。查体：双肺呼吸音粗。胸部X线片：原发综合征。PPD试验（+++）。

4. 该患儿最可能的致病菌为
   A. 牛型结核杆菌
   B. 鼠型结核杆菌
   C. 鸟型结核杆菌
   D. 人型结核杆菌
   E. 马型结核杆菌

5. 该患儿应用异烟肼的疗程为
   A. 3~6个月
   B. 6~9个月
   C. 9~12个月
   D. 12~18个月
   E. 18~24个月

6. 为防止感染传播，对该患儿应采取的隔离措施是
   A. 接种卡介苗
   B. 体液隔离
   C. 严格隔离
   D. 接触隔离
   E. 呼吸道隔离

(7~9题共用题干)
男，6岁，发热，头痛，厌食，左耳下疼痛3天。体温38.9℃，左腮腺肿胀，有明显触痛。查血白细胞正常。

7. 今日患儿腹上区疼痛，有压痛和肌紧张，伴呕吐，发生哪一种并发症的可能性最大

   A. 肝炎
   B. 肾炎
   C. 卵巢炎
   D. 胰腺炎
   E. 脑膜炎

8. 应进一步检查哪项
   A. 三大常规
   B. 血淀粉酶
   C. 血脂肪酶
   D. 腹部B超
   E. 脑脊液检查

9. 下列哪项治疗护理措施不妥
   A. 卧床休息
   B. 肌肉注射阿托品
   C. 密切观察腹痛情况
   D. 应用抗病毒药物
   E. 供给高蛋白、高脂肪、高维生素流食

(10~11题共用题干)
4岁幼儿，体温波动在39~40℃，流涕，眼睑水肿，眼结合膜充血，耳后发际可见红色斑丘疹，疹间皮肤正常。

10. 最可能的诊断是
    A. 水痘
    B. 麻疹
    C. 风疹
    D. 猩红热
    E. 药物过敏

11. 患儿住院后咳嗽加重，声嘶、犬吠样咳嗽，吸气性呼吸困难，可能的并发症是
    A. 心力衰竭
    B. 肺炎
    C. 喉炎
    D. 支气管炎
    E. 呼吸衰竭

(12~14题共用题干)
患儿男，6岁。发热3天，T 38~39℃波动。咽痛，咽部有脓性分泌物，周身可见针尖大小的充血性皮疹，疹间无正常皮肤。

12. 该患儿可能的诊断是
    A. 麻疹

B. 腮腺炎
C. 水痘
D. 脓疱疹
E. 猩红热

13. 引起此病的病原体为
   A. 白色念珠菌
   B. 表皮葡萄球菌
   C. 草绿色链球菌
   D. A组乙型溶血性链球菌
   E. 金黄色葡萄球菌

14. 该患儿治疗应首选的抗生素是
   A. 青霉素
   B. 阿米卡星
   C. 庆大霉素
   D. 万古霉素
   E. 头孢曲松钠

(15~19题共用题干)
患儿男，9岁。外出旅游时发病，高热、惊厥3次急诊入院。查体 T 39.5℃，面色苍白，四肢厥冷，意识模糊。

15. 考虑该患儿是
   A. 高热惊厥
   B. 麻疹脑炎
   C. 乙型脑炎
   D. 结核性脑膜炎
   E. 中毒型细菌性痢疾

16. 为尽快做出诊断，医师急查大便，护士做法正确的是
   A. 开塞露灌肠取便
   B. 标本多次采集，集中送检
   C. 患儿无大便时，口服泻剂留取大便
   D. 选取大便黏液脓血部分送检
   E. 如标本难以采集，可取隔日大便送检

17. 该患儿确诊的最直接证据是
   A. 黏液脓血便
   B. 粪便培养出痢疾杆菌
   C. 血常规：白细胞升高
   D. 粪便镜检：大量脓白细胞
   E. 发病季节、不洁饮食及接触史

18. 确诊后，为预防传播，护士告诉家长隔离持续到

A. 临床症状好转
B. 临床症状消失
C. 1次粪便培养阴性
D. 3次粪便培养阴性
E. 2次粪便培养阴性

19. 该患儿最严重的临床表现是
   A. 高热
   B. 反复惊厥
   C. 感染性休克
   D. 黏液脓血便
   E. 频繁吐泻

四、案例分析题

(1~4题共用题干)
3岁小儿，发热，咳嗽，流泪，畏光3天就诊。体温39.6℃，咽部充血，眼睑水肿，耳后、发际可见红色斑丘疹。

1. 下列症状与患儿疾病有关的是
   A. 食欲减退，呕吐
   B. 麻疹黏膜斑
   C. 流涕，喷嚏
   D. 眼结合膜充血
   E. 全身不适，精神不振
   F. 腮腺肿大

2. 该患儿经检查确诊为麻疹，下列关于麻疹与其他出疹性疾病鉴别要点的叙述正确的是
   A. 猩红热皮肤弥漫充血，上有密集针尖大小丘疹，脱疹后全身大片脱皮
   B. 麻疹是红色斑丘疹，疹退后有色素沉着及细小脱屑
   C. 麻疹在发热第4~5天口腔有麻疹黏膜斑
   D. 风疹在发热后半天至一天出疹
   E. 猩红热杨梅舌，咽峡炎，环口苍白圈
   F. 幼儿急疹的病原是人疱疹病毒6型

3. 麻疹并发症多且重，下列对并发症描述正确的是
   A. 重症肺炎可致心力衰竭
   B. 抽搐，嗜睡，脑膜刺激征为并发脑炎
   C. 心率增快，心音低钝，重者心力衰竭者为并发心肌炎
   D. 声嘶，气促，吸气性呼吸困难，三凹征为并发喉炎

E. 出疹期间出现高热不退，咳嗽加剧，呼吸困难及肺部细湿啰音为并发肺炎
F. 麻疹患儿不会并发营养不良和维生素 A 缺乏

4. 对该患儿的护理措施正确的是
   A. 口服阿司匹林退热
   B. 保持口、眼、耳、鼻的清洁
   C. 保持皮肤清洁
   D. 保证营养
   E. 禁用冷敷及酒精擦浴
   F. 室内通风避免强光

(5~10题共用题干)

患儿，男性，1岁。因"发热、流涕、喷嚏3天，出疹1天"来院就诊。查体：体温40.5℃，口腔黏膜粗糙，耳后、颈部沿发际边缘见数颗红色斑丘疹，双肺呼吸音粗。

5. 为明确病因诊断，需进行检查的项目是
   A. 病原学检查
   B. 血生化
   C. 血清学检查
   D. 血常规
   E. 动脉血气分析
   F. 胸部 X 线平片

6. 入院后1小时，患儿呼吸急促。查体：体温40.5℃，心率 130 次/分，呼吸 35 次/分，血压 80/50mmHg，血氧饱和度 100%。此时，应尽快采取的治疗护理措施是
   A. 小剂量退热剂
   B. 吸氧
   C. 大血管周围冷敷
   D. 温水擦浴
   E. 乙醇溶液擦浴
   F. 多喂开水
   G. 肌内注射安乃近

7. 患儿住院后烦躁不安，咳嗽加重，声嘶，犬吠样咳，伴吸气样呼吸困难，口周发青。此时患儿可能出现的并发症是
   A. 脑炎
   B. 喉炎
   C. 肺炎
   D. 气管炎
   E. 呼吸衰竭

   F. 心力衰竭

8. 入院次日，患儿持续高热，咳嗽加剧，呼吸急促 40 次/分，鼻翼翕动，面色发绀，鼻导管吸氧下血氧饱和度 90%。肺部能闻及干湿啰音。胸部 X 线检查显示浸润性改变，有大小不等的斑片状阴影。血常规：白细胞计数 $18×10^9/L$，中性粒细胞 0.81，淋巴细胞 0.19。血气报告：PaO_2 48mmHg，$PaCO_2$ 51mmHg。该患儿目前应采取的治疗护理措施正确的是
   A. 气管插管，人工呼吸机支持治疗
   B. 保持气道通畅
   C. 定时翻身，做好胸部物理疗法
   D. 大剂量使用肾上腺皮质激素
   E. 早期联合应用抗生素
   F. 用冰毯机将患儿体温恢复正常，以减轻消耗，防止抽搐

9. 目前该患儿存在的护理问题是
   A. 体温过高：与病毒血症，继发感染有关
   B. 气体交换受损：与肺部炎症、人工气道有关
   C. 皮肤完整性受损：与麻疹病毒引起的皮损有关
   D. 清理呼吸道无效：与呼吸道分泌物多及人工气道有关
   E. 营养失调，低于机体需要量：与摄入不足、消耗增加有关
   F. 潜在并发症：肺炎、脑炎、心肌炎

10. 入院第3天上午患儿面色苍白，全身皮肤花斑，肢端冷，心率 170 次/分，血压 70/50mmHg。考虑患儿出现感染性休克。此时，该患儿的治疗要点是
    A. 使用洋地黄制剂
    B. 液体复苏，首选生理盐水
    C. 米力农注射液静脉维持
    D. 中心静脉滴注去甲肾上腺素
    E. 建立中心静脉通路
    F. 使用足量抗生素控制感染
    G. 短期适量使用肾上腺皮质激素

(11~16题共用题干)

患儿，女性，6岁。昨起发热 37.5~38℃，今

起出皮疹主要为红色斑丘疹，大部分在头面部和躯干，部分皮疹已形成疱疹，疱疹呈卵圆形，壁薄易破，周围绕以红晕，疱疹之间有正常皮肤，少数疱疹被患儿抓破。

11. 该患儿最可能患的疾病是
   A. 麻疹
   B. 风疹
   C. 水痘
   D. 猩红热
   E. 幼儿急疹
   F. 传染性单核细胞增多症

12. 关于水痘的典型皮疹特点，下列叙述正确的是
   A. 皮疹首发于头、面和躯干
   B. 多见于四肢和颜面部
   C. 愈后大多留有瘢痕
   D. 水疱易破溃，2~3天迅速结痂
   E. 最初的皮疹为红色斑丘疹
   F. 弥漫性皮疹为主，疹间皮肤正常
   G. 斑疹、丘疹、疱疹和结痂等同时存在，以疱疹最多见，分批出现
   H. 与带状疱疹的分布部位相同

13. 对该患儿采取的治疗护理原则，下列叙述正确的是
   A. 积极镇痛和使用抗生素预防合并感染
   B. 急性期应卧床休息，注意水、电解质和各种营养素的供给
   C. 与带状疱疹的处理原则相同
   D. 口服苯海拉明糖浆
   E. 积极使用糖皮质激素减少免疫损伤
   F. 尽早使用抗病毒药物
   G. 如有高热可适量口服阿司匹林
   H. 抗病毒药物首选阿昔洛韦

14. 该患儿目前皮肤瘙痒严重，护士可以采取的措施是
   A. 局部涂5%炉甘石洗剂
   B. 局部涂2%甲紫溶液
   C. 局部涂5%碳酸氢钠溶液
   D. 口服抗组胺药物
   E. 帮患儿剪短指甲，戴连指手套
   F. 约束患儿四肢
   G. 用肥皂清洁后热水擦浴

H. 必要时给少量镇静药

15. 该水痘患儿还可能出现的并发症是
   A. 喉炎
   B. 败血症
   C. 胰腺炎
   D. 暴发性紫癜
   E. 面神经瘫痪
   F. Reye综合征
   G. 心肌炎和肝炎

16. 关于水痘的病后免疫，下列叙述正确的是
   A. 皮疹出现1~4天后，机体产生特异性细胞免疫和抗体
   B. 病后免疫力不强，易反复感染
   C. 病后可获得持久免疫力，但仍可发生带状疱疹
   D. 病后可获得持久免疫力，病毒完全清除
   E. 有多种血清型，因此病后免疫并无多大保护作用
   F. 无病后免疫，病毒易于潜伏感染

(17~20题共用题干)

患儿，男性，6岁。因畏寒高热，头痛呕吐，昏迷15小时入院。皮肤见大片瘀斑多处，颈强直，瞳孔直径左侧0.5mm、右侧0.3mm，体温39.7℃，心率170次/分，呼吸节律不规则，血压65/45mmHg。血常规：血红蛋白120g/L，白细胞 19×10^9/L，中性粒细胞0.88，淋巴细胞0.12，血小板 263×10^9/L。

17. 该患儿最可能的诊断是
   A. 手足口病脑干脑炎
   B. 中毒型细菌性痢疾
   C. 血小板减少性紫癜并发颅内出血
   D. 流行性脑脊髓膜炎暴发型
   E. 肺炎双球菌性脑膜炎
   F. 流行性乙型脑炎
   G. 结核性脑膜炎昏迷期

18. 此时对该患儿应实施的急救处理是
   A. 大剂量青霉素静滴
   B. 开通静脉通路
   C. 扩容
   D. 吸氧
   E. 应用甘露醇注射液降低颅内压

F. 抗凝剂肝素应用防止DIC
G. 升压药应用
H. 小剂量糖皮质激素应用
I. 纠正酸中毒
J. 降温

19. 为明确诊断，该患儿需要做的检查是
    A. 血培养
    B. 腰穿脑脊液常规检查+培养
    C. 血常规
    D. 尿常规
    E. 红细胞沉降率（血沉）
    F. 头颅CT
    G. 血气分析
    H. 胸部X线平片检查
    I. 血清或脑脊液免疫学检查
    J. 皮肤瘀斑渗出物涂片革兰染色找细菌
    K. 化验DIC：血小板计数、凝血酶原时间、纤维蛋白定量、3P试验

20. 关于流行性脑脊髓膜炎，下列叙述正确的是
    A. 患者是本病的唯一传染源
    B. 采集标本后应在保温下直接送检
    C. 本病为儿童传染病，成人都已获得相应的抗体
    D. 本病一般呈大规模流行性，很少有散发性
    E. 通过飞沫传播
    F. 磺胺类药物对于本病的治疗、预防都很有效
    G. 实行呼吸道隔离至症状消失后3天，但不少于发病后7天
    H. 脑膜炎双球菌对青霉素、氨苄西林、红霉素、氯霉素均敏感

（21~24题共用题干）

患儿，女性，5岁。因"发热、嗜睡、抽搐3天"急诊入院。查体：体温39℃，浅昏迷，颈强直，双侧瞳孔小，膝反射亢进，巴宾斯基征阳性。脑脊液无色透明，白细胞数95×10^6/L，多核0.55，单核0.45，糖3.0mmol/L，氯化物109mmol/L，蛋白0.6g/L。外周血白细胞14.5×10^9/L，中性粒细胞0.80，淋巴细胞0.20。怀疑流行性乙型脑炎。

21. 患儿入院后，经各项检查，确诊为流行性乙型脑炎。乙脑患儿脑脊液的特点是
    A. 糖明显减少
    B. 压力仅轻度增高
    C. 白细胞计数增加
    D. 脑脊液无色透明
    E. 脑脊液可分离到病毒
    F. 蛋白轻度增高
    G. 氯化物减少

22. 该患儿极期有可能出现的症状是
    A. 软瘫
    B. 持续高热，体温可达40℃以上
    C. 意识障碍和清醒交替
    D. 肢体阵挛性抽搐
    E. 全身性强直性痉挛
    F. 双侧瞳孔针尖样大小
    G. 腱反射亢进
    H. 中枢性呼吸衰竭

23. 入院后患儿反复抽搐，此时正确的护理措施是
    A. 保持气道通畅，防止窒息
    B. 适当约束防止坠床
    C. 保护易于摩擦部位皮肤，防止擦伤
    D. 惊厥发作时可用地西泮注射液快速静脉推注
    E. 给予药物降温配合物理降温，尽量使体温降到正常
    F. 降颅压脱水治疗，严格限制液体量
    G. 常规进行昏迷评分，低于8分时可考虑进行气管插管

24. 为早期明确诊断，需要做的实验室检测是
    A. 脑脊液病毒分离
    B. 血清病毒分离
    C. 血凝抑制试验
    D. 免疫荧光实验检测乙脑IgG或IgM抗体
    E. 乙脑病毒特异性IgM测定
    F. RT-PCR法检测乙脑病毒核酸片段

（25~28题共用题干）

患儿，女性，11岁。昨日起发热，体温在38.5℃以上，咽痛，双侧颈部淋巴结肿大，扁桃体肿大，白细胞7.4×10^9/L，异型淋巴细胞

0.34。查体：体温38.8℃，心率87次/分，呼吸27次/分，血压105/70mmHg，咽部充血，肝脏肋下未及，可触及脾脏，轻度肿大有压痛，胸腹部皮肤可见少许红色斑丘疹。

25. 该患儿有可能患的疾病是
    A. 淋巴瘤
    B. 颈部淋巴结炎
    C. 嗜血细胞增多症
    D. 急性扁桃体炎
    E. 急性淋巴细胞白细胞增多症
    F. 传染性单核细胞增多症

26. 关于传染性单核细胞增多症，下列叙述正确的是
    A. 传染性单核细胞增多症患者是唯一的传染源
    B. 淋巴细胞的良性增生是本病的基本病理特征
    C. 本病是由EB病毒感染所致
    D. 咽部肿胀严重者可行气管切开
    E. 本病临床表现呈现多样性，密切观察病情变化，随时观察患儿意识、面色、四肢末梢循环等情况
    F. 鼓励患儿少食多餐，进食高热量、高蛋白、清淡、易消化食物

27. 对该患儿较有诊断价值的辅助检查是
    A. 血生化
    B. 血常规
    C. 尿常规
    D. 骨髓常规
    E. 血清嗜异性凝集试验
    F. EB病毒特异性抗体检测
    G. 呼吸道病毒分离

28. 该患儿目前主要的治疗护理措施是
    A. 急性期卧床休息
    B. 注意观察是否有呼吸困难和吞咽困难
    C. 该患儿避免剧烈活动，以防脾破裂
    D. 早期联合抗生素治疗
    E. 阿昔洛韦抗病毒治疗
    F. 早期短疗程应用肾上腺皮质激素可明显减轻症状
    G. 进食高热量、高蛋白、易消化食物

(29~33题共用题干)

患儿，男性，4岁。发热、咽痛2天后出疹就医。查体：体温39.5℃，颜面潮红，口周苍白圈，咽喉红肿，咽部可见脓性分泌物和假膜形成，颈部、躯干、四肢见弥漫性红疹，高出皮肤，扪之粗糙，压之褪色，有痒感，疹间无正常皮肤。患儿初步诊断为猩红热。

29. 关于β型溶血性链球菌，下列叙述正确的是
    A. A组β型溶血性链球菌是猩红热的主要病原体
    B. A组β型溶血性链球菌能产生A、B、C三种抗原性不同的红疹毒素
    C. 抗原性不同的红疹毒素均能致发热和猩红热皮疹
    D. 在透明质酸酶、链激酶及溶血素作用下，使炎症扩散并引起组织坏死
    E. 链球菌均可致猩红热
    F. O、S两种溶血素对白细胞和血小板都有毒性
    G. A组链球菌感染后，均可引起变态反应性疾病

30. 关于猩红热的皮疹，下列叙述正确的是
    A. 疹退开始脱皮
    B. 面部皮疹密集
    C. 皮疹越密集，脱屑越严重
    D. 皮肤皱褶处皮疹密集成线，压之不退，形成帕氏线
    E. 贫血性皮肤划痕
    F. 疹间皮肤正常
    G. 皮疹是在皮肤弥漫性充血潮红的基础上，分布着以毛囊为中心的鸡皮样疹

31. 对早期明确诊断有帮助的实验室检查是
    A. 咽拭子涂片可进行快速诊断
    B. 周围血白细胞计数及中性粒细胞均增高
    C. 咽拭子细菌培养
    D. 周围血白细胞计数稍增高，以淋巴细胞为主
    E. 血清特异性抗体IgM测定
    F. 抗链球菌溶血素（ASO）滴度升高

32. 该患儿目前的治疗与护理措施是
    A. 尽早使用抗病毒药物

B. 青霉素是治疗猩红热的首选药物，能预防急性肾小球肾炎和急性风湿热，治疗越早效果越好

C. 用沐浴露清洗皮肤，避免用肥皂

D. 抗生素治疗疗程至少 10 天

E. 青霉素过敏者、严重感染时用广谱抗生素

F. 鼓励患儿多饮水或用温盐水漱口

G. 高热时物理降温，必要时应用退烧药

33. 关于猩红热的传播途径，下列叙述正确的是

A. 呼吸道传播

B. 消化道传播

C. 皮肤接触传播

D. 猩红热患者是主要传染源

E. 患儿应隔离到青霉素治疗后 10 天

F. 患儿应隔离到体温正常，症状消失

G. 患儿应隔离到临床症状消失，咽拭子培养 3 次阴性后解除隔离

H. 皮肤脱屑具有传染性

(34~38 题共用题干)

患儿，男性，18 个月。因"发热伴手足皮疹 2 天"入院，初步诊断：手足口病？患儿于 1 天前无明显诱因出现发热，体温 39.3℃，无抽搐、寒战，偶有咳嗽，无气促、发绀，手足皮肤见皮疹。查体：神志清楚，反应可，呼吸平稳，咽充血，双扁桃体Ⅰ度肿大，咽峡部见疱疹，未见脓点。手掌、足心可见数个红色丘疹性皮疹，压之褪色，无出血点及瘀斑，肛周可见数个淡红色小丘疹，压之褪色。

34. 可以帮助明确手足口病诊断的实验室检查项目是

A. 自咽拭子或咽喉洗液、粪便或肛拭子、脑脊液或疱疹液中分离到肠道病毒

B. 脑脊液白细胞计数增多

C. 血常规白细胞计数增高

D. 从患儿血清、咽拭子或咽喉洗液、粪便或肛拭子、脑脊液或疱疹液中检测到病原核酸

E. 患儿血清中特异性 IgM 抗体阳性

F. 血糖增高

35. 入院第 3 天，手足口病病原体核酸检测报告：EV71 病毒（荧光定量 PCR 检测）阳性。结合患儿症状及体征，患儿"手足口病"诊断明确。手足口病患儿的皮疹特点是

A. 手、足、口和臀部出现斑丘疹、小疱疹

B. 皮疹呈向心性分布

C. 疱疹周围可有炎性红晕

D. 疱疹处痒、痛、有结痂

E. 口腔黏膜出现散在的疱疹，疼痛明显

F. 疱疹内液体多，疱液先透明而后混浊

36. 为防止患儿发展为重症手足口病，病情观察上应特别注意的是

A. 皮疹变化

B. 监测体温

C. 意识变化

D. 呕吐

E. 口腔疱疹

F. 肢体张力

G. 心率、呼吸、血压

37. 对可疑重症手足口病患儿，还应关注的实验室检查是

A. 外周血白细胞计数可明显升高

B. 血糖增高

C. 血清 ALT、AST、CK-MB 升高

D. 脑脊液白细胞计数增高

E. 脑脊液压力增高

F. 血气提示低氧血症

38. 针对手足口病患儿，医疗机构采取的消毒隔离措施，下列叙述正确的是

A. 疑似患者最好单独收治

B. 轻症患儿可居家隔离、观察

C. 同一间病房内不应收治其他非肠道病毒感染的患儿

D. 所有发热患者集中在发热门诊就诊

E. 医务人员在诊疗每位患儿后都必须彻底洗手和消毒双手

F. 普通病例与重症病例不应收住同一病房，以免交叉感染

(39~43 题共用题干)

患儿，女性，6 岁，体重 23kg。因咳嗽发热 1

天余、气促半天、加剧7小时入院。入院查体：体温39.5℃，心率130次/分，呼吸35次/分，血压90/60mmHg，烦躁不安，急性病容，颜面潮红，眼结膜外眦轻度充血，咽部红痛，呼吸急促，可见三凹征。

39. 流行性感冒的典型临床表现是
    A. 高热伴畏寒或寒战
    B. 头痛、肌痛、乏力
    C. 全身不适
    D. 腹痛、腹泻
    E. 卡他症状明显
    F. 急性热病容

40. 该患儿家人有感冒症状，结合患儿临床表现，初步诊断为流感。流感确诊的主要依据是
    A. 发病季节
    B. 呼吸道症状轻微而全身中毒症状重
    C. 气道分泌物培养后分离出流感病毒
    D. 流行病学资料
    E. 血凝抑制试验
    F. 呼吸道标本检测出流感病毒抗原

41. 入院后患儿持续高热，剧烈咳嗽，咳血性脓痰，呼吸急促，在面罩吸氧下血氧饱和度维持在85%左右，肺部可闻及湿啰音，患儿精神萎靡，有呕吐，为胃内容物和少量咖啡样物。胸部X线平片提示双肺有散在的絮状阴影。血常规显示：白细胞总数 12×10^9/L，中性粒细胞0.77。给予进行气管插管人工呼吸机辅助通气。此时该患儿发生的并发症是
    A. 急性呼吸窘迫综合征
    B. 细菌性肺炎
    C. 病毒性肺炎
    D. 感染性休克
    E. 急性呼吸衰竭
    F. 充血性心力衰竭

42. 住院第3天，患儿经口气管插管、人工呼吸机应用，突然出现烦躁不安，面色发绀，心率增快至180次/分，血氧饱和度下降。此时该患儿有可能发生了
    A. 并发气胸
    B. 肺炎病情加重

    C. 急性心力衰竭
    D. 气管插管导管阻塞
    E. 气管插管导管移位
    F. 设备故障

43. 检查发现：患儿双侧胸廓运动不对称，听诊左侧呼吸音低，心脏听诊心音低，考虑张力性气胸可能。此时需要采取的急救措施是
    A. 在左侧锁骨中线第2肋间进行诊断性穿刺
    B. 在左侧锁骨中线第2肋间抽气减压
    C. 拍床边胸部X线平片以明确诊断
    D. 立即进行剖胸修补术
    E. 进行胸腔闭式引流
    F. 改用高频呼吸机
    G. 尽快气管切开

(44～47题共用题干)

患儿，男性，8岁。昨日起右侧腮部肿胀疼痛，今日晨起测体温38.5℃，来院就诊。查体：体温38℃，心率87次/分，呼吸30次/分，血压100/70mmHg。诊断为流行性腮腺炎。

44. 流行性腮腺炎的特征是
    A. 肿大的腮腺以耳垂为中心
    B. 腮腺边缘不清
    C. 预期腮腺肿大可持续1周以上
    D. 腮腺管口可见红肿
    E. 下颌下腺和舌下腺可肿大
    F. 腮腺表面发热红肿，有触痛

45. 患儿腮腺肿大后3天，出现上腹部剧痛，有压痛和肌紧张，体温达39.3℃，呕吐2次，非喷射状，为胃内容物，腹部稍胀，无腹泻。实验室检查：白细胞 6.2×10^9/L，中性粒细胞0.70，血红蛋白128g/L。该患儿可能发生的并发症是
    A. 脑膜脑炎
    B. 急性胃炎
    C. 心肌炎
    D. 胰腺炎
    E. 胆囊炎
    F. 原发性腹膜炎

46. 协助胰腺炎诊断的检查项目有

A. 尿淀粉酶增高
B. 血常规中白细胞计数升高
C. 胰蛋白酶增高
D. 血脂肪酶增高
E. 血淀粉酶增高
F. 唾液中分离到腮腺炎病毒

47. 该患儿血清淀粉酶 96U/L，尿淀粉酶 1519U/L，血清脂肪酶 26U/L，明确并发胰腺炎。目前该患儿的主要治疗和护理措施是

A. 尽早给患儿接种腮腺炎减毒活疫苗
B. 卧床休息
C. 应禁食，静脉输液加用抗生素
D. 以对症治疗为主
E. 注意观察患儿腹痛的性质、范围、持续时间
F. 静脉滴注利巴韦林
G. 腹痛时予屈膝侧卧位或半卧位

第二十一章 危重症患儿的护理

一、单选题

1. 有关小儿惊厥的描述正确的是
   A. 全身或局部肌群张力过高所致
   B. 大脑神经细胞异常放电所致
   C. 神经系统损伤的表现
   D. 肌肉收缩力增强的表现
   E. 神经、肌肉发育不成熟的表现

2. 患儿，10个月，因高热惊厥入院。经治疗痊愈，准备出院，对其家长健康指导的重点是
   A. 合理喂养的方法
   B. 体格锻炼的方法
   C. 惊厥预防及急救措施
   D. 预防接种的时间
   E. 小儿体检的时间

3. 急性颅内压增高的常见病因是
   A. 感染
   B. 脑缺氧
   C. 颅内出血
   D. 脑积水
   E. 高血压脑病

4. 急性颅内压增高患儿在静脉使用甘露醇时，错误的操作方法是
   A. 甘露醇如有结晶需加热融解
   B. 静脉点滴甘露醇前最好要过滤
   C. 可以与其他药物混合静脉点滴
   D. 静脉点滴应该在30分钟内完成
   E. 静脉推注速度不宜过快，以防渗漏

5. Ⅰ型呼吸衰竭时，其血气分析检查的结果是
   A. $PaO_2 < 60mmHg$，$PaCO_2$ 正常
   B. $PaO_2 \geq 50mmHg$，$PaCO_2$ 正常
   C. $PaO_2 \leq 50mmHg$，$PaCO_2 \geq 50mmHg$
   D. $PaO_2 \geq 50mmHg$，$PaCO_2 \geq 50mmHg$
   E. $PaO_2 \geq 50mmHg$，$PaCO_2 \leq 50mmHg$

6. 中枢性呼吸衰竭的主要表现是
   A. 呼吸频率和幅度改变
   B. 呼吸节律紊乱
   C. 呼吸浅快
   D. 口唇发绀
   E. 三凹征明显

7. 患儿，6个月，支气管肺炎，现突然烦躁不安，喘憋加重，口周发绀。呼吸68次/分，心率180次/分，心音低钝，两肺细湿啰音增多，肝肋下3.5cm，可能并发了
   A. 急性心力衰竭
   B. 脓胸
   C. 脓气胸
   D. 肺大疱
   E. 肺不张

8. 由窒息导致的小儿心跳呼吸骤停多见于
   A. 新生儿
   B. 婴儿
   C. 幼儿
   D. 学龄期儿童
   E. 青少年

9. 患儿，6个月，确诊为先天性心脏病。哭闹时出现呼吸、心跳骤停。复苏抢救时，胸外

心脏按压的频率为
A. 140 次/分
B. 120 次/分
C. 100 次/分
D. 80 次/分
E. 60 次/分

10. 小儿心肺复苏时胸外心脏按压与人工通气之比为
A. 15:1
B. 15:2
C. 15:3
D. 2:15
E. 1:15

11. 不属于颅内压增高表现的是
A. 喷射性呕吐
B. 意识障碍
C. 剧烈头痛
D. 前囟凹陷
E. 肌张力增高

二、多选题

1. 小儿惊厥常用的镇静止惊药包括
A. 地西泮
B. 苯巴比妥钠
C. 10% 水合氯醛
D. 苯妥英钠
E. 阿托品

2. 可引起小儿惊厥的疾病包括
A. 低钙
B. 脑膜炎
C. 原发癫痫
D. 电击
E. 破伤风

3. 小儿惊厥发作时为预防窒息采取的护理措施包括
A. 就地抢救
B. 平卧，头偏向一侧
C. 清除口鼻分泌物
D. 上下臼齿之间放置牙垫
E. 按医嘱给予止惊药物

4. 对于颅内高压患儿避免颅内压增高加重须做到
A. 检查和治疗分散进行
B. 护理患儿动作轻柔，不要猛力转动头部
C. 抬高床头 30°左右
D. 避免患儿躁动，剧烈咳嗽
E. 降低体温，头置冰帽

5. 可考虑撤离呼吸机的指征为
A. 患儿病情改善，呼吸循环系统功能稳定
B. 能维持自主呼吸 2~3 小时以上无异常改变
C. 吸入 50% 氧时，$PaO_2 > 50mmHg$，$PaCO_2 < 50mmHg$
D. 在间歇指令通气等辅助通气条件下，能以较低的通气条件维持血气正常
E. 患儿发绀症状消失

6. 小儿急性肾衰的主要护理措施为
A. 准确记录 24 小时出入量，维持体液平衡
B. 保证营养，少尿期限制水、盐、钾摄入
C. 预防感染
D. 卧床休息
E. 心理支持

7. 呼吸衰竭患儿在应用呼吸机时应注意
A. 应专人监护
B. 消毒隔离防止继发感染
C. 向患儿及家长做好解释取得配合
D. 密切观察呼吸机的运转情况
E. 教会家属操作方法

8. 下列可以引起无热惊厥的疾病有
A. 新生儿颅内出血
B. 癫痫
C. 低血糖症
D. 化脓性脑膜炎
E. 中毒型细菌性痢疾

9. 对颅内压增高患儿的护理应注意
   A. 保持安静，少搬动
   B. 避免咳嗽、哭闹
   C. 及时做腰椎穿刺，以确立诊断
   D. 每天测体温1～3次
   E. 每30分钟观察血压、脉搏、呼吸1次

10. 小儿心力衰竭的应急处理是
    A. 迅速洋地黄化以控制心力衰竭
    B. 应用强利尿剂
    C. 应用脱水剂以防止脑水肿
    D. 应用激素以增强机体应激能力
    E. 积极控制原发病，消除病因

11. 急性肾衰竭的治疗应遵循的原则是
    A. 去除病因，治疗原发病
    B. 减轻症状
    C. 改善肾功能
    D. 防治并发症
    E. 控制感染

12. 小儿惊厥持续状态的临床表现有
    A. 惊厥反复发生
    B. 一次惊厥持续30分钟以上
    C. 患儿处于昏迷状态
    D. 两次惊厥间歇期意识状态不能完全恢复
    E. 体温恢复正常1周后脑电图异常

13. 重症感染性休克最常见的临床表现有
    A. 体温不升或骤升
    B. 心律失常
    C. 精神萎靡、嗜睡
    D. 皮肤瘀血、花纹
    E. 肝脾大

14. 下列心脏按压的方法正确的是
    A. 小婴儿按压可用双手环抱压胸骨中1/3处
    B. 对幼儿抢救者双手按压胸骨下1/3处
    C. 对10岁以上儿童抢救者双手按压胸骨下1/3处
    D. 对小婴幼儿心脏按压140次/分
    E. 对学龄儿童心脏按压80次/分

15. 下列符合急性呼吸衰竭的临床表现的是
    A. 发绀
    B. 烦躁不安
    C. 心率加快
    D. $PaCO_2$ 65mmHg
    E. 恶心、食欲缺乏

16. 关于气管切开患儿的护理措施正确的是
    A. 严格消毒及无菌操作
    B. 定时吸痰
    C. 吸痰前先吸氧
    D. 每次吸痰时间不得少于15秒
    E. 定时向气管内滴10ml生理盐水

17. 婴幼儿急性心力衰竭临床诊断的主要依据是
    A. 安静时心率增快，婴幼儿＞180～160次/分
    B. 安静时呼吸增快，婴幼儿＞60次/分
    C. 肝大在肋下＞3cm，或短期内增大＞1.5cm
    D. 心音明显低钝，或出现奔马律
    E. 尿少或无尿、下肢水肿

18. 属于应用洋地黄制剂后毒性反应的是
    A. 心律紊乱
    B. 恶心呕吐
    C. 嗜睡头晕
    D. 黄绿色视
    E. 精神亢奋

19. 在护理急性呼吸衰竭患儿时，应该实施的护理措施是
    A. 立即将患儿送入监护室
    B. 患儿取半卧位或坐位休息
    C. 立即给氧
    D. 立即行气管切开术
    E. 保持呼吸道通畅

20. 氧气疗法有效的指标包括

A. 气促缓解
B. 发绀好转
C. 心率减慢
D. 精神平稳
E. 深大呼吸

21. 保持呼吸道通畅，改善通气功能的护理措施包括
    A. 经常变换体位
    B. 供应充足液量
    C. 给予排痰吸痰
    D. 超声雾化吸入
    E. 给予止咳药物

22. 急性颅内压增高患儿在静脉使用甘露醇时，正确的操作方法是
    A. 甘露醇如有结晶需加热融解
    B. 静脉点滴甘露醇前最好要过滤
    C. 可以与其他药物混合静脉点滴
    D. 静脉点滴应该在30分钟内完成
    E. 静脉推注速度不宜过快，以防渗漏

23. 小儿高热惊厥的临床特点是
    A. 年龄多在6个月至3岁
    B. 多发生在病初突发高热时
    C. 预后较差，可演变为癫痫
    D. 神志恢复快，无神经征
    E. 发作呈全身性、次数少、时间短

24. 下列水、电解质紊乱一般会导致小儿惊厥的是
    A. 高渗性脱水
    B. 低血钙
    C. 低血钠
    D. 低血钾
    E. 低血糖

25. 关于小儿容易发生惊厥的描述正确的是
    A. 大脑皮层发育不成熟
    B. 分析鉴别控制能力较差
    C. 兴奋冲动易于泛化
    D. 致使神经处于过度兴奋状态

E. 脑耗氧量占总耗氧量的50%

26. 不属于肾前性急性肾衰竭病因的是
    A. 大出血、休克
    B. 先天性尿路畸形
    C. 肾小球肾炎
    D. 双侧输尿管结石
    E. 肾结核

27. 符合急性肾功能衰竭少尿期表现的是
    A. 氮质血症
    B. 低钠血症
    C. 高钾血症
    D. 高钠血症
    E. 代谢性酸中毒

28. 小儿急性肾衰少尿期的治疗措施包括
    A. 严格控制液体入量
    B. 选择低糖、高蛋白、富含维生素的食物
    C. 纠正高血钾
    D. 纠正酸中毒
    E. 必要时透析治疗

29. 属于小儿心跳呼吸骤停表现的是
    A. 心跳停止
    B. 呼吸停止
    C. 血压测不出
    D. 意识丧失
    E. 瞳孔缩小

30. 不符合小儿心跳呼吸骤停时心电图表现的是
    A. 水平线
    B. P波
    C. 缓慢而无效的心室波
    D. 心室颤动
    E. 心房颤动

31. 关于急性肾衰竭多尿期，以下描述正确的是
    A. 尿量超过250ml表示进入多尿期
    B. 多尿期一般持续1~2周

C. 可导致低钾血症、低钠血症和脱水
D. 感染是多尿期患儿死亡的主要原因
E. 早期血尿素氮和肌酐可持续上升

三、共用题干题

(1~3题共用题干)

患儿男,1岁。因"发热半天,抽搐1次"来诊。呈全身性抽搐,到院时抽搐已止。既往有惊厥病史。查体:T 39.5℃;体重9kg;意识清楚,精神差,无皮疹;呼吸规则,HR 150次/分;骨骼未见畸形;双侧巴宾斯基征(+)。急测血 WBC $10×10^9$/L,N 0.40。

1. 该患儿最可能的诊断是
   A. 低钙惊厥
   B. 高热惊厥
   C. 中毒性脑病
   D. 颅内出血
   E. 病毒性脑炎

2. 以下病史中对该疾病最有诊断意义的是
   A. 喂养史
   B. 高热惊厥家族史
   C. 发热后突发惊厥
   D. 围生期缺氧史
   E. 癫痫家族史

3. 预防患儿惊厥再次发作的关键措施是
   A. 及时使用镇静药物
   B. 密切观察病情发展
   C. 若出现脑水肿,及时使用降颅压药物
   D. 及时控制体温
   E. 按时服药,不随便停药

(4~6题共用题干)

患儿,8个月。晨起咳嗽,流涕,午后发热38.3℃,18时突然抽搐持续2分钟,去医院途中停止,神志清。体检:发育正常,体温39.1℃,前囟已闭,咽充血,心肺(-),颈无抵抗。

4. 该患儿最可能的诊断是
   A. 中枢神经系统感染
   B. 婴儿手足搐搦症
   C. 癫痫发作
   D. 破伤风
   E. 上呼吸道感染,高热惊厥

5. 抗惊厥首选的药物是
   A. 苯巴比妥钠
   B. 苯妥英钠
   C. 地西泮
   D. 水合氯醛
   E. 氯丙嗪

6. 如患儿惊厥时,发生窒息最主要的护理措施是
   A. 立即吸出呼吸道分泌物并进行人工呼吸
   B. 立即予呼吸兴奋剂
   C. 立即报告医生
   D. 立即予止惊药
   E. 立即气管切开

(7~10题共用题干)

患儿,女,15个月。因头痛,发热,呕吐2天入院。今晨患儿出现精神差,呕吐频繁,呈喷射性。查体:颈项强直,眼神呆滞,体温38.2℃,脉搏90次/分。

7. 护士急需哪项处理
   A. 观察病情及呕吐次数
   B. 询问父母有关患儿病史
   C. 物理降温
   D. 让其平卧休息
   E. 立即通知医师

8. 应考虑以下哪种疾病
   A. 高热惊厥
   B. 颅内高压
   C. 癫痫
   D. 维生素D缺乏手足搐搦症
   E. 急性中毒

9. 治疗原则为
   A. 消除病因,降低颅内压
   B. 补液,先晶体后胶体
   C. 药物,物理降温相结合
   D. 止惊—补钙—补维生素D
   E. 应用抗生素及止吐药物

10. 在治疗过程中,患儿出现脑疝,眼部特征为
    A. 落日眼
    B. 复眼

C. 两侧瞳孔不等大
D. 眼球固定
E. 瞳孔缩小

(11～13题共用题干)

患儿,男,8个月。因肺炎合并心衰入院。今晨突然出现气促,端坐呼吸。查体:心率增快,160次/分,心音低钝,可闻及奔马律,肝大肋下3cm。

11. 该患儿的心衰分级为
   A. 轻度心衰
   B. 中度心衰
   C. 重度心衰
   D. 极度心衰
   E. 0级心衰

12. 该患儿的护理诊断不包括
   A. 心输出量减少
   B. 体液过多
   C. 气体交换受阻
   D. 焦虑
   E. 有感染的危险

13. 对该患儿的护理措施错误的是
   A. 保持病室安静,避免刺激
   B. 烦躁哭闹者适当予镇静剂
   C. 输液宜快速
   D. 应用洋地黄制剂前测量脉搏
   E. 应用利尿剂应定时测体重及记录尿量

(14～16题共用题干)

患儿男,10岁。以急性白血病入院治疗2个月。今日皮肤出血点、瘀斑增多,静脉注射部位出血不止。实验室检查:Plt 30×10⁹/L,凝血酶原时间延长,纤维蛋白原1.0g/L,FDP增多,3P试验阳性。

14. 该患儿出血最可能的原因是
   A. 血小板减少
   B. 缺乏凝血因子
   C. 纤维蛋白合成障碍
   D. 血管壁损伤
   E. 发生DIC

15. 次日,该患儿突然出现脉搏细速,呼吸急促,口唇发绀,四肢湿冷,意识模糊,BP 60/45mmHg。根据临床表现应警惕该患儿可能出现
   A. 溶血
   B. 贫血
   C. 颅内高压
   D. 脑栓塞
   E. 休克

16. 休克监测的最重要指标是
   A. 体温
   B. 意识改变
   C. 心率
   D. 血压
   E. 尿量

(17～19题共用题干)

患儿女,6岁。暑假时一人在家,父母回家时发现患儿神志不清,口中流涎,皮肤湿冷,多汗,身旁有打翻的装敌敌畏的可乐瓶,呕吐物中有强烈的农药味。急送医院抢救。查体:昏迷,瞳孔缩小,肌肉震颤,两肺可闻及干湿啰音,HR 60次/分。

17. 该患儿最有可能发生了
   A. 肺炎
   B. 脑炎
   C. 癫痫
   D. 有机磷农药中毒
   E. 惊厥发作

18. 该患儿的抢救首先是
   A. 洗胃
   B. 止惊
   C. 抗感染
   D. 大量补液
   E. 吸氧

19. 该患儿抢救药物中最主要的是
   A. 肾上腺素
   B. 阿托品
   C. 碘解磷定
   D. 苯巴比妥
   E. 甘露醇

(20～22题共用题干)

患儿女,6个月。因支气管肺炎入院。查体:T

39℃，HR 185次/分，呼吸困难，口唇黏膜青紫，心音低钝，突然出现烦躁不安的现象。诊断为肺炎合并心力衰竭。

20. 首先最应采取的护理措施是
    A. 保持安静，避免烦躁、哭闹
    B. 物理降温
    C. 取右侧卧位
    D. 清理呼吸道
    E. 限制钠、水的摄入

21. 入院3天后该患儿突然意识丧失，出现昏迷、抽搐，测不出血压，心音消失，瞳孔散大，对光反射消失。该患儿最可能的诊断是
    A. 急性呼吸衰竭
    B. 高热惊厥
    C. 心跳呼吸骤停
    D. 感染性休克
    E. 癫痫

22. 患儿进行复苏抢救时，胸外心脏按压的频率为
    A. 140次/分
    B. 120次/分
    C. 100次/分
    D. 80次/分
    E. 60次/分

（23～25题共用题干）
患儿男，10个月。突发高热、烦躁，吃奶后频繁呕吐，入院就诊。查体：T 38℃，意识模糊，眼神呆滞，颈有抵抗，前囟隆起。

23. 该患儿应考虑为
    A. 高热惊厥
    B. 颅内压增高
    C. 婴儿痉挛症
    D. 维生素D缺乏性手足搐搦症
    E. 癫痫

24. 其发病机制主要为
    A. 神经细胞突然异常放电引发惊厥
    B. 下呼吸道不畅引起低氧血症
    C. 脑实质及液体量超过了代偿限度
    D. 血钙降低，神经、肌肉兴奋性增高
    E. 脑组织突然缩小

25. 治疗原则首先应
    A. 补液，先胶体后晶体
    B. 保持呼吸道通畅，应用强有力的抗生素
    C. 清除病因，降低颅内压
    D. 药物、物理降温相结合
    E. 立即补钙

四、案例分析题

（1～6题共用题干）
患儿，男性，6岁5个月。入院诊断：严重脓毒症，脓毒性休克。患儿入院时体温38.8℃，心率134次/分，呼吸35次/分，血压60/30mmHg，体重18.5kg。意识模糊，烦躁，口周发绀，面色苍黄，全身皮肤及巩膜轻度黄染，四肢末梢凉，毛细血管充盈时间大于3秒，左侧颈部肿胀，腹部膨隆，9小时未排尿。

1. 休克监测的基本指标是
    A. 体温
    B. 意识改变
    C. 心率
    D. 血压
    E. 低氧血症
    F. 尿量

2. 入院后，患儿的意识状态由入院时的意识模糊转为昏迷。该患儿意识状态改变的原因是
    A. 当血压降低时，脑血流降低，脑供氧发生障碍
    B. 心功能衰竭
    C. 缩血管因子释放加重了脑灌流障碍，使脑缺氧加重
    D. 循环中的炎性介质作用
    E. 肾功能衰竭
    F. 机体酸碱失衡影响脑功能
    G. 水电解质紊乱使脑功能发生障碍

3. 患儿入院后遵医嘱给予鼻导管吸氧，40分钟左右出现呻吟、烦躁，心电监护显示心率158次/分，呼吸31次/分，血压57/14mmHg，经皮血氧饱和度80%；血气分析示：pH 7.233，$PaCO_2$ 31.9mmHg，PaO_2 61.9mmHg，K^+ 3.10mmol/L，Na^+ 132mmol/L。医师立即行气管插管术，改为有创呼吸机辅助通气。应用呼吸机患儿，预防

（VAP）应采取的措施是
- A. 严格执行气管内吸痰无菌技术操作
- B. 每日更换呼吸机管路
- C. 及时倾倒呼吸机管路中的冷凝水
- D. 每日做空气消毒
- E. 做好手卫生工作
- F. 定时清理呼吸道，必要时拍背
- G. 每日做口腔护理1~2次

4. 患儿呈昏迷状态，面色苍黄，口唇发绀，四肢末梢凉，水肿明显。体温35.2℃，心率155次/分，呼吸30次/分，血压67/33mmHg，SpO_2 95%，给予中心静脉置管，CVP 5cmH_2O。关于中心静脉压，下列叙述正确的是
   - A. 中心静脉压是指右心房和上下腔静脉胸腔段的压力
   - B. 中心静脉压反映右心前负荷和左心功能
   - C. 正常值是5~12cmH_2O
   - D. 当中心静脉压低于5cmH_2O时提示有效循环血量不足
   - E. 中心静脉压的变化一般晚于动脉压改变
   - F. 中心静脉压不能准确评价危重患儿的左心前负荷
   - G. 中心静脉压反映血容量、回心血量及右心室排血功能之间的变化

5. 患儿血压及中心静脉压低，持续使用多巴胺等药物静脉滴注，进行升压治疗。多巴胺的药理作用包括
   - A. 能增加心肌收缩力
   - B. 增加心排血量
   - C. 扩张冠状动脉、肾血管和肠系膜血管
   - D. 在扩张血管的同时引起骨骼肌血管和皮肤血管收缩
   - E. 多巴胺可以在休克患儿未补充液体时使用
   - F. 多巴胺在休克时使用使血液分布合理
   - G. 休克患儿血容量不足时，使用小剂量多巴胺可使血压升高

6. 患儿病情危重，遵医嘱输入A型红细胞。对输血患儿，可能出现的即发性免疫性输血不良反应是
   - A. 发热反应
   - B. 过敏反应
   - C. 尿量减少
   - D. 溶血反应
   - E. 红细胞增多
   - F. 血小板减少
   - G. 出血

（7~11题共用题干）

患儿，女性，11个月。因"发热2天，排稀便1天"入院。入院后诊断：严重脓毒症脓毒性休克，多脏器功能障碍综合征（急性肾功能衰竭），DIC。患儿入院时意识清楚，精神反应弱，体温39.8℃，心电监护显示：呼吸40~60次/分，心率180~200次/分，SpO_2 95%~100%，血压88/59mmHg；呼吸困难明显，双肺可闻及大量喘鸣音，腹胀，肛周红，可见破溃，四肢末梢暖，其他查体未见明显异常。血常规：白细胞 2.86×10^9/L。血气分析：$PaCO_2$ 27.9mmHg，BE -14.5mmol/L，其余正常。

7. 根据上述临床表现和相关检查结果，该患儿处于休克的哪一期
   - A. 休克前期
   - B. 休克代偿期
   - C. 休克失代偿期
   - D. 可逆性休克期
   - E. 不可逆休克期
   - F. 休克末期

8. 入院后患儿经腹部超声检查示：阑尾炎？脓肿形成。当天转入外科急诊行腹腔镜探查，术中证实阑尾肿胀，行阑尾切除术，放置腹腔引流管。手术后患儿出现血清白蛋白进行性下降，全身疱疹增多，瘀斑面积增大，腹胀较前明显，给予胃肠减压，引出咖啡色液体量约35ml，留置导尿，尿量少。腹水常规：白细胞 790×10^6/L，李凡他试验（++）。由于病情进展，患儿转入ICU治疗。根据患儿病情，手术后护理观察的重点是
   - A. 生命体征
   - B. 意识状态及精神反应
   - C. 引流管及引流情况
   - D. 腹部及伤口情况
   - E. 尿量

F. 皮疹征象

G. 血小板计数及凝血指标

9. 脓毒性休克可引起机体重要器官功能改变，导致该患儿肾脏功能损害的原因是

A. 感染性休克时有效循环血量减少，致使肾血流不足

B. 肾小球滤过率下降

C. 肾实质发生改变

D. 肾素-血管紧张素-儿茶酚胺系统激活使肾血管收缩，肾血流减少

E. 肾小管坏死

F. 醛固酮和抗利尿激素增多，水钠重吸收增加，导致少尿或无尿

G. 严重肾缺血缺氧引起肾小管上皮细胞坏死及基底膜破裂，使肾间质水肿、肾小管堵塞

10. 患儿入院时意识清楚，精神反应弱，心电监护显示：呼吸40~60次/分，心率180~200次/分。关于休克患儿的心率增快，以下描述正确的是

A. 休克时交感神经-儿茶酚胺系统兴奋

B. 心率过快时使心室充盈不足，不仅使心排血量减少，还可因舒张期缩短而影响心肌冠脉舒张期的灌流

C. 心率增快使心肌耗氧量增加

D. 心率与脓毒性休克患儿的预后相关

E. 低血容量休克时，心肌供血、供氧不足

F. 心率增快和心肌供氧不足造成心肌能代谢障碍

G. 心肌代谢障碍影响心肌舒缩功能

11. 患儿病情继续恶化，从少尿到无尿，医嘱给予连续肾脏替代治疗（CRRT）。空气栓塞是CRRT治疗的致命并发症之一，关于空气栓塞并发症，下列叙述正确的是

A. 血液内一次进入5ml气体即可出现明显栓塞症状

B. 一次大量气体进入血液可导致死亡

C. 空气进入血管引起的后果与进入的空气量相关

D. 空气进入血管引起的后果与体位相关

E. 取坐位透析者，空气进入血管后引起脑血管栓塞

F. 取卧位透析者，空气进入血管后影响心脏排血功能

G. 当空气从右心室进入血管后，可引起肺动脉高压及急性右心衰竭

（12~16题共用题干）

患儿，女性，年龄9岁3个月。医疗诊断：心源性休克、心力衰竭、MODS、呼吸衰竭、肝功能衰竭。患儿入院时体温36.8℃，呼吸60次/分，呼吸困难，鼻翕、三凹征（+）；心率120次/分，律齐，心音低钝；血压113/50mmHg；面色暗、苍白，双肺呼吸音粗，心界向下扩大，心间搏动位于左锁骨中线外2cm，肝右肋下约3cm，四肢末梢凉。实验室检查：肝酶、心肌酶升高；心肌损伤标志物均明显升高。床旁心脏超声示：右心饱满、左室收缩功能明显降低。

12. 鉴于患儿的临床表现和相关检查结果，护士应采取的护理措施是

A. 保持室内安静

B. 集中治疗，减少刺激

C. 抬高床头，减少回心血量，减轻心脏负担

D. 控制输液速度

E. 遵医嘱给予氧气吸入及心电监护

F. 监测尿量

G. 遵医嘱快速补充液体纠正休克

13. 患儿入院后，经检查明确是因为暴发性心肌炎引起心力衰竭、心源性休克。关于心功能衰竭，下列描述正确的是

A. 心功能障碍

B. 运动耐力减低

C. 心肌收缩力减弱

D. 肺、体循环充血

E. 心脏指数降低

F. 心肌酶增高

G. 心律失常

14. 根据患儿目前的临床表现，医师诊断患儿"心功能Ⅳ级"。关于心功能Ⅳ级，下列描述正确的是

A. 剧烈活动时，患儿出现症状

B. 轻微活动即有明显症状，活动受限

C. 患儿体力活动不受限
D. 休息状态下有呼吸困难
E. 肝脏肿大
F. 完全丧失劳动力

15. 由于患儿病情危重,医嘱给予多巴胺、多巴酚丁胺治疗。关于多巴胺的药物治疗,下列描述正确的是
    A. 多巴胺通过兴奋β受体,增强心肌收缩力
    B. 作用于肾、肠系膜、冠状动脉、脑动脉的多巴胺受体,使相应的血管扩张
    C. 高浓度多巴胺可使周围血管收缩
    D. 多巴胺不易透过血-脑脊液屏障,静脉注射10分钟起效
    E. 长时间滴注可致局部坏死
    F. 副作用有心动过速和心律失常
    G. 多巴胺作用时间长短与剂量相关

16. 应用多巴胺静脉输注时,导致局部坏死的原因是
    A. 大剂量应用多巴胺可使周围血管阻力增加
    B. 滴注时间长,外周血管长时间收缩
    C. 多巴胺起效时间快
    D. 多巴胺起效时间慢
    E. 多巴胺作用时间长
    F. 多巴胺输入时容易渗出

(17~20题共用题干)
患儿,男性,9个月。因"呼吸急促20余天,加重半天"入ICU病房,医疗诊断:心内膜弹力纤维增生症、心力衰竭、心源性休克、心功能Ⅲ级。患儿入院后精神反应差,呼吸64次/分,心率180次/分,血压101/61mmHg,SpO₂ 96%。

17. 患儿呼吸增快的原因是
    A. 交感神经兴奋代偿增强
    B. 急性体循环瘀血
    C. 肺静脉瘀血
    D. 肺毛细血管压力增高
    E. 肺间质水肿
    F. 肝脏增大
    G. 脾脏增大

18. 入院后根据婴儿心力衰竭分级(共Ⅳ级,即0~3级),评定该患儿心功能为Ⅲ级。以下符合婴儿心功能Ⅲ级的相关表现是
    A. 哺乳时间长,40分钟以上
    B. 呼吸频率>60次/分
    C. 心率>180次/分
    D. 有奔马律
    E. 肝肋下3cm以上
    F. 末梢灌注不受影响
    G. 有感染特征

19. 由于患儿心力衰竭,医嘱严格控制液体量,为50~60ml/(kg·d)。关于控制患儿液体量的原因,下列叙述正确的是
    A. 减少体内液体量
    B. 加强心肌收缩力
    C. 减轻心脏负担
    D. 治疗目标是使心室充盈正常化
    E. 减轻肺水肿
    F. 增加心脏排血
    G. 恢复足够的组织灌注

20. 查体:患儿呼吸64次/分,心率180次/分,血压101/61mmHg,SpO₂ 96%,左侧胸壁隆起,心界扩大,心音低钝,肝肋下3.0cm,剑突下3.5cm,缘钝,脾脏肋下1.0cm,四肢末梢暖。心脏超声示:左室收缩功能显著减低,舒张功能轻度减低。胸片示:肺血增多,心影增大,以左心缘显著。医嘱给予地高辛化量,咪达唑仑镇静,应用激素及丙种球蛋白,给予无创呼吸机辅助呼吸。根据该患儿情况,护士除执行医嘱给予的各项治疗外,此时患儿最需要的是
    A. 安静环境
    B. 氧气吸入
    C. 心电监护
    D. 应用无创呼吸机辅助呼吸
    E. 给予地高辛,心率小于100次/分时告知医师
    F. 完成基础护理
    G. 防止压疮
    H. 集中护理

(21～25题共用题干)

患儿，女性，9个月。家长主诉"发现陶土样大便、尿色黄4天，皮肤及巩膜黄染1天"。入院诊断：急性肝功能衰竭。

21. 导致该患儿肝衰竭的根本原因是
    A. 肝损伤
    B. 乙型肝炎
    C. 甲型肝炎
    D. 丙型肝炎
    E. 肝坏死
    F. 药物或食物引起
    G. 外伤

22. 患儿有陶土样大便、尿色黄4天，皮肤及巩膜黄染。该患儿发生皮肤黄染、尿色黄和陶土样大便的原因可能是
    A. 能量代谢障碍
    B. 肝细胞广泛坏死
    C. 肝脏对胆红素廓清储备能力急剧下降
    D. 肝细胞损害时，对胆红素摄取、结合、转运和排泄障碍
    E. 炎性介质反应
    F. 酶系统活性减低
    G. 胆汁淤积

23. 经过反复询问病史，家长回忆，患儿因患感冒，家长在其发病前1个月内，给其服用小儿氨酚磺那敏颗粒9袋。该患儿发生急性肝衰竭的原因可能是
    A. 病毒感染
    B. 细菌感染
    C. 药物
    D. 食物
    E. 炎性介质反应
    F. 免疫反应
    G. 代谢异常

24. 护士早晨6点巡视病房时发现患儿反应差，处于嗜睡状态，刺激后可有反应，快速查血糖为2.8mmol/L。清晨发生低血糖是肝衰竭患儿的主要并发症，其原因是
    A. 夜间未进食物
    B. 肝脏严重受损时，肝细胞大量坏死，糖原分解和糖异生作用急剧降低
    C. 清晨基础代谢降低

    D. 体温降低
    E. 急性肝衰竭使能量消耗增加
    F. 肝衰竭影响患儿消化吸收功能

25. 患儿肝功能检查：ALT 1357U/L（0～40U/L），AST 1490U/L（0～40U/L），总胆红素176μmol/L（3.4～20μmol/L），直接胆红素89μmol/L（<3.4μmol/L），经过5天保肝、降氨、输A型冰冻血浆治疗，患儿意识清楚，反应可，再次进行化验检查：ALT 408U/L，AST 382U/L，总胆红素276μmol/L，直接胆红素170μmol/L，血氨从37μmol/L（11～40μmol/L）上升至72μmol/L。B超：肝脏缩小。凝血项目检查：PT、APTT进行性升高，纤维蛋白原测定（Fbg）降低。根据上述临床表现及检查结果，该患儿病情发生的变化是
    A. 肝衰竭加重
    B. 肝衰竭好转
    C. 有肝性脑病并发症可能
    D. 可发生凝血障碍
    E. 需要血浆置换治疗
    F. 需要肝脏移植治疗

(26～29题共用题干)

患儿，女性，4岁8个月。因"发现皮肤黄染2天，加重伴精神异常1天"入院。患儿入院前5天因发热、咳嗽服用小儿氨酚磺那敏颗粒（每次1包，共服用10包）及中药对症治疗。入院前2天患儿出现皮肤黄染，精神反应弱，性格改变，入院前1天皮肤黄染加重，自觉巩膜黄绿色，并出现间断呼之不应，烦躁，四肢挥舞，间歇期可正常回答问题。血清氨（AMM）：152μmol/L。入院诊断：急性肝衰竭，肝性脑病。

26. 肝性脑病前驱期的临床表现是
    A. 性格改变
    B. 睡眠障碍
    C. 躁动
    D. 巴宾斯基征阳性
    E. 昏迷或半昏迷
    F. 注意力不集中
    G. 反射亢进

27. 患儿入院时精神反应弱，体温36.8℃，呼吸28次/分，心率116次/分，血压92/46mmHg，呼吸平稳，全身皮肤重度黄染，未见皮疹和出血点，双侧瞳孔等大等圆，对光反应灵敏，巩膜中度黄染，腹平软，肝脾肋下未及。该患儿的阳性体征是
    A. 精神反应弱
    B. 全身皮肤重度黄染，巩膜黄染
    C. 体温36.8℃
    D. 心率116次/分
    E. 呼吸28次/分
    F. 血压92/46mmHg
    G. 肝脾肋下未及

28. 患儿相关检查回报，血常规基本正常，肝功能指标明显增高，总胆红素366.1μmol/L，直接胆红素177.5μmol/L，血氨152μmol/L；凝血时间明显延长。根据该患儿情况，目前应实施的护理措施主要是
    A. 保持安静，减少刺激
    B. 多给患儿食用牛奶等蛋白质含量高的食物，增加抵抗力
    C. 减少穿刺，防止出血
    D. 按压针刺部位至少20分钟以上
    E. 注意观察及时发现出血征象
    F. 注意观察患儿意识及精神状况

29. 急性肝衰竭患儿可能发生的并发症有
    A. 肝性脑病
    B. 出血
    C. 颅内压增高
    D. 低血糖
    E. 肝肾综合征
    F. 继发感染
    G. 水电解质紊乱

(30~33题共用题干)

患儿，女性，4岁。因"皮肤瘀斑、面色苍黄5天，排茶色尿"就诊。患儿发病前曾在路边进食烧烤小摊卖的火腿肠，5天后出现发热、腹痛，无吐泻。门诊以"皮肤瘀斑，尿色异常待查"收入院。入院后诊断"溶血尿毒综合征"。患儿在住院治疗期间逐渐出现高血压，水肿，进行性尿少。血常规：血红蛋白56g/L，血小板$52×10^9$/L，网织红细胞13%；血生化：胆红素升高，以非结合胆红素为主；乳酸脱氢酶（LDH）显著升高，肌酐和尿素氮明显增高，总蛋白（TP）17.3g/L；白蛋白（Alb）19.5g/L。骨穿：溶血骨髓象，提示溶血性贫血。尿常规：尿色呈琥珀色，潜血（+++ +），尿蛋白（++++），白细胞30~50/HP。

30. 溶血尿毒综合征患儿，急性期常见的临床表现是
    A. 消化系统症状
    B. 皮肤黄染
    C. 皮下瘀斑
    D. 少尿或无尿
    E. 抽搐
    F. 昏迷
    G. 高血压
    H. 出血

31. 由于患儿出现急性肾功能衰竭，医嘱给予腹膜透析替代治疗。关于腹膜透析，以下叙述正确的是
    A. 腹膜是具有良好通透特性的半透膜
    B. 腹膜具有弥散作用
    C. 腹膜具有超滤作用
    D. 腹膜透析可使积蓄在体内的代谢产物经透析而排出
    E. 不需要建立血管通路
    F. 透析管容易发生感染
    G. 严重水钠潴留者是适应证之一

32. 患儿经腹膜透析治疗4周后，血肌酐下降，每日尿量200~400ml，家长因经济原因要求出院。关于该患儿的出院指导，下列叙述正确的是
    A. 做好饮食管理，加强营养
    B. 防止感染，特别要注意呼吸道感染和饮食卫生
    C. 遵医嘱继续服用药物
    D. 观察尿量和尿的颜色
    E. 不能随意服用药物
    F. 注意血压测量
    G. 发现问题及时就医

33. 患儿出院当日因饮食不当出现发热、呕吐、

意识不清，再次返院，血压190/145mmHg，经抗感染、硝普钠降压、输注新鲜冰冻血浆等治疗后第3天患儿清醒，血压160/120mmHg；便培养"大肠埃希氏菌"；胸片示：双肺门增大，心影增大。考虑：肺炎、心力衰竭、肺水肿。该患儿发生意识不清的主要原因是

A. 稀释性低钠血症
B. 高钾血症
C. 心力衰竭
D. 高血压脑病
E. 氮质血症
F. 代谢性酸中毒
G. 肺水肿

(34~37题共用题干)

患儿，男性，13岁。主诉"反复水肿、蛋白尿9个月，咳嗽半个月余"曾诊断为肾病综合征。患儿体重64.5kg，入院时意识清楚，精神反应弱，主诉腰痛，体温38℃，心率120次/分，呼吸24次/分，血压140/108mmHg，面色苍白，颜面、躯干、四肢及阴囊水肿明显，双下肢可凹性水肿，腹部膨隆，末梢凉。血常规：白细胞25.91×10^9/L，中性粒细胞87.1%，C-反应蛋白：155mg/L↑；凝血功能检查明显异常；肌酐、尿素氮升高，总蛋白30g/L（60~80g/L），白蛋白6.9g/L（35~55g/L）；血钙1.84mmol/L，总胆固醇17.04mmol/L（0~5.7mmol/L）；尿蛋白（+++）；胸部X线平片：双肺纹理粗重、模糊；心电图：T波改变。病危医嘱。

34. 根据临床表现和检查结果，该患儿入院时应给予的护理诊断是
A. 体液过多
B. 潜在并发症：急性肾功能衰竭
C. 潜在并发症：败血症
D. 潜在并发症：出血和血栓形成
E. 营养失调：低于机体需要量
F. 电解质紊乱
G. 潜在并发症：感染
H. 有皮肤完整性受损的危险
I. 潜在并发症：肾性高血压

35. 该患儿的阳性体征有
A. 意识清楚
B. 精神反应弱
C. 主诉腰痛
D. 体温38℃
E. 呼吸24次/分
F. 心率120次/分
G. 血压140/108mmHg
H. 面色苍白
I. 颜面、躯干、四肢及阴囊水肿明显
J. 双下肢可凹性水肿
K. 腹部膨隆
L. 末梢凉

36. 患儿经过一系列治疗，体温36℃，心率78次/分，呼吸20次/分，血压118/78mmHg，体重57kg，颜面及双上肢轻度水肿，双下肢及阴囊水肿仍明显，双下肢水肿仍为可凹性，腹部膨隆，全天入量3000ml，尿量6030ml，患儿多尿。关于多尿期，以下描述正确的是
A. 尿量逐渐增多
B. 肾小球滤过功能恢复较快
C. 肾小管功能恢复较慢
D. 水肿逐渐消退
E. 血清肌酐和尿素氮逐渐恢复正常
F. 电解质逐渐恢复正常
G. 血压正常
H. 表示肾功能有所好转

37. 患儿8个月前确诊"肾病综合征"，出院后继续服用激素，定时到医院复查。但患儿出院后3个月就停止了规律的肾脏科随诊，自行在当地诊所口服中药（具体成分不详）4月余，并自行将激素减量（每半月减量1片），期间曾反复患呼吸道及消化道感染，伴反复水肿，监测尿蛋白（+~+++），给予静点抗生素及利尿药后水肿可消退，但尿蛋白无转阴。入院前激素减量为4片隔日顿服已3个月。此次经过治疗，患儿尿蛋白转阴，水肿消退，体重46.5kg，医师通知患儿可以出院。根据该患儿此次住院的原因，护士对患儿及家长出院指导的重点是

A. 根据疾病恢复情况复诊
B. 遵医嘱用药，不能自行停药或减量
C. 按照预约复诊时间到医院复诊
D. 预防感染，特别是呼吸道感染、泌尿系感染和消化道感染
E. 食用优质蛋白饮食如鱼、瘦肉、虾、豆腐等
F. 出现水肿，并有其他症状如恶心、呕吐、腹泻、发热时，及时就医
G. 可以看中医调理

(38~42题共用题干)

患儿，男性，4个月27天。因"咳嗽2周，发热5天，抽搐2次，心跳骤停1次"入院。患儿入急诊时意识不清，面色发绀，前囟凹陷，无自主呼吸及心跳，血压测不出，双侧瞳孔不等大，右侧直径3mm，左侧直径2mm，对光反应弱，皮肤发花，末梢凉，CRT：6S，医护2人立即给予患儿胸外按压及球囊加压给氧，心电监护，患儿心率恢复至140次/分，血压仍持续测不出，血氧饱和度81%。

38. 关于婴儿心肺复苏，以下叙述正确的是
A. 婴儿心肺复苏应选用中号复苏气囊
B. 选用与患儿年龄适合的口罩
C. 胸外按压频率至少100次/分
D. 胸外按压与放松比为1:1
E. 按压深度至少为胸廓前后径的1/3，大约4cm
F. 氧流量为8~10L/min
G. 每5个循环分钟评估生命体征1次

39. 患儿经复苏后，经皮血氧饱和度为81%，持续给予氧气吸入。血气分析示：pH 6.891，$PaCO_2$ 22.2mmHg，PaO_2 362mmHg。关于患儿复苏后的血氧饱和度，以下叙述正确的是
A. 监测动脉血氧饱和度
B. 逐步调整给氧，以保证血氧饱和度≥94%
C. 在避免组织内氧过多的同时，确保输送足够的氧
D. 血氧饱和度为100%时，可能对应的PaO_2大约为80~500mmHg之间的任意值
E. 当血氧饱和度达到94%时，通常可以停止用氧
F. 脉搏血氧饱和度探头应放置在患儿的前臂掌侧桡动脉处
G. 脉搏血氧饱和度与血氧分压值成比例下降

40. 由于患儿呼吸、心跳停止，在给予患儿心肺复苏的同时，立即进行气管插管。医师在给予患儿气管插管时，护士需要做的配合是
A. 根据患儿年龄准备气管插管喉镜和插管
B. 复苏气囊
C. 准备吸氧、吸痰用物
D. 准备牙垫
E. 准备胶布
F. 插管同时进行胸外按压
G. 协助清理呼吸道

41. 患儿心肺复苏后双侧瞳孔不等大，医嘱给予甘露醇静脉推注，降低颅压。复苏后给予静脉推注甘露醇的目的是
A. 甘露醇渗透压是正常血浆的3.66倍，具有渗透性脱水效应
B. 将细胞间液的水分迅速移入血管内，使组织脱水
C. 用药后血浆渗透压升高，减少脑细胞含水量
D. 注射后20分钟即可发挥明显的脱水作用
E. 形成脑脊液渗透压差
F. 使水分从脑组织及脑脊液中移入血管内，由肾脏排出
G. 甘露醇应大剂量应用

42. 该患儿入院检查时发现臀部及阴囊处有多处破溃。对该患儿的皮肤问题，护士应给予的护理措施是
A. 清洁局部皮肤
B. 使用碘附消毒剂消毒
C. 防止受压
D. 保持局部干燥
E. 因气管插管不能翻身时可使用垫圈
F. 遵医嘱用药

G. 先抢救暂不做处理

(43~49题共用题干)

患儿，男性，1岁3个月，体重10.5kg。因"突然高热4小时伴惊厥1次"入院，诉家中抽搐1次，持续时间约2分钟，表现为四肢强直性收缩，双眼上翻，牙关紧闭，面色发绀，意识丧失。入院后查体：精神尚可，体温38℃，脉搏146次/分，呼吸62次/分，血压80/55mmHg，咽部中度充血，扁桃体Ⅱ度肿大，无异常神经系统体征。血常规检查示白细胞总数$16×10^9$/L，中性粒细胞比例0.7。患儿半年来有过4次类似发作，门诊以"上呼吸道感染、高热惊厥"收入院。

43. 患儿入院后，责任护士应重点评估的内容是
 A. 呕吐变化
 B. 脉搏变化
 C. 呼吸变化
 D. 血压变化
 E. 意识变化
 F. 瞳孔变化

44. 入院后2小时，患儿再次发生抽搐，四肢强直性收缩，双眼上翻，牙关紧闭，面色青紫，伴口吐白沫。高热惊厥患儿发作期的护理要点是
 A. 立即将患儿搬到抢救室
 B. 清除咽喉部分泌物
 C. 解开衣领，松解衣服
 D. 保持安静，减少刺激
 E. 立即口服退热药
 F. 测量体温

45. 患儿惊厥反复且持续时间较长，出现躁动，呼吸节律不齐，血压上升至90/60mmHg，伴喷射性呕吐奶汁，头面部浅表静脉怒张。此时该患儿可能出现的病情变化是
 A. 肺水肿
 B. 胃食管反射所引起的普通回流
 C. 脑炎
 D. 中枢性呼吸衰竭
 E. 急性颅内压增高
 F. 过敏

46. 遵医嘱20%甘露醇静脉滴注行脱水治疗，以降低颅内压，缓解脑水肿。静脉滴注20%甘露醇，应注意的问题是
 A. 用药前检查药液是否有结晶
 B. 不能与其他药液混合静脉滴注
 C. 若药液有结晶可加碱性液使其消失再用
 D. 静脉推注时注意避免药物渗漏到血管外
 E. 应在30分钟内快速静脉滴注
 F. 选择头皮钢针注射

47. 入院1周后，患儿生命体征平稳，为了明确诊断，拟行长程录像脑电图。高热惊厥转为癫痫的危险因素是
 A. 有癫痫家族史
 B. 发作类型为复杂性热性惊厥
 C. 首次热性惊厥前已有神经系统异常体征
 D. 年龄小于3岁
 E. 伴随其他颅内感染
 F. 发作类型为单纯性热性惊厥

48. 关于长程录像脑电图监护中的护理配合，下列叙述正确的是
 A. 患儿避免着化纤衣物
 B. 可让患儿嚼口香糖，分散注意力
 C. 病房温度适宜，患儿不宜穿着过厚
 D. 患儿头部尽量少接触母亲胸部皮肤
 E. 准确安放电极并妥善固定
 F. 保持头皮地线接触完好

49. 脑电图结果显示：无异常放电。患儿一般情况良好，准备出院。对该患儿及家长进行出院指导的重点内容是
 A. 家中常备体温计及退热药
 B. 注意观察体温变化，腋下体温达38℃及以上时，及时给予退热药
 C. 再次出现抽搐时，务必测量体温，以便医师判断病情
 D. 抽搐时应取平卧位，头偏向一侧，防止窒息
 E. 发作将缠以纱布的压舌板或折叠成条状的毛巾置于上下臼齿间，防止舌咬伤
 F. 发作时应多饮水，利于排汗，达到降温的目的

(50~55题共用题干)

患儿，男性，3个月。阵发性咳嗽伴呼吸急促

3天。患儿为36周早产儿，出生1个月后发现"先天性心脏病：房间隔缺损"，曾患2次肺炎。查体：体温37.9℃，呼吸55次/分，脉搏140次/分，血压80/41mmHg，可见点头呼吸及三凹征，口唇发绀，心前区可闻及Ⅱ~Ⅲ级收缩期杂音，在吸氧2L/min条件下，动脉血气分析提示：PaO_2 58mmHg，$PaCO_2$ 30mmHg，SO_2 90%。诊断为急性支气管肺炎，先天性心脏病：房间隔缺损。

50. 该患儿最可能发生的并发症是
    A. 呼吸窘迫
    B. 心功能衰竭
    C. Ⅰ型呼吸衰竭
    D. Ⅱ型呼吸衰竭
    E. 感染性休克
    F. 气胸

51. 该患儿入院后主要的护理措施包括
    A. 评估呼吸形态
    B. 监测心率、脉搏及氧饱和度变化
    C. 吸痰
    D. 禁食
    E. 减少衣着降温
    F. 气管插管机械通气

52. 患儿入院后，护士遵医嘱行股静脉采血，采血过程中患儿出现烦躁不安、鼻翼翕动、呼吸急促、口周发绀，采血结束后症状未见缓解。查体：呼吸70次/分，心率170次/分，SpO_2 82%。急查动脉血气提示：PaO_2 45mmol/L，$PaCO_2$ 23mmol/L，SO_2 85%，给予面罩吸氧10L/min。患儿出现烦躁不安的根本原因是
    A. 不舒适
    B. 发热
    C. 急性缺氧
    D. 饥饿
    E. 静脉采血穿刺
    F. 分离性焦虑

53. 在进行高浓度氧疗中，提示患儿可能发生氧中毒的症状是
    A. 呼吸道分泌物干燥
    B. 呼吸增快
    C. 恶心、呕吐
    D. 烦躁
    E. 断续干咳
    F. 呼吸抑制

54. 患儿面罩吸氧10L/min，2小时后查体：呼吸66次/分，心率168次/分，SpO_2 84%，动脉血气提示 PaO_2 48mmol/L，$PaCO_2$ 30mmol/L，SO_2 85%。给予经鼻气管插管呼吸机辅助通气治疗。为预防呼吸机相关性肺炎，应采取的护理措施是
    A. 保持口腔卫生，定时做好口腔护理
    B. 半卧位体位，抬高床头30°~45°
    C. 禁食，减少反流误吸
    D. 严格执行手卫生规范
    E. 及时清除呼吸机管路中的冷凝水
    F. 加强翻身、拍背，及时清除呼吸道分泌物

55. 该患儿具备呼吸机撤机的条件是
    A. 一般情况好转和稳定
    B. 人机对抗明显
    C. 感染控制
    D. 自主呼吸增强，呼吸节律规整
    E. 咳嗽有力，能自主排痰
    F. 4小时内未使用肌肉松弛剂

(56~61题共用题干)
患儿，男性，2岁1个月。5天前无明显诱因出现阵发性咳嗽，有痰不易咳出，剧咳，伴颜面憋红，经院外抗感染治疗病情未见好转，出现精神反应差，呼吸急促，门诊以"重症肺炎"收入监护病房。入院查体：意识清楚，急性病容，口唇发绀，体温37.0℃，心率166次/分，呼吸70次/分。

56. 患儿入院后首要的处理措施是
    A. 给氧
    B. 雾化
    C. 药物治疗
    D. 保持呼吸道通畅
    E. 气管插管
    F. 营养支持

57. 急查血气分析 pH 7.20，PaO_2 47mmHg，$PaCO_2$ 78mmHg。上述血气分析结果显示该患儿目前存在的问题是

A. Ⅰ型呼吸衰竭

B. 急性呼吸衰竭

C. 急性呼吸性碱中毒

D. 急性呼吸性酸中毒

E. 呼吸功能不全

F. Ⅱ型呼吸衰竭

58. 关于呼吸衰竭的早期表现，需要重点观察的是

A. 呼吸频率增加

B. 鼻翼煽动

C. 吸气性凹陷明显

D. 发绀

E. 呻吟

F. 进食困难

59. 凌晨患儿突然出现氧饱和度下降至60%，呼吸浅快，口唇发绀，予以复苏气囊加压给氧，氧饱和度波动在80%～90%之间。此时，应给予患儿最有效的处理措施是

A. 改用抗生素

B. 持续高流量吸氧

C. 持续低流量吸氧

D. 应用利尿剂

E. 人工机械通气

F. 特殊的呼吸支持 ECMO

60. 做好急救准备后，立即行气管插管呼吸机辅助通气。根据该患儿年龄，护士应准备的气管插管型号是

A. 2.5

B. 3.0

C. 3.5

D. 4.0

E. 4.5

F. 5

61. 插管成功，给予呼吸机辅助呼吸，模式为压力控制通气，此时患儿氧饱和度可以维持在98%左右，行床旁胸部X线平片检查结果回报：急性呼吸窘迫综合征（ARDS），关于 ARDS 患儿的胸片，下列描述正确的是

A. 显示急性肺损伤

B. 显示双肺呈毛玻璃样改变

C. 显示肺部浸润阴影大片融合，呈"白肺"

D. 显示支气管充气征

E. 此时机械通气要考虑使用 PEEP

F. ARDS 是一种过剧和失控的急性炎症反应

(62～65题共用题干)

患儿，男性，3岁。因"昏迷2天，发热、呕吐3天"入院，查体：体温38℃，伴有颈抵抗，病理反射征阳性，呼吸30次/分，呼吸节律不规则，双肺未闻及干湿啰音，心率140次/分，PaO_2 60mmHg，$PaCO_2$ 55mmHg，入院诊断考虑"急性颅内压增高？"。

62. 作为责任护士，在护理该患儿过程中应注意的问题是

A. 抬高床头30°左右

B. 保持气道通畅

C. 保持安静，避免躁动

D. 检查和治疗尽可能集中进行

E. 护理患儿时动作要轻柔

F. 高位灌肠，以疏通大便

63. 入院后吐词不清，肢体异常伸直，同时出现呼吸形态改变。根据 Glasgow 昏迷评分法，该患儿昏迷评分为

A. 3分

B. 4分

C. 5分

D. 6分

E. 7分

F. 8分

64. 此时，该患儿可能出现的并发症是

A. 硬脑膜下积液

B. 小脑幕切迹疝

C. 脑室管膜炎

D. 慢性脑积水

E. 枕骨大孔疝

F. 中枢性呼吸衰竭

65. 此时救治的紧急措施是

A. 进行气管插管，保持呼吸道通畅

B. 快速微泵静脉推注20%甘露醇

C. 有脑干受压表现者，行颅骨钻孔减压术

D. 静脉推注呋塞米

E. 扩容

F. 输注抗生素

(66~70题共用题干)

患儿，女性，4个月。因"发热、抽搐2天，意识不清1天"入院。查体：体温38.7℃，脉搏132次/分，呼吸42次/分，前囟隆起紧张，失去正常搏动，颈抵抗不明显，Brudzinski征可疑阳性，心肺未见异常。脑脊液检查结果：外观混浊，白细胞数 1620×10^6/L，蛋白900mg/L，糖2.24mmol/L，氯化物100mmol/L，入院诊断考虑"化脓性脑膜炎、急性颅内压增高"。

66. 正常儿童颅内压增高，是指颅内压持续超过

    A. 50mmH_2O

    B. 60mmH_2O

    C. 70mmH_2O

    D. 80mmH_2O

    E. 90mmH_2O

    F. 100mmH_2O

67. 腰椎穿刺术后应注意的问题是

    A. 去枕平卧4~6小时

    B. 观察穿刺点感染情况

    C. 穿刺点1周内勿沾湿

    D. 出现低压性头痛者，应平卧，静脉滴注生理盐水

    E. 观察有无脑疝发生

    F. 腰背下垫一薄枕，以防止穿刺后腰背不适

68. 入院第3天，患儿出现重度昏迷，一切反射消失，急诊行侧脑室穿刺引流脑脊液，以降低颅内压，手术进行顺利，术毕返回病房。术后脑脊液引流管护理的注意事项是

    A. 引流管开口需高于侧脑室平面10~15cm

    B. 注意控制引流速度每分钟2~3滴

    C. 引流管妥善固定，不可受压、扭曲、成角、折叠

    D. 若怀疑引流管被小凝血块阻塞，可用淡肝素冲洗

    E. 脑室引流时间一般不超过5~7天

    F. 更换引流袋（瓶）时应严格无菌操作

69. 术后患儿头置冰帽降温，应维持合适的体温范围是

    A. 32~33℃

    B. 32~34℃

    C. 32~35℃

    D. 33~34℃

    E. 33~35℃

    F. 31~33℃

70. 入院第15天，患儿颅内压基本降至正常，化脓性脑膜炎病情得到控制，吃奶好，准备出院。对患儿家长进行出院指导的重点内容是

    A. 保持大便通畅

    B. 保持安静，避免激惹，营造良好的休养环境

    C. 头肩抬高，保持呼吸道通畅，防止误吸

    D. 加强户外活动

    E. 定时预防接种

    F. 对患儿和家长给予心理支持

(71~74题共用题干)

患儿，男性，12岁。因欲自杀服敌百虫，被发现后急送医院。查体：昏迷状态，呼吸困难，皮肤湿冷，双瞳孔如针尖大小。

71. 该患儿入院后给予洗胃，应选择最适宜的洗胃液是

    A. 1:5000 高锰酸钾液

    B. 硫酸铜溶液

    C. $NaHCO_3$ 溶液

    D. 生理盐水

    E. 清水

    F. 牛奶

72. 医师开具医嘱，给予阿托品治疗。根据患儿病情，阿托品治疗应早期、足量和反复给药，直至"阿托品化"。关于"阿托品化"的有效指标，下列叙述正确的是

    A. 口干、皮肤干燥

    B. 颜面潮红

    C. 心率减慢

    D. 瞳孔较前缩小

E. 肺部啰音减少或消失
F. 神情淡漠、昏迷

73. 急性有机磷中毒患儿会出现毒蕈碱样症状和烟碱样症状，关于有机磷农药中毒时的毒蕈碱样症状，下列叙述正确的是
   A. 多汗、流涎
   B. 腹痛、腹泻
   C. 对光反应灵敏
   D. 肺水肿
   E. 呼吸肌麻痹
   F. 阵发性惊厥

74. 该患儿治疗 2~3 周后，突然出现下肢瘫痪、四肢肌肉萎缩等神经系统症状。此时，考虑该患儿可能出现的并发症是
   A. 中间综合征
   B. 迟发性脑病
   C. 中毒后遗症
   D. 神经精神后遗症
   E. 脑炎
   F. 阿托品中毒

(75~81 题共用题干)

患儿，女性，5 岁。黄蜂蜇伤 2 天。查体：体温 37.6℃，呼吸 46 次/分，脉搏 133 次/分，嗜睡，双侧瞳孔对光反应正常，颈项强直，头面部肿胀明显，口唇发绀，双侧呼吸音对称，未闻及啰音，SpO_2 88%，全身皮肤黄染，可见散在分布陈旧性瘢痕及针尖大小出血点，巩膜中度黄染，肝脏右肋下 2.5cm。入院后急查实验室结果：Plt 88×10^9/L，RBC 2.88×10^{12}/L，WBC 39.49×10^9/L，Hb 86g/L；凝血象：PT 21.1 秒，APTT 53.8 秒；肝功能：TBil 193.5μmol/L，ALT 2680U/L，AST>3000U/L；肾功能：BUN 17.47mmol/L，CR 211.3μmol/L；心肌酶谱：LDH>9030U/L，CK>9121U/L，CK-MB 919U/L。门诊以"蜂蜇伤、多脏器功能障碍"收入院。

75. 根据以上信息，初步判断该患儿存在的脏器功能障碍有
   A. 心功能
   B. 肝功能
   C. 肾功能

D. 肺功能
E. 凝血功能
F. 中枢神经系统

76. 患儿入院后 2 小时，出现口唇发绀加重、呼吸急促较前明显，SpO_2 80%。此时应采取的治疗处理措施是
   A. 急查动脉血气分析
   B. 鼻导管吸氧 5~6L/min
   C. 面罩吸氧 8~10L/min
   D. 吸痰
   E. 给予呼吸兴奋剂
   F. 气管插管、呼吸机辅助通气

77. 入院后 12 小时，患儿接受了第一次血液净化治疗，为了防止血液净化过程中血凝形成，对患儿进行肝素化治疗。透析 3 小时后，患儿呼吸道分泌物多，给予吸痰一次，患儿鼻腔和口腔有少量出血。针对该患儿的情况，应选择的血液净化模式是
   A. 血液滤过（CVVH）
   B. 高容量血液滤过（HVHF）
   C. 连续静脉-静脉血液透析滤过（CVVH-DF）+血浆灌流模式
   D. 血浆置换（TPE）
   E. 血浆吸附（PA）
   F. 连续静脉-静脉血液透析（CVVHD）

78. 护士发现患儿有出血征象，正确的处理措施为
   A. 暂时停止血液净化治疗，避免出血的发生
   B. 通知医师，暂停追加肝素直到出血控制
   C. 通知医师，停止使用肝素
   D. 通知医师，立即予以鱼精蛋白静推中和肝素
   E. 观察出血情况，暂不做特殊处理
   F. 给予鼻腔局部填塞止血

79. 血液净化治疗完毕，护士发现患儿心率下降，心电监护提示 T 波低宽。此时该患儿可能发生的并发症是
   A. 低钾血症
   B. 高钾血症
   C. 低钠血症
   D. 高钠血症

E. 低钙血症
F. 高钙血症

80. 患儿全身肿胀明显,血电解质检查结果提示:K^+ 2.93mmol/L。医师开具医嘱,为患儿补钾。该患儿目前正确的补钾措施是
    A. 自行口服补钾
    B. 经鼻胃管鼻饲补钾
    C. 先静脉推注少量氯化钾,以迅速纠正低钾血症
    D. 静脉推注速度宜慢
    E. 0.6%氯化钾静脉滴注
    F. 补钾同时须严密监测心电图改变

81. 患儿全身肿胀明显,为预防压疮,正确的护理措施是
    A. 骶尾部使用棉垫圈,防止骶尾部受压
    B. 保持衣服平整,避免潮湿
    C. 翻身时避免拖拽患儿
    D. 定时变换体位,减少局部受压
    E. 密切观察受压部位皮肤颜色
    F. 用酒精对受压部位进行按摩,促进血液循环

第二十二章 常见肿瘤患儿的护理

一、单选题

1. 最常见的小儿恶性肿瘤是
   A. 白血病
   B. 脑肿瘤
   C. 淋巴瘤
   D. 肾母细胞瘤
   E. 神经母细胞瘤

2. 下列属于白血病患儿血常规检查结果的是
   A. 白细胞增高明显
   B. 血小板增高
   C. 网织红细胞增高
   D. 红细胞及血红蛋白减少
   E. 淋巴细胞减少

3. 白血病患儿化疗缓解后，护士给予健康教育，正确的是
   A. 正常参加学校学习
   B. 出院后卧床休息
   C. 继续住院治疗
   D. 坚持定期化疗
   E. 定期门诊复查

4. 下列是非霍奇金淋巴瘤确诊依据的是
   A. X线
   B. CT
   C. MRI
   D. 血常规
   E. 淋巴结活检和骨髓穿刺

5. 肾母细胞瘤最常见的症状是
   A. 腹胀、腹痛
   B. 血尿
   C. 腹部肿块
   D. 高血压
   E. 红细胞增多

6. 神经母细胞瘤最常见的转移是
   A. 骨髓
   B. 骨骼
   C. 肝
   D. 皮肤
   E. 淋巴结

7. 下列属于白血病确诊重要依据的是
   A. 骨髓象
   B. 血常规
   C. 组织化学染色
   D. 肝功检查
   E. 胸部X线检查

8. 下列属于霍奇金病确诊依据的是
   A. 血常规
   B. 淋巴结活检
   C. 血沉
   D. 骨髓象
   E. 胸部X线

9. 下列白血病化疗药物毒性作用的护理措施中，错误的是
   A. 应监测血象，观察有无出血和贫血
   B. 应保护患儿形象，多关心患儿
   C. 恶心、呕吐严重者，可停服药物
   D. 有溃疡疼痛者进食前可给予局麻药
   E. 应用环磷酰胺者保证摄入液量

10. 下列症状中，霍奇金病最早表现为
    A. 低热
    B. 恶心、食欲下降
    C. 慢性、进行性、无痛性浅表淋巴结肿大
    D. 持续性干咳，胸闷
    E. 腹痛

11. 神经母细胞瘤的首发症状常为
    A. 发热、贫血
    B. 血压增高
    C. 腹泻
    D. 食欲不振、乏力
    E. 易激惹

12. 下列属于非霍奇金淋巴瘤早期表现的是
    A. 无痛性淋巴结肿大
    A. 淋巴母细胞型
    B. 发热、盗汗
    C. 腹痛
    D. 头痛
    E. 上腔静脉压迫症

13. 白血病联合化疗的目的为
    A. 防止感染
    B. 防治高尿酸血症
    C. 纠正贫血
    D. 杀灭白血病细胞以缓解症状
    E. 防止出血

二、多选题

1. 下列关于小儿肝母细胞瘤的叙述，正确的是
    A. 是小儿最常见的肝脏原发性恶性肿瘤
    B. 好发于婴幼儿
    C. B超是首选的无损伤、准确率高的检查方法
    D. 主要治疗方法为手术治疗、放疗、化疗
    E. 患儿早期即可出现肝功能异常及凝血功能障碍

2. 位于后纵隔的肿瘤有
    A. 神经纤维肿瘤
    B. 神经肉瘤
    C. 胸腺瘤
    D. 畸胎瘤
    E. 神经母细胞瘤

3. 下列哪些药物可诱发急性白血病
    A. 氯霉素
    B. 保泰松
    C. 细胞毒性药物
    D. 苯及其衍生物
    E. 青霉素

4. 下列属于肾母细胞瘤病理分型的是
    A. 上皮型
    B. 间叶型
    C. 胚芽型
    D. 间度型
    E. 混合型

5. 白血病患儿应用化疗药物治疗时，正确的是
    A. 注射前确认静脉通畅
    B. 输液中发现渗漏立即停止，并局部处理
    C. 用药前询问过敏史及用药史
    D. 鞘内注射术后应平卧半小时
    E. 护士要注意自我保护及环境保护

6. 急性白血病患儿常见的临床症状有哪些
    A. 发热
    B. 贫血
    C. 出血
    D. 肝、脾、淋巴结肿大伴压痛
    E. 呛咳、呼吸困难

7. 急性白血病患儿常见的护理诊断/问题有
    A. 体温过高
    B. 活动无耐力
    C. 有感染的危险
    D. 营养失调
    E. 疼痛

8. 下列白血病患儿的护理措施中，正确的是
    A. 给予低蛋白、低维生素、低热量饮食
    B. 饮食以半流质为主，少食多餐

C. 鼓励患儿进食，不能进食者可静脉补充
D. 患儿需卧床休息，但一般不需绝对卧床
E. 监测体温，观察热型及热度

9. 白血病患儿预防感染的措施中，正确的是
   A. 保护性隔离
   B. 教会家长及年长儿正确的洗手方法
   C. 保持口腔清洁
   D. 勤换衣裤，每日沐浴
   E. 及时接种

10. 化疗药物常见的毒性作用有
    A. 骨髓抑制
    B. 恶心呕吐
    C. 口腔溃疡
    D. 高热
    E. 水肿

11. 护士为白血病患儿应用化疗药物时，应注意
    A. 化疗药物最好在中央药房集中配制
    B. 操作时戴口罩、手套
    C. 避免药液喷洒
    D. 一旦溅在皮肤、黏膜处马上冲洗干净
    E. 所有用物应专门处置

12. 白血病患儿出院时，护士对患儿及家长进行出院指导，不妥的是
    A. 讲解白血病的有关知识
    B. 若出现出血征象，及时就诊
    C. 强调定期化疗的重要性
    D. 限制患儿活动，多休息
    E. 患儿不应上学，以免诱发感染

13. 下列属于霍奇金淋巴瘤病理分型的是
    A. 富于淋巴细胞型
    B. 结节硬化型
    C. 混合细胞型
    D. 淋巴细胞消减型
    E. 淋巴母细胞型

14. 非霍奇金淋巴瘤的病理类型包括
    A. 淋巴母细胞型
    B. 未分化小细胞型
    C. 结节硬化型
    D. 淋巴细胞消减型
    E. 大细胞型

15. 下列属于肾母细胞瘤临床表现的是
    A. 面色苍白、消瘦、精神萎靡
    B. 贫血、排尿异常
    C. 气促、烦躁不安
    D. 最常见的转移部位是肝
    E. 腹部肿块是最常见的症状

16. 神经母细胞瘤常见的转移途径有
    A. 骨骼转移
    B. 骨髓转移
    C. 肝转移
    D. 淋巴结转移
    E. 肺转移

17. 神经母细胞瘤常用的辅助检查有
    A. 血常规
    B. 骨髓检查
    C. 活体组织病理检查
    D. 尿儿茶酚胺代谢产物测定
    E. 胸部X线

18. 神经母细胞瘤患儿的护理措施中，正确的是
    A. 低热量、低蛋白、高维生素饮食
    B. 鼓励患儿保持心情愉快
    C. 观察并处理药物毒副作用
    D. 观察有无乏力、头痛、眩晕、恶心等表现
    E. 观察局部有无红斑、色素沉着等

三、共用题干题

(1~3题共用题干)
白血病患儿，需做经外周导入中心静脉置管（PICC）以保证输液。

1. PICC插管最常选择的血管是
   A. 贵要静脉

B. 头静脉
C. 正中静脉
D. 颈静脉
E. 腋静脉

2. 插管前穿刺点的消毒范围为
   A. 3cm×3cm
   B. 4cm×4cm
   C. 5cm×5cm
   D. 5cm×10cm
   E. 10cm×10cm

3. 下列是PICC插管禁忌证的是
   A. 早产儿
   B. 长期输液患儿
   C. 肠道外营养
   D. 缺乏外周静脉通路
   E. 肘部静脉血管条件差

(4~7题共用题干)
患儿男，6岁。患白血病8个月，予正规化疗，现发热1天。查体：体温40.2℃，胸骨压痛，各关节疼痛。心肺腹部未见异常。

4. 患儿此时属于何种症状
   A. 瘀斑
   B. 颅内出血
   C. 紫癜
   D. 贫血
   E. 白血病细胞浸润

5. 下列检查中，属于判断疗效重要依据的是
   A. X线
   B. 溶菌酶检查
   C. 组织化学染色
   D. 血象
   E. 骨髓象

6. 该病死亡的最主要原因是
   A. 高热
   B. 感染
   C. 出血
   D. 营养不良
   E. 休克

7. 急性白血病的治疗，总疗程需持续完全缓解多长时间方可停止治疗
   A. 5年
   B. 3.5年
   C. 2.5年
   D. 2.5~3.5年
   E. 6年

四、案例分析题

(1~5题共用题干)
患儿女，10个月。体检时发现腹部有肿块，遂就诊。经查体，患儿右上腹有肿块，边界清楚，但不规则，无压痛。B超检查显示，肝脏右叶占位性病变，实质性。经实验室检查，患儿轻度贫血，甲胎蛋白（AFP）升高。患儿以"肝母细胞瘤"收入院。

1. 肝母细胞瘤的患儿检查甲胎蛋白（AFP）的意义是
   A. 是诊断肝母细胞瘤的重要标志
   B. AFP与肿瘤消长相平衡，是重要的监测指标
   C. 婴儿期出现AFP升高，直接提示患儿一定患有肝母细胞瘤
   D. 所有肝母细胞瘤患儿均会出现AFP的显著升高
   E. AFP可作为评估患儿预后的指标
   F. 肿瘤切除后，监测AFP有助于判断是否有肿瘤残留或复发

2. 患儿拟手术切除肿瘤，术前护理措施有
   A. 避免患儿剧烈活动，尽量减少对腹部的挤压
   B. 协助进行各种检查，包括心、肺、肝、肾、凝血功能等
   C. 观察患儿腹部肿瘤情况，有无破裂及压迫症状
   D. 经常触诊患儿腹部，注意有无压痛、反跳痛等症状
   E. 术前6~8小时禁食水
   F. 术前采用肥皂水进行清洁灌肠

3. 患儿术后回到病房，尚未完全清醒。此时应采取的护理措施是
   A. 禁食
   B. 少量喂水，湿润口唇
   C. 去枕平卧、头偏向一侧
   D. 严密观察生命体征变化与意识状态

E. 因患儿尚未清醒，为方便护理操作，可不拉床档和约束患儿
F. 观察伤口渗血、渗液情况

4. 患儿清醒后，正确的饮食护理措施是
   A. 肛门排气前可进食面条等清淡食物
   B. 肛门排气前只可进食牛奶、糖水
   C. 待肛门排气后，应从流食逐渐过渡到半流食
   D. 肛门排气后应逐渐增加水果、蔬菜的摄入量
   E. 进食初期，应注意观察患儿有无呕吐、腹泻、腹胀等情况
   F. 患儿排便后，可适当增加食物种类

5. 患儿遵医嘱进行化疗，在化疗的第1天，患儿出现了恶心、呕吐，此时应
   A. 立即停止输入化疗药物
   B. 适当加用止吐药，并观察疗效
   C. 记录患儿呕吐的次数、量及呕吐物性状等
   D. 立即禁食水，待患儿停止呕吐后，再考虑恢复饮食
   E. 通知医师调整化疗方案，立即更换化疗药物
   F. 立即采取静脉营养，直至呕吐完全消失

(6~9题共用题干)
患儿女，4岁半。因发现右上腹包块3个月，伴腹胀而来院就诊。查体：心肺听诊正常，腹部稍膨隆，右腰腹部触及一个8cm×10cm大小包块，质韧，表面光滑，与周围界限清楚，无压痛，无反跳痛。腹部CT示右肾巨大占位。以"右肾母细胞瘤"收入院，入院后开始化疗。

6. 该患儿入院后开始化疗，下列叙述正确的是
   A. 化疗的目的是使肿瘤缩小，便于手术切除
   B. 患儿处于晚期，无法承受手术，只能化疗
   C. 根据患儿病情，化疗效果优于手术治疗，无需手术
   D. 化疗前应充分了解患儿的肝肾功能及全身状况

E. 化疗前应做好保护性隔离，预防感冒
F. 若化疗效果不满意，可以尝试放疗

7. 下列患儿化疗期间的护理措施中，正确的是
   A. 选择合适的血管，先建立静脉通路，再注射化疗药物
   B. 严格执行无菌操作，防止感染
   C. 化疗药应快速输入，以减少输液时间，益于患儿配合
   D. 用药前询问患儿的用药史和过敏史
   E. 若频繁呕吐应遵医嘱适当使用止吐药
   F. 当使用环磷酰胺时，应给患儿多饮水

8. 该患儿准备进行手术切除，术前主要的护理措施是
   A. 与家长做好解释，增强治疗信心
   B. 协助留取24小时尿标本
   C. 抽血，完善相关检查
   D. 术前晚给予开塞露清洁肠道
   E. 进行备皮、药物过敏试验
   F. 术前禁食禁水6~8小时

9. 患儿术后安返病房。此时，对患儿的护理措施应包括
   A. 麻醉未清醒前，应去枕平卧，用吸管喝水
   B. 妥善固定引流管，防止折叠、脱落
   C. 注意伤口渗血情况，可根据需要遵医嘱少量输血
   D. 术后满6小时，可喝牛奶，以满足营养需要
   E. 肛门排气前可进食半流食，排气后可改为普食
   F. 术后24小时内，持续心电监测，注意生命体征变化

(10~14题共用题干)
患儿女，4岁。吞咽后疼痛2个月，左侧胸痛半月余。胸部CT示：左上后纵隔5cm×3cm软组织密度肿块，增强后呈不均匀强化，中心可见片状钙化灶，降主动脉部分被包绕，并向前推移，肿块与食管脂肪间隙消失，食管上胸段扩张，气道稍受压。胸部MRI示左后纵隔脊柱旁5cm×3cm软组织肿块，信号不均匀，增强扫描肿块不均匀性强化，肿块包绕胸主动脉且

邻近肋骨。临床诊断为左后纵隔肿瘤，神经母细胞瘤可能性大。

10. 神经母细胞瘤的好发部位是
    A. 腹膜后
    B. 后纵隔
    C. 盆腔
    D. 颈部
    E. 肾上腺
    F. 胸腔

11. 下列关于神经母细胞瘤转移灶的表现描述正确的是
    A. 骨骼转移最常见
    B. 骨骼转移多发生于1岁以上的小儿
    C. 骨骼转移以颅骨、盆骨和四肢长骨转移最常见
    D. 骨髓转移发生较晚
    E. 肝转移多发生于2岁或更大的儿童
    F. 基本无皮肤转移

12. 患儿入院经手术切除肿瘤后，进行化疗。患儿精神尚可，食欲减退。辅助检查：白细胞$5×10^9/L$，红细胞$4×10^{12}/L$，血红蛋白100g/L。该患儿目前主要的护理问题是
    A. 活动无耐力：与贫血有关
    B. 营养失调，低于机体需要量：与食欲减退、肿瘤消耗有关
    C. 气体交换受损：与换气功能障碍有关
    D. 潜在并发症，化疗的副作用
    E. 自我形象紊乱：与肿瘤造成身体改变有关
    F. 低效性呼吸型态：与呼吸中枢受损有关

13. 下列属于神经母细胞瘤患儿常用化疗药物的是
    A. 环磷酰胺
    B. 异环磷酰胺
    C. 阿霉素
    D. 依托泊苷
    E. 顺铂
    F. 长春新碱

14. 关于化疗药物的使用，下列正确的是
    A. 使用阿霉素进行化疗时，应注意观察患儿有无气短、胸闷、心律不齐等
    B. 使用环磷酰胺进行化疗时，应特别注意患儿有无食欲减退、恶心、呕吐等
    C. 使用大剂量的环磷酰胺时，应鼓励患儿多饮水
    D. 使用长春新碱时，应特别注意患儿有无腹泻、肠鸣音亢进
    E. 虽然阿糖胞苷不容易引起消化道反应，但容易导致腹胀
    F. 静脉输入化疗药期间，应注意观察有无药液外渗、栓塞性静脉炎等表现

(15～21题共用题干)

患儿，男性，2岁。以"发热、面色苍白、全身皮肤大片瘀斑2天"入院。血常规：白细胞$24.2×10^9/L$，血红蛋白61g/L，血小板$43×10^9/L$；骨髓细胞学检查确诊为急性早幼粒细胞白血病（M_3）。

15. 急性早幼粒细胞白血病（M_3）最突出的特征是
    A. 肝脾肿大
    B. 发热
    C. 最易发生 DIC
    D. 关节疼痛
    E. 淋巴结肿大
    F. 黄疸

16. 患儿入院后第2天，护士发现患儿手背部静脉穿刺部位渗血不止。患儿出现该症状的机制是
    A. 血小板减少
    B. 血小板功能异常
    C. 纤维蛋白溶解速度加快
    D. 血中有类肝素抗凝物质
    E. 白血病细胞释放促凝物质引起弥散性血管内凝血
    F. 白细胞增多

17. 患儿目前最主要的健康问题/护理诊断是
    A. 活动无耐力
    B. 组织完整性受损
    C. 有窒息的危险
    D. 组织灌注量改变
    E. 自我形象紊乱
    F. 营养失调：低于机体需要量

18. 对于该患儿的护理，下列叙述正确的是

A. 及时遵医嘱输注新鲜冰冻血浆和血小板

B. 冰冻血浆和血小板应缓慢输注，以免引起输血反应

C. 尽快行中心静脉置管

D. 穿刺后应延长按压时间

E. 每周监测血常规

F. 密切监测生命体征及出血倾向

19. 进行 M_3 分化诱导剂治疗，首选的药物是

A. 甲氨蝶呤

B. 十三顺式维 A 酸

C. 小剂量阿糖胞苷

D. α – D_3

E. 全反式维 A 酸

F. 长春新碱

20. 护士对全反式维 A 酸的卫生宣教内容，下列叙述正确的是

A. 最严重的并发症是维 A 酸综合征

B. 轻度头痛者可用止痛药对症处理

C. 多饮水，出现口唇干燥爆皮时，可局部涂抹液状石蜡

D. 骨痛多数不需要特殊处理，白细胞下降后可逐渐缓解

E. 出现胃肠道反应

F. 对白细胞有诱导分化的作用

21. 入院第 5 天，医师开具医嘱，患儿开始化疗，化疗药物应用柔红霉素。柔红霉素的主要不良反应是

A. 恶心呕吐

B. 心脏毒性

C. 出血性膀胱炎

D. 神经毒性

E. 耳毒性

F. 库欣综合征

G. 过敏反应

第二篇 儿科护理学相关学科

第一章 护理伦理学

一、单选题

1. 人类胚胎干细胞研究和应用的伦理准则不包括
   A. 尊重的准则
   B. 知情同意的准则
   C. 研究无禁区的准则
   D. 安全有效的准则
   E. 防止商品化的准则

2. 二胎政策放开后，某夫妇第1胎是女孩，提出进行性别鉴定，如果第2胎检查出来也是女孩的话，就放弃，医务人员应该
   A. 对胎儿进行性别选择
   B. 孕前对精子进行性别选择
   C. 根据夫妇双方单位的意见决定是否应用性别选择技术
   D. 拒绝为其应用性别选择技术
   E. 向上级汇报决定

3. 患者，女性，72岁，因急诊人太多排队时情绪异常，打了护士小吴一耳光，还不停地骂脏话，不堪入耳，此时该护士应
   A. 克制忍让
   B. 打击报复
   C. 用武力制止
   D. 用语言制止
   E. 以牙还牙

4. 某项研究欲证明太极拳是否有效减轻癌症患者疼痛时，随机抽取了两组研究对象，分为实验组和对照组，实验组除常规护理外，每天打半小时的太极拳，对照组常规护理。该研究方法属于
   A. 历史性研究
   B. 实验研究
   C. 描述性研究
   D. 分析性研究
   E. 调查性研究

5. 王先生，42岁，诊断为2型糖尿病，体形肥胖，有糖尿病家族史。近1个月来，他在社区护士的指导下，制订了一份每日运动计划及膳食表，决定进行规律锻炼、饮食控制。按照阶段变化理论，王先生正处于的阶段是
   A. 打算
   B. 准备
   C. 无打算
   D. 行动
   E. 维持

二、多选题

1. 护理伦理学的研究对象包括
   A. 护理人员与患者之间的关系
   B. 护理人员之间的关系
   C. 护理人员与护理学科发展之间的关系
   D. 护理人员与其他医务人员之间的关系
   E. 护理人员与患者家属之间的关系

2. 护理科研最基本的准则是
   A. 实事求是
   B. 尊重科学
   C. 团结协作
   D. 目的明确
   E. 科研动机端正

3. 提高临终患者的生活质量,具体来说就是要
   A. 帮助和疏导临终患者正确面对死亡
   B. 给患者提供一个安静、安全、整洁的环境
   C. 及时为患者做好生活护理
   D. 当患者尚能够自理时,应尽量帮助他们实现自我护理
   E. 控制疼痛

4. 临终患者享有
   A. 平等医疗权
   B. 知情同意权
   C. 获得医疗信息权
   D. 免除一定社会责任权
   E. 要求隐私保密权

5. 隐私保密,具体来说就是研究对象享有
   A. 隐私权
   B. 自主权
   C. 匿名权
   D. 名誉权
   E. 保密权

6. 体外受精的伦理价值是
   A. 体外受精是帮助不育妇女生育的有效办法
   B. 体外受精是帮助生育妇女生育的有效办法
   C. 体外受精是妇女生育的有效办法
   D. 为男性患者带来希望
   E. 为男性少精症患者带来希望

7. 心理治疗工作中的道德要求是
   A. 要掌握和运用心理治疗的知识、技巧去开导患者
   B. 要以健康、稳定的心理状态去影响和帮助患者
   C. 要有同情、帮助患者的诚意
   D. 要保守患者的秘密及隐私
   E. 要维护社会公益

8. 人类胚胎干细胞研究和应用的伦理准则包括
   A. 尊重的准则
   B. 知情同意的准则
   C. 研究无禁区的准则
   D. 安全有效的准则
   E. 防止商品化的准则

9. 为维护医患之间相互信任的关系,医师必须做到
   A. 主动赢得患者信任
   B. 珍惜患者的信任
   C. 对患者所提要求言听计从
   D. 努力消除误解
   E. 对患者出现的疑虑尽量澄清

10. 医疗仪器,尤其是高新技术手段大量进入临床,要求临床医师注意防范的伦理问题包括
    A. 盲目购进,不能充分利用
    B. 仪器检查代替医师问诊
    C. 仪器检查代替医师查体
    D. 仪器检查代替医德责任心
    E. 滥开检查单,不能合理利用

11. 在手术治疗中,"认真签订协议"的目的是
    A. 让患者承担手术风险
    B. 让患者家属承担手术风险

C. 让医务人员承担手术风险
D. 让患者及其家属与医务人员共同承担手术风险
E. 让患者及其家属对手术所造成的机体不可恢复的改变给予理解与认同

12. "慎重的手术确定"按医德规范要求，医务人员应做到的是
    A. 对手术治疗与保守治疗之间进行权衡
    B. 对创伤代价与治疗效果之间进行权衡
    C. 介绍和解释非手术的各种情况
    D. 介绍和解释手术的各种情况
    E. 认真签订协议

13. 属于基因诊断及治疗所带来的伦理问题的是
    A. 胎儿生命权与父母选择权可能出现冲突
    B. 人类遗传物质的纯洁性、神圣性是否受到了亵渎
    C. 诊断及治疗时导入的基因如何正确表达
    D. 对个体和人类社会是否安全
    E. 生殖细胞的基因治疗是否可行

14. 高新技术应用在医学中所产生的伦理负效应主要表现为
    A. 诊治依赖高科技手段
    B. 高技术-低情感
    C. 高技术手段集中于"三级医院"中
    D. 滥用高科技手段，造成看病贵
    E. 医患关系的物化趋势

15. 药物治疗的医德要求是
    A. 严格掌握配伍禁忌
    B. 尽量选用贵重药品
    C. 尽可能多地联合用药
    D. 选用安全有效的药物
    E. 坚持治本为主，标本结合的原则

16. 体现医患之间契约关系的有
    A. 服务选择权
    B. 患者挂号看病
    C. 医师向患者做出应有承诺
    D. 先收费再给予检查处理
    E. 患者被迫送红包时保证不宣扬

17. 实现医德防治作用的内容有
    A. 协调医患关系
    B. 改善医疗服务态度
    C. 直接发挥医治作用
    D. 对患者施加良好的心理影响
    E. 调控医务人员技术水平的最佳发挥

18. 诊疗的有效性准则要求是
    A. 不得使用安慰剂
    B. 力求最佳的医治效果
    C. 客观评价治疗效果
    D. 大胆使用尚不成熟的新疗法
    E. 采用符合医学科学规律的医疗手段

19. 作为患者，应履行的义务有
    A. 保持和恢复健康的义务
    B. 保守秘密和隐私的义务
    C. 监督和维护医疗护理的义务
    D. 按时、按数支付医疗费用的义务
    E. 及时就医，积极接受和配合诊治的义务

20. 下列说法正确的是
    A. 人体试验在临床医学中的价值和道德意义是无可非议的
    B. 无道德代价的试验，在医学科学方面并非都能做到
    C. 在临床医学研究中使用安慰剂是心理试验，但要付出道德代价
    D. 无道德代价的试验，在医学科学方面是可以全部做到的
    E. 安慰剂虽没有药理作用，但确有一定的效果

21. 在临床医学研究中，对受试者不正确的是
    A. 把科学利益放在第一位，患者利益放在第二位
    B. 危重患者和病情发展变化快的患者不应使用安慰剂
    C. 在医学研究中，即使患者病情恶化也不

可以中断试验
D. 为了更好地获得试验数据，可以对患者说谎，可以不解答患者的疑问
E. 在医学研究中，不必一味坚持知情同意

22. 在人体试验中使用对照组、安慰剂和双盲法，不正确的是
    A. 是对患者的一种欺骗
    B. 是违背人道主义原则的
    C. 是违背知情同意原则的
    D. 以征服疾病为目标，为发展医学的需要，严格控制在不损害患者利益的范围之内使用这一方法，是合乎医学道德的
    E. 是医学科研中经过考验的正确方法，可以在人体试验中无条件使用

第二章 护理心理学

一、单选题

1. 心理护理的目标不包括
   A. 满足病人的合理需要
   B. 提供良好的心理环境
   C. 消除不良情绪反应
   D. 提高病人的适应能力
   E. 改善病人的社会地位

2. 不同疾病阶段患者的心理反应有规律性，疾病恢复期患者的心理反应不包括
   A. 兴奋与欣慰
   B. 焦虑或忧伤
   C. 悲观与绝望
   D. 依赖与退缩
   E. 否认或侥幸

3. 阻碍患者心理康复进程的错误认知主要包括
   A. 否认作用
   B. 认同延迟
   C. 失能评价
   D. 不合理信念
   E. 逃避行为

二、多选题

1. 根据心理护理的广义、狭义概念，可将其简要地概括为3个"不"，包括
   A. 不同于心理治疗
   B. 不同于思想工作
   C. 不限于护患交谈
   D. 不同于心理指导
   E. 不同于普通心理学

2. 临床心理评估的常用方法有
   A. 调查法
   B. 观察法
   C. 访谈法
   D. 心理疏导
   E. 心理测验法

3. 韦氏成人智力测验的2个分量表包括
   A. 常识
   B. 言语
   C. 操作
   D. 数字符号
   E. 词汇

4. 患者的心理需要包括
   A. 尊重
   B. 接纳和关心
   C. 信息
   D. 安全
   E. 和谐的环境

5. 患者常见的心理问题包括
   A. 抑郁
   B. 焦虑
   C. 怀疑
   D. 孤独
   E. 被动依赖

6. 心理健康教育的原则主要包括
   A. 科学性原则
   B. 针对性原则
   C. 尊重性原则
   D. 保密性原则

E. 专业性原则

7. 阻碍患者心理康复进程的错误认知主要包括
   A. 否认作用
   B. 认同延迟
   C. 失能评价
   D. 不合理信念
   E. 逃避行为

8. 护理人员应具备的一般能力包括
   A. 敏锐的观察力和准确的记忆力
   B. 独立的思维能力
   C. 良好的社会适应能力
   D. 善于沟通的能力
   E. 娴熟的操作能力

9. 黏液质气质的人典型的特征有
   A. 热情活泼
   B. 做事专心致志
   C. 敏感
   D. 稳重
   E. 灵活

10. 智力包括
    A. 观察力
    B. 注意力
    C. 记忆力
    D. 想象力
    E. 思维力

11. 行为治疗的主要方法包括
    A. 梦的分析
    B. 标记奖励法
    C. 厌恶疗法
    D. 冲击疗法
    E. 放松训练

12. 关于病人角色的叙述，以下哪些是错的
    A. 一旦患了某种病，就进入了病人角色
    B. 病人角色受社会文化背景的影响
    C. 健康人进入病人角色是顺利的过程
    D. 进入病人角色后，原有的社会义务会发生改变
    E. 进入病人角色的过程越短，越有利于治疗

13. 谵妄是指以意识障碍、明显的兴奋躁动、感知觉障碍为三联征的一组精神障碍症状群，是急性脑器质性精神障碍反应的常见表现，住院患者发生率极高。谵妄的临床特征是
    A. 思维障碍
    B. 不自主运动
    C. 睡眠节律紊乱
    D. 自主神经功能障碍
    E. 情绪障碍

14. 不同疾病阶段患者的心理反应有规律性，疾病恢复期患者的心理反应是
    A. 兴奋与欣慰
    B. 焦虑或忧伤
    C. 悲观与绝望
    D. 依赖与退缩
    E. 否认或侥幸

第三章 护理教育学

一、单选题

1. 关于国外护理教育的进展和发展趋势，叙述不正确的是
   A. 真正意义上的护理教育开始于南丁格尔创办的护士学校
   B. 高等护理教育兴起于英国
   C. 美国的博士护理学位包括哲学博士和护理学博士
   D. 1909 年，美国明尼苏达大学开设了以培养专业护士为目标的三年制大学护理系课程，成为现代高等教育的开端
   E. 1950 年以前，欧美各国基本形成由基础教育、毕业后教育和继续教育 3 部分组成的护理教育体系

2. 护理教学目标的特点不包括
   A. 主观性与客观性的统一
   B. 预期性与可行性的统一
   C. 普遍性与特殊性的统一
   D. 系统性与层次性的统一
   E. 稳定性与灵活性的统一

3. 李老师是内科教学老师，针对介入术后患者护理，用实物和幻灯给实习护士讲解护理要点，又带学生到患者床旁进行观察，最后给学生留了两个思考题，要求根据《内科护理学》写出笔记。张老师运用的教学方法不包括
   A. 讲授法
   B. 参观法
   C. 演示法
   D. 实习作业法
   E. 读书指导法

二、多选题

1. 教育的要素包括
   A. 教育者
   B. 受教育者
   C. 教育方法
   D. 教育内容
   E. 教育手段

2. 关于国外护理教育的进展和发展趋势，叙述正确的有
   A. 真正意义上的护理教育开始于南丁格尔创办的护士学校
   B. 高等护理教育兴起于英国
   C. 美国的博士护理学位包括哲学博士和护理学博士
   D. 1909 年，美国明尼苏达大学开设了以培养专业护士为目标的三年制大学护理系课程，成为现代高等教育的开端
   E. 1945 年以前，欧美各国基本形成由基础教育、毕业后教育和继续教育 3 部分组成的护理教育体系

3. 关于我国的护理教育，叙述正确的有
   A. 我国从 1992 年开始正式招生护理专业硕士研究生
   B. 1888 年，福州医院开办了中国第一所护士学校，是我国近代护理教育的开端
   C. 我国的护理硕士研究生教育已进入快速发展阶段
   D. 我国 2001 年开始了护理学博士的培养，护理学博士教育是我国最高层次的护理

教育

E. 我国高等护理教育已达到国际水平

4. 临床护理教学的对象包括
   A. 护理临床见习生
   B. 护理临床实习生
   C. 新入职护士
   D. 各层级护士
   E. 进修护士

5. 护理教育理念的辩证统一观念的内容为
   A. 专业教育与素质教育的辩证统一
   B. 人文教育与科学教育的辩证统一
   C. 共性教育与个性教育的辩证统一
   D. 知识教育与创造教育的辩证统一
   E. 理论教育与实践教育的辩证统一

6. 教育评价的原则包括
   A. 客观性原则
   B. 囊括性原则
   C. 可行性原则
   D. 连贯性原则
   E. 公平性原则

7. 护理教学目标的特点是
   A. 主观性与客观性的统一
   B. 预期性与可行性的统一
   C. 普遍性与特殊性的统一
   D. 系统性与层次性的统一
   E. 稳定性与灵活性的统一

8. 病房护士长直接影响学习环境有效性的因素是
   A. 个人素质
   B. 领导方式
   C. 工作特性
   D. 性格特征
   E. 知识能力

9. 护理专业教师的作用体现在
   A. 传授专业知识
   B. 培养学生人格及职业道德

C. 提高专业的社会地位
D. 提高自身业务素质
E. 对学生起示范作用

10. 姿态美是身体语言所展示的美感，包括
    A. 心灵美
    B. 语言美
    C. 站姿
    D. 坐姿
    E. 走姿

11. 实现远程教学高效率的关键在于
    A. 选择运用恰当的教学方式和技术手段
    B. 邀请外来专家演讲介入教学
    C. 学生之间相互交流
    D. 教师及时进行信息反馈
    E. 满足学生的学习需要

12. 常见的护理课程结构类型包括
    A. 以科学为基础的护理课程
    B. 以学科需要为基础的课程
    C. 综合性护理课程
    D. 必修课和选修课
    E. 以能力为基础的护理课程

13. 行为主义心理学学习理论的主要代表人物有
    A. 华生
    B. 巴甫洛夫
    C. 桑代克
    D. 斯金纳
    E. 亚里士多德

14. 以问题为基础的教学法是美国神经病学教授巴罗斯（Barrows HS）创立的，以下叙述正确的是
    A. 以学生的问题为基础
    B. 以教师为核心小组讨论
    C. 教师是学生的导学者
    D. 激发学生思考
    E. 提高解决问题的技能

第四章 护理研究

一、单选题

1. 护理研究过程中最关键的阶段是
   A. 选题和确立研究问题
   B. 科研设计
   C. 收集资料
   D. 书写论文
   E. 论文出版

2. 手稿、私人笔记属
   A. 一次文献
   B. 二次文献
   C. 三次文献
   D. 零次文献
   E. 四次文献

3. 在观察法中，研究者的哪一类观察者的角色最易触犯伦理问题
   A. 完全的参与者
   B. 完全的观察者
   C. 观察的参与者
   D. 参与的观察者
   E. 参与者与观察者

4. 重测信度常用来反映研究工具信度的哪个方面的特征
   A. 稳定性
   B. 等同性
   C. 内在一致性
   D. 敏感性
   E. 以上都正确

二、多选题

1. 在护理研究中应考虑到
   A. 研究对象的复杂性
   B. 临床研究的特殊性
   C. 研究对象的心理
   D. 测量指标的不稳定性
   E. 研究环境的不稳定性

2. 实验性研究的设计必须具备的内容是
   A. 干预
   B. 完全自然状态
   C. 随机分组
   D. 随机取样
   E. 设对照组

3. 下列有关科研资料整理方面的描述正确的是
   A. 检查调查表中是否有缺项、漏项存在
   B. 检查调查表中所填写的资料的形式是否合乎规定
   C. 只要发现调查表中有一个问题未作回答，该调查表即应作废
   D. 可使用计算机进行调查表中的数据检错
   E. 根据所获数据的特征进行质量分组和数量分组，但二者不能结合使用

4. 下列有关信度与效度关系的描述正确的是
   A. 只要研究工具存在，就必然有它的信度和效度
   B. 研究工具的信度与效度间是截然孤立的
   C. 信度高的研究工具其效度必然高
   D. 信度低的研究工具其效度必然低
   E. 效度低的研究工具其信度可能较高

5. 护理论文正文按四段式书写的内容应包括
   A. 前言

B. 摘要
   C. 材料与方法
   D. 结果
   E. 讨论与分析

6. 以下属于概率抽样方法的是

   A. 单纯随机抽样
   B. 系统抽样
   C. 分层抽样
   D. 目的抽样
   E. 以上都不属于

第五章 社区护理学

一、单选题

1. 对临终病人的健康教育应侧重
   A. 疾病的预防
   B. 战胜疾病的信心
   C. 正确对待死亡的态度
   D. 营养知识的宣教
   E. 疾病的治疗

2. 下列访视对象应排在首位的是
   A. 老年慢性病人
   B. 新生儿
   C. 传染病人
   D. 独居老人
   E. 参加预防接种者

3. 社区护理的中心是
   A. 健康
   B. 疾病
   C. 康复
   D. 预防
   E. 健康教育

4. 为社区卫生服务覆盖生命的各个周期以及疾病发生、发展的全过程。这反映社区卫生服务哪一特点
   A. 综合性
   B. 广泛性
   C. 连续性
   D. 可及性
   E. 专一性

5. 护士小刘接到通知需要去敬老院，培训敬老院中老人如何进行包扎，小刘做好这项工作需要具备社区护士何种能力
   A. 综合护理能力
   B. 预见能力
   C. 自我防护能力
   D. 调研、科研能力
   E. 组织、管理能力

二、多选题

1. 社区护士角色的描述，以下正确的是
   A. 代言人
   B. 协调与合作者
   C. 组织管理者
   D. 社会福利提供者
   E. 咨询者

2. 有关社区护理的特点以下描述正确的有
   A. 以病人为中心
   B. 独立性、自主性较高
   C. 是综合性的服务
   D. 以健康为中心
   E. 具长期性、可及性

3. 社区卫生服务的作用包括
   A. 应对低出生率问题
   B. 预防疾病，促进健康
   C. 实现人人享有卫生保健
   D. 提高人们的物质生活
   E. 促进社区精神文明建设

4. 有关居家护理的目的，描述正确的是
   A. 缩短病人住院日
   B. 扩展护理专业领域

C. 减少家庭经济负担
D. 使家属免于亲自照顾患者
E. 使患者在出院后仍能获得完整的照护

5. 以下有关社区特征描述不妥的是

A. 社区是由病人组成的
B. 社区具有一定的区域性特征
C. 社区具有共同的目标、需要和问题
D. 社区具有特定的文化特征
E. 社区具有多重功能

第六章

护理健康教育学

一、单选题

1. 健康教育的主要基础理论是
   A. 教育学理论
   B. 传播学理论
   C. 伦理学理论
   D. 预防医学理论
   E. 行为科学理论

2. 行为训练的主要方法是
   A. 示教
   B. 演示
   C. 讲解
   D. 讲演
   E. 指导阅读

3. 健康教育的最终目的是
   A. 注重知识灌输
   B. 注重知识改变及行为改变
   C. 注重计划教育
   D. 注重改善环境
   E. 注重教育效果评价

4. 护患沟通技巧不包括
   A. 非语言沟通技巧
   B. 沉默技巧
   C. 交谈技巧
   D. 开放式提问技巧
   E. 行为训练技巧

5. 健康教育是一种全民教育，表现在
   A. 以疾病为中心
   B. 以患者为中心
   C. 以社区为中心
   D. 以生活式为中心
   E. 以健康为中心

6. 医院健康教育的重点为
   A. 医护人员教育
   B. 患者教育
   C. 社区教育
   D. 住院教育
   E. 门诊教育

7. 健康教育处方适用于
   A. 门诊慢性患者
   B. 入院时的患者
   C. 住院的患者
   D. 即将出院的患者
   E. 术后康复期的患者

二、多选题

1. 健康促进的基本策略包括
   A. 协调
   B. 沟通
   C. 倡导
   D. 调整卫生服务方向
   E. 赋权

2. 患者健康教育的实施程序为
   A. 分析患者需求
   B. 进行教育诊断
   C. 制订教育计划
   D. 实施教育计划
   E. 评价教育效果

3. 健康促进是
   A. 提高自身健康的过程
   B. 维护自身健康的过程
   C. 改善自身健康的过程
   D. 提高全社会对健康的责任感
   E. 改变人类生存环境

4. 护理健康教育学的主要基础学科为
   A. 行为科学
   B. 传播学
   C. 预防医学
   D. 社会学
   E. 教育学

5. 健康促进的基本特征为
   A. 约束性
   B. 自主性
   C. 群体性
   D. 广阔性
   E. 强调疾病的预防

第七章

医院感染护理学

一、单选题

1. 下列房间不属于Ⅱ类环境的是
   A. 烧伤患者病房
   B. 产房
   C. 婴儿室
   D. 重症监护室
   E. 注射室

2. 新生儿骨髓移植病房应采用消毒办法是
   A. 臭氧消毒
   B. 层流洁净系统
   C. 循环风紫外线空气消毒器
   D. 静电吸附式空气消毒器
   E. 紫外线消毒

3. 标准预防是
   A. 把传染病患者血液、体液、分泌物、排泄物都当成有传染性而采取隔离措施
   B. 把所有的患者血液、体液当成传染性而采取隔离措施
   C. 把所有的患者血液、体液、分泌物、排泄物都当成有传染性而采取隔离措施
   D. 把所有的患者分泌物、排泄物都当成有传染性而采取隔离措施
   E. 把传染病患者分泌物、排泄物都当成有传染性而采取隔离措施

4. 患儿女，5岁，被诊断为脊髓灰质炎，应采取的隔离为
   A. 呼吸道隔离
   B. 接触隔离
   C. 血液-体液隔离
   D. 严密隔离
   E. 消化道隔离

5. 某早产儿，女，体重1300g，生后入住隔离病房，该患儿采取的隔离是
   A. 保护性隔离
   B. 接触隔离
   C. 呼吸道隔离
   D. 严密隔离
   E. 消化道隔离

二、多选题

1. 发生医院感染的三个基本条件是
   A. 感染源
   B. 传播途径
   C. 易感人群
   D. 细菌移位
   E. 抵抗力下降

2. 遵医嘱给予患儿青霉素治疗，下列关于青霉素的使用不正确的是
   A. 可采用静脉滴注法
   B. 静脉滴注时采用间歇给药的方法
   C. 每次药物溶于500ml生理盐水中
   D. 用前做过敏试验
   E. 可储存使用

3. 护士在给患儿应用抗感染药物时应遵循的原则是
   A. 掌握各种抗感染药物的药理作用
   B. 配合医师做好各种标本的留取
   C. 执行医嘱
   D. 用药后无需观察患者

E. 掌握配伍禁忌

4. 预防患儿发生血管相关性感染的措施包括
   A. 使用各种导管应有明确的指标
   B. 配制抗菌药物时应在生物洁净台操作台上进行
   C. 配置液体时应在洁净环境中
   D. 插管时严格执行无菌操作
   E. 插管部位感染时需严密观察 24 小时后再处理

5. 医院感染目标监测包括
   A. 新生儿的监测
   B. 外科术后患者的监测
   C. 抗生素使用率的监测
   D. ICU 患者的监测
   E. 抗感染药物耐药性的监测

6. 儿童正常菌群的特点是
   A. 和人体保持平衡
   B. 在特定部位定植
   C. 密度高
   D. 大部分是厌氧菌
   E. 大部分是需氧菌

7. 预防医院感染的做法正确的是
   A. 无菌技术
   B. 滥用抗生素
   C. 隔离
   D. 监测
   E. 消毒灭菌

8. 某患儿因病长期使用抗生素，住院后患了流感，这不属于
   A. 交叉感染
   B. 带入感染
   C. 接触感染
   D. 自身感染
   E. 医源性感染

第八章

护理管理学

一、单选题

1. 在护理管理中为婴幼儿制定目标时应做到
   A. 目标越多越好
   B. 目标越大越好
   C. 目标越小越好
   D. 目标应容易达到
   E. 目标应具有挑战性

2. 一名患儿所需要的护理，完全由一位护士完成，这种护理是
   A. 责任制护理
   B. 小组制护理
   C. 个案护理
   D. 功能制护理
   E. 统筹护理

3. 儿科病房采用功能制护理，下列关于功能制护理的说法不正确的是
   A. 节约时间
   B. 节约人力
   C. 节约护理经费
   D. 护士工作效率高
   E. 护理工作的整体性强

4. 像新生儿监护病房这种危重患者多、护理工作量大、专科性强的病区最适用的排班方式是
   A. 白班、夜班制
   B. 单人三班制
   C. 每日两班制
   D. 双人三班制
   E. 多人两班制

5. 某儿科护士长是一位优秀的领导者，当护士表现突出时，护士长会立即表扬，这属于
   A. 正强化
   B. 消极反应
   C. 消退
   D. 负强化
   E. 惩罚

二、多选题

1. 护士与患儿有效沟通的要求是
   A. 及时
   B. 具体
   C. 全面
   D. 准确
   E. 完整

2. 护士处理患儿间的冲突的方法有
   A. 教育
   B. 转移注意力
   C. 明确共同的组织目标
   D. 推延
   E. 激化矛盾

3. 控制过程的三个关键步骤是
   A. 确立标准
   B. 衡量成效
   C. 评价并纠正偏差
   D. 行为控制
   E. 选择关键点

4. 某护士护理某患儿，下列属于基础护理内容的是
   A. 电除颤

B. 吸痰
C. 吸氧
D. 准备床单位
E. 口腔护理

5. 医院护理三级管理体制包括
   A. 护理部主任
   B. 护理院长
   C. 总护士长
   D. 科护士长
   E. 病区护士长

6. 下列属于团队决策方法的是
   A. 挑错法
   B. 讽刺法
   C. 头脑风暴法
   D. 德尔菲法

E. 电子会议法

7. 护士作为儿童的管理者应具备的基本素质包括
   A. 心理素质
   B. 身体素质
   C. 思想素质
   D. 知识素质
   E. 能力素质

8. 儿科专科医院的功能包括
   A. 医疗
   B. 科研
   C. 教学
   D. 预防保健
   E. 保险服务

答案与解析

第一篇 儿科护理学

第一章 绪 论

一、单选题

1.【答案】A

【解析】Ⅰ级预防是疾病发生前的干预、促进性措施。

2.【答案】C

3.【答案】B

4.【答案】C

【解析】预防接种是疾病发生前的干预，属于Ⅰ级预防，促进功能恢复是疾病期的彻底治疗，属于Ⅲ级预防。

5.【答案】E

二、多选题

1.【答案】ABCD

【解析】Ⅱ级预防是疾病症状前的干预措施。

2.【答案】ADE

【解析】儿童免疫系统发育不成熟，防御能力差。新生儿虽可从母体获得IgG，但3~5个月后逐渐下降，而自行合成IgG的能力一般要到6~7岁时才达到成人水平；母体IgM不能通过胎盘，故新生儿血清IgM浓度低，易患革兰阴性细菌感染；婴幼儿期SIgA也缺乏，易患呼吸道及胃肠道感染。

3.【答案】ABCDE

【解析】儿童的生长发育在不同的阶段表现出与年龄相关的规律性，一般将儿童年龄划分为7期，分别是胎儿期、新生儿期、婴儿期、幼儿期、学龄前期、学龄期、青春期。

4.【答案】CDE

【解析】从受精卵形成至胎儿娩出为胎儿期，临床上将胎儿期分为3阶段：妊娠早期为12周以前，妊娠中期为13~28周，妊娠后期为29~40周。

5.【答案】ABCDE

【解析】凡涉及儿童健康保健和疾病预防的问题都属于儿科护理学研究和实践的范畴。

6.【答案】CE

【解析】妊娠中期各器官迅速生长，但肺发育不成熟；妊娠后期以肌肉发育和脂肪积累为主。

7.【答案】BCDE

【解析】自胎儿娩出脐带结扎至生后28天称新生儿期，此期新生儿脱离母体独立生存，体内外环境发生变化，生理调节和适应能力不完善，发病率高，因此应加强新生儿期的护理。

8.【答案】ACD

【解析】胎龄满28周至出生后7足天，称为围生期。此期包括妊娠后期、分娩过程、新生儿早期三个阶段。

9.【答案】BD

【解析】自出生到1周岁之前为婴儿期。此期是儿童出生后生长发育极其旺盛的时期，因此对能量和营养素尤其是蛋白质的需要量相对较大，同时，此期婴儿体内来自母体的免疫抗体逐渐减少，而自身免疫功能尚不成熟，易发生各种感染和传染性疾病，需要有计划地接受预防接种，完成基础免疫程序，并应重视卫生习惯的培养和注意消毒隔离。

10.【答案】 ABCDE

【解析】自满1周岁到满3周岁之前为幼儿期。此期接触周围事物的机会增多，智能发育较前突出，语言、思维和社会适应能力增强，智能发育迅速自主性和独立性不断发展，但对危险的识别能力和自我保护能力不足，应注意防止意外伤害；由于接触外界较广，而自身免疫力仍低，传染病发病率仍较高，防病仍为保健重点。

11.【答案】 ABCDE

【解析】此期儿童体格发育速度进一步减慢，而智能发育更趋完善，自理能力和初步社交能力得到锻炼。因此期儿童具有较大的可塑性，应加强早期教育。学龄前期儿童防病能力有所增强，但因接触面广，仍可发生传染病和各种意外，注意做好预防保健工作。

12.【答案】 ABDE

【解析】女孩青春期开始年龄和结束年龄都比男孩早2年左右。此期儿童体格生长发育再次加速，出现第二个生长高峰，同时生殖系统发育加速并趋于成熟。与其他年龄组儿童相比，此期的患病率和死亡率相对较低，但由于接触社会增多，遇到不少新问题，外界环境对其影响越来越大，常出现心理、行为、精神方面的问题。

13.【答案】 ABCDE

【解析】新生儿头部相对较大，颈部肌肉和颈椎发育相对滞后，抱婴儿时应注意保护头部；骨骼比较柔软并富有弹性，不易折断，但长期受压易变形；髋关节附近的韧带较松，髋臼窝较浅，易脱臼及臼损伤，护理中动作应轻柔，避免过度牵拉。

14.【答案】 ABCDE

【解析】儿科护理的一般原则包括五条：以儿童及其家庭为中心、实施身心整体护理、减少创伤和疼痛、遵守法律和伦理道德规范、多学科协同护理。

15.【答案】 ABCDE

【解析】随着护理学科的发展，护士的角色有了更大范围的扩展，儿科护士的多元化角色主要有专业照护者、护理计划者、健康教育者、健康协调者、健康咨询者、儿童及其家庭代言人、护理研究者。

16.【答案】 ABCD

【解析】儿童生长发育快，代谢旺盛，对营养物质及能量的需要量相对比成人多，但胃肠消化功能未成熟，故极易发生营养缺乏和消化紊乱。

17.【答案】 AB

【解析】不同年龄阶段的生理正常值不同；儿科护理治疗前向家长说明情况，有利于建立信任、尊重的合作关系。

18.【答案】 ABCD

【解析】记忆力不属于心理素质。

19.【答案】 AB

【解析】自6~7岁到青春前期为学龄期；除生殖系统外，各器官发育接近成人水平。

三、共用题干题

1.【答案】 A

2.【答案】 D

3.【答案】 D

4.【答案】 E

【解析】Ⅰ级预防也称基础预防，是疾病发生前的干预、促进性措施，如健康教育、营养指导、心理支持、预防接种、环境保护等。

四、案例分析题

1.【答案】 AB

2.【答案】 C

3.【答案】 E

4.【答案】 B

5.【答案】 ACDEF

【解析】患儿住院期间护士不仅帮助患儿促进康复，体现的是专业照护者；护士还收集患儿的心理、生理等方面的资料，全面评估儿童的健康状况和家庭的反应，体现的是护理计划者；进入病房后，责任护士教其如何正确呼吸，属于疾病期的彻底治疗，为Ⅲ级预防；随着医学和护理学的发展，儿科护理学已由单纯的疾病护理发展为以儿童及其家庭为中心的身心整体护理；自满3周岁到6~7岁入小学前为学龄前期，该时期儿童体格发育速度进步减慢，达到稳步增长，而智能发育更趋完善，好奇、多问、好模仿，语言和思维能力进一步发展，自理能力和初步社交能力得到锻炼。因此期儿童具有较大的可塑性，应加强早期教育。

6. 【答案】D
7. 【答案】ABCDEF
8. 【答案】F

【解析】自6~7岁入小学始到进入青春期前为学龄期。此期儿童体格生长仍稳步增长，除生殖系统外各器官发育已接近成人水平，智能发育较前更成熟，理解、分析、综合能力逐步增强，可以接受系统的科学文化教育。这个时期儿童感染性疾病的发病率较前为低，但要注意预防近视眼和龋齿，端正坐、立、行姿势，安排有规律的生活、学习和锻炼，保证充足的营养和休息，防治精神、情绪和行为等方面的问题。

9. 【答案】F

10. 【答案】ABCDE
11. 【答案】A

【解析】自出生到1周岁之前为婴儿期（infant period）。此期婴儿体内来自母体的免疫抗体逐渐减少，而自身免疫功能尚不成熟，易发生各种感染和传染性疾病。此期儿童免疫系统发育不成熟，防御能力差。新生儿虽可从母体获得IgG，但3~5个月后逐渐下降，而自行合成IgG的能力一般要到6~7岁时才达到成人水平；母体IgM不能通过胎盘，故新生儿血清IgM浓度低，易患革兰阴性细菌感染；婴幼儿期SIgA也缺乏，易患呼吸道及胃肠道感染。责任护士认真倾听家长的倾诉、触摸和陪伴患儿，耐心解答父母的疑惑，并给予健康指导，体现的角色是健康咨询者。

第二章　儿童生长发育

一、单选题

1.【答案】C

2.【答案】A

3.【答案】A

4.【答案】B

5.【答案】E

【解析】胎儿时期神经系统发育最早，尤其是脑的发育最为迅速。

6.【答案】C

【解析】4~5个月的婴儿对食物味道的轻微改变已很敏感，喜欢原味食物，此时是"味觉发育关键期"，应适时添加各类转乳期食物。

二、多选题

1.【答案】AB

【解析】遗传因素和环境因素是影响儿童生长发育的两个基本因素，两方面相互作用，决定了每个儿童的生长发育水平。

2.【答案】ABCD

【解析】环境因素包括营养状况、有无疾病、孕母情况、生活环境。

3.【答案】ABDE

【解析】①生长发育的连续性和阶段性，生长发育不断进行，呈一个连续的过程，但生长速度呈阶梯式；②各系统器官发育的不平衡性，各系统器官的发育有先后顺序，快慢不一；③生长发育具有顺序性，遵循从上到下、由近及远、由粗及细、由低级到高级、由简单到复杂的顺序；④生长发育具有个体差异，受遗传和环境影响，每个人的发育不完全相同。

4.【答案】ABCDE

【解析】宫内营养不良的胎儿，不仅体格生长落后，严重时脑的发育也迟缓；生后营养不良，特别是生后第1~2年严重营养不良，可影响体格生长和使机体的免疫、内分泌、神经调节等功能低下，影响智力、心理和社会适应能力的发展。

5.【答案】BCDE

【解析】良好的居住环境、卫生条件如阳光充足、空气新鲜、季节气候适宜、水源清洁、居住条件舒适等，能促进儿童生长发育。

6.【答案】ABCDE

【解析】体格生长通常选用易于测量、有较好人群代表性的指标来表示，常用的指标有体重、身高、坐长、头围、胸围、上臂围、皮下脂肪厚度等。

7.【答案】BC

【解析】儿童年龄越小，体重增长越快。

8.【答案】ABE

【解析】身高指头顶至足底的垂直距离，是头、躯干与下肢长度的总和。

9.【答案】ABDE

【解析】身高的增长与遗传、种族、内分泌、营养、运动、疾病等因素有关。

10.【答案】ABCDE

【解析】体格生长的常用方法有五种，包括均值离差法、中位数、百分位数法、指数法、生长曲线评价法、标准差的离差法。

11.【答案】ABD

【解析】体格评价须包括生长水平、生长速度和匀称程度3个方面。

12.【答案】BC

【解析】前囟早闭、头围小提示脑发育不良、小头畸形；前囟迟闭、过大见于佝偻病、甲状腺功能减退等；前囟张力增高，提示颅内压增高。

13.【答案】ABCDE

【解析】牙的生长与蛋白质、钙、磷、氟、维生素A、维生素C、维生素D等营养素及甲状腺素有关。

14. 【答案】ABDE
【解析】牙齿发育异常包括萌芽延迟、排列紊乱、缺牙、牙釉质异常等。

15. 【答案】ABCDE
【解析】胎儿时期神经系统发育最早，尤其是脑发育最为迅速；出生时大脑皮质下中枢系统发育已较成熟；脊髓的发育在出生时相对成熟，其发育与运动功能进展平行，随年龄而增重、加长；出生时婴儿即具有觅食、吸吮等非条件反射；新生儿和婴幼儿肌腱反射不如成人灵敏，腹壁反射和提睾反射也不易引出。

16. 【答案】ACDE
【解析】皮肤感觉包括触觉、痛觉、温度觉、深感觉。味觉不属于皮肤感觉。

17. 【答案】BC
【解析】精细运动指手和手指的动作，如抓握物品、涂画、叠方木等；抬头、翻身、匍匐、爬属于粗大运动。

18. 【答案】BCD
【解析】语言发育必须听觉、发音器官和大脑功能正常，必须经过发音阶段、理解语言阶段、表达语言阶段。

19. 【答案】BCE
【解析】记忆是将所获得的信息"储存"和"读出"的神经活动过程，可分为感觉、短暂记忆和长久记忆3个阶段。

20. 【答案】ABCE
【解析】长相的发展不属于儿童心理活动发展。

21. 【答案】CDE
【解析】绘人测验、图片词汇测验属于筛查性测验；盖瑟尔发育量表、贝莉婴儿发育量表、韦氏学前及初小智能量表属于诊断性检验。

22. 【答案】ABDE
【解析】儿童心理测验只用于评定儿童神经、心理发育水平，不能诊断疾病；发育量表的功能是测验婴幼儿在某一年龄段的神经心理功能发育水平，并不能完全预示以后能力的高低。心理测验必须由经过专门训练的专业人员进行；根据目的选择测验；测试过程中与被试儿童建立友好、信任的关系，根据儿童年龄、性别、情绪等调整交流方式。

23. 【答案】ABCE
【解析】皮亚杰把认知发展过程分为四个原则阶段，每个阶段都是对前一个阶段的完善，并为后一阶段打下基础，分别是感觉运动期（0～2岁）、前运算期（2～7岁）、具体运算期（7～11岁）、形式运算期（12岁以上）。

24. 【答案】BC
【解析】前运算期的思维特点是以自我为中心、单维、不可逆；感觉运算期形成客体永久概念；具体运算期形成守恒概念。

25. 【答案】ADE
【解析】感觉运动期形成客体永久概念；前运动期的思维特点是以自我为中心、单维、不可逆。

26. 【答案】ABCDE
【解析】认知发展理论可以帮助护士了解不同发展阶段儿童的思维和行为方式，设计出刺激和促进儿童发展的活动，采取儿童能够接受的语言和方式与之沟通，根据不同儿童的智力发展水平，为他们选择治疗性的玩具、图书、画片或阅读材料，向他们有效地解释治疗和护理过程，以及传授健康保健的方法，以提高护理质量。

27. 【答案】ACD
【解析】科尔伯格提出了3期6段的道德发展学说，3期分别是前习俗期、习俗期、后习俗期。

28. 【答案】CD
【解析】习俗期包括2个阶段：①好孩子导向阶段，儿童的一切行为均为得到他人的认可。②社会秩序导向阶段，道德发展从关心他人发展到明确社会需求上，尊重法律权威，有一定的法治观念。

29. 【答案】AB
【解析】前习俗阶段包括2个阶段：①惩罚-顺从导向阶段，因害怕惩罚，他们无条件地遵守规则、服从家长。②相对功利导向阶段，是非观念主要建立在满足自身需要的基础上。

30. 【答案】DE

【解析】后习俗期包括2个阶段：①社会契约导向阶段，尊重法规，认为人生的目标就是要对社会负责，保证大多数人的利益。②普遍道德原则导向阶段，个体将普遍的道德原则内化，凭借自己的良心判断是非，追求平等、博爱的人生原则。

31. 【答案】ABCDE

【解析】在护理过程中，护士可应用此理论对儿童及其家长进行指导，促进儿童道德的发展。如教育儿童养成良好的道德观念，首先要教育他们遵守社会规范，在适当的场合表现适当的行为；学龄期儿童处于好孩子导向阶段，要向他们说明必要的规章制度，对他们的行为多鼓励赞赏，使他们能够按照严格的规章制度指导自己的行为，这样不仅有利于他们道德观念的形成和发展，也有利于他们服从治疗护理方案，如按时服药等。

32. 【答案】ABCDE

【解析】体格生长偏离是指儿童体格生长偏离正常的轨道，是儿童生长发育过程中最常见的问题。导致体格生长偏离的原因复杂，有些可能起始于胎儿期，部分为遗传、代谢、内分泌疾病所致，还有少数与神经心理因素有关，但多仍为后天营养和疾病的影响。

33. 【答案】ABCD

【解析】低体重的常见原因包括喂养不当、摄食过少、挑食偏食、神经心理压力等所致的能量和蛋白质摄入不足；活动量过少会导致体重过重。

34. 【答案】ABCDE

【解析】儿童行为问题一般可分为生物功能行为问题、运动行为问题、社会行为问题、性格行为问题、语言问题。

35. 【答案】ABCDE

【解析】儿童的性格行为问题主要有忧郁、社交退缩、违拗、发脾气、屏气发作、胆怯、过分依赖、嫉妒等。

36. 【答案】CDE

【解析】儿童生物功能行为问题包括遗尿、夜惊、睡眠不安、磨牙等；吮手指、咬指甲属于运动行为问题。

37. 【答案】ACD

【解析】儿童运动性行为问题包括吮手指、咬指甲、挖鼻孔、儿童擦腿综合征、活动过多等；磨牙属于生物功能行为问题；发脾气属于性格行为问题。

38. 【答案】ABCDE

【解析】训练干预方法主要有应用行为分析疗法、孤独症以及相关障碍儿童治疗教育课程训练、人际关系发展干预疗法等。药物辅助治疗可以改善患儿的一些情绪和行为症状，另外需要医院－学校－家长三方合力，进行治疗和预防。

三、共用题干题

1. 【答案】D
2. 【答案】A
3. 【答案】E
4. 【答案】C

【解析】1岁时头围约46cm，1岁时头围约等于胸围；1岁时身长约75cm，1岁时体重约为出生体重的3倍，约10kg。

5. 【答案】A
6. 【答案】B
7. 【答案】D

【解析】5~6个月婴儿能主动伸手抓物；3~4个月婴儿头眼协调好，头可转向声源。

8. 【答案】E
9. 【答案】C
10. 【答案】C
11. 【答案】A
12. 【答案】B

【解析】根据体重、身高公式计算，该幼儿约2岁；2岁幼儿头围约48cm；2岁幼儿身长中点在脐以下；2岁幼儿最少有3个骨化中心（头状骨、钩骨、下桡骨骺）；2岁内乳牙的数目为月龄减4~6。

13. 【答案】D
14. 【答案】E
15. 【答案】A

【解析】2岁内乳牙的数目约为月龄减4~6；1岁幼儿身长约75cm；根据艾瑞克森的理论，该小儿处于婴儿期，主要的心理社会问题是信任对不信任。

16.【答案】C
17.【答案】B
18.【答案】D

【解析】根据艾瑞克森理论，0～1岁属于婴儿期；根据弗洛伊德心理发展阶段，0～1岁处于口腔期；根据艾瑞克森的心理社会发展理论，信任感发展的结果是乐观，对环境和将来有信心，形成有希望的品质。

19.【答案】A
20.【答案】A
21.【答案】E

【解析】6月龄婴儿能独坐一会；可以听懂自己的名字。

22.【答案】C
23.【答案】B
24.【答案】D
25.【答案】E

【解析】体重是反映儿童体格生长，尤其是营养状况的最易获得的敏感指标；1岁时婴儿头围约等于胸围，1岁以后胸围发育开始超过头围；2岁幼儿可双脚跳；4岁幼儿可以画人像。

26.【答案】E
27.【答案】E
28.【答案】B

【解析】12月龄婴儿体重约为出生时体重3倍（10kg），1岁婴儿身长约75cm，1岁婴儿头围约46cm，故可判断该婴儿1岁；该婴儿营养状况良好，上臂围>13.5cm；1岁婴儿胸围等于头围。

29.【答案】D
30.【答案】E
31.【答案】A
32.【答案】C

【解析】2岁婴儿头围约48cm；体重计算公式为：年龄×2+8；身高计算公式为：年龄×7+75cm；2岁时婴儿身长中点在脐以下。

33.【答案】E
34.【答案】B
35.【答案】A

【解析】1岁时婴儿头围和胸围约相等；1岁时婴儿身长约75cm；出生后第1年为生后的第一个生长高峰，青春期是第二个生长高峰。

36.【答案】B
37.【答案】C
38.【答案】E
39.【答案】E
40.【答案】C

【解析】1岁时腕部骨化中心有3个，分别是头状骨、钩骨、下桡骨骺；下一个骨化中心为三角骨，约在2～2.5岁，10岁时出全，约10个；婴儿3～4月龄形成颈曲，6～7月龄形成胸曲，1岁左右开始行走，腰椎前凸形成腰曲，6～7岁韧带发育完善，出生后第1年脊柱增长先于四肢，以后四肢增长快于脊柱。

41.【答案】E
42.【答案】B
43.【答案】D

【解析】女性生殖系统发育包括第二性征发育，第二性征发育顺序为乳房发育、阴毛、腋毛发育，乳房发育是第二性征中出现最早的征象，为青春期始动的标志，女孩从乳房增大到月经初潮平均历时2.5～3年。月经初潮来临，标志女性生殖功能发育成熟。

44.【答案】A
45.【答案】C
46.【答案】C

【解析】睾丸增大是男孩青春期的第一征象，其分泌的雄激素促进第二性征的出现，首次遗精标志男性性功能发育成熟，从睾丸增大到遗精出现平均历时3年。

47.【答案】D
48.【答案】C
49.【答案】B

【解析】胎儿时期神经系统发育最早，尤其脑的发育最为迅速；出生时婴儿即具有握持、觅食等非条件反射，握持反射应在5～6个月消失，如继续存在则妨碍手指精细动作的发育。

50.【答案】C
51.【答案】E
52.【答案】E

【解析】小儿可以爬台阶，能认识身体的

各部分，会表示大小便，能听懂命令，故此小儿约18月龄；按公式计算：体重＝年龄×2＋8＝1.5×2＋8＝11kg；2岁以内乳牙数量为月龄减4~6，即18－6＝12颗。

53. 【答案】B
54. 【答案】E
55. 【答案】C
56. 【答案】D
57. 【答案】A

【解析】根据艾瑞克森的心理－社会发展理论，该儿童处于学龄期（6~12岁）；该时期儿童如果能出色地完成任务并受到鼓励和表扬，则可发展勤奋感，如果无法完成父母老师指定的任务，遭到挫折，就会形成自卑感，所以此期的发展问题是勤奋对自卑；若此期发展顺利，结果应是学会与他人竞争，求得创造和自我发展，形成有能力的品质。根据弗洛伊德的性心理发展理论，此儿童处于潜伏期（6~12岁）；此期儿童把精力放在智力及身体的活动上，喜欢与同性别的伙伴玩耍，如果发展的好，可获得许多人际交往经验，若此期发展不顺利，易形成强迫性人格。

四、案例分析题

1. 【答案】ABCDEF
2. 【答案】ABCDE
3. 【答案】A
4. 【答案】ACDEF

【解析】受遗传和环境因素的作用，儿童生长发育有着较大的个体差异，但他们的生长发育又遵循一定的顺序性：由上及下、由近及远、由低级到高级、有简单到复杂；男孩的PHV约晚女孩2年，意味着男孩多长10cm，因此男孩一般比同龄女孩高12~13cm；体格生长评价包括生长水平、生长速度、匀称程度三个方面，其中生长水平即该儿童生长的现实水平，但不能预示其生长趋势，生长速度即为该儿童该项指标的生长速度，以生长曲线图观察最简单、直观，进行体格生长评价时应采用规范的测量工具及正确的测量办法，并且应定期、连续的纵向观察，以了解儿童的生长趋势，不可单凭一次检查结果就做出结论。

5. 【答案】F
6. 【答案】AB
7. 【答案】C
8. 【答案】D

【解析】前囟为顶骨和额骨边缘形成的菱形间隙，其对边中点连线长度在出生时约1.5~2.0cm；儿童前囟关闭的时间为1岁~1.5岁，若前囟早闭提示脑发育不良、小头畸形等，若前囟迟闭，多见于佝偻病、甲状腺功能低下等，若前囟张力增高，多见于颅内压增高；婴儿应合理摄入营养素。

9. 【答案】F
10. 【答案】ABCDEF
11. 【答案】A

【解析】6岁左右开始出现第一颗恒牙即第一磨牙，恒牙的萌出顺序一般为第一磨牙、中切牙、侧切牙、第一前磨牙、尖牙、第二前磨牙、第二磨牙、第三磨牙；牙的生长与蛋白质、钙、磷、氟，维生素A、C、D等营养素和甲状腺激素有关。

12. 【答案】C
13. 【答案】D
14. 【答案】AB

【解析】婴儿出生后4~10个月（多数8个月时）乳牙开始萌牙，3岁前出齐，2岁以内乳牙的数目约为月龄减4~6，但乳牙萌出时间、萌出顺序和出齐时间存在较大的个体差异，13月龄后仍未萌牙称为萌芽延迟。乳牙萌出顺序一般下颌先于上颌、自前向后进行。

15. 【答案】F
16. 【答案】B
17. 【答案】BDEF
18. 【答案】ABC
19. 【答案】A
20. 【答案】CEF
21. 【答案】B

【解析】视感知觉发育：新生儿只有在15~20cm范围内视觉才最清晰；该婴儿3个月，3~4个月婴儿头眼协调较好，可追物180°，可辨别彩色和非彩色物体；6~7个月时目光可随上下移动的物体垂直转动，出现眼手协调动作，追随跌落的物体，开始认识母亲和常见物品如奶瓶，喜红色等鲜艳明亮的颜色；18个月能辨别形状，喜看图画；2岁时逐渐学会辨别红、白、黄、绿等颜色；4~5岁时视力达5.0。

听感知觉：1个月时能分辨"吧"和"啪"的声音，3~4月龄时头可转向声源，听到悦耳声时微笑，6个月时能区分父母声音，唤起名字有应答表示，10~12个月能听懂自己的名字，1~2岁能听懂简单指令，故20题D、E、F选项均不正确。新生儿听力筛查是早期发现听力障碍的有效办法。

味觉和嗅觉的发育：婴儿出生时味觉发育已很完善，4~5个月的婴儿对食物味道的轻微改变已很敏感，喜欢原味食物，是"味觉发育关键期"，应适时添加食物。婴儿出生后1~2周就已能辨别母亲和他人的气味，3~4个月时能区别愉快和不愉快的气味，7~8个月时开始对芳香气味有反应。

22.【答案】ACDE

23.【答案】ABCDEF

【解析】皮肤感觉包括触觉、痛觉、温度觉和深感觉，触觉是引起某些反射的基础，新生儿触觉已很灵敏，尤以眼、口周、手掌、足底等部位最为敏感，新生儿已有痛觉，但较迟钝，疼痛刺激后出现泛化的现象，新生儿温度觉很灵敏，冷的刺激比热的刺激更能引起明显的反应，如出生时离开母亲环境、温度骤降就啼哭。

24.【答案】E

25.【答案】A

26.【答案】F

27.【答案】ABCEF

【解析】粗动作：3个月时抬头较稳，4个月抬头很稳，6个月婴儿能双手向前支撑独坐，8~9个月婴儿可用双上肢向前爬，8~9个月婴儿能坐稳并左右转身，10~14个月能独站和扶走，7~8个月能用手支撑胸腹；细动作：5~6个月主动伸手抓物，6~8个月能独自摆弄小物体，出现捏、敲等探索性动作，12~18个月可以拿笔乱画，8~10个月可用拇、示指取物；语言：7~8个月可以叫"爸爸""妈妈"，

8~9个月喜欢模仿成人的口唇动作，9个月能听懂简单的词意，24个月时会说短句；1~2岁的孩子易发生乱语，孩子乱语时，不要加以训斥，否则会影响说话及表达思维的积极性，3~4岁孩子易发生口吃，遇到口吃现象不必急于纠正，一般情况下会逐渐转为发音正常，自言自语是儿童从出声的外部语言向不出声的内部语言转化过程中的一种过渡形式，是幼儿语言发展过程中的必经阶段。

28.【答案】B

29.【答案】CD

30.【答案】ABCD

【解析】儿童气质分为4种类型，此儿童易接受新事物和陌生人，情绪多为积极，属于易养型；在儿童性格的发展过程中，父母教育有着十分重要的影响，若父母民主，儿童的性格主要表现为独立、大胆、机灵、善于与人交往、协作、有分析思考能力等；若家长过于严厉，会造成儿童冷酷、顽固、缺乏自信及自尊的性格。

31.【答案】ABCDE

32.【答案】ABCDEF

33.【答案】ABC

【解析】婴幼儿时期的记忆特点是时间短、内容少，易记忆带有欢乐、愤怒、恐惧等情绪的事情，且以机械记忆为主，精准性差，1岁内婴儿只有再认而无重现；婴幼儿情绪表现特点为时间短暂、反应强烈、容易变化、外显而真实、易冲动、但反应不一致。

34.【答案】A

35.【答案】D

36.【答案】AB

37.【答案】ABCDEF

【解析】婴儿7月龄时，会翻身，能发"爸爸"和"妈妈"等复音，但无意识；2月龄时有面部表情，10~11个月婴幼儿能模仿成人的动作，9月龄时看见熟人会手伸出来要抱，18个月能懂命令；当小儿1岁时可以独走，弯腰拾东西，能叫出物品名字，能指出自己的眼和手，穿衣能合作，用杯喝水。

38.【答案】A

39.【答案】C

40. 【答案】ABDE

【解析】婴幼儿6~7岁时开始写字，故38题选项A错误；3~4岁孩子，词汇增多，但常常发音不准，会出现口吃现象；4岁儿童可以分辨前后并有时间观念，能区分早上、晚上、今天、明天、昨天，3岁可以分辨上下，5~6岁时逐渐掌握周内时序、四季等概念，并能分辨体积和重量不同的物体。

41. 【答案】BCE
42. 【答案】F
43. 【答案】C

【解析】新生儿总睡眠时间在各期中最长，每天16~20小时，2~12个月每天总睡眠时间12~13小时，高质量的睡眠有助于儿童的智力发育；按照艾瑞克森的心理-社会发展理论2月龄属于婴儿期（0~1岁）；信任感是发展健全人格最初且最重要的因素，人生第一年的发展任务是与照顾者建立起信任感，学习爱和被爱。

44. 【答案】D
45. 【答案】ABCDEF
46. 【答案】D
47. 【答案】ABCDEF

【解析】6岁左右开始长第一颗恒牙，故本题该小儿约6岁；6岁小儿的发育水平可以达到：参加简单的劳动，如扫地、擦桌子、剪纸、泥塑等，能讲故事、开始写字，能数几十个数，可运算简单加减法，喜独立自主，形成性格；按照皮亚杰的认知发展理论，该小儿属于前运算期（2~7岁），此时期的思维特点是以自我为中心、单维、不可逆，不能理解他人的观点，只注意事物的一个方面，不理解事物的转化或逆向运动，能将事物依次连接起来，但缺乏正确的逻辑推理能力。

48. 【答案】DE
49. 【答案】A
50. 【答案】AD
51. 【答案】AB

【解析】在生长发育的整个时期，呈一个连续的过程，但生长速度呈阶梯式，这体现了生长发育规律的连续性和阶段性；根据科尔伯格的道德发展理论，该儿童处于习俗期（6~12岁），此期包括2个阶段：好孩子导向阶段，社会秩序导向阶段；认为人生的目标就是要对社会负责、追求博爱、平等的人生原则是后习俗期的特点，因害怕惩罚，他们无条件遵从规则和以自我为中心是前习俗期的特点。

52. 【答案】E
53. 【答案】ABCDF
54. 【答案】ABC

【解析】2~3岁儿童多能控制膀胱排尿，如5岁后仍发生不随意排尿即为遗尿症。睡前剧烈活动会导致儿童兴奋，不利于纠正遗尿行为，故53题选项E错误。儿童常常通过发脾气以释放他们的情绪，父母若以惩罚的方式对待则会加重其对立情绪，应理解儿童，并给予其恢复情绪的时间和空间，发过脾气后可通过活动等转移注意力，若家长立即制止、责备、讽刺儿童，只会适得其反。

55. 【答案】B
56. 【答案】E
57. 【答案】BCD

【解析】屏气发作指儿童剧烈哭闹时突然出现呼吸暂停的现象，多见于6~18个月的婴幼儿，3~4岁后，随着语言表达能力的增强和剧烈哭闹现象的减少，屏气发作自然缓解，6岁后很少出现；屏气发作的表现有昏厥、意识丧失、口唇发绀、躯干及四肢挺直、甚至四肢抽动，持续0.5~1分钟后呼吸恢复，症状缓解。

58. 【答案】C
59. 【答案】AB
60. 【答案】ABCDEF

【解析】儿童擦腿综合征是儿童通过摩擦引起兴奋的一种运动行为障碍，女孩主要表现为双腿伸直交叉夹紧，手握拳或抓东西使劲，喜欢坐硬物；对此类儿童，应鼓励其参与各种活动，尽早穿封裆裤以保护会阴部，发作时用有趣的事物分散其注意力，睡前安排适当活动使之疲劳入睡，睡醒后立即穿衣以减少发作机会。

61. 【答案】B
62. 【答案】ACF
63. 【答案】A

【解析】 多动症是指智力正常的儿童，表现出与年龄不符的注意力不集中，不分场合的过度活动。多动症的发病率男孩多于女孩，需要行为治疗、药物治疗，另外，需要医院－家庭－学校三方协作；按照艾瑞克森的心理－社会发展理论，此儿童处于学龄前期（3～6岁），此期发展顺利的结果是建立方向感和目标感，形成有目的的品质。

第三章 儿童保健

一、单选题

1. 【答案】A
2. 【答案】A
3. 【答案】E
4. 【答案】A
5. 【答案】D
6. 【答案】A
7. 【答案】E
8. 【答案】A
9. 【答案】C
10. 【答案】A
11. 【答案】B
12. 【答案】D
13. 【答案】A
14. 【答案】C
15. 【答案】C
16. 【答案】E
17. 【答案】C
18. 【答案】A
19. 【答案】D
20. 【答案】E
21. 【答案】C
22. 【答案】B
23. 【答案】D
24. 【答案】E
25. 【答案】A
26. 【答案】B
27. 【答案】C
28. 【答案】D
29. 【答案】E
30. 【答案】A
31. 【答案】C
32. 【答案】D
33. 【答案】E
34. 【答案】B
35. 【答案】C
36. 【答案】B
37. 【答案】A
38. 【答案】E
39. 【答案】C
40. 【答案】E
41. 【答案】A
42. 【答案】B
43. 【答案】C
44. 【答案】E
45. 【答案】C
46. 【答案】A
47. 【答案】E
48. 【答案】A
49. 【答案】C
50. 【答案】D
51. 【答案】B
52. 【答案】E
53. 【答案】E
54. 【答案】A

二、多选题

1. 【答案】AE

【解析】儿科保健是儿科学与预防医学的交叉学科，以预防为主，防治结合。

2. 【答案】BCD

【解析】胎儿保健主要包括产前保健、产时保健、胎儿期心理卫生三个方面。

3. 【答案】ABD

【解析】帮助孕母选择正确的分娩方式和是否预防性使用抗生素是产时保健的内容。

4. 【答案】AE

【解析】孕母感染单纯疱疹病毒有可能导致胎儿视网膜病、中枢神经系统异常。

5.【答案】CDE
【解析】孕母感染流感病毒,胎儿可能会发生流产、早产、畸形。

6.【答案】AB
【解析】孕母若使用肾上腺皮质激素,胎儿可能会出现腭裂、无脑儿等情况。

7.【答案】DE
【解析】不同阶段胎儿所需的营养素比例略有不同,胎儿早期要注意补充叶酸和碘,晚期要合理摄入能量和各种营养素。

8.【答案】ABCE
【解析】凡是有胎膜早破、羊水污染、宫内窒息、胎粪吸入、脐带脱垂、产程延长、难产等情况,胎儿感染的机会明显增加,可预防性使用抗生素,以预防感染的发生,所以选项D不正确。

9.【答案】ABC
【解析】每个孕母妊娠末期,社区保健工作者至少做1次家庭访视,了解孕母为即将出生的新生儿所做的心理准备和物品准备。

10.【答案】BC
【解析】新生儿脱离母体后需要经过解剖、生理上的巨大变化,才能适应宫外的环境,而新生儿身体各组织和器官的功能发育尚不成熟,对外界环境变化的适应性和协调性差,抵抗力弱,易患各种疾病,发病率和死亡率高,第1周内的新生儿死亡人数占新生儿死亡总人数的75%左右,故新生儿保健应放在生后第1周。

11.【答案】ACDE
【解析】早产儿需要送入新生儿监护病房。

12.【答案】DE
【解析】社区卫生服务中心的妇幼保健人员在新生儿期一般家访3~4次;新生儿冬季不宜穿的过厚,以免影响活动和血液循环;新生儿房间温度保持在20~22℃,湿度55%。

13.【答案】ABCDE
【解析】婴儿的保健主要包括合理喂养、日常护理、早期教育、防止事故、预防疾病和促进健康、婴儿心理卫生等方面。

14.【答案】ABCE
【解析】7~8个月后学习用杯喝奶和水。

15.【答案】CD
【解析】一般1~2个月小婴儿尚未建立昼夜生活节律;婴儿不应含奶头入睡。

16.【答案】ABCD
【解析】强调事故的预防属于防止事故发生,不属于早期教育的范围。

17.【答案】AB
【解析】应每天早晚给婴儿洗脸、洗脚、臀部,夏天天气炎热,出汗时应酌情增加沐浴次数。

18.【答案】DE
【解析】由于幼儿生长速度较婴儿期缓慢,需要量相对下降,18个月左右可能出现生理性厌食;幼儿对食物缺乏兴趣和偏食,因此应将食物的制作方法需经常变换,做到多样化。

19.【答案】AB
【解析】走路令12~15个月幼儿感觉愉快;18个月大的幼儿喜欢能推拉的玩具。

20.【答案】BCD
【解析】学龄前儿童体格发育较之前减慢;防御能力有所增强,但仍易患急性肾炎、风湿病等免疫性疾病。

21.【答案】BCDE
【解析】学龄前儿童的保健包括合理喂养、日常护理、预防疾病和事故、心理卫生等。

22.【答案】CE
【解析】儿童3岁后每年测视力、血压一次,筛查与矫正近视等;学龄前儿童应保证能量和蛋白质的摄入,优质蛋白占总蛋白的1/2。

23.【答案】ABCDE
【解析】学龄儿童的保健内容包括:合理营养、体格锻炼、预防疾病、防止事故和心理卫生等。

24.【答案】AD
【解析】学龄期儿童每年体格检查1次,继续按时接种疫苗;写字时前胸与桌沿保持1拳的距离。

25.【答案】ABC
【解析】学龄前儿童具有较大的可塑性、好奇多问的特点。

26.【答案】ABCDE
【解析】青少年的保健内容包括:供给充

足营养、培养良好的卫生习惯、保证充足睡眠、预防疾病和事故和心理卫生等。

27.【答案】ABCDE

【解析】儿童游戏的功能包括：促进儿童感觉运动功能的发展及体格发育、促进儿童智力的发展、促进儿童的社会化及自我认同、促进儿童的创造性和治疗性价值。

28.【答案】ABCD

【解析】幼儿体操属于体育运动。

29.【答案】ACDE

【解析】阅读时书本与桌面呈30°~40°角，时书本与视线呈直角，可避免颈肌的疲劳。

30.【答案】ACDE

【解析】温水浴适用于婴儿，不仅能保持皮肤清洁，还能促进新陈代谢，增加食欲，有利于生长和睡眠，洗温水浴时室温应保持在20~22℃，每日1~2次，每次浸泡时间5分钟左右。

31.【答案】ABDE

【解析】婴儿出生后应尽早开始户外活动。

32.【答案】ABCE

【解析】用尿布不会影响控制大小便能力的培养。

33.【答案】ABCE

【解析】不满5岁者很难安稳地接受阳光。

34.【答案】ABDE

【解析】抚触一般从新生儿时期开始。

35.【答案】ABCE

【解析】婴儿若睡眠不足，会烦躁、易怒、食欲减退、体重下降、且不能熟睡，造成恶性循环。

36.【答案】ACDE

【解析】4~10个月乳牙开始萌出。

37.【答案】DE

【解析】孕母感染埃可病毒和柯萨奇病毒，胎儿可能会出现脑炎、心肌炎。

38.【答案】BCD

【解析】肾上腺皮质激素对胎儿的影响有：腭裂、无脑儿；地西泮对胎儿的影响有：唇裂、畸形、核黄疸；苯妥英钠对胎儿的影响有：唇裂、腭裂、先天性心脏病；胰岛素对胎儿的影响有：死亡、畸形、唇裂、腭裂、先天性心脏病；黄体酮对胎儿的影响有：男性化。

39.【答案】ABCDE

【解析】乙肝疫苗的接种禁忌对象有：乙肝病毒携带者、对疫苗中任何成分过敏者、神经系统疾病者、重度营养不良者、先天性免疫功能缺陷者、应用免疫抑制剂治疗者。

40.【答案】BCD

【解析】脊髓灰质炎疫苗属于减毒活疫苗，接种后极少数婴儿会出现低热、恶心、呕吐等。

41.【答案】BCD

【解析】乙肝疫苗属于基因工程疫苗；流脑疫苗属于组分疫苗。

42.【答案】BD

【解析】乙脑疫苗和甲肝疫苗均有减毒活疫苗和灭活疫苗两种剂型。

43.【答案】ABDE

【解析】婴儿能记住让他愉快或不愉快的事情。

44.【答案】ACD

45.【答案】ADE

【解析】婴儿被动操适合于2~6个月的婴儿，婴儿完全在成人的帮助下进行四肢伸曲运动，每日1~2次，被动操可以促进婴儿运动的发育，改善全身血液循环。

46.【答案】ABCE

【解析】事故伤害是可以预防的，可通过教育、工程、执行、经济干预避免事故的发生。

47.【答案】ACD

【解析】预防接种是计划免疫的核心，主动免疫为主，被动免疫为辅，主动免疫制剂统称为疫苗，被动免疫制剂包括特异性免疫性球蛋白、抗毒素、抗血清。

48.【答案】CD

【解析】卡介苗：出生时；乙肝疫苗：0、1、6月龄；脊髓灰质炎疫苗：2、3、4月龄，4周岁；百白破疫苗：3、4、5月龄，18~24月龄；麻风疫苗：8月龄。

49.【答案】BE

【解析】卡介苗：出生时；白破疫苗：6周岁；脊髓灰质炎疫苗：2、3、4月龄、4周岁；

百白破疫苗：3、4、5月龄、18~24月龄；A+C流脑疫苗：3周岁、6周岁。

50.【答案】AB

【解析】2个月以上婴儿接种卡介苗前应做PPD实验，阴性者才能接种；脊髓灰质炎疫苗冷开水送服，且服用后1小时内禁热饮。

三、共用题干题

1.【答案】E
2.【答案】B
3.【答案】A
4.【答案】C
5.【答案】C
6.【答案】D
7.【答案】E
8.【答案】B
9.【答案】A
10.【答案】D
11.【答案】C
12.【答案】E
13.【答案】B
14.【答案】D
15.【答案】A
16.【答案】C
17.【答案】A
18.【答案】E
19.【答案】E
20.【答案】C
21.【答案】A

【解析】儿童淋浴不可淋冲头部。

22.【答案】C

【解析】游泳水温不低于25℃。

23.【答案】E
24.【答案】D
25.【答案】D

【解析】日光浴适用于1岁以上儿童。

26.【答案】A
27.【答案】B
28.【答案】C
29.【答案】E
30.【答案】D
31.【答案】A
32.【答案】C

33.【答案】B

【解析】乙肝疫苗的接种时间为0、1、6月龄；接种疫苗间隔≥28天；主动免疫是指给易感者接种特异性抗原，是预防接种的主要内容；疫苗按其生物性质分为灭活疫苗、减毒活疫苗、类毒素疫苗、组分疫苗、基因工程疫苗，乙肝疫苗属于基因工程疫苗；接种乙肝疫苗主要是预防乙型肝炎。

四、案例分析题

1.【答案】E
2.【答案】A
3.【答案】B
4.【答案】D
5.【答案】BD

【解析】2个月以上婴儿接种卡介苗前应做PPD试验，阴性者才能接种。2月龄婴儿还需注射脊髓灰质炎疫苗，脊髓灰质炎疫苗属于减毒活疫苗，注射前需用75%乙醇消毒，疫苗开封后，应在2小时内用完，脊髓灰质炎疫苗冷开水送服，且服用后1小时内禁止热饮。

6.【答案】BDE
7.【答案】D
8.【答案】ABCD

【解析】百白破疫苗是由百日咳菌苗、精制白喉类毒素、精制破伤风类毒素混合制成，可以预防的疾病有百日咳、白喉、破伤风，儿童需要在3、4、5月龄，18~24月龄分别接种4次。由于个体差异，少数儿童会出现一些不良反应，局部反应的表现是红、肿、热、痛。反应较轻时，无需特殊处理，适当休息、多饮水即可，反应较重者，可对症处理或到医院就诊。

9.【答案】F
10.【答案】D
11.【答案】ABCDEF

【解析】极少数儿童接种疫苗后会出现异常反应，如：晕厥、过敏性休克等。

12.【答案】D
13.【答案】E
14.【答案】ABEF
15.【答案】CD
16.【答案】A

17. 【答案】ABCDF
18. 【答案】C

【解析】新生儿出生后产房温度应保持在25~28℃，新生儿娩出后迅速清除口、鼻腔分泌物，保证呼吸道通畅；新生儿颈短，着上衣不宜有领，冬季不宜穿的过多，以免影响四肢活动和血液循环，故14题C、D选项错误；随年龄的增大婴儿睡眠时间逐渐减少，且两次睡眠的间隔时间延长，故16题A选项错误；新生儿头部有痂皮或污垢时，可涂植物油，待痂皮软化后再清洗，不可强行剥脱，以免引起皮肤破损和出血；婴儿语言方面的早教，语言的发展是一个连续有序的过程，最先是练习发音、然后是感受语言、最后是用语言表达，故17题E选项错误；婴儿体格检查的频率一般为：6个月以内婴儿每月检查一次，7~12个月婴儿2~3个月一次，高危儿、体弱儿适当增加检查次数。

19. 【答案】D
20. 【答案】ABCDEF
21. 【答案】ABDEF
22. 【答案】ABCDEF

【解析】18月龄属于幼儿期，由于幼儿期生长速度较婴儿期缓慢，需要量相对下降，以及受外界环境的吸引，18个月可能出现生理性厌食，针对此种现象家长应鼓励幼儿自己进食，并提供小块、可以用手拿的食物，在幼儿碗里不要一次放入大量的食物，另外，食物应软、细、烂且多样化；该年龄段婴幼儿家长可用软布或软毛牙刷清洁幼儿牙齿，不能不清洁，故21题C选项错误。

23. 【答案】E
24. 【答案】A
25. 【答案】C
26. 【答案】ABCD

【解析】4岁处于学龄前期（3~6岁），因为学龄前期儿童想象力极为丰富，可导致其怕黑、做噩梦、梦游等，儿童不敢自己在卧室睡觉，需要成人的陪伴，成人可以在儿童入睡前与其进行一些轻松、愉快的活动，以减轻紧张情绪；生长发育的第一个高峰期是婴儿期，第二个高峰期是青春期，故26题E、F选项错误。

27. 【答案】F
28. 【答案】ABCDEF
29. 【答案】ABCDEF
30. 【答案】ABCDEF

【解析】10岁儿童处于学龄期（6~12岁）。

31. 【答案】ABC
32. 【答案】ABCDE
33. 【答案】ABCDEF
34. 【答案】DE
35. 【答案】ACDEF

【解析】青春期少年的矛盾心理主要表现在反抗性与依赖性、闭锁性和开放性、自满和自卑；男女同学应该正常交往，不说话是不正确的；青春期少年喜欢与同伴游戏，女生喜欢看爱情小说、喜欢看肥皂剧；青少年禁止去没有防护措施的地方游泳。

第四章　青春期健康与疾病

一、单选题
1.【答案】D
【解析】青春期出现第二性征。
2.【答案】B
3.【答案】E
4.【答案】B
5.【答案】E
6.【答案】A
7.【答案】B
8.【答案】C
9.【答案】C
10.【答案】D
11.【答案】E
12.【答案】A
13.【答案】D
14.【答案】C
15.【答案】B
16.【答案】B
17.【答案】B
18.【答案】B

二、多选题
1.【答案】AC
【解析】青春期生理功能主要有两大主要变化：身体外形的改变、内脏功能的完善健全。
2.【答案】ABD
【解析】青春期，心脏由于心肌的增厚而重量迅速增加，心脏的每搏输出量也因心肌收缩力显著增强而增加，血压也随之明显升高；青春期基础代谢率比成人高。
3.【答案】ABCD
【解析】月经初潮时间早晚与遗传、环境、营养、经济状况等因素有关。
4.【答案】ACE

【解析】生长激素直接作用于全身的组织细胞；青春期女性体内雌激素水平增高，以雌二醇的生物活性最强。
5.【答案】DE
【解析】碘摄取量不足，可发生甲状腺代偿性肥大；青春期结束，肿大的甲状腺可以自行消退。
6.【答案】ACDE
【解析】痤疮的发病因素可能与内分泌、皮脂的作用、毛囊内微生物等有关，遗传也是本病发生的一个重要因素。
7.【答案】BCD
【解析】青春期高血压的特点是收缩压升高，可达140～150mmHg，舒张压不高或升高不明显；青春期高血压属于正常生理现象，一般不主张过早应用降压药，但需通过建立良好的健康生活方式使血压恢复正常。
8.【答案】AD
【解析】乳房发育后，要及时佩戴乳罩，以防乳房下垂，但不能束胸。
9.【答案】ABCDE
【解析】青春期常见的心理行为问题包括：青春期综合征、青春期焦虑症、青春期抑郁症、神经性厌食症、神经性贪食症、网瘾、物质滥用、青少年伤害等。
10.【答案】ABC
【解析】青春期综合征主要表现为：①脑神经功能失衡：记忆力下降、注意力分散、思维迟钝等；②性神经功能失衡：性冲动频繁、形成不良的性习惯等；③心理功能失衡：自卑自责、忧虑抑郁、烦躁消极等。
11.【答案】ADE
【解析】抑郁症的治疗方法以药物治疗和心理治疗为自主，需要家庭－学校－社会共同努力预防抑郁症。

12.【答案】 ABCDE

【解析】 神经性贪食症是指反复发作和不可抗拒的摄食欲望及暴食行为，女孩多见，常采取引吐等方法消除暴食引起的发胖，引吐容易导致低钾血症，很多人贪食发作后容易发生抑郁，应采取心理治疗和应用抗抑郁药物。

13.【答案】 ABCD

【解析】 保持乐观而稳定的情绪有助于减轻和消除月经不调问题。

14.【答案】 ABCDE

【解析】 预防暴力的措施有：①加强对青少年的法制教育和正确引导，使青少年具备正确的世界观、人生观、价值观，学会知法懂法，保护自己，远离犯罪；②家庭与学校传统教育不容忽视，家长经常教导子女遵从最基本的价值取向，学校应健全相关管理制度，从日常教学管理方面敦促青少年健康成长；③加强对大众传媒、娱乐场所的监管，避免青少年受到不良文化侵害。

15.【答案】 ABD

【解析】 有家族自杀倾向属于遗传因素，不属于心理障碍因素。

16.【答案】 ABC

【解析】 巴比妥类和苯二氮䓬类属于镇静催眠药。

17.【答案】 ABCDE

【解析】 吸食阿片后，初致欣快感、无法集中注意力、产生梦幻现象，过量会导致昏迷、呼吸抑制。

18.【答案】 ABCDE

【解析】 青少年中常见的滥用物质包括：酒精、烟草、致幻剂、镇静催眠剂、兴奋剂、阿片类等。

三、共用题干题

1.【答案】 D

2.【答案】 B

【解析】 青春期时大脑皮质的沟回增多并加深。

3.【答案】 A

4.【答案】 C

5.【答案】 E

6.【答案】 D

7.【答案】 E

8.【答案】 C

四、案例分析题

1.【答案】 D

2.【答案】 BCDE

3.【答案】 ACF

【解析】 该男孩的表现是网瘾，网瘾的判断标准包括：行为和心理上的依赖、行为的自我约束和自我控制能力基本丧失、学习和生活的正常秩序被打乱、身心健康受到严重的损害。"禁网"不是解决网瘾的有效办法，且不能给予止疼药物和抗生素治疗。

4.【答案】 E

5.【答案】 ABCDE

6.【答案】 ABCDEF

【解析】 神经性厌食症的表现为：食欲缺乏、消瘦、内分泌紊乱，除此之外还伴随体重明显下降、身体虚弱、心率变慢、血压下降、皮肤粗糙、闭经等症状。

7.【答案】 AC

8.【答案】 ACEF

9.【答案】 ABCDE

10.【答案】 ABCEF

【解析】 痤疮又称粉刺，是青春期常见的毛囊皮脂腺的慢性炎症性皮肤病，青少年出现痤疮时应多吃富含纤维素和维生素的食物，少吃动物性脂肪、甜食和刺激性食物，经常保持皮肤清洁，不随意挤捏粉刺。遗精是指在没有性交或手淫情况下的射精，第一次遗精多发生在14~15岁，主要在夜间，也可在清醒状态下发生，其发生的原因是男性睾丸不断分泌大量的雄激素，同时产生大量精子，精液不断产生并不断积聚在输精管内，当达到饱和状态时，便会通过遗精的方式排出体外，一个月遗精在7~8次内属于正常；男孩不应穿过紧的内裤。

11.【答案】 ABCDEF

12.【答案】 BCDEF

13.【答案】 AB

【解析】 女孩青春期的表现主要是声音变高变尖，乳房隆起，骨盆宽大，臀部变大，皮肤细腻，胸部、肩部及臀部的皮下脂肪更加丰富；青春期高血压主要是因为血管发育落后于心脏，导致血压升高，过了青春期心血管系统发育趋于平衡，血压会恢复正常，一般不主张过早使用降压药物，应通过改变饮食生活方式来调节；青春期女孩雌激素增多，主要作用是促进体内外生殖器及乳房的发育和促进月经初潮来临。

14. 【答案】B
15. 【答案】E
16. 【答案】ABCDEF

【解析】该男孩的表现是青春期焦虑症，焦虑症的易发期为青春期，因为这个时期个体发育加快，身心变化处于一个转折点。

第五章　儿童营养

一、单选题

1. 【答案】A
2. 【答案】E
3. 【答案】B
4. 【答案】D
5. 【答案】A
6. 【答案】B
7. 【答案】E
8. 【答案】D
9. 【答案】C
10. 【答案】B
11. 【答案】D
12. 【答案】A
13. 【答案】E
14. 【答案】B
15. 【答案】A
16. 【答案】D
17. 【答案】C
18. 【答案】C
19. 【答案】A
20. 【答案】B
21. 【答案】D
22. 【答案】E
23. 【答案】A
24. 【答案】C

【解析】每侧乳头每隔2~3小时就应得到吸吮一次。

25. 【答案】B
26. 【答案】D
27. 【答案】A
28. 【答案】D

二、多选题

1. 【答案】ABC

【解析】矿物质和维生素属于微量营养素。

2. 【答案】ABCDE

【解析】儿童总的能量消耗包括：基础代谢率、食物热力作用、生长、活动、排泄5个方面。

3. 【答案】BCDE

【解析】儿童活动所需的能量取决于儿童身体大小、活动强度、活动持续时间、活动类型等，与摄入量无关。

4. 【答案】AB

【解析】体重相同的健康儿，瘦长体型者比肥胖儿的能量需要量大；日龄1周的新生儿每日所需热量约为250kJ/kg。

5. 【答案】CDE

【解析】脂类是脂肪、胆固醇、磷脂的总称，苏氨酸属于蛋白质，叶酸属于维生素。

6. 【答案】ABCDE

【解析】脂类作为第二供能营养素，是构成人体细胞的重要成分，是必需脂肪酸的来源和脂溶性维生素的载体，也是神经系统发育必不可少的物质，膳食中的脂肪可改善食物口味和饱腹感。

7. 【答案】CD

【解析】DHA、AA是构成脑和视网膜脂质的主要成分。

8. 【答案】ABCDE

【解析】若食物中必需脂肪酸缺乏，会影响人体的正常功能，表现为皮肤角化、伤口愈合不良、生长停滞、生殖能力减退、心肌力收缩降低、免疫功能下降、血小板凝集障碍等。

9. 【答案】ADE

【解析】6月龄内的婴儿可摄入的碳水化合物主要是乳糖、蔗糖、淀粉类。

10. 【答案】ACDE

【解析】海带富含碘元素；富含铁元素的

食物有肝、蛋黄、血、豆类、肉类、绿色蔬菜等。

11.【答案】ABCDE

【解析】膳食纤维的主要功能是吸收大肠水分、软化大便、增加大便体积、促进肠蠕动等，另外膳食纤维通过减少膳食中胆固醇的吸收、影响机体胆固醇的代谢、促进胆固醇的排泄等降低血浆中胆固醇的水平。

12.【答案】ABCDE

13.【答案】ABC

14.【答案】ABDE

【解析】母乳喂养应在新生儿出生后尽早开奶，按需哺乳。

15.【答案】CE

【解析】母乳中的铁含量与牛奶相似，但母乳中铁的吸收率高于牛奶；母乳中的钙吸收率（50%~70%）高于牛乳（20%）。

16.【答案】ABCDE

【解析】母乳中的免疫物质包括：免疫球蛋白、乳铁蛋白、双歧因子、催乳素、溶菌酶等。

17.【答案】ABC

【解析】母乳中的生长调节因子包括牛磺酸、上皮生长因子、神经生长因子、某些酶、干扰素等。

18.【答案】DE

【解析】母乳喂养可以降低远期肥胖的风险；母乳喂养对子代的过敏性疾病有保护作用。

19.【答案】ABCE

【解析】每次哺乳时间不宜过长，通常在开始哺喂的2~3分钟内乳汁分泌最快，4分钟时吸乳量占全部乳量的80%~90%，因此每次哺喂时间大致保持每侧10分钟左右。

20.【答案】ACDE

【解析】乙型肝炎的母婴传播主要发生在临产和分娩时，是通过胎盘或血液传播的，因此，乙肝病毒携带者并非哺乳禁忌。

21.【答案】BCDE

【解析】动物乳乳糖含量低。

22.【答案】ABCDE

【解析】配方奶粉是以母乳中的营养素含量及其组成为生产依据，对牛乳进行改造的奶制品。营养成分主要变化是：降低蛋白质总量，去除牛乳中的酪蛋白，添加脱盐乳清蛋白，强化适当的必需氨基酸，提高必需脂肪酸的含量等。

23.【答案】BCD

【解析】若无条件选用配方奶而采用牛乳喂养时，需进行稀释、加糖、加热的改造。稀释可以降低牛奶中矿物质、蛋白质浓度，减轻婴幼儿负担，加糖可以改变宏观营养素的比例，利于吸收，加热可以使奶中的蛋白质变性，使之在胃中不易形成大块。

24.【答案】ABCDE

【解析】人工喂养应选用适宜的奶嘴，喂养前测试奶液的温度，避免空气进入，加强奶具卫生，及时调整奶量。

25.【答案】BCD

26.【答案】ABCDE

【解析】婴儿引入食物的量应循序渐进，从少到多，从稀到稠，从细到粗，从一种到多种，逐渐过渡到固体食物。

27.【答案】ABCDE

【解析】6月龄婴儿唾液中含有唾液淀粉酶，对淀粉类食物可以消化，同时此期体内贮存铁耗尽，故首先添加含铁米粉，其次引入蔬菜、水果，以补充维生素、矿物质；7~9月龄婴儿为了促进牙齿生长和提高咀嚼能力，应及时添加饼干并保证每日600~800ml的乳量；10月龄婴儿，可允许其用手抓食物，既增加婴儿进食的兴趣，又有利于培养独立能力。

28.【答案】ABCDE

【解析】婴儿喂养中常出现的问题有溢乳、食物引入不当、能量及营养素摄入不足、喂养困难、母乳性黄疸等。

29.【答案】ACDE

【解析】进食量大不属于解剖特点。

30.【答案】ABC

【解析】为减轻溢乳，可在喂哺后竖起拍背，将胃内空气排出，并保持其右侧卧位，头位略高，以利于胃排空，防止反流或吸入。

31.【答案】ABCDE

【解析】过早或过晚引入食物均不利于婴

儿的健康成长。过早引入半固体食物可能会影响婴儿对母乳铁的吸收，并增加食物过敏及肠道感染的机会，过晚引入其他食物会错过味觉、咀嚼功能的发育关键期，造成进食困难等。

32.【答案】ABCDE

【解析】1岁后儿童生长速度缓慢，对能量的需要量较婴儿期相对减少，食欲有所下降；幼儿有判断能量摄入，调节进食的能力，可通过自己选择食物的种类及量而达到膳食平衡；幼儿时期好奇心重，喜欢模仿，并有强烈的自我进食欲望。

33.【答案】BCDE

【解析】幼儿蛋白质每日应摄入40g左右。

34.【答案】ABDE

【解析】学龄前儿童应多饮水，以白开水为主。

35.【答案】AB

【解析】儿童营养状况评估可以衡量儿童每日平均摄入的营养素与其生理所需之间是否相称。常用的评估方法包括健康史询问、营养调查。

36.【答案】ABCD

37.【答案】ADE

【解析】膳食调查有多种形式，一般采用3种方法，即称重法、记账法、询问法。

38.【答案】ABCDE

39.【答案】ABC

【解析】叶酸主要来源于绿叶蔬菜、动物的肝和肾，乳类次之；米糠、麦麸中含有较多维生素B_1。

40.【答案】ABCDE

【解析】维生素PP是辅酶Ⅰ及Ⅱ的组成成分，为体内氧化过程所必需，维持皮肤、黏膜和神经健康，防止癞皮病，促进消化系统的功能。

41.【答案】ABE

【解析】构成牙齿、骨骼的主要成分是钙，钙的食物来源主要有乳类、豆类、绿叶蔬菜。

42.【答案】CDE

【解析】脂溶性维生素可储存于体内，无需每日供给，因其排泄较慢，缺乏时症状出现较迟。水溶性维生素易溶于水，从尿中排泄迅速。

43.【答案】ADE

44.【答案】AB

【解析】维生素根据其溶解性可分为脂溶性维生素和水溶性维生素。

45.【答案】ABCD

【解析】母乳中的催乳素可促进新生儿免疫功能的成熟。

46.【答案】ABC

【解析】母乳分为初乳（分娩后7日以内的乳汁）、过渡乳（7～14日）和成熟乳（14日以后的乳汁）。

47.【答案】ABCDE

【解析】初乳量少，呈淡黄色，质地黏稠，富含蛋白质而脂肪含量低，维生素A、牛磺酸和矿物质的含量丰富，并含有初乳小球，对新生儿的生长发育和抗感染能力十分重要。

48.【答案】BCDE

【解析】随着哺乳时间的延长，乳汁中的成分会发生变化，但乳糖含量较稳定；初乳中蛋白质含量高，脂肪含量低；正常母乳在产后6个月内平均每天泌乳量随时间而增加，6个月后平均每天泌乳量与乳汁的营养成分随时间而减少。

49.【答案】ABCDE

【解析】喂哺时，母亲应全身放松，有利于乳汁排出，另一方面可刺激婴儿的口腔动力，便于吸吮；当奶流过急时，母亲可采取剪刀式喂哺姿势；等待哺乳的婴儿应是清醒状态且有饥饿感，且每次哺乳后应轻拍婴儿将空气排出。

50.【答案】AD

【解析】母乳中以乙型乳糖为主；母乳中富含乳清蛋白，人工喂养以酪蛋白为主。

51.【答案】ABCE

【解析】饮食中蛋白质、糖、脂肪提供的热量分别占总热量的15%、50%、35%。

52.【答案】BCD

【解析】当母乳不充足时，应采用补授法，先哺喂母乳，再根据婴儿需要补充配方奶或动物乳；不应规定喂哺的时间，应按需喂哺。

53. 【答案】ACDE

【解析】儿童能量消耗主要包括：基础代谢率、食物的热力作用、活动消耗、生长所需、排泄消耗。

54. 【答案】BD

【解析】水溶性维生素包括：维生素B族、维生素C、叶酸、维生素PP；脂溶性维生素包括：维生素A、D、E、K。

55. 【答案】ABD

【解析】维生素D有利于调节钙磷代谢，促进肠道对钙的吸收，维持血液钙浓度，有利于骨骼矿化；钙能维持骨骼、牙齿的正常发育。

56. 【答案】BCDE

【解析】青少年应保证各种营养素的摄入，少吃小吃、快餐类食物，保持健康体重，预防和控制肥胖。

57. 【答案】ABDE

【解析】儿童和青少年的膳食不能仅以满足儿童喜好为标准，应避免儿童偏食，营养素摄入不足。

58. 【答案】ABE

【解析】维生素D主要来源于鱼肝油、动物的肝脏、蛋黄等。

59. 【答案】BE

【解析】蛋白质、脂肪、碳水化合物三种宏量营养素可以在体内产能。

60. 【答案】AB

【解析】新生儿期不宜过早喂淀粉类食物，因为婴儿唾液淀粉酶不足且胰淀粉酶活性低。

61. 【答案】BCDE

62. 【答案】ABCD

【解析】幼儿园儿童四餐（奶类2，主食2）二点为宜，食物种类应多样，要注意色、香、味、形；同种事物烹饪时要富于变化，以刺激儿童食欲。

63. 【答案】ABDE

64. 【答案】ACDE

【解析】牛磺酸可促进神经系统和视网膜发育。

三、共用题干题

1. 【答案】B
2. 【答案】E
3. 【答案】D
4. 【答案】B
5. 【答案】E
6. 【答案】A

【解析】喂母乳后应竖起抱婴儿，轻轻拍其背部，将胃内空气排出，并保持其右侧卧位，头部略高，以利于胃排空，防止反流或吸入造成窒息；婴儿添加饼干、全蛋的适宜时间是出生后7~9月龄，为了促进牙齿生长及锻炼咀嚼能力；6月龄应首先添加含铁配方米粉；哺乳时间长短与心情无关；牛乳中以甲型乳糖为主，利于大肠埃希菌的生长。

7. 【答案】A
8. 【答案】C
9. 【答案】E

【解析】母乳中含有较多不饱和脂肪酸；哺乳时，不应规定母乳喂养的时间，应按需喂养。

10. 【答案】B
11. 【答案】D
12. 【答案】C

【解析】心情压抑可以刺激肾上腺分泌，使乳腺血流减少，阻碍营养物质和有关激素进入乳房，从而使乳汁减少；若母乳不足，应采取混合喂养；若采用人工喂养，应首选配方奶粉，配方奶粉是以母乳的营养素含量及其组成为生产依据，对牛乳进行改造的奶制品。

13. 【答案】B
14. 【答案】A
15. 【答案】C
16. 【答案】D

【解析】婴儿辅食添加的原则是从细到粗；6月龄可添加配方奶、蛋黄、水果泥等；8月龄可添加稀粥、烂面、烤馒头片、饼干、鱼、全蛋、肝泥、肉末；10月龄可添加厚粥、软饭、面条、馒头、碎肉、碎菜、豆制品、带馅食品等；喂哺后应右侧卧位，头略高，防止溢乳。

17. 【答案】B
18. 【答案】B
19. 【答案】A
20. 【答案】A

【解析】婴幼儿一般出生后 10~12 个月断奶；母亲患急性乳腺炎，应人工喂养，并定时吸出奶汁，充分排空乳房；婴儿每日总液量为 $7×150=1050ml$；7 月龄需添加烤馒头片。

21. 【答案】C
22. 【答案】E
23. 【答案】B

【解析】母乳不足或没有时，配方奶是首选；患儿出院体重 6kg，嘱家长每日保证婴儿获取的能量及 8% 糖牛奶的量分别为 660kcal、680ml，婴儿每日需水量为 150ml/kg。

四、案例分析题

1. 【答案】ABCDEF
2. 【答案】BC
3. 【答案】AB
4. 【答案】C

【解析】早期缺乏维生素 D 容易发生出汗、夜惊；晚期容易导致佝偻病；缺碘容易发生甲状腺肿大；钠、氯维持渗透压平衡；缺乏维生素 PP 容易发生癞皮病。

5. 【答案】B
6. 【答案】ABCEF
7. 【答案】BCD

【解析】妇女产后 7~14 日分泌的乳汁为过渡乳；婴儿喂养常出现溢奶现象，原因是胃呈水平位置，韧带松弛，易折叠，贲门括约肌松弛，幽门括约肌发育良好。此外，过度喂养、不稳定进食等也会导致溢乳的发生；当婴儿出现溢乳时，应在喂哺后竖起拍背，将胃内空气排出，并保持右侧卧位，头位略高，以利于胃排空。

8. 【答案】ABCDEF
9. 【答案】ABDEF
10. 【答案】ACDEF

【解析】母乳中缺乏维生素 D、K 等营养素，并不是完全具备婴儿营养所需；初乳为分娩后 7 日内的母乳，其蛋白质含量高，营养物质丰富。

11. 【答案】ABCDEF
12. 【答案】BCDF
13. 【答案】ABCDEF

【解析】牛乳的特点是乳糖含量低且以甲型乳糖为主，牛乳中蛋白质含量高，以酪氨酸为主，牛乳中脂肪颗粒大，不易被消化，不饱和脂肪酸明显低于母乳，牛乳中缺乏免疫因子；配方奶营养接近母乳，但不具备母乳的其他优点，尤其是缺乏母乳中的免疫活性物质和酶，故仍不能代替母乳；配方奶粉是降低了蛋白质的总量，降低酪蛋白含量，增加乳清蛋白的含量；人工喂养时应选用适宜的奶嘴，奶嘴孔的大小以奶瓶倒置时液体呈滴状连续滴出为宜，乳液的温度应与体温相近，避免空气进入，喂哺结束后轻拍背部，排出空气，家长应加强奶具卫生，并及时调整奶量。

14. 【答案】C
15. 【答案】F
16. 【答案】CF

【解析】三大营养素中以蛋白质的热力作用最高，为本身产生能量的 30%；儿童活动所需的能量随年龄增加而增加，12~13 岁时需 126kJ/kg；维生素 C 和维生素 PP 属于水溶性维生素，流失过快，需每日供给。

17. 【答案】ABCD
18. 【答案】BCDF
19. 【答案】ABCD
20. 【答案】ABC
21. 【答案】ABC

【解析】常量营养素包括钙、磷、镁、钾、钠、氯；膳食纤维可以增加大便体积；膳食纤维主要来源于植物的细胞壁，可从谷物、新鲜蔬菜、水果中得到；富含维生素 D 的食物有鱼肝油、动物肝脏、蛋黄、海带、海鱼含有丰富的碘，酵母中含有维生素 B 族较多。

22. 【答案】D
23. 【答案】A
24. 【答案】ABCD

【解析】母乳中铁含量与牛乳相似，但母乳中铁吸收率（49%）高于牛乳（4%）；牛乳中以甲型乳糖为主，有利于大肠埃希菌生长、易发生腹泻，母乳中以乙型乳糖为主，抑制大肠埃希菌繁殖，较少发生腹泻；母乳中营养丰富且富含免疫物质。

25. 【答案】D
26. 【答案】A

27. 【答案】B
28. 【答案】CE

【解析】该儿童属于学龄前期（3~6岁）；学龄前儿童的膳食应该以谷类为主；学龄前儿童应多饮水，以白开水为主；学龄前儿童的膳食应以谷物为主，并适当注意粗细粮的合理搭配，以一日三餐两点为宜，多吃蔬菜和水果，吃适量鱼、禽、蛋、瘦肉类，多饮水，以白开水为主，少喝含糖高的饮料。

29. 【答案】E
30. 【答案】F
31. 【答案】ABCDEF
32. 【答案】C
33. 【答案】A

【解析】该儿童属于学龄期（6~12岁）；学龄期儿童应多饮白开水，每天800~1400ml；此阶段儿童应三餐定时定量、保证吃好早餐，使整个上午精力充沛，多饮白开水，每天800~1400ml，多吃富含钙、铁、锌、维生素C的食物，避免盲目节食；每日三餐食物的供能应适宜，其中早餐供能应占一日总能量的25%~30%，中餐占35%~45%，晚餐占25%~30%；7岁以上脂类占总能量的25%~30%。

34. 【答案】ABCDE
35. 【答案】ABDEF
36. 【答案】C

【解析】母乳喂养以乳清蛋白为主；乳汁分泌充足的表现是婴儿每天能够得到8~12次较为满足的母乳喂养。喂哺时，婴儿有节律地吸吮，并可听见明显的吞咽声，出生最初两天，婴儿每天至少排尿8次，从出生后第3天开始，每24小时排尿应达6~8次，出生后每24小时至少排便3~4次，每次大便量大于1汤匙；母乳喂养婴儿时，每侧喂哺时间约为10分钟，因4分钟时吸乳量约占全部乳量的80~90%，故不宜过长时间哺乳。

第六章 患病儿童护理及家庭支持

一、单选题
1. 【答案】A
2. 【答案】E
3. 【答案】B
4. 【答案】A
5. 【答案】D
6. 【答案】C
7. 【答案】A
8. 【答案】E
9. 【答案】B
10. 【答案】C
11. 【答案】C
12. 【答案】B
13. 【答案】A
14. 【答案】D
15. 【答案】D
16. 【答案】C
17. 【答案】B
18. 【答案】E
19. 【答案】A
20. 【答案】B
21. 【答案】C
22. 【答案】D
23. 【答案】A
24. 【答案】C
25. 【答案】E
26. 【答案】B
27. 【答案】D
28. 【答案】A
29. 【答案】E
30. 【答案】A

二、多选题
1. 【答案】ABC
【解析】我国儿童医疗机构包括综合医院的儿科专科、妇幼保健院、专门的儿科医院。

2. 【答案】ABCDE
【解析】儿科门诊在护理管理上应做好以下方面的工作：杜绝差错事故、提供健康教育、预防院内感染、保证就诊秩序有条不紊、密切观察病情。

3. 【答案】ABCDE
【解析】急诊抢救的五要素是：人、医疗技术、药品、仪器设备、时间。

4. 【答案】ABDE
【解析】儿童起病急、来势凶、病情变化快，疾病表现常不典型，儿童疾病的种类和特点有一定的季节规律性。

5. 【答案】BCD
【解析】儿科重症监护室分为：新生儿监护病房、儿科监护病房、普通病房设置的监护室。

6. 【答案】AB
【解析】护士与患儿沟通时，应外表整洁，给患儿安全感，在交流时，注意面部表情、眼神、动作等，在适当的时候使用肢体的接触，可给予拥抱或抚摸等。

7. 【答案】ABCDE
【解析】与患儿沟通的原则和技巧包括：恰当的使用语言、非语言性沟通，注意给予患儿平等尊重，保持诚信，采用适合患儿年龄和发育水平的沟通方式，使用游戏作为护患沟通的桥梁。

8. 【答案】BCD
【解析】治疗性游戏包括：情绪宣泄性游戏、指导性游戏、生理健康促进性游戏。

9. 【答案】ABCDE
【解析】治疗性游戏的意义在于可以拉近护患的距离，帮助护士了解患儿内心的想法，帮助患儿发泄痛苦,减少患儿住院的压力,协助护士向患儿解释诊疗的程序。

10. 【答案】 ACDE

【解析】 护士应尽量采取开放性问题,避免家长回答问题的答案是"是"或"不是"的闭合式问题。

11. 【答案】 BC

【解析】 主诉是用病史提供者的语言概括主要症状或体征及其时间。

12. 【答案】 BCE

【解析】 出生时体重属于出生史,喂养史属于喂养史的内容。

13. 【答案】 ABCDE

【解析】 儿童体格检查的原则是:建立良好关系,环境舒适,顺序灵活,技术熟练,保护和尊重患儿。

14. 【答案】 ABDE

【解析】 检查时体位不强求一律,婴幼儿可坐在或躺在家长的怀里检查,或由父母抱着检查。

15. 【答案】 BCDE

【解析】 婴儿以腹式呼吸为主。

16. 【答案】 ADE

【解析】 袖带过宽时,测得的血压值偏低;袖带过窄时,测得的血压值偏高。

17. 【答案】 DE

【解析】 青春期患者对疾病有了一定的了解,但也对疾病和治疗所导致的后果感到焦虑、恐惧,而自我意识增强,使青少年难以接受疾病造成的身体功能损害和外表改变;婴儿5～6个月可以意识到自己是一个独立的个体。

18. 【答案】 ABCDE

19. 【答案】 CDE

【解析】 失望期是患儿发现分离的现状不能通过自身的努力改变,表现为沉默、沮丧、顺从、退缩,以及对游戏和食物缺乏兴趣。

20. 【答案】 ABCDE

【解析】 住院期间患儿可表现出失控感,缓解患儿失控感的方法包括:在患儿病情允许的情况下,鼓励患儿自由活动;在静脉输液时,提供各种颜色的止血带让患儿选择;收看儿童喜欢的电视节目;允许患儿表达情绪;学

龄期以上的孩子,尽可能让患儿参与讨论护理计划。

21. 【答案】 ABCDE

【解析】 父母对患儿住院的心理反应包括:否认和质疑、自责和内疚、不平和愤怒、挫折和无助、焦虑、悲伤和抑郁。

22. 【答案】 ABC

【解析】 使用PCA镇痛和服用布洛芬均属于药物性止痛。

23. 【答案】 BCDE

【解析】 蔗糖溶液或葡萄糖溶液可以用于新生儿镇痛。

24. 【答案】 ABCDE

【解析】 儿童肝肾功能及某些酶系统发育不完善,对药物的代谢及解毒功能较差,儿童血脑屏障不完善,药物容易通过血脑屏障到达神经中枢,儿童年龄不同,药物的毒副作用也有所差异,胎儿、乳儿可因母亲用药而受到影响,儿童用药易发生电解质紊乱。

25. 【答案】 ABCD

【解析】 按成人剂量折算,儿童剂量＝(成人剂量×儿童体重)/50。

26. 【答案】 BDE

【解析】 婴儿口服用药时,每次剂量最多不超过1ml。

27. 【答案】 ABCDE

【解析】 对患儿进行肌内注射时,可采取"三快"的注射技术,即进针快、注药快、拔针快,另外要根据患儿年龄选择注射部位,如:股外侧肌是年龄小于2岁患儿首选的注射部位。

28. 【答案】 ACDE

【解析】 静脉推注时,推注速度宜慢。

29. 【答案】 ADE

【解析】 细胞内液与细胞外液的电解质组成差别显著,细胞内液以K^+、Ca^{2+}、Mg^{2+}等为主;细胞外液以Na^+、Cl^-、HCO_3^-等为主。

30. 【答案】 ACDE

【解析】 婴儿每日水的交换量为细胞外液的1/2。

31. 【答案】 ABCD

【解析】 高渗性脱水失水多于失钠,会剧

烈口渴，所以 E 选项不正确。

32. 【答案】ABCE
【解析】代谢性酸中毒的常见原因有：呕吐、腹泻、摄入热量不足、血容量减少、肾血流量不足、氯化钙、氯化镁等酸性物质摄入过多。

33. 【答案】ACD
【解析】根据血 HCO_3^- 的测定浓度，将酸中毒分为轻度（13～18mmol/L）、中度（9～13mmol/L）、重度（<9mmol/L）。

34. 【答案】ABCDE
【解析】儿童代谢性酸中毒的治疗要点是：主要治疗原发病，一般主张 pH<7.3 时用碱性药，首选5%碳酸氢钠，临床一般将碳酸氢钠稀释成等张液体，在抢救重度酸中毒时，可不稀释而直接静脉注射。

35. 【答案】ABCDE
【解析】酸碱平衡紊乱的类型包括：混合性酸碱平衡紊乱、呼吸性酸中毒、呼吸性碱中毒、代谢性酸中毒、代谢性碱中毒。

36. 【答案】ABDE
【解析】低钾血症会导致肾脏功能损害，浓缩功能降低，会出现多尿。

37. 【答案】ABCD
【解析】长期禁食会发生低钾血症。

38. 【答案】ABCDE
【解析】液体疗法的原则是：先盐后糖、先浓后淡、先快后慢、见尿补钾、抽搐补钙。

39. 【答案】BCD
【解析】液体疗法中，第一天补液总量应包括累积损失量、继续损失量、生理需要量三个部分。

40. 【答案】BCE
【解析】脱水时，不同程度对应的补液量分别为：轻度脱水：30～50ml/kg；中度脱水：50～100ml/kg；重度脱水：100～150ml/kg。

41. 【答案】BCE
【解析】补液种类根据脱水性质而定，一般低渗性脱水补给 2/3 张液体，等渗性脱水补给1/2 张液体，高渗性脱水补给 1/3～1/5 张液体。

42. 【答案】ABCDE
【解析】继续损失量是指补液开始后，因呕吐、腹泻、胃肠引流等继续损失的液体量。按"丢多少，补多少"的原则，常用1/3～1/2张液体，一般按每日 10～40ml/kg 估计，适当增减，此部分损失量连同生理需要量在补完累积损失量后 12～16 小时内均匀滴入，每小时5ml/kg。

43. 【答案】ABCD
【解析】补钾时，忌静脉推注，以免心肌抑制而导致死亡。

44. 【答案】BCDE
【解析】为患儿创造清洁无菌的环境不属于心理护理。

45. 【答案】ABCD
【解析】药物不可混于奶中喂哺。

46. 【答案】ABCDE
【解析】儿科急诊室应配备的物品有呼吸机、气管切开包、气管插管、特护记录、洗胃机等抢救设备。

47. 【答案】ABDE
【解析】住院患儿常见的身心反应有：言语上的攻击、身体上的攻击、退化性行为、态度和情绪上的改变。

48. 【答案】ABCD
【解析】脚尖分开约60°。

49. 【答案】AB
【解析】测量小儿脉搏时，不应在进食后直接测脉搏，测量心率时间为 1 分钟，发热时会使小儿脉搏加快。

50. 【答案】ABDE
【解析】明显的退行性行为是幼儿及学龄前儿童可能出现的心理反应。

51. 【答案】BCD
【解析】严厉批评患儿会适得其反，使患儿逆反心理加重。

52. 【答案】ABCDE

53. 【答案】BCDE
【解析】儿科病房不应多人陪伴，应给儿童创造一个安静的环境并减少感染的机会。

54. 【答案】BC
【解析】儿科病房中，病床间隔应至少1m。

55. 【答案】ABCD

【解析】无消化道疾病的患儿应正常饮食。

56. 【答案】ABCD

57. 【答案】ABCE

【解析】给小儿兜尿布时，松紧应适宜。

58. 【答案】ACDE

【解析】可呼唤患儿小名，给患儿亲切感。

59. 【答案】ABCE

【解析】中度脱水时，皮肤干、苍白、弹性差。

60. 【答案】ACDE

【解析】长期应用抗生素会产生耐药性。

61. 【答案】ACDE

【解析】体液的总量和分布与年龄有关，年龄越小，体液总量相对越多，这主要是间质液的比例较高，而血浆和细胞内液的比例基本稳定。

62. 【答案】ABCDE

【解析】小儿住院期间护理内容包括：饮食护理、基础护理、病室消毒护理、给药护理、清洁卫生护理等。

63. 【答案】ADE

【解析】患儿的年龄、性别、生活条件属于一般情况；住院前的发育情况属于个人史。

64. 【答案】ABCDE

【解析】儿童用药管理的八项原则有：准确的药物、准确的患儿、准确的时间、准确的用药途径、准确的剂量、准确的记录、受教育的权利、拒绝的权利。

65. 【答案】ABCDE

【解析】儿童用药应确保准确的用药途径：护士应检查医嘱，确保是最有效和最安全的用药途径；准确的患儿：每次给药前确定患儿身份，与照顾者确认孩子的名字以提供双重验证；准确的时间：按医嘱的给药时间在20～30分钟内给药；准确的剂量：不寻常的大剂量或小剂量要核实清楚。

三、共用题干题

1. 【答案】A
2. 【答案】D
3. 【答案】B

【解析】FLACC量表能够评估2个月至7岁患儿术后疼痛；带患儿喜欢的玩具可以增加其安全感；静脉留置针应选用较小型号。

4. 【答案】C
5. 【答案】A
6. 【答案】E

【解析】温箱水槽中应加蒸馏水；温箱所在房间温度为22～26℃；护士选择肤控模式调节箱温，温度探头宜用胶布固定于腹部。

7. 【答案】D
8. 【答案】B
9. 【答案】C

【解析】黄疸患儿光照疗法时，应将患儿全身裸露，可以增加皮肤照射面积，效果更充分；给予核黄素的目的是为了防止发生继发性溶血；肌注苯巴比妥10mg/kg是为了防止呕吐。

10. 【答案】B
11. 【答案】C
12. 【答案】A
13. 【答案】D
14. 【答案】A

【解析】患儿血Na^+ 135mmol/L，属于等渗性脱水，根据患儿临床表现属于重度脱水；HCO_3^- 14mmol/L属于代谢性酸中毒。

15. 【答案】E
16. 【答案】B
17. 【答案】C
18. 【答案】A

【解析】血清钾浓度低于3.5mmol/L，属于低钾血症，首选的治疗措施是补钾；静脉点滴时液体中钾的浓度不应超过0.3%；补钾时每日给钾总量静滴时间不应短于8小时；低钾血症时的临床表现是心肌收缩无力，心率增快。

19. 【答案】D
20. 【答案】C
21. 【答案】A

【解析】16×40＝640mg；2×16/50＝0.64；儿童体表面积＝体重×0.035＋0.1。

22. 【答案】B
23. 【答案】E
24. 【答案】D

【解析】患儿病情紧急，应立即进急诊抢救室，应先抢救，再挂号，若排队时患儿病情恶化，应提前就诊。

25.【答案】D
26.【答案】B
27.【答案】A

【解析】患儿反抗期的表现是哭叫、认生、咒骂等；患儿可以带自己喜欢的玩具，因为可以给其带来安全感；在不违反医院规定以及患儿病情允许的情况下，应鼓励患儿自由活动。

28.【答案】C
29.【答案】E
30.【答案】B
31.【答案】A

【解析】收缩压 = 80 + （年龄×2）；口服补液盐包括氯化钠、枸橼酸钠、氯化钾、葡萄糖；等渗性脱水累积损失量补充1/2张溶液；补钾时每日给钾总量静滴时间不应短于8小时。

32.【答案】D
33.【答案】A
34.【答案】E
35.【答案】B
36.【答案】C

【解析】儿科护理管理包括环境护理、生活护理、安全护理、感染控制；儿科病房环境可以布置游戏区，放松患儿紧张的情绪；对孩子要适当安排学习时间，形成规律的生活作息，减轻离开学校后的焦虑和失去控制力的心理；医院要负责患儿的安全，如防止跌伤、烫伤等；洗手是预防院内感染最简单有效的措施。

37.【答案】C
38.【答案】A
39.【答案】D
40.【答案】A
41.【答案】E

【解析】"你叫什么名字"属于一般情况的询问，不属于现病史的询问；收集资料健康史最常用的方法是交谈、观察法；收缩压 = 80 + （年龄×2），舒张压为收缩压的2/3；患儿5岁，呼吸正常值为20~25次/分；呼吸:脉搏 = 1:4。

42.【答案】A
43.【答案】D

【解析】12岁以下患儿不宜使用阿司匹林，以免发生Reye综合征；链霉素最特异的不良反应是听力损害。

44.【答案】C
45.【答案】B

【解析】高渗性脱水血清 Na^+ > 150mmol/L；高渗性脱水时主要丧失液区为细胞内脱水。

46.【答案】D
47.【答案】B
48.【答案】A
49.【答案】B

四、案例分析题

1、【答案】ABDE
2、【答案】A
3、【答案】DF

【解析】预诊处可以帮助识别急重症患儿，尽快安排急诊就诊，也可以检出传染病患儿，及时隔离，减少交叉感染，同时可以协助家长选择就诊科室，节省时间；预诊主要通过简单扼要的病史询问和必要的体格检查来完成；既往史包括既往一般健康状况、疾病史、预防接种史、食物药物过敏史。

4、【答案】B
5、【答案】D
6、【答案】ABCDEF

【解析】人、医疗技术、药品、仪器设备、时间是急诊抢救的五要素，其中人起重要作用；急危重患儿应先抢救；儿科普通病房病床要有适合患儿的床栏，厕所可有门，但不加锁，浴室应设有防滑设备，可设置不同年龄患儿的玩具和书籍，病房墙壁可粉刷成柔和的颜色，病房应勤通风。

7、【答案】C
8、【答案】ABCDEF
9、【答案】ABCDEF

【解析】护士对患儿进行健康评估时，测量体重的目的是掌握患儿的体格发育情况；护士与患儿沟通时，可与患儿聊其家中的宠物狗，从而亲近患儿，在与患儿交流时要保持目光的接触，注射前不应告知患儿一点也不痛；患儿在回答问题时，要耐心倾听；患儿对医院表示恐惧时，应给予理解和安慰；护士应积极参与患儿的游戏；应在患儿晨起空腹时或进食2小时后测量体重，测量前磅秤必须校正调零，称量时患儿不可接触其他物品，若患儿不配合，可抱着患儿称重，减去衣物及成人体重，测量后再减去衣服重量，以求准确。

10. 【答案】CF
11. 【答案】B
12. 【答案】A

【解析】药物治疗、手术治疗不属于护理收集资料的方式；护士对患儿进行体格检查时，应注意环境温度和湿度，防止患儿感冒受凉；主诉是用病史提供者的语言概括主要症状或体征及其持续的时间。

13. 【答案】ABCD
14. 【答案】DF
15. 【答案】ABDEF

【解析】1~3岁儿童脉搏正常范围应在100~120次/分；测量身高时两后足跟、臀部、肩胛间和头部同时接触立柱或墙根；记录数值应保留至小数点后一位；测量胸围时应记录数值保留至小数点后一位。

16. 【答案】ACDEF
17. 【答案】E
18. 【答案】E

【解析】儿童住院时，可以带自己喜欢的玩具，可以建立安全感；家长的饮食情况不属于入院护理；该住院患儿的主要压力来源有身体形象的改变、疾病对患儿造成的痛苦、患儿离开亲人的痛苦、患儿的日常活动受到限制、心理反应，比如失控感等。

19. 【答案】ACDEF
20. 【答案】D
21. 【答案】A

【解析】小儿沐浴时，盆内应先加冷水，再加热水，防止烫伤；儿童大便后不应用力擦拭，避免损伤皮肤；护士与该患儿沟通时最重要、最有效的方式是游戏。

22. 【答案】A
23. 【答案】E

24. 【答案】CF

【解析】9~12个月的婴儿会在疼痛时，用力推开他人，表现出抗拒行为；FLACC量表适用于评估2个月~7岁儿童的术后疼痛；被动型减轻患儿疼痛的方法只需要家长或医务人员进行分散患儿注意力的行为，给予抚触按摩和给予拥抱、轻拍等均属于被动型；主动型减轻患儿疼痛的方法需要患儿的参与，让患儿吹肥皂泡、给患儿提供新奇的玩具、给予安慰奶嘴、给患儿提供喜欢的玩具，均属于主动型。

25. 【答案】C
26. 【答案】E
27. 【答案】B
28. 【答案】ABCDEF

【解析】根据患儿临床表现，可以判断属于轻度脱水；轻度脱水第一天补液总量为90~120ml/kg；补液时应注意严格掌握输液速度，密切观察生命体征及一般情况，注意有无输液反应，观察静脉点滴是否通畅，严格记录24小时出入量，遵循"补液原则"分期分批输注。

29. 【答案】A
30. 【答案】F
31. 【答案】C
32. 【答案】BC

【解析】三种不同性质的脱水临床表现不同，等渗性脱水临床表现为一般脱水症状，低渗性脱水除一般脱水症状外，还有休克表现，高渗性脱水有剧烈口渴的表现；低钾血症会造成肾脏损害，表现为浓缩功能减低，出现多尿、夜尿等表现；失水占体重比例为5%~10%属于中度脱水；静脉点滴时液体钾的浓度不能超过0.3%，切忌静脉推注氯化钾，以免发生心肌抑制而导致死亡。

33. 【答案】D
34. 【答案】A
35. 【答案】ABCDF

【解析】任何药物都不应混于奶中或主食中哺喂，更不应威胁孩子，不可以捏住鼻子强行灌药，以防呛咳；情绪宣泄性游戏是指通过不同形式的游戏，可以使焦虑情绪得到缓解，表达患儿内心的感受；为患儿测量脉搏时不应用拇指测量。

36. 【答案】EF
37. 【答案】EF
38. 【答案】BF

【解析】现病史和家族史不属于个人史，个人史包括：出生史、喂养史、生长发育史、免疫接种史、生活史等；护士评估患儿心理社会状况，包括患儿的性格特征、患儿及其家庭对住院的反应、患儿父母、监护人的年龄、职业等，父母与患儿的互动方式，家庭经济状况等；检查淋巴结时应注意观察淋巴结的大小、数目、质地、活动度等。

39. 【答案】ABCEF
40. 【答案】C
41. 【答案】C

【解析】患儿的住院情况会给其兄弟姐妹带来焦虑、害怕等心理反应。患儿住院初期，兄弟姐妹可能会为之前与患儿打架而感到内疚，随后，兄弟姐妹会对自己的身体健康表示担忧，产生焦虑和不安，但随着住院时间的延长，兄弟姐妹会妒忌患儿霸占了父母全部的爱，产生怨恨的情绪；护士应鼓励和提醒父母向患儿的兄弟姐妹解释患儿的病情，并公开讨论，了解其内心的想法，使其疑惑得到解答，避免兄弟姐妹被隔绝在外。

42. 【答案】D
43. 【答案】ACDEF
44. 【答案】F
45. 【答案】B
46. 【答案】D

【解析】长期服用肾上腺皮质激素可以抑制骨骼生长，影响水、电解质、蛋白质和脂肪代谢，降低机体免疫力，还可引起血压升高和库欣综合征；应用抗生素时应有针对性的使用，防止抗生素滥用；2岁前的婴儿把死亡看作是可逆的、暂时的，2~6岁患儿将死亡看作是可逆的，常认为死亡是一种做错事的惩罚，学龄期儿童开始认识死亡，能理解死亡不可逆转，9岁前的儿童认为死亡并不可避免，认为只要"躲起来"，让代表死亡的魔鬼找不到，就不会死亡。而9岁后儿童则认为死亡是不可避免的过程，但对自己或亲友的死亡仍难以理

解；愤怒是儿童哀伤最常见的反应。

47. 【答案】ABDEF
48. 【答案】D
49. 【答案】B
50. 【答案】E
51. 【答案】B

【解析】神志清楚而且配合的6岁以上儿童可以测量口温；4~7岁儿童的脉搏正常值是80~100次/分，呼吸:脉搏=1:4；等渗性脱水血浆渗透压正常，维持在280~310mOsm/L；等渗性脱水主要丧失的液区是细胞外液。

52. 【答案】DF
53. 【答案】ABCDE
54. 【答案】ABCDEF

【解析】呼吸性酸中毒是因通气障碍致体内二氧化碳潴留和碳酸氢钠增高引起，常见的原因是呼吸道阻塞、肺部和胸腔疾病、呼吸中枢抑制、呼吸肌麻痹或痉挛、呼吸机使用不当；严重呕吐会导致代谢性碱中毒，剧烈啼哭会导致呼吸性碱中毒；高碳酸血症可引起血管扩张、颅内出血、颅内血流增加、头痛及颅内压增高；呼吸性酸中毒的治疗要点是：治疗原发病，改善通气和换气功能，解除呼吸道阻塞，重症患儿行气管插管或气管切开、人工辅助通气、低流量氧气吸入。有呼吸中枢抑制者酌情使用呼吸兴奋剂。镇静剂可抑制呼吸，一般禁用。

55. 【答案】BCDEF
56. 【答案】A
57. 【答案】ABCDEF

【解析】等渗性脱水应补给1/2张液体；等渗性脱水血清钠浓度为130~150mmol/L；护士在为患儿补液前充分了解患儿的病情，补液前向家属解释补液的目的，若该患儿不配合，可给予适当约束，输液过程中应注意患儿病情变化情况，警惕心力衰竭和肺水肿的发生，注意观察静脉点滴是否通畅。

58. 【答案】B
59. 【答案】D
60. 【答案】ABCDF

【解析】婴儿期，住院导致与亲人分离而产生分离焦虑，易导致患儿产生不安全感和

信任感;收集该患儿健康史时,最常用的方法是交谈、观察;患儿住院期间可以允许患儿带玩具,缓解患儿的紧张、焦虑、不安全感。

61. 【答案】C
62. 【答案】A
63. 【答案】BCDEF

【解析】生理健康性游戏是可以维持、促进其生理健康的游戏,可以通过吹动风车分散注意力以缓解疼痛;患儿因疼痛而焦虑,护士让其用木槌敲打木钉,这种游戏属于情绪宣泄性游戏,可以缓解患儿的痛苦;FLACC量表适用于评估2个月至7岁儿童的术后疼痛。

第七章 儿科常用护理技术

一、单选题
1. 【答案】A
2. 【答案】D
3. 【答案】A
4. 【答案】C
5. 【答案】B
6. 【答案】E
7. 【答案】D
8. 【答案】A
9. 【答案】B
10. 【答案】C
11. 【答案】C
12. 【答案】E
13. 【答案】B
14. 【答案】D
15. 【答案】A
16. 【答案】A
17. 【答案】D
18. 【答案】A
19. 【答案】C
20. 【答案】B
21. 【答案】E
22. 【答案】C
23. 【答案】A
24. 【答案】A
25. 【答案】A

二、多选题
1. 【答案】ABCDE
【解析】及时为婴儿更换尿布可以保持皮肤清洁，防止尿液对皮肤的刺激，防止尿布皮炎，保持舒适，保持皮肤干燥。

2. 【答案】BCDE
【解析】为婴儿更换尿布时，不可双手离开婴儿，防止坠落。

3. 【答案】ACDE
【解析】为婴儿沐浴时，擦洗眼球时方向应由内眦到外眦。

4. 【答案】ABCDE
【解析】为婴儿进行沐浴时，应注意观察面色、呼吸；注意保暖，防止感冒；双手不应同时离开婴儿，防止坠床；避免脐部污染，防止感染。

5. 【答案】ABCDE
【解析】婴儿抚触可以促进婴儿与父母的情感交流，促进神经系统的发育，提高免疫力，加快食物的消化吸收，减少婴儿哭闹，增加睡眠。

6. 【答案】ABCE
【解析】婴儿抚触时，每个动作重复 4~6 次。

7. 【答案】AB
【解析】抚触时房间温度应保持在 26~28℃；抚触时如果出现哭闹，肤色改变，反应持续 1 分钟以上应停止抚触。

8. 【答案】ABC
【解析】固体食物和静脉药物不能通过鼻饲喂养。

9. 【答案】AC
【解析】胃管插入成功的标志：胃管一端放在水中，无气泡冒出说明在胃内。胃管内不能直接注入食物，以免引起误吸。

10. 【答案】ABCDE
【解析】每次鼻饲前，证实胃管在胃内，如鼻饲前回抽，防止误吸；全部注入完成后，再注入少量温开水；鼻饲完成后，将胃管反折，防止反流；另外，应记录鼻饲流质的名称、液量、鼻饲时间等。

11. 【答案】ACDE

【解析】鼻饲间隔时间应大于2小时。

12.【答案】CDE

【解析】婴儿奶瓶喂养时，应取头高足底位，滴1~2滴奶于手腕处试温。

13.【答案】ABCDE

【解析】行静脉留置管术时，物品准备包括：治疗盘、输液器、液体、药物、头皮针、留置针、肝素帽、透明敷贴、消毒液、棉签、弯盘、胶布、治疗巾等。

14.【答案】ACDE

【解析】静脉留置管术应在满足治疗的前提下，选用最小型号、最短的留置针。

15.【答案】CDE

【解析】婴幼儿头皮静脉丰富、表浅。

16.【答案】ABCDE

【解析】婴儿头皮静脉包括：颞浅静脉、额上静脉、耳后静脉、枕后静脉、眶上静脉。

17.【答案】ABC

18.【答案】CE

【解析】患儿外周置入中心静脉导管的过程中，头应偏向穿刺侧，需要正压封管。

19.【答案】ABCDE

【解析】为患儿外周置入中心静脉导管时应注意动作轻柔，输液后及时采用脉冲式封管，勿进行剧烈活动，并注意观察有无渗液。

20.【答案】AB

【解析】股静脉穿刺时，应消毒患儿穿刺部位及护士左手示指。

21.【答案】BC

【解析】股静脉穿刺部位是股动脉搏动点内侧0.3~0.5cm或腹股沟内侧1~3cm处。

22.【答案】ABCE

【解析】行股静脉穿刺时，若穿刺失败，不宜多次反复穿刺，以免局部形成血肿。

23.【答案】ABCDE

【解析】婴幼儿灌肠的目的包括：促进肠蠕动，解除便秘，减轻腹胀，清洁肠道，为检查或手术做准备和镇静剂的使用等。

24.【答案】ACDE

【解析】婴幼儿灌肠的灌肠筒距臀部所在平面30~40cm。

25.【答案】BCDE

【解析】婴幼儿灌肠时使用等渗性液体。

26.【答案】ABD

【解析】温箱水槽内应加入蒸馏水，温箱的入箱条件是体重<2000g者。

27.【答案】BCE

【解析】新生儿入温箱后的体温最初2小时，每30~60分钟测量一次；体温稳定后，每1~4小时测体温一次。

28.【答案】AC

29.【答案】ABCDE

【解析】保持患儿体温维持在36.5~37.5℃，温箱所在房间室温应维持在22~26℃，以减少辐射散热，护理操作应尽量集中进行，以免箱内温度波动，保持温箱的清洁，每天清洁温箱，并更换蒸馏水，每周更换温箱一次。

30.【答案】AB

【解析】光照疗法以450nm的蓝光最有效，光照疗法不宜超过4天。

31.【答案】ABCE

【解析】婴儿光照治疗时每3小时喂乳一次。

32.【答案】ABDE

【解析】患儿光照治疗时，体温低于35℃或体温高于37.8℃时应停止。

33.【答案】ABCDE

【解析】换血疗法的目的是降低未结合胆红素，换出致敏红细胞和血清中的免疫抗体，阻止溶血，降低体内的各种毒素等。

34.【答案】ABE

【解析】婴幼儿换血疗法过程中，应每隔5分钟监测一次无创血压；每换100ml血监测一次血糖，维持血糖正常。

35.【答案】ABCDE

【解析】婴幼儿输血时注意保暖，输入的血液要置于室温下预温，保持在27~37℃，换血过程中若出现低钙血症时应给予10%葡萄糖酸钙。换血过程中详细记录出入量，抽注速度要均匀。

36.【答案】ABCDE

【解析】外周静脉植入中心静脉导管（PICC）时，应严格执行无菌操作，穿刺有炎症反应、疼痛和原因不明发热者应拔出导管，保持导管牢固，注意防止空气栓塞，输液后用生理盐水冲管，再用肝素封管，拔出导管后应压迫10分钟。

37. 【答案】ACE

【解析】婴幼儿皮肤娇嫩，不能用力擦，防止伤害皮肤；也不能用含消毒剂的肥皂。

38. 【答案】ABCD

39. 【答案】ACE

【解析】新生儿溶血换血量为150～180ml/kg，约为患儿全身血量的2倍，应尽量选用新鲜血，库存血不应超过3天。

40. 【答案】ABCD

【解析】换血疗法是通过来自1名或多名供血者的红细胞和血浆，替换受血者大部分甚至全部的红细胞和血浆，可换出致敏红细胞和血清中的免疫抗体，阻止继续溶血，降低未结合胆红素，使之降低到安全水平。

41. 【答案】ACD

【解析】该题考查换血疗法的操作步骤，在换血开始前监测生命体征、呼吸、心律、血压、体温，抽取动脉血测血糖、血气分析、血清胆红素、肝肾功能、电解质、凝血全套、血常规，记录抽血量；换血至总量的1/2时复查血气、血常规、电解质及血清胆红素，记录抽血量；换血结束后，抽血复查测量血气、血常规、电解质、血糖、凝血全套及血清胆红素，监测血压、心率、SpO_2及体温。

42. 【答案】ACDE

【解析】青铜症时脑脊液和大脑并不受影响，无神经系统损害。

43. 【答案】ABCD

【解析】光照疗法中，绿光、日光灯或太阳光也有光疗的效果。

44. 【答案】BCE

【解析】早产儿出生体重1kg～1.5kg，出生10天内，温箱适中温度为35℃；出生体重2.5kg以上，出生2天内，温箱适中温度为33℃。

45. 【答案】ACDE

【解析】婴幼儿灌肠时，灌肠液需使用等渗液灌肠，灌肠液量遵医嘱而定。一般小于6个月时，灌肠液量约为每次50ml；6个月至1岁时，灌肠液量约为每次100ml；1～2岁时，灌肠液量约为每次200ml；2～3岁时，灌肠液量约为每次300ml。

46. 【答案】ABCD

47. 【答案】CDE

【解析】向采血管内注入血液时，剧烈震荡、快速注入、不沿采血壁注入均会破坏细胞结构。

48. 【答案】ABD

【解析】如需静脉用药时，植入式静脉输液器需换静脉输液器。如无需静脉用药，当患儿<2岁时，换接含有浓度为10～100U/ml肝素液的一次性注射器冲洗5ml；当患儿>2岁时，换接含有浓度为10～100U/ml肝素液的一次性注射器冲洗3ml。

49. 【答案】AD

【解析】穿刺时必须使用静脉输液港专用针头（直角针头和T形延长管）。

50. 【答案】ABCDE

【解析】进行PICC前要征得家人的同意，穿刺时环境温度保持在26～28℃，穿刺时注意无菌操作，注意检查导管的完整性，结束后应正压封管。

51. 【答案】ACE

【解析】婴儿奶瓶的奶嘴过大容易呛咳；过小，婴幼儿吸吮费力，3～4个月内的婴儿用的奶嘴，以奶嘴倒置时两奶滴之间稍有间隔为宜，4～6个月的婴儿宜用奶液能连续滴出的奶嘴，6个月以上的婴儿可用奶液能较快滴出形成一条线的奶嘴。

三、共用题干题

1. 【答案】A

【解析】新生儿更换尿布、沐浴时，若发现其臀部发红，应用小毛巾和温水清洁。

2. 【答案】C

3. 【答案】B

4. 【答案】D

【解析】婴儿沐浴时，室温应保持26～28℃，防止着凉；在沐浴过程中，新生儿面色发白，呼吸急促，应立即停止操作；患儿脐带未脱落，沐浴时应注意避免脐部被水浸泡，可使用脐带贴保护脐部。

5. 【答案】E
6. 【答案】C
7. 【答案】A
8. 【答案】B

【解析】婴儿抚触可以促进神经系统的发育；抚触下肢可以增加运动协调能力，双手交替握住新生儿一侧下肢，从近端到远端轻轻挤捏；在抚触过程中若婴儿出现哭闹、肌张力增高、兴奋性增加等，应暂停抚触，若反应持续1分钟以上应停止抚触。

9. 【答案】C
10. 【答案】E

【解析】证明胃管在胃内的方法有：①抽取胃液，胃管一端放在水中，无气泡溢出；②用空针将少许空气打入胃管中，听诊有水泡音。插管时勿使用液体石蜡润滑胃管，以免入气管造成坠入肺炎的危险。

11. 【答案】D
12. 【答案】D

【解析】患儿行手足约束法时，应每2小时松解束带一次；静脉留置针进针角度15°～30°。

13. 【答案】B
14. 【答案】B

【解析】头皮静脉进针角度15°～20°；头皮静脉输液时根据需要剃除穿刺部位的毛发。

15. 【答案】A
16. 【答案】C

【解析】PICC最佳的穿刺静脉是贵要静脉；封管时禁用小于10ml的注射器，以防压力过大导管断裂。使用静脉输液泵时也应注意防止压力过大。

17. 【答案】E
18. 【答案】A

【解析】股静脉穿刺时患儿体位是仰卧位，大腿外展固定呈蛙形；股静脉穿刺点为搏动点内侧0.3～0.5cm处，有出血倾向者不能进行股静脉穿刺，穿刺过程中注意观察患儿反应。

19. 【答案】D
20. 【答案】B
21. 【答案】D

22. 【答案】C
23. 【答案】A

【解析】灌肠术可以清洁肠道，为手术做准备；7月龄婴儿灌肠时应将肛管插入2.5～4cm；6月龄至1岁约每次灌注100ml，在灌肠过程中患儿出现面色苍白、异常哭闹、腹胀时，应立即停止；灌肠结束后，让患儿保留数分钟后再排便。

24. 【答案】D
25. 【答案】A
26. 【答案】B
27. 【答案】D
28. 【答案】C
29. 【答案】E

【解析】换血疗法过程中，若出现低钙血症，可静脉推注葡萄糖酸钙；两袋血间以0.9%氯化钠溶液冲洗；核对输血袋时应两人核对；换血治疗不能治疗破伤风；换血疗法时血液应预温，保持在27～37℃；如情况稳定，换血6小时后可喂糖水。

30. 【答案】B
31. 【答案】E
32. 【答案】C
33. 【答案】A

【解析】抚触婴儿胸部有利于顺畅呼吸循环；抚触婴儿胸部时，注意避开乳头；从近端到远端抚触手掌；抚触时应将润肤油倒在手中，揉搓双手温暖后进行抚触。

34. 【答案】D
35. 【答案】B
36. 【答案】E
37. 【答案】E

【解析】进行光疗前应评估患儿体重、日龄、黄疸、胆红素检查结果、生命体征、反应等情况；光疗后皮肤、尿液、泪液呈现青铜色，是青铜症；青铜症脑脊液和大脑并不受影响，所以无神经系统损害；青铜症应停止光疗，密切关注患儿肝功能变化，积极治疗原发病，促进光氧化产物的排泄。

38. 【答案】B
39. 【答案】A
40. 【答案】D

【解析】光疗超过24小时会造成体内核黄素缺乏，一般光疗同时或光疗后补充核黄素，以防止继发的红细胞谷胱甘肽还原酶活性降低导致的溶血。

41.【答案】B
42.【答案】C
43.【答案】A
44.【答案】A

四、案例分析题

1.【答案】B
2.【答案】ABCEF
3.【答案】A

【解析】使用温箱时，应注意患儿体温保持在36.5～37.5℃；应每周更换温箱一次，彻底清洁、消毒；一般温箱的温度应根据患儿体重及出生日龄而定，如果体温不升，箱温应设置为比患儿体温高1℃。

4.【答案】E
5.【答案】C
6.【答案】B
7.【答案】E
8.【答案】C

【解析】患儿温箱治疗时，在最初2小时，应30～60分钟测量体温一次，体温稳定后，1～4小时测体温一次，记录箱温和患儿体温；温箱水槽中加入蒸馏水；温箱内的湿度一般为60%～80%；此儿童1900g，出生1天，体重1.5～2.0kg且出生10天内，故适中温箱温度应为34℃。

9.【答案】C
10.【答案】F
11.【答案】A
12.【答案】B

【解析】灌肠溶液的温度为39～41℃；灌肠时保持适宜的环境温度（26～28℃）；灌肠时挂灌肠筒于输液架上，灌肠筒底距患儿臀部所在平面30～40cm；2～3岁儿童灌肠液约为每次300ml。

13.【答案】B
14.【答案】D
15.【答案】ABCDE

【解析】灌肠过程中应注意观察病情，发现患儿面色苍白、异常哭闹、腹胀或排出液为血性时，应立即停止灌肠，并和医生联系；应准确记录灌入量和灌出量，出入量基本相等或出量大于入量；灌肠结束后让患儿保留数分钟后再排便，如果患儿不能配合，可用手夹紧患儿两侧臀部。

16.【答案】DF
17.【答案】E
18.【答案】C
19.【答案】D
20.【答案】A
21.【答案】F

【解析】穿刺前应先评估皮肤，皮肤完整、无红肿、无破损方可穿刺；穿刺前环境准备，保持适宜的环境温度（26～28℃）；穿刺部位为股动脉搏动点内侧0.3～0.5cm处时垂直进针，穿刺部位是腹股沟内侧1～3cm处时45°角进针；穿刺时如果误入股动脉，应立即拔针并压迫穿刺点5分钟；有出血性疾病及血液病患者严禁腹股沟穿刺。

22.【答案】E
23.【答案】C
24.【答案】B
25.【答案】B

【解析】植入式静脉输液港消毒时应以静脉输液港为中心用1%有效碘由里及外螺旋状消毒皮肤，然后以70%乙醇脱碘3次。

26.【答案】E
27.【答案】AF
28.【答案】D

【解析】穿刺后用10ml等渗氯化钠注射液缓慢冲洗，穿刺时必须使用静脉输液港专用针头，忌用一般针头穿刺；保持适宜的环境温度（26～28℃）；常规7天更换静脉输液港针头、敷料及肝素帽。

29.【答案】EF
30.【答案】A
31.【答案】A

【解析】PICC穿刺前测量并记录上臂中段臂围，用于监测可能出现的并发症，如渗漏和栓塞；当导管进入肩部时，让患儿头转向穿刺侧，下腭贴向肩部，避免导管误入颈内静脉；

封管时禁用小于10ml的注射器，以防压力过大导管断裂。使用静脉输液泵时，也应注意防止压力过大。

32.【答案】AB
33.【答案】EF
34.【答案】ABCDEF

【解析】常见的约束保护法分为全身约束法、手足约束法；约束时松紧以能容纳1～2指宽为宜，且应2小时解开放松1次；昏迷、有自杀行为、不配合、有坠床风险、有出走风险的患儿均需要约束。

35.【答案】ABCDF
36.【答案】ABCDEF
37.【答案】F

【解析】婴儿头皮静脉输液时，应评估皮肤情况，皮肤完整、无红肿、无破损时才可注射；输注刺激性药物时应减慢输注速度。

38.【答案】ABCDF
39.【答案】ABCDE
40.【答案】ABDEF

【解析】选择静脉时应从远心端到近心端；静脉留置管术不能剧烈活动，但无需严格制动；输液完毕后应采用脉冲式正压封管，把药液冲洗干净且防止血液回流。

41.【答案】AF
42.【答案】D
43.【答案】CF
44.【答案】ABCDE
45.【答案】ABCDE
46.【答案】ABCDEF

【解析】护士为新生儿沐浴时室温应维持在26～28℃，水温应维持在37～39℃；沐浴应在进食1小时后进行，不宜在进食后立即沐浴，以免溢奶；为婴儿沐浴时发现头部有皮脂结痂，不应用力揩去，应用植物油类软化，再清洗；在为婴儿沐浴过程中，不可让婴儿独自在操作台上，防止坠落；抚触可以促进增进婴儿与父母的感情，促进神经系统的发育，抚触时间应在10～15分钟，不宜过长；抚触的顺序为头面部、胸部、腹部、上肢、下肢、背部。

47.【答案】A
48.【答案】ABCEF
49.【答案】B
50.【答案】D
51.【答案】F
52.【答案】ABCD

【解析】为婴儿插胃管时，婴儿应取平卧位，头偏向一侧；插管前检查鼻腔是否有畸形、破损、息肉等，鼻腔正常，方可插管；当插管至咽喉部时，应嘱患儿头后仰做吞咽动作；鼻饲液温度应在38～40℃；长期鼻饲者，应每日做口腔护理2次；长期鼻饲时，可能出现的并发症有腹泻、胃潴留、误吸、恶心、呕吐。

53.【答案】D
54.【答案】ACDEF
55.【答案】A
56.【答案】D

【解析】用于降温时，水温低于体温1℃；清洗头部时，勿用力清洁头部，痂皮可用植物油软化后清洗；沐浴过程中如果面色、呼吸等有异常，应立即停止沐浴；婴儿抚触时间应在10～15分钟，不宜过长。

第八章 新生儿及新生儿疾病患儿的护理

一、单选题
1. 【答案】A
2. 【答案】C
3. 【答案】C
4. 【答案】B
5. 【答案】D
6. 【答案】A
7. 【答案】D
8. 【答案】A
9. 【答案】B
10. 【答案】E
11. 【答案】A
12. 【答案】C
13. 【答案】B
14. 【答案】E
15. 【答案】D
16. 【答案】B
17. 【答案】A
18. 【答案】E
19. 【答案】A
20. 【答案】D
21. 【答案】C
22. 【答案】B
23. 【答案】A
24. 【答案】A
25. 【答案】E
26. 【答案】C
27. 【答案】D
28. 【答案】A
29. 【答案】B
30. 【答案】E
31. 【答案】C
32. 【答案】D
33. 【答案】A
34. 【答案】B
35. 【答案】D
36. 【答案】A
37. 【答案】C
38. 【答案】B
39. 【答案】E
40. 【答案】A
41. 【答案】B

二、多选题
1. 【答案】BCE
【解析】根据胎龄分类，新生儿可以分为足月儿（胎龄满 37 周至未满 42 周）、早产儿（胎龄＜37 周）和过期产儿（胎龄≥42）。
2. 【答案】ABCDE
【解析】高危儿包括母亲异常妊娠史的新生儿、异常分娩的新生儿和出生时有异常的新生儿。
3. 【答案】ABC
【解析】足月儿女婴大阴唇覆盖小阴唇；体重在 2500g 以上。
4. 【答案】ABD
【解析】足月儿出生时已具有原始的神经反射有觅食反射、吸吮反射、握持反射、拥抱反射和交叉伸腿反射。
5. 【答案】ABCD
【解析】早产儿应遵医嘱输液输血。
6. 【答案】ABCE
7. 【答案】ABCDE
【解析】Apgar 评分包括皮肤颜色、心率、弹足底反应、肌肉张力和呼吸。
8. 【答案】ABCDE
【解析】可能造成新生儿窒息的原因包括：孕母因素、胎盘和脐带因素、分娩因素和胎儿因素等。

9.【答案】BC

【解析】胸外按压时，按压频率120次/分；每个周期包括3次按压和1次人工呼吸；按压放松时，手指不能离开胸壁。

10.【答案】BCE

【解析】中度新生儿缺血缺氧性脑病的表现为嗜睡、反应迟钝、肌张力减低，肢体自发动作减少，可出现惊厥，拥抱反射和吸吮反射减弱，瞳孔缩小，对光反应迟钝。

11.【答案】ACE

【解析】亚低温治疗应使头部温度维持在34~35℃；体温恢复后应继续监测体温。

12.【答案】ABCDE

【解析】新生儿颅内出血治疗要点是止血、镇静、止惊、降低颅内压、应用脑代谢激活剂和外科处理。

13.【答案】ABC

【解析】新生儿颅内出血早期禁止直接哺乳；应保持绝对静卧，尽量减少对患儿的移动。

14.【答案】ABCE

【解析】血气分析pH降低。

15.【答案】ABCD

【解析】新生儿肺透明膜病不宜持续高浓度吸氧。

16.【答案】ABCDE

【解析】新生儿肺透明膜病的临床表现有：呼吸窘迫呈进行性加重，呼吸急促、发绀、出现呼气性呻吟、鼻翼煽动，可出现肌张力低下等。

17.【答案】BCDE

【解析】新生儿肺透明膜病的治疗要点是：纠正缺氧、替代治疗、维持酸碱平衡和支持治疗。

18.【答案】ABCDE

【解析】常引起病理性黄疸的疾病有：新生儿肝炎、新生儿败血症、新生儿溶血症、先天性胆道闭锁、药物性黄疸、遗传性疾病等。

19.【答案】ACDE

【解析】护理新生儿黄疸时，要合理安排输液计划，切忌快速输入高渗性药物，以免血脑屏障暂时开放，使已与白蛋白结合的胆红素进入脑组织。

20.【答案】AC

【解析】新生儿黄疸的原因包括：胆红素生成过多、转运胆红素的能力不足和肝功能发育未完善等。

21.【答案】ABCDE

【解析】新生儿黄疸的主要表现有：黄疸、肝脾肿大、胎儿水肿和贫血，严重时可发生胆红素脑病。

22.【答案】ABDE

【解析】新生儿脐炎时脓性分泌物较多，常有臭味。

23.【答案】ABCD

【解析】新生儿脐炎大肉芽肿时，可用电灼、激光治疗或手术切除。

24.【答案】BCDE

【解析】新生儿败血症时应选用合适的抗菌药物，疗程要足，一般应用10~14天。

25.【答案】AD

【解析】若患儿出现面色青灰、呕吐、脑性尖叫、前囟饱满、两眼凝视，提示有脑膜炎的可能。

26.【答案】ABCD

【解析】新生儿肺炎应密切观察患儿的反应、呼吸、心率等的变化，做好急救准备。

27.【答案】BCDE

【解析】新生儿破伤风常在生后7天左右发病。

28.【答案】BC

【解析】护理破伤风患儿时，房间应避光，减少不必要的刺激；避免鼻导管给氧，以免刺激患儿，加重骨骼肌痉挛；护理操作应集中进行，避免给患儿造成不必要的刺激。

29.【答案】ABCDE

【解析】新生儿破伤风的治疗要点有：中和毒素、控制痉挛、控制感染、保证营养和对症治疗。

30.【答案】ABCD

【解析】新生儿寒冷损伤综合征主要由受寒引起，其临床特征是低体温和多器官功能衰竭，严重者出现皮肤和皮下脂肪变硬和水肿，主要病因为寒冷、早产、感染、窒息。

31. 【答案】AB

【解析】新生儿寒冷损伤综合征主要由受寒引起,其临床特征是低体温和多器官功能衰竭,严重者出现皮肤和皮下脂肪变硬和水肿。

32. 【答案】AD

【解析】新生儿寒冷损伤综合征的硬肿范围双上肢占18%,双下肢占26%,臀部占8%。

33. 【答案】ABC

【解析】新生儿坏死性小肠结肠炎早期出现反应差、拒食、呕吐、腹胀、腹泻、便血等表现;重症腹胀明显,可见肠型。

34. 【答案】ABCDE

【解析】新生儿坏死性结肠炎的治疗要点是:禁食,静脉供给液体和高营养液,给予抗生素,对症治疗,当内科治疗无效时,给予手术治疗。

35. 【答案】ACDE

【解析】患儿呕吐时,头应偏向一侧,及时清除呕吐物。

36. 【答案】ABCD

【解析】新生儿坏死性小肠结肠炎的原因有:早产、肠道缺血和缺氧、喂养因素和感染。

37. 【答案】ABDE

【解析】维生素K不易通过胎盘,母乳中维生素K含量低。

38. 【答案】BCDE

【解析】新生儿出血性症时,皮肤、黏膜、关节、肌肉等部位是主要出血部位。

39. 【答案】ABCDE

【解析】新生儿出生后常规注射维生素K,避免使用某些易导致出、凝血的药物,如阿司匹林等,根据病因选择针对性强的药物,完成穿刺操作后,可局部置冰袋冷敷使血管收缩以助于止血。

40. 【答案】CE

【解析】尽量避免肌内注射、深部组织穿刺,静脉穿刺、抽血后延长按压时间;定时开窗通风,预防感染。

41. 【答案】ABCDE

42. 【答案】BD

【解析】目前多数学者认为,血清葡萄糖水平<2.2mmol/L应诊断为新生儿低血糖,而不考虑出生体重、胎龄和生后日龄。

43. 【答案】ABE

【解析】对持续或反复低血糖者除静脉输注葡萄糖外,结合病情给予氢化可的松静脉点滴、胰高糖素肌注或泼尼松口服。

44. 【答案】BC

【解析】新生儿高血糖指全血血糖大于7.0mmol/L或血清葡萄糖大于8.40mmol/L。

45. 【答案】AC

【解析】血清总钙低于1.8mmol/L或游离钙低于0.9mmol/L即为低钙血症。

46. 【答案】AB

【解析】口服补钙时,应在两次喂奶间给药,禁忌与牛奶搅拌入一起,影响钙吸收;补钙时,当心率小于80次/分,应停用。

47. 【答案】AE

【解析】新生儿头皮血肿应每2小时更换体位,以健侧卧位为主。

48. 【答案】ACDE

【解析】新生儿头皮血肿触诊有波动感。

49. 【答案】AE

【解析】新生儿锁骨骨折多发生在右侧锁骨中段外1/3处,新生儿骨质含矿物质少,骨强度低,易发生骨折。

50. 【答案】ADE

【解析】表现为患侧上肢活动障碍,局部隆起,有骨擦音,患肩低垂。

51. 【答案】ABCDE

【解析】新生儿锁骨骨折一般不需要特殊处理,几乎可以全部自行愈合;给予平卧位,一般愈合需要2周时间;早期发现的有效办法是对新生儿仔细全面的查体,并及时观察病情。

52. 【答案】BC

【解析】肩难产和臀位分娩是臂丛神经损伤的主要原因。

53. 【答案】ABCDE

【解析】新生儿臂丛损伤的高危因素为巨大儿、第二产程延长、使用产钳、肩难产、初产、高龄产妇、多胎等。

54. 【答案】CD
【解析】全上肢松弛是臂丛神经损伤Ⅲ型的表现，Ⅱ型的表现为握持反射消失，眼睑下垂，瞳孔缩小，半侧面部无汗。

55. 【答案】ABCE
【解析】臂丛神经损伤禁用热水袋，以免烫伤。

56. 【答案】ABC
【解析】足月新生儿常见的护理问题是有感染的危险、有体温改变的危险、有窒息的危险等。

57. 【答案】ABCD
【解析】护理新生儿应常规消毒脐部。

58. 【答案】ABCDE
【解析】新生儿低血糖的主要表现为反应差、喂养困难、哭声异常、肌张力低、激惹、惊厥、呼吸暂停等。

59. 【答案】ABCDE

60. 【答案】ABDE
【解析】新生儿应早期喂养，诱导正常菌群的建立。

61. 【答案】ABCDE

62. 【答案】ABCD
【解析】出生后，新生儿需要保温，防止硬肿症。

63. 【答案】ABCDE
【解析】新生儿败血症的辅助检查有外周血检测、血培养、直接涂片找细菌、病原菌抗体检测、急相蛋白和血沉检查等有助于明确诊断。

64. 【答案】ABCDE
【解析】产伤导致新生儿大脑镰、小脑天幕撕裂引起硬脑膜下出血，血压波动过大引起颅内出血，大脑表面静脉撕裂致蛛网膜下腔出血，缺氧和缺血使毛细血管破裂引起出血，缺氧和缺血使毛细血管通透性增加引起出血。

65. 【答案】BCE
【解析】缺血缺氧性脑病轻度主要表现为兴奋、激惹、肢体及下颌出现颤动，吸吮反射正常，拥抱反射活跃，肌张力正常，呼吸平稳，前囟平，一般不出现惊厥。

66. 【答案】BCD
【解析】引起新生儿败血症的原因有自身因素（新生儿免疫系统功能不完善）、病原菌、感染途径（产前感染、产时感染和产后感染）。

67. 【答案】CD
【解析】我国新生儿败血症的常见病原菌以葡萄球菌、大肠埃希菌为主。

68. 【答案】ACDE
【解析】新生儿肝功能发育不完善。

69. 【答案】ABCE
【解析】早期给予患儿动作训练和感知刺激的干预措施，可以促进脑功能的恢复。

三、共用题干题

1、【答案】B
2、【答案】A
3、【答案】E
【解析】胎龄满37周至未满42周的新生儿属于足月儿；体重2500~4000g的新生儿属于正常出生体重儿；出生体重高于同胎龄儿平均体重的第10百分位数，低于同胎龄儿平均体重的第90百分位数，称为适于胎龄儿。

4、【答案】B
5、【答案】C
6、【答案】E
7、【答案】D
【解析】新生儿适中温度与胎龄、日龄、出生体重有关；室温过低时，易发生硬肿症，室温过高时可引起脱水热；新生儿体温调节功能差，皮下脂肪薄，容易散热；假月经属于特殊生理状态；新生儿需用75%的酒精消毒脐带；新生儿筛查一般在婴儿出生72小时后采足跟血的纸片法进行，对婴儿进行疾病筛查。

8、【答案】B
9、【答案】A
10、【答案】E
【解析】胎龄<37周的新生儿属于早产儿；首先选用母乳喂养；患儿突发呼吸暂停时应立即进行抢救，不能不处理。

11、【答案】B
12、【答案】E
13、【答案】D
14、【答案】C
15、【答案】D

【解析】根据本题题干信息，该患儿 Apgar 评分具体为：HR 96 次/分，1 分，呼吸慢，1 分，唇周、面部发绀，躯干红润，四肢青紫，1 分，弹足底会哭，2 分，四肢松弛，0 分，共计 5 分；Apgar 评分 4~7 分为轻度窒息，0~3 分为重度窒息。新生儿窒息最主要的护理诊断为自主呼吸障碍；新生儿肺透明膜病的表现是进行性呼吸困难、呼气性呻吟、全身青紫；复苏的步骤是：清理呼吸道，建立呼吸，增加通气，维持正常循环，药物治疗，评价和环境。

16.【答案】B
17.【答案】A
18.【答案】E

【解析】根据患儿有窒息史和其临床表现，可判断为新生儿缺血缺氧性脑病；最易受损的部位是脑室周围白质；早期给予患儿动作训练和感知刺激的干预措施，可促进脑功能的恢复。

19.【答案】C
20.【答案】E
21.【答案】A
22.【答案】D

【解析】新生儿颅内出血的临床表现包括意识形态改变、眼部症状、颅内压增高表现、呼吸改变、肌张力改变等，可判断该患儿属于新生儿颅内出血；新生儿颅内出血的原因包括产伤性出血、缺血缺氧性颅内出血、其他因素等，该患儿臀位产，易形成产伤；不适当的输注高渗性液体可使血压急剧上升引致脑血流变化而造成颅内出血；出血早期禁止直接哺乳，防止用力增加出血。

23.【答案】B
24.【答案】A
25.【答案】D

【解析】患儿吸入胎粪并根据临床表现该患儿是新生儿胎粪吸入综合征；主要的护理诊断是清理呼吸道无效：与胎粪吸入有关；该患儿首要的措施是彻底清理呼吸道。

26.【答案】A
27.【答案】E
28.【答案】C
29.【答案】A

【解析】新生儿肺透明膜病的临床表现是进行性呼吸困难、发绀，两肺呼吸音低，可闻及细湿啰音等；进行性呼吸困难体现的是自主呼吸障碍；新生儿肺透明膜病多见于早产儿，由于缺乏肺表面活性物质所致，是新生儿期重要的呼吸系统疾病。

30.【答案】B
31.【答案】A

【解析】母亲为 O 型血，患儿为 A 型血，母亲和患儿 ABO 血型不合；切忌快速输入高渗性药物，以免血脑屏障暂时开放，使与白蛋白联结的胆红素进入脑组织。

32.【答案】D
33.【答案】E
34.【答案】C

【解析】患儿脐部有脐炎，可诊断为新生儿脐炎；血培养检查可以判断患儿无致病菌感染；细菌感染应使用抗生素治疗。

35.【答案】D
36.【答案】E
37.【答案】A

【解析】新生儿败血症指细菌侵入血循环并生长繁殖、产生毒素造成的全身感染，治疗要点是早期、联合、足量应用抗生素控制感染；遵医嘱补钙是新生儿低钙血症的治疗要点。

38.【答案】C
39.【答案】B
40.【答案】D
41.【答案】E
42.【答案】B

【解析】根据患儿吸入胎粪和临床表现判断为新生儿窒息；Apgar 评分是一种简易的临床评价新生儿窒息程度的方法；皮肤青紫，0 分，HR 99 次/分，1 分，呼吸不规则，1 分，肌张力松弛，0 分，拍打足底无反应，0 分，共 2 分；Apgar 评分 0~3 分为重度窒息，4~7 分为轻度窒息；脑缺氧是最敏感的。

43.【答案】D
44.【答案】A
45.【答案】D

【解析】新生儿破伤风的临床表现为口张

不大，吸吮困难，牙关紧闭，苦笑面容，角弓反张；新生儿破伤风最后会使呼吸肌、喉肌痉挛，故患儿有窒息的危险；遵医嘱用破伤风抗毒素3000U做脐周封闭，以中和未进入血流的游离毒素。

46. 【答案】D
47. 【答案】A
48. 【答案】C

【解析】根据患儿临床表现，该患儿为新生儿寒冷损伤综合征；患儿体温32℃，提示体温虽低，但棕色脂肪产热较好，此时可通过减少散热使体温回升。将患儿置于已预热至中性温度的暖箱中，一般在6～12小时内恢复正常体温。主要的护理诊断是体温过低；复温是低体温患儿治疗的关键，应逐步复温，循序渐进。若该患儿肛温<30℃，一般均应将患儿置于箱温比肛温高1～2℃的暖箱中进行外加热。每小时提高箱温1～1.5℃，箱温不超过34℃，在12～24小时内恢复正常体温。

49. 【答案】D
50. 【答案】B
51. 【答案】E
52. 【答案】A

【解析】本题新生儿血糖为1.5mmol/L，属于新生儿低血糖；低血糖的原因有葡萄糖产生过少。该患儿为早产儿，与肝糖原、脂肪、蛋白贮存不足和糖原异生功能低下有关；静脉输注葡萄糖的速度为6～8mg/(kg·min)；定期检测血糖，及时调整输注量和速度。

53. 【答案】C
54. 【答案】D
55. 【答案】B

【解析】新生儿感染性肺炎的临床表现是哭声弱，呼吸浅促，拒奶，发绀，呼吸不规则，两肺呼吸音粗糙，可闻及干湿啰音，X线检查显示肺纹理增粗；主要的治疗要点是控制感染，使用抗生素；蓝光治疗是针对新生儿黄疸。

四、案例分析题

1. 【答案】D
2. 【答案】F
3. 【答案】BCDEF

【解析】根据体重、身长等表现，此婴儿属于正常足月儿；粟粒疹是新生儿生后3周内，可在鼻尖、鼻翼、面颊部长出细小的、白色或黑色的、突出在皮肤表面的皮疹，系新生儿皮脂腺功能未完全发育成熟所致，多自行消退，一般不必处理。

4. 【答案】DEF
5. 【答案】D
6. 【答案】ABCDEF

【解析】新生儿乳腺肿大多发生在生后第3～5天，无论男、女均可发生乳腺肿大，切勿挤压，以免感染，一般生后2～3周内消退；常见的几种特殊生理状态有：生理性体重下降、生理性黄疸、马牙、螳螂嘴、假月经、粟粒疹等。

7. 【答案】F
8. 【答案】BCDEF
9. 【答案】C

【解析】有些女婴生后5～7天阴道可见血性分泌物，可持续1周，称假月经。系因妊娠后期母亲雌激素进入胎儿体内，生后突然中断，形成类似月经的出血，一般不必处理。

10. 【答案】BCDEF
11. 【答案】BCDEF
12. 【答案】ABCDEF
13. 【答案】ABC
14. 【答案】ABCDE
15. 【答案】A

【解析】新生儿由于胸腔较小，肋间肌肉较弱，胸廓运动较浅，主要靠膈肌运动，所以以腹式呼吸为主；新生儿出生时肾单位数量与成人相当，但其生理功能不完善；足月儿出生时已具有的原始神经反射如觅食反射、吸吮反射、握持反射、拥抱反射、交叉伸腿反射，新生儿巴氏征、克氏征、佛斯特征阳性属于正常现象。

16. 【答案】D
17. 【答案】A
18. 【答案】ABC

【解析】根据患儿表现，诊断为新生儿硬肿症；下肢及臀部发硬，下肢占26%，臀部占8%，硬肿范围共34%；体温30℃，护理诊断为体温过低，食欲缺乏，护理诊断为营养失调：低于机体需要量，皮肤硬肿，护理诊断为皮肤完整性受损。

19. 【答案】F
20. 【答案】ACDE
21. 【答案】ABCDEF

【解析】患儿反应差，哭声弱，拒奶，呼吸浅促、呼吸不规则、体温不稳定，血液检查白细胞总数增高，X 线检查显示肺纹理增粗，有点、片状阴影，有的融合成片表明患儿是新生儿感染性肺炎；该患儿的主要护理诊断是清理呼吸道无效、气体交换受损、体温调节无效、营养失调；对该患儿应保持呼吸道通畅，合理用氧，使氧分压维持在 60~80mmHg，维持患儿正常体温，体温过高时给予降温，体温过低时给予保暖，供给足够的能量和水分，并密切观察患儿病情。

22. 【答案】ABCDEF
23. 【答案】A
24. 【答案】ABDEF
25. 【答案】ABCDEF
26. 【答案】B

【解析】新生儿重症监护室，应进行体温监护、氧合状态监护、心脏监护、血压监护、血糖监护、体液、生化及血气监护、X 线检查、机械通气监护、神经系统监护、肝脏功能监护、感染指标监护等；经皮脉氧饱和度监测是临床最常用的监测氧合状态的方法，通过测量双波长光源和光传感器间氧合和还原血红蛋白的差异得到氧饱和值；吸氧的早产儿 SpO_2 应保持在88%~93%较为恰当，以避免因用氧过度发生早产儿视网膜病变和肺损伤；重症监护室的监护对象包括：需要进行呼吸管理的新生儿，病情不稳定、需要急救的新生儿，胎龄<30周、生后48小时内，或胎龄<28周、出生体重<1500g 的所有新生儿，大手术后的患儿，严重器官衰竭及需要全胃肠外营养、换血者；新生儿低血糖的治疗目标应设为 ≥2.8mmol/L。

27. 【答案】C
28. 【答案】B
29. 【答案】C
30. 【答案】ABCEF
31. 【答案】BCDEF

【解析】本题新生儿 Apgar 评分具体内容是：躯干红，四肢青紫，1 分；HR 80 次/分，1 分；呼吸不规则，1 分；四肢略屈曲，1 分；弹足底有皱眉，1 分；共 5 分。该患儿发生了新生儿窒息，此时的主要护理诊断为自主呼吸障碍。治疗的根本是清理呼吸道，治疗的关键是先通畅气道（要求出生后 15~20 秒钟内完成），后建立呼吸。进行吸引时，先吸口腔，再吸鼻腔，吸引时间不超过 10 秒钟；进行胸外按压时按压频率为 100~120 次/分。

32. 【答案】A
33. 【答案】C
34. 【答案】ABDEF
35. 【答案】F

【解析】根据临床表现，该患儿发生了轻度缺血缺氧性脑病；控制惊厥首选药物为苯巴比妥钠；亚低温疗法时，应维持肛温在 35.5℃ 左右；该患儿的护理诊断是低效性呼吸型态：与缺氧缺血致呼吸中枢损害有关。

36. 【答案】C
37. 【答案】D
38. 【答案】A
39. 【答案】ABCDEF
40. 【答案】B

【解析】根据临床表现，可判断该患儿为新生儿颅内出血；该新生儿前囟隆起，潜在并发症为颅内压增高；原发性蛛网膜下腔出血起源于蛛网膜下腔内的桥静脉，发作间歇情况良好，脑室周围-脑室内出血分为 4 级，最常见的症状是拥抱反射消失，小脑出血多发生在胎龄<32 周的早产儿；新生儿颅内出血的治疗要点是止血、镇静、止惊、降低颅内压、应用脑代谢激活剂、外科处理等；出血早期禁止直接哺乳，可用奶瓶喂养，防止因吸奶用力或呕吐而加重出血。

41. 【答案】E
42. 【答案】F
43. 【答案】D
44. 【答案】AC
45. 【答案】C

【解析】 胎粪吸入综合征是指胎儿在宫内或娩出过程中吸入被胎粪污染的羊水，导致呼吸道和肺泡机械性阻塞和化学性炎症，可见最主要的护理诊断是清理呼吸道无效；该患儿的治疗要点是尽快清除吸入物，保持呼吸道通畅；加压给氧30秒；对患儿吸痰时应遵循的原则是由浅至深，先口后鼻；对患儿吸痰时吸引负压不应超过100mmHg。

46.【答案】 A
47.【答案】 C
48.【答案】 E
49.【答案】 ABDEF
50.【答案】 BCDEF

【解析】 根据患儿表现是新生儿肺透明膜病；新生儿易出现此病的主要原因是缺乏肺表面活性物质；该患儿的护理诊断是自主呼吸障碍：与PS缺乏导致的肺不张、呼吸困难有关；纠正缺氧时应使氧分压维持在50～70mmHg；通常于出生后24小时内给PS。

51.【答案】 F
52.【答案】 C
53.【答案】 EF

【解析】 该新生儿黄疸持续时间长，属于病理性黄疸；病理性黄疸重者可以导致中枢神经系统受损，产生胆红素脑病；补液时切忌快速输入高渗性药物，以免血脑屏障暂时开放，使已与白蛋白结合的胆红素进入脑组织。

54.【答案】 B
55.【答案】 CF
56.【答案】 E

【解析】 根据患儿的临床表现属于新生儿败血症；应用抗生素的原则是早期、联合、足量、静脉应用抗生素；患儿体温易波动，除感染因素外，还易受环境因素影响，当体温低或体温不升时，及时给予保温措施，当体温过高时，给予物理降温，一般不予药物降温。

57.【答案】 C
58.【答案】 D
59.【答案】 A
60.【答案】 ABDEF
61.【答案】 ABCEF

【解析】 根据患儿的表现可判断为新生儿破伤风；患儿面肌及全身肌肉强直性痉挛，其主要的护理诊断是有窒息的危险；新生儿破伤风首要的治疗要点是中和毒素；破伤风毒素可兴奋交感神经，导致心动过速、高血压、出汗等；为了减少对患儿的刺激，必要的操作最好在使用止痉剂后有条理地集中完成。

62.【答案】 B
63.【答案】 A
64.【答案】 ABCDF

【解析】 根据临床表现，可以判断患儿发生了低血糖；应立即快速静脉注射25%葡萄糖；目前该患儿的护理诊断为营养失调（低于机体需要量）；此患儿应尽早喂养，保证能量输入。

65.【答案】 C
66.【答案】 A
67.【答案】 EF

【解析】 新生儿血清总钙低于1.8mmol/L，为低钙血症；低钙血症的治疗要点是静脉或口服补钙；遵医嘱补钙时，当心率<80次/分，应停用；口服补钙时，应在两次喂奶间给药，禁忌与牛奶搅拌一起服用，以免影响钙的吸收。

68.【答案】 AB
69.【答案】 A
70.【答案】 B

【解析】 该患儿头皮有波动感，可能是头皮水肿或头皮血肿；透光试验可以区别头皮血肿和头皮水肿，试验阴性者为头皮血肿；护理患儿时每2小时更换体位，以健侧卧位为主。

71.【答案】 A
72.【答案】 D
73.【答案】 BCDEF

【解析】 该新生儿全血血糖>7.0mmol/L，是新生儿高血糖；该患儿最主要的护理诊断是有体液不足的危险；当患儿症状缓解时，应继续监测血糖。

74.【答案】 E
75.【答案】 B
76.【答案】 ABCEF

【解析】 X线显示具有特征性的肠壁囊样积气表明是新生儿坏死性小肠结肠炎；一经确诊，立即禁食，同时进行胃肠减压，定时抽取胃液；禁食期间以静脉维持能量及水电解质平衡，恢复喂养从水开始，开始只喂开水或5%葡萄糖水。

77.【答案】F

78.【答案】ABCDEF

79.【答案】ACDF

【解析】根据患儿的临床表现可判断是新生儿锁骨骨折；新生儿易发生锁骨骨折的原因是锁骨处无肌肉附着，锁骨内半段向前突，后半段向后凸，新生儿骨质含矿物质低，新生儿骨强度低，新生儿锁骨中外1/3交接部相对较细，肩难产时，新生儿锁骨卡在母亲耻骨弓下；新生儿锁骨骨折一般2周自行愈合。

80.【答案】B

81.【答案】A

82.【答案】ADEF

【解析】该新生儿出现的情况是假月经，属于正常生理现象，一般持续1周时间，有些女婴会出现，有些女婴不会出现。

83.【答案】B

84.【答案】C

85.【答案】ABCDF

【解析】根据临床表现患儿属于新生儿败血症，可能的感染途径是产时感染（胎膜早破）；该患儿体温过低，其主要的护理诊断是体温调节无效。

86.【答案】D

87.【答案】A

88.【答案】BDEF

【解析】根据临床表现该患儿是新生儿胆红素脑病；该患儿嗜睡、尖声哭叫、肌张力下降，所处的阶段是警告期；每4～6小时监测血清胆红素，进行光疗时应给患儿佩戴眼罩，避免光疗对患儿视网膜产生毒性作用。

89.【答案】ABC

90.【答案】D

91.【答案】A

【解析】新生儿出现维生素K缺乏症的原因是维生素K不易通过胎盘，母乳中维生素K含量低，新生儿肠道菌群未正常建立，胆道疾病，母孕期用药等；该患儿易出血，抽血后应延长按压时间；为预防出血，出生后应常规肌内注射维生素K_1。

92.【答案】A

93.【答案】B

94.【答案】ABC

【解析】患儿除经口喂养外，还可以考虑静脉内营养；若巡视过程中出现面色青灰、呕吐、脑性尖叫、前囟饱满、两眼凝视提示有脑膜炎的可能；新生儿发生脑膜炎，护理诊断为体温调节无效：与感染有关，患儿皮肤出现出血点，护理诊断为皮肤完整性受损：与脐炎有关，患儿食欲不好，护理诊断是营养失调：低于机体需要量。

95.【答案】ABCDF

96.【答案】B

97.【答案】D

98.【答案】ABCDF

99.【答案】C

【解析】足月儿女婴大阴唇可以盖住小阴唇，早产儿不可以；早产儿所处室温应在24～26℃，相对湿度应在55%～65%；早产儿病情变化快，常出现呼吸暂停等生命体征的改变，应密切监测生命体征；该早产儿体温34℃，体温过低：与体温调节功能差有关。

第九章 营养障碍疾病患儿的护理

一、单选题

1.【答案】D
【解析】儿童能量消耗包括基础代谢、生长所需、活动消耗和食物的热力作用。故本题选D。

2.【答案】B
【解析】体重是各器官、组织和体液的总重量，是反映小儿体格生长，尤其是营养状况的最易获得的敏感指标，故本题选B。

3.【答案】A
【解析】体重不增是营养不良的早期表现，故本题选A。

4.【答案】C
【解析】婴幼儿中度营养不良的临床表现为体重低于正常均值25%～40%、肌张力降低、肌肉松弛、烦躁、腹部皮下脂肪厚度<0.4cm、身长低于正常，故本题选C。

5.【答案】A
【解析】自发性低血糖是重度营养不良患儿死亡的主要原因，故本题选A。

6.【答案】D
【解析】小儿患维生素D缺乏性佝偻病时，在活动期可表现为前囟迟闭，出牙迟等，故本题选D。

7.【答案】C
【解析】造成维生素D缺乏性佝偻病的病因包括日光照射不足、摄入不足、疾病及药物影响、围生期维生素D摄入不足、生长速度过快。户外活动过少，缺乏阳光照射会导致维生素D的缺乏。

8.【答案】A
【解析】婴幼儿若户外活动过少，会引起体内维生素D缺乏，进而导致佝偻病的发生，故本题选A。

9.【答案】A
【解析】口服维生素D治疗佝偻病，改为预防量前应持续1个月，故本题选A。

10.【答案】A
【解析】6个月以内的婴儿可见颅骨软化，有压乒乓球的感觉，故本题选A。

11.【答案】B
【解析】7～8个月佝偻病患儿，变成"方盒样"头型，故本题选B。

12.【答案】E
【解析】骨骼畸形多见于佝偻病后遗症期，多见于2岁以后的儿童，故本题选E。

13.【答案】E
【解析】2岁以后的佝偻病患儿残留不同的骨骼变形或运动功能障碍，故本题选E。

14.【答案】C
【解析】引起肥胖的生理原因是脂肪细胞数目的增多或脂肪细胞体积的增大。这类肥胖人群，脂肪细胞的数目比一般人群多，由于基数大，所以肥胖患儿常有血浆胆固醇、甘油三酯、极低密度脂蛋白及游离脂肪酸增加，但高密度脂蛋白减少。

15.【答案】D
【解析】肥胖可发生于任何年龄，但常见于婴儿期、5～6岁、青春期，故本题选D。

16.【答案】B
【解析】佝偻病患儿初期血生化检查中25-(OH)D_3下降、PTH升高、血钙降低、血磷降低、碱性磷酸酶正常或升高，故本题选B。

17.【答案】B
18.【答案】B
19.【答案】C
20.【答案】D

21. 【答案】B
22. 【答案】A

【解析】维生素D缺乏性手足搐搦症患儿发生惊厥时，首先要急救处理，立即吸氧，保持呼吸道通畅，故本题选A。

23. 【答案】E

二、多选题
1. 【答案】ABE
2. 【答案】ACDE

【解析】维生素D缺乏性佝偻病的病因包括日光照射不足、疾病及药物影响、围生期维生素D摄入不足和生长速度过快。

3. 【答案】ACDE
4. 【答案】ACDE

【解析】初期营养不良身高会无影响，故本题B不正确。

5. 【答案】ABCD
6. 【答案】ABCE
7. 【答案】ABCD
8. 【答案】ABDE
9. 【答案】AC

【解析】小儿单纯性肥胖症常有疲劳感，用力时出现气短或腿痛，皮下脂肪增多分布均匀，故本题选A、C。

10. 【答案】ABC

【解析】小儿单纯性肥胖症的检查中甘油三酯增高、胆固醇增高、血生长激素水平减低、高胰岛素血症和血清白蛋白增高。

11. 【答案】ABCD

【解析】外科手术治疗小儿单纯性肥胖症并发症严重，不宜用于儿童，故本题E不正确。

12. 【答案】ABCD
13. 【答案】ABC
14. 【答案】ABCD
15. 【答案】ABCE

【解析】肥胖儿血生长激素降低，故本题D不正确。

16. 【答案】ABCE
17. 【答案】BCDE
18. 【答案】ABE
19. 【答案】ABDE
20. 【答案】CDE
21. 【答案】BCDE
22. 【答案】BDCE

【解析】食物中必需脂肪酸缺乏可表现为皮肤角化、伤口愈合不良、生长停滞、心肌收缩力降低和免疫功能下降。

23. 【答案】AB
24. 【答案】ABDE

【解析】下列属于体格发育评估指标的体重、身高（长）、头围、胸围和皮下脂肪厚度。

25. 【答案】ABE

【解析】重度营良不需早期供应足够能量，补液时速度要稍慢，故本题C、D不正确。

26. 【答案】ABCDE

【解析】蛋白质-能量营养不良的病因包括膳食供应不足、疾病因素和先天不足，故本题A、B、C、D、E正确。

27. 【答案】ABCE
28. 【答案】AC

【解析】轻度营养不良中，体重低于正常值15%~25%、腹部皮下脂肪0.4~0.8cm、肌张力正常、身高正常、精神状态无明显变化，故本题选A、C。

29. 【答案】BDE

【解析】中度营养不良中，体重低于正常值25%~40%、腹部皮下脂肪<0.4cm、肌肉松弛、身高低于正常、烦躁，故本题选B、D、E。

30. 【答案】ADE

【解析】重度营养不良中，体重低于正常值>40%、腹部皮下脂肪消失、肌肉萎缩、身高明显低于正常、萎靡，故本题选A、D、E。

31. 【答案】ABCDE
32. 【答案】ABE
33. 【答案】ABCDE
34. 【答案】ABDE
35. 【答案】ABCE
36. 【答案】ABCDE
37. 【答案】ABCDE
38. 【答案】BC
39. 【答案】ABD
40. 【答案】ABCDE

41. 【答案】ABC

【解析】应合理控制饮食，推荐低脂肪、低糖类和高蛋白类食品，患儿皮下脂肪丰满，但分布均匀，故本题D、E错误。

42. 【答案】ABDE

【解析】超过同性别、同身高参照人群均值50%为重度肥胖，故本题C不正确。

43. 【答案】BCDE
44. 【答案】BDE
45. 【答案】ABCD
46. 【答案】CDE

【解析】佝偻病初期多见于6个月以内的婴儿，主要表现为神经兴奋性增高，如烦躁不安等，多汗而刺激头皮出现枕秃，此时骨骼改变不明显，可有颅骨软化。

47. 【答案】ADE

【解析】佝偻病活动期骨密度减低、干骺端呈毛刷样、杯口样改变，故本题B、C不正确。

48. 【答案】ACDE

【解析】佝偻病激期除血清钙稍低以外，其余指标变化更加明显，故本题B不正确。

49. 【答案】BCE

【解析】6个月婴儿应增加户外时间，避免直晒，活动期口服维生素D，连服6个月后改为400～800IU/d，故本题A、D不正确。

50. 【答案】ABCDE
51. 【答案】ACE

【解析】新生儿出生第2周开始给予维生素D 400～800IU/d至青春期，早产儿、双胎儿、低体重儿生后立即给予维生素D 800～1000IU/d，补充维生素D 3个月后改为每日维生素D 400～800IU/d，故本题B、D不正确。

52. 【答案】ABC
53. 【答案】ABCD

【解析】维生素D缺乏性手足搐搦症的惊厥一般不伴随发热，故本题E不正确。

54. 【答案】ACD

【解析】维生素D缺乏性手足搐搦症隐匿型特点为面神经征、腓反射、陶瑟征，典型发作特点为惊厥、手足抽搐、喉痉挛，故本题B、E不正确。

55. 【答案】AB

【解析】维生素D缺乏性手足搐搦症的治疗中10%的葡萄糖酸钙5～10ml加入10%葡萄糖5～20ml中缓慢静脉注，惊厥反复发作时，不可进行肌注钙剂以免造成局部坏死，故本题C、D、E不正确。

56. 【答案】ABDE
57. 【答案】BCDE

【解析】维生素D中毒时血清25-（OH）D_3升高，故本题A不正确。

58. 【答案】BCDE
59. 【答案】ABCE
60. 【答案】ABCDE
61. 【答案】ABD
62. 【答案】ABCD
63. 【答案】ABCDE
64. 【答案】ABCDE
65. 【答案】ABCD

【解析】维生素A缺乏症不会引起疼痛，故本题E不正确。

66. 【答案】AC
67. 【答案】ABCDE
68. 【答案】ABC
69. 【答案】AC
70. 【答案】ABCD

【解析】多进食粗杂粮不等于只进食粗杂粮，故本题E不正确。

71. 【答案】ACDE
72. 【答案】ABCDE
73. 【答案】ADE

【解析】维生素C缺乏不会引起体液不足，心功能不全为维生素B_1缺乏时所引起的潜在并发症，故本题B、C不正确。

74. 【答案】ABDE
75. 【答案】ABCD
76. 【答案】ADE
77. 【答案】ABDE

【解析】胎儿期和婴儿期严重缺碘可造成克汀症，故本题C不正确。

78. 【答案】ACDE

【解析】维生素应用口服，故本题B不正确。

79.【答案】ABCD
【解析】维生素缺乏症的患儿应注意休息，不能多活动，故本题E不正确，本题选ABCD。
80.【答案】ABCD
81.【答案】ACDE
【解析】肥胖患儿应进行适量的活动，故B不正确，本题选A、C、D、E。

三、共用题干题
1.【答案】C
2.【答案】B
3.【答案】C
4.【答案】E
5.【答案】A
【解析】佝偻病患儿每日应该进行一定的户外活动，加强体育锻炼，对于已经骨骼畸形的患儿，可以采用主动和被动的方法进行矫正，故本题A不正确。
6.【答案】D
7.【答案】E
【解析】由题意可知患儿出现了低血钾，需进行血生化检查，故本题选E。
8.【答案】A
9.【答案】B
【解析】佝偻病活动期在1岁左右的患儿由于骨质软化和肌肉松弛，双下肢负重会出现下肢弯曲，出现严重的O形腿，故本题选B。
10.【答案】D
11.【答案】E
【解析】活动期可口服维生素每天2000～4000IU，连服1个月后改服每天400～800IU，故本题选E。
12.【答案】B
【解析】中度营养不良患儿腹部皮下脂肪厚度＜0.4cm，肌肉松弛，精神状态呈烦躁状态，故本题选B。
13.【答案】C
14.【答案】A
15.【答案】E
16.【答案】B
17.【答案】A
【解析】对于肥胖的患儿，采取控制饮食，而不能尽量减少饮食，要满足儿童基本营养和生长发育需要。故本题A不正确。
18.【答案】D
19.【答案】D
20.【答案】C
【解析】当出现维生素D缺乏性手足搐搦症时，立即急救处理，控制惊厥或喉痉挛，保持呼吸道通畅，故本题选C。
21.【答案】D
22.【答案】A
23.【答案】A
24.【答案】B
25.【答案】E
26.【答案】B
27.【答案】E
28.【答案】C
29.【答案】C
【解析】对于患儿不能轻易使用药物来缓解疼痛，应该安静、少动。故本题选C。
30.【答案】A
31.【答案】C
【解析】新生儿生后第2周应开始给予维生素D补充，故本题选C。
32.【答案】B
【解析】根据方颅、鸡胸等典型症状及钙磷含量可判断出此期为佝偻病激期，故本题选B。
33.【答案】E
34.【答案】C
35.【答案】C
36.【答案】A
37.【答案】C
38.【答案】E
39.【答案】A
【解析】佝偻病初期多见于6个月以内的患儿，患者常出现多汗而刺激头皮，致婴儿摇头擦枕，出现枕秃，故本题选A。
40.【答案】E
【解析】6个月以上的患儿腕踝部肥厚的骨骼形成钝圆的环状突起，即骨样组织堆积形成的表现，故本题选E。

四、案例分析题
1.【答案】A

【解析】该患儿出现枕秃和颅骨软化，是维生素D缺乏的典型症状，故本题选A。

2. 【答案】B
3. 【答案】BCDEF

【解析】皮肤的光照合成是儿童和青少年维生素D的主要来源。

4. 【答案】D
5. 【答案】C

【解析】患儿体重低于正常值25%~40%，腹部皮下脂肪<0.4cm，由题可得为中度营养不良，故本题选C。

6. 【答案】A

【解析】营养不良的患儿最容易发生营养性贫血，故本题选A。

7. 【答案】ABCEF

【解析】对营养不良的患儿提出的潜在并发症有营养性贫血、低血糖、维生素缺乏，没有呼吸衰竭。

8. 【答案】ACDEF
9. 【答案】D

【解析】重度营养不良的患儿最典型的特征是皮下脂肪消失，故本题选D。

10. 【答案】B
11. 【答案】C

【解析】营养不良的患儿容易出现的并发症为低血糖，最典型症状为出汗、肢冷等症状，故本题选C。

12. 【答案】ABCDF

【解析】营养不良的患儿尽量保证是母乳喂养，所增加的食品最好是半流质和固体食物，故本题E不正确。

13. 【答案】E

【解析】儿童肥胖超过25%~29%为轻度肥胖；超过30%~49%者为中度肥胖；超过50%者为重度肥胖，故本题选E。

14. 【答案】A
15. 【答案】ABCDEF

【解析】肥胖儿童应进行饮食管理、运动疗法、行为矫正和心理支持，故本题A、B、C、D、E、F均正确。

16. 【答案】E
17. 【答案】B

【解析】重度营养不良的患儿调整饮食时起始供给的热量45~55kcal/kg，故本题选B。

18. 【答案】B

【解析】苯丙酸诺龙的主要作用为促进机体蛋白质合成，故本题选B。

19. 【答案】ABCDF

【解析】早产儿不需要给予静脉高营养，其他选项均正确。

20. 【答案】B

【解析】根据本题患儿出现方颅，以及血常规，得出患儿为佝偻病激期，故本题选B。

21. 【答案】ABCDF

【解析】本题诊断为佝偻病，应加强体育锻炼，但不应进行站立锻炼，患儿容易形成"O"形腿等，应进行矫正锻炼。

22. 【答案】B

【解析】当患儿出现口服困难、腹泻等情况时，可采用大剂量突击疗法，维生素D一次性15~30万IU肌注，故本题选B。

23. 【答案】ABCD

【解析】患儿佝偻病激期，应指导家长每日带患儿进行一定的户外活动。

24. 【答案】DF

【解析】佝偻病患儿"X"形腿按摩内侧肌群，"O"形腿按摩外侧肌群，故本题D、F正确。

25. 【答案】A

【解析】夏天气温过高，可在阴凉处活动，故本题A不正确。

26. 【答案】E

【解析】维生素D缺乏性手足搐搦症多见于6个月以下的小婴儿，可出现惊厥，手脚抽动的情况，故本题选E。

27. 【答案】EF
28. 【答案】DF

【解析】定期户外活动，补充维生素D，故本题D、F不正确。

29. 【答案】C

【解析】维生素D缺乏性手足搐搦症若有喉痉挛立即将舌头拉出口外，并进行口对口呼吸，并进行加压给氧，故本题选C。

30. 【答案】D

【解析】此患儿目前最大的问题是呼吸困难，故本题选D。

31．【答案】ACDE

【解析】对于喉痉挛的患儿应立即将舌头拉出口外。

32．【答案】E

33．【答案】D

34．【答案】C

【解析】对于维生素D缺乏性手足搐搦症的患儿，应立即进行急救处理，止惊后进行钙剂治疗，最后进行维生素D治疗，故本题选C。

35．【答案】ABCDF

【解析】惊厥的患儿，应在惊厥停止后改口服钙剂，故本题E不正确。

36．【答案】B

【解析】维生素A缺乏症的早期表现为眼部病变，典型症状为夜盲症，出现视物不清，故本题选B。

37．【答案】ABCDE

【解析】维生素A的作用为维持皮肤黏膜层的完整性、构成视觉细胞内的感光物质、参与铁代谢、促进和维持免疫功能、促进生长发育和维护生殖功能，故本题F不正确。

38．【答案】D

【解析】在口服维生素A的过程中，不能大剂量服用，以免发生维生素A过量，故本题选D。

39．【答案】A

40．【答案】ACDEF

41．【答案】ABCEF

42．【答案】ABDEF

【解析】维生素A缺乏症患者，有角膜软化、溃疡者用0.25%氯霉素滴眼液，防止继发感染。

43．【答案】BF

【解析】口服维生素A制剂，每日7500～15000μg，两日后减少至1500μg，故本题选B、F。

44．【答案】C

【解析】维生素A摄入过多会出现维生素A过量，对于年长患儿会出现头疼呕吐，故本题选C。

45．【答案】D

【解析】怀孕的母亲缺乏维生素B_1，新生儿可患上先天性脚气病，表现为哭声无力、吸吮无力、精神萎靡，故本题选D。

46．【答案】ABCDE

47．【答案】BC

【解析】视物模糊、体格、智能发展落后是维生素A缺乏症的症状；维生素B_1缺乏症包括神经系统症状、消化系统症状、心血管系统症状和先天性脚气病。该患儿的临床表现已有哭声无力、吸吮无力、精神萎靡，除此之外可能的临床表现有烦躁不安、神情淡漠和心力衰竭。故选B、C。

48．【答案】ACDE

【解析】维生素B_1是水溶性维生素，南方发病率较高，故本题选BF。

49．【答案】ABCDF

【解析】对维生素B_1缺乏症的患儿，应合理喂养，按时添加换乳期食物，多进食粗粮，但不能一直进食粗粮，故本题不选E。

50．【答案】C

【解析】维生素C缺乏的患者最初面色苍白、体重减轻，后皮肤瘀点为突出表现，故本题选C。

51．【答案】ABDE

【解析】哭声无力、吸吮无力是维生素B_1缺乏症的临床表现，夜盲症是维生素A缺乏的症状，故本题C、F不正确。

52．【答案】C

【解析】对于维生素C缺乏症的患儿，应让患儿安静、少动，以免进一步损伤，故本题选C。

53．【答案】A

54．【答案】ACDEF

【解析】对于营养不良的患儿应该促进消化、促进食欲，遵医嘱给予消化酶及B族维生素口服而不是肌注，本题B不正确。

55．【答案】D

【解析】如果患儿食欲差、吞咽困难，应选鼻胃管喂养，如果肠内营养明显不足或功能严重障碍，应选静脉营养，故本题选D。

第十章 消化系统疾病患儿的护理

一、单选题

1. 【答案】B

【解析】食管长度在新生儿期为8~10cm，1岁时12cm，5岁时有16cm，学龄期儿童食管长度为20~25cm，故本题选B。

2. 【答案】E

【解析】新生儿的胃容量为30~60ml，1岁时250~300ml，故本题选E。

3. 【答案】C

【解析】小儿肠道肠黏膜肌层发育差，肠系膜柔软且长，固定差，容易发生肠扭转和肠套叠，故本题选C。

4. 【答案】B
5. 【答案】A

【解析】小儿秋冬季腹泻多是由轮状病毒所致，故本题选A。

6. 【答案】D

【解析】鹅口疮多为白色念珠菌所致，多见于新生儿、营养不良、腹泻的患儿，故本题选D。

7. 【答案】E
8. 【答案】C
9. 【答案】B
10. 【答案】D
11. 【答案】E
12. 【答案】C
13. 【答案】E

【解析】生理性腹泻多见于6个月以内的患儿，外观虚胖，常见湿疹，添加换乳期食物之后，大便逐渐转为正常，食欲好，无其他症状，故本题选E正确。

14. 【答案】C
15. 【答案】D
16. 【答案】C
17. 【答案】E
18. 【答案】B

【解析】新生儿和小婴儿胃食管反流的适宜体位是俯卧位，为防止婴儿猝死综合征，睡眠时采用仰卧位及左侧卧位，本题没有提及睡眠体位，故本题选B。

19. 【答案】D
20. 【答案】D
21. 【答案】C
22. 【答案】D

【解析】先天性巨结肠最常见的临床表现是顽固性便秘。

23. 【答案】E
24. 【答案】B

【解析】肠套叠复位首选空气灌肠，钡剂灌肠最少见，故本题选B。

25. 【答案】B
26. 【答案】E
27. 【答案】C
28. 【答案】E

【解析】鹅口疮口腔黏膜出现白色或灰白色乳凝块样小片状物，可逐渐融合不易褪去，故本题选E。

29. 【答案】A

【解析】先天性巨结肠术后禁食至肠蠕动恢复，故本题选A。

30. 【答案】D
31. 【答案】D

【解析】术后应立即恢复母乳喂养，这是保证妇婴健康的最佳选择，故本题选D。

32. 【答案】A

【解析】X线显示低位肠梗阻，考虑患儿为先天性肥厚性幽门狭窄，故本题选A正确。

33. 【答案】D

【解析】人工喂养儿粪便呈碱性，故本题D不正确。

二、多选题

1.【答案】ACDE

【解析】小儿肠套叠临床表现为腹痛、呕吐、血便、腹部包块，一般状况良好，通常无发热症状，故本题选A、C、D、E。

2.【答案】BCDE

【解析】年龄越小，肝脏相对越大，故本题A不正确。

3.【答案】ABCD

【解析】溃疡性口炎主要由链球菌、大肠埃希菌、金黄色葡萄球菌、肺炎链球菌、铜绿假单胞菌等引起，白色念珠菌可引起鹅口疮，故本题选A、B、C、D。

4.【答案】BCDE

5.【答案】ABCE

【解析】儿童肠管与成人相比相对长，但肠系膜柔软而长，固定差，容易发生肠套叠和肠扭转。母乳喂养儿肠道内以双歧杆菌为主，人工喂养儿肠道内致病性大肠埃希菌、嗜酸杆菌、双歧杆菌所占比例几乎相等，故本题选ABCE。

6.【答案】ACDE

7.【答案】CDE

【解析】婴儿幽门括约肌发育较好，贲门和胃底部肌张力低，故容易发生幽门痉挛而出现呕吐，故本题选C、D、E。

8.【答案】ABCE

【解析】婴幼儿口腔黏膜干燥、血管丰富，故本题D不正确。

9.【答案】ABCDE

10.【答案】ABCE

11.【答案】ABDE

【解析】对于婴幼儿肠炎以饮食疗法和支持疗法为主，一般不用抗生素，故本题C不正确。

12.【答案】ABDE

13.【答案】ABCE

【解析】鹅口疮的患儿一般不出现全身症状，无发热，故本题正确答案A、B、C、E。

14.【答案】ABCE

【解析】肠套叠2岁以下婴幼儿多见，男孩发病率多于女孩，健康肥胖儿多见，合并肠管坏死、肠穿孔，故本题选A、B、C、E。

15.【答案】ABD

16.【答案】ABCDE

17.【答案】ABCD

【解析】对于婴幼儿腹泻，一般不使用抗生素。

18.【答案】BCDE

【解析】小儿胃食管反流可能是食管下端括约肌功能障得。

19.【答案】BCDE

【解析】胃食管反流患儿内科治疗6~8周无效，有严重并发症为手术指征。

20.【答案】ABD

21.【答案】ABCD

【解析】坏死性结肠炎的患儿一般需要禁食。

22.【答案】ABDE

【解析】严重呕吐者应禁食4~6小时，不禁水，故本题选A、B、D、E。

23.【答案】ABDE

【解析】婴幼儿预防腹泻应避免在夏季断奶，C不正确，故本题选A、B、D、E。

24.【答案】ABCDE

25.【答案】BE

【解析】灌肠疗法适用于病程在48小时以内肠套叠患儿，患儿全身情况良好，无腹胀、无明显脱水及电解质紊乱，当肠套叠超过48~72小时，疑有肠坏死的小肠型肠套叠时应用手术疗法。

26.【答案】ABCDE

27.【答案】ABCDE

28.【答案】ABCDE

29.【答案】AC

【解析】轮状病毒肠炎的特点是：6个月至2岁多发；秋、冬季为发病季节；病初发热、呕吐，继之腹泻；易并发脱水、酸中毒，故本题选A、C。

30.【答案】ABCE

【解析】引起侵袭性肠炎的主要细菌有：侵袭性大肠埃希菌；空肠弯曲菌；耶尔森菌；

31.【答案】BD

【解析】小儿腹泻静脉补液的原则包括循环衰竭时用2:1液扩容；遵循先快后慢、先盐后糖、见尿补钾的原则；累积损失量8～12小时输完，滴速8～10ml/（kg·h）；继续丢失量和生理需要量12～16小时输完，滴速5ml/（kg·h），故本题选B、D。

32.【答案】ACE

33.【答案】BD

【解析】先天性巨结肠根治术的术后护理：胃肠减压防止腹胀；按医嘱应用抗生素；密切观察体温、大便情况；术后2周左右开始每天扩肛一次。故本题选B、D。

34.【答案】ABCE

【解析】慢性腹泻病患儿营养支持的治疗方案是强调继续饮食，根据病情进行合理调整；糖源性腹泻选择无乳糖奶粉；牛奶蛋白过敏选择氨基酸为基础的特殊配方奶粉；定期监测体重，故本题选A、B、C、E。

35.【答案】BD

【解析】婴儿腹泻伴低钾血症的临床表现有：心音低钝；腹胀；肠鸣音减弱；腱反射减弱或消失，故本题选B、D。

36.【答案】ABCDE

37.【答案】ABE

【解析】在服药期间不能进行高脂饮食，会增加胃酸分泌，西咪替丁应当在进餐时服用，故本题选A、B、E。

38.【答案】ABCDE

39.【答案】ABE

40.【答案】CD

【解析】小儿秋冬季腹泻多见于6个月至2岁的婴幼儿，潜伏期多为1～3天，常伴有上呼吸道感染症状，大便次数多，多呈黄色或淡黄色便呈蛋花汤样，无腥臭味，故本题选C、D。

41.【答案】ABDE

【解析】金黄色葡萄球菌性肠炎的大便呈暗绿色，故本题选A、B、D、E。

42.【答案】CDE

【解析】呕吐严重者应禁食4～6小时但不禁水，病毒性肠炎不能进行乳类喂养，也不能用蔗糖，故本题选C、D、E。

43.【答案】ACDE

44.【答案】ABCDE

45.【答案】BCDE

【解析】先天性胆道闭锁的特征性表现为黄疸，不是肝脾肿大，故本题选B、C、D、E。

46.【答案】ABCDE

47.【答案】ACDE

【解析】切口裂开的直接原因是术后腹胀导致切口裂开，故本题选A、C、D、E。

48.【答案】ABCDE

49.【答案】ACD

【解析】产毒性细菌引起的肠炎好发于夏季，金黄色葡萄球菌肠炎大便呈暗绿色，故本题选A、C、D。

50.【答案】ABCDE

51.【答案】ABCDE

52.【答案】ABCDE

53.【答案】BCDE

【解析】生理性腹泻多见于6个月以内的婴儿，故本题选B、C、D、E。

54.【答案】ABDE

55.【答案】ACDE

56.【答案】ACDE

57.【答案】ABCD

58.【答案】BCDE

59.【答案】ACDE

【解析】每日腹泻数十次属于重症婴幼儿腹泻，故本题选A、C、D、E。

60.【答案】ABCD

【解析】血压明显下降是重度脱水的表现，故选A、B、C、D。

61.【答案】ACDE

【解析】B选项为低渗性脱水的主要表现，故不正确，本题选A、C、D、E。

62.【答案】ABCDE

63.【答案】BCDE

【解析】轻度酸中毒症状、体征不明显；中度酸中毒即可出现精神萎靡、嗜睡或烦躁不安，呼吸深长，口唇呈樱红色等典型症状；重度酸中毒症状、体征进一步加重，恶心呕吐，呼气有酮味,心率加快,昏睡或昏迷。新生儿及小婴儿则表现为面色苍白、拒食、精神萎靡等,而呼吸改变并不典型。故本题选 B、C、D、E。

64.【答案】ABCD

【解析】重型腹泻可能引起代谢性酸中毒,故本题选 A、B、C、D。

65.【答案】BCDE

【解析】神经肌肉兴奋性增高是高钾血症的表现,故本题 A 不正确,选 B、C、D、E。

三、共用题干题

1.【答案】C

2.【答案】B

【解析】该患儿出现了鹅口疮,可用2%碳酸氢钠溶液于哺乳前后清洁口腔,局部涂抹制霉菌素,每日2~3次。

3.【答案】C

【解析】该患儿出现了疱疹性口炎,因感染了单纯疱疹病毒Ⅰ型所致。

4.【答案】E

5.【答案】A

6.【答案】D

7.【答案】C

8.【答案】C

9.【答案】D

10.【答案】D

11.【答案】C

12.【答案】C

13.【答案】D

14.【答案】B

15.【答案】C

16.【答案】C

【解析】生理性腹泻多见于6个月以内的患儿,除大便次数增多以外,无其他症状,生长发育良好,故本题选C。

17.【答案】E

【解析】不可用塑料布、橡皮布,不透气会使皮肤受损,故本题选E。

18.【答案】A

【解析】患儿应避免在夏季断奶,故本题A不正确。

19.【答案】A

【解析】肠套叠患儿会出现腹痛、呕吐、血便、腹部包块、一般状况良好,故本题选A。

20.【答案】B

21.【答案】A

22.【答案】C

23.【答案】C

24.【答案】A

25.【答案】C

26.【答案】B

【解析】重型婴儿腹泻除了有较重的胃肠道症状外,还有脱水、电解质紊乱、全身中毒症状,故本题选B。

27.【答案】C

【解析】由钠离子浓度、血压可知,患儿接近休克状态,为重度脱水,故本题选C。

28.【答案】A

【解析】患儿是由于出现腹泻,腹泻引起的脱水为低渗性脱水,故本题选A。

29.【答案】B

30.【答案】D

【解析】轮状病毒肠炎的患者往往伴随着发热,但本题中并未提及患儿发热,所以本题选D。

31.【答案】D

【解析】对于病毒性肠炎的患儿尽量避免使用抗生素,呕吐严重的患儿,应禁食4~6小时,不能禁水。尽量避免使用不透气的塑料布或橡皮布,对于轻度脱水的患儿,应进行口服补液,对于重度的患儿,应进行静脉补液,故本题选D。

32.【答案】B

33.【答案】C

34.【答案】B

35.【答案】A

【解析】先天性巨结肠的患儿容易并发小肠结肠炎、肠穿孔及继发感染,故本题选A。

36.【答案】B

【解析】患儿术后2周开始进行扩肛,故本题B不正确。

37.【答案】A

【解析】先天性胆道闭锁的患儿的特征性表现为黄疸,故本题选A。

38. 【答案】A
【解析】先天性胆道闭锁的患儿血清胆红素增高，故本题选A。
39. 【答案】D
40. 【答案】A
41. 【答案】B
【解析】静脉补钾不宜过快，不宜过多，滴注时间应不少于6~8小时，故本题选B。
42. 【答案】D

四、案例分析题
1. 【答案】A
2. 【答案】CD
【解析】ORS液含有氯化钠、氯化钾、葡萄糖、碳酸氢钠，故本题选C、D。
3. 【答案】BF
【解析】口服补液时可将ORS液体用等量水进行稀释随时口服。
4. 【答案】B
【解析】肠套叠患儿出现的临床表现包括腹痛、呕吐、血便、腹部包块，故本题选B。
5. 【答案】D
6. 【答案】ABCDEF
【解析】灌肠复位成功的表现有拔出肛管后排出大量带臭味的黏液血便或排出大量黄色粪水、患儿安静、不再哭闹、触不到原来的包块，给予活性炭，6~8小时后见大便内有炭末排出。
7. 【答案】A
【解析】轮状病毒性肠炎常在秋冬季发病，常伴有发热和呼吸道感染症状，大便呈蛋花汤样，无腥臭味，故本题选A。
8. 【答案】C
【解析】轮状病毒性肠炎常在秋冬季发病，多见于6个月至2岁的婴幼儿，故本题选C。
9. 【答案】ABCF
【解析】患儿出现腹泻时尽量避免使用止泻剂，以防止毒素吸收，故本题选A、B、C、F。
10. 【答案】C
【解析】患儿出现无尿、四肢厥冷，出现了重度脱水，故本题选C。
11. 【答案】C

12. 【答案】B
【解析】患儿出现重度缺水，首要的诊断为有体液不足的危险，故本题选B。
13. 【答案】ABEF
【解析】为了预防皮肤完整性受损，选用吸水性较强的尿布，而塑料布或橡皮布并不是吸水性较强的尿布，故本题选A、B、E、F。
14. 【答案】C
【解析】生理性腹泻从出生后不久便会出现，除了大便次数增多以外，无其他症状，食欲良好，故本题选C。
15. 【答案】EF
【解析】生理性腹泻多见于6个月以内的患儿，外现虚胖，常见湿疹，除大便次数增多以外，无其他症状，故本题选E、F。
16. 【答案】D
17. 【答案】ABCDF
18. 【答案】E
19. 【答案】F
【解析】患儿出现溃疡性口炎，主要是链球菌、金黄色葡萄球菌、肺炎链球菌或大肠埃希菌引起，故本题选F。
20. 【答案】AF
【解析】溃疡性口炎可用3%过氧化氢溶液或0.1%利凡诺溶液清洗口腔。
21. 【答案】B
22. 【答案】D
【解析】患儿出现了休克症状，补足血容量之后最直观的方法就是观察尿量，故本题选D。
23. 【答案】ABCE
【解析】对于腹泻的患儿应避免使用抗生素和禁水，故本题选D、F不正确。
24. 【答案】D
【解析】为了防止患儿皮肤受损，应在清洁之后涂鞣酸软膏或鱼肝油软膏，故本题选D。
25. 【答案】A
【解析】患儿皮肤弹性稍差、眼窝下陷程度很轻，故为轻度脱水，本题选A。
26. 【答案】BCDE
【解析】患儿出现轻度呕吐的时候应该减少食量，严重呕吐时需要禁食4~6小时，故本题选 B、C、D、E。

27. 【答案】B

【解析】腹泻之后很容易造成皮肤完整性受损，皮肤发红后可用鞣酸软膏或氧化锌油进行按摩，促进血液循环，故本题选 B。

28. 【答案】C

【解析】题中出现尿量明显减少，故为中度脱水，本题选 C。

29. 【答案】B

30. 【答案】ACDEF

31. 【答案】B

【解析】患儿应不少于 2 周增添营养，故本题选 B。

32. 【答案】C

33. 【答案】BCDEF

【解析】患儿为急性坏死性小肠结肠炎，应立即进行禁食，胃肠减压。

34. 【答案】C

【解析】急性坏死性小肠结肠炎的患儿应该采取的体位为侧卧位或半卧位，故本题选 C。

35. 【答案】B

【解析】金黄色葡萄球菌肠炎继发于服用大量抗生素之后，常出现发热、呕吐、腹泻等症状，故本题选 B。

36. 【答案】ABCEF

37. 【答案】C

38. 【答案】D

【解析】腹泻最容易出现低渗性脱水，该患儿出现皮肤弹性较差，皮下脂肪 0.3cm，故为中度脱水，故本题选 D。

39. 【答案】D

40. 【答案】ABCDF

【解析】对于腹泻的患儿，初期应给予流质饮食，不应立即给予蛋黄，故本题选 A、B、C、D、F。

41. 【答案】E

【解析】胃食管反流病不会引起呼吸困难，故本题选 E 不正确。

42. 【答案】B

【解析】24 小时食管 pH 动态监测是目前诊断胃食管反流病最可靠的诊断方法，故本题选 B。

43. 【答案】ABCDEF

【解析】胃食管反流病患儿使用的药物主要包括促胃肠动力药、黏膜保护剂、抑酸和抗酸药。

44. 【答案】C

【解析】睡前 2 小时不允许进食，故本题选 C 不正确。

45. 【答案】A

46. 【答案】ACDEF

47. 【答案】BCDEF

【解析】当胃食管反流病患儿经过 6~8 周治疗无效时，应手术治疗。

48. 【答案】C

【解析】反流性食管炎中，年长儿会出现胸骨后烧灼感、吞咽疼痛等，由内镜检查可诊断，本题选 C。

49. 【答案】C

【解析】由于慢性 GER，反流性食管炎可导致食管下端的鳞状上皮被增生的柱状上皮所代替，抗酸能力增强，称为 Barrett 食管，故本题选 C。

50. 【答案】B

51. 【答案】ABDEF

【解析】反流性食管炎的患儿应进食高蛋白低脂肪食物。

52. 【答案】C

【解析】轮状病毒肠炎多见于 6 个月至 2 岁的患儿，出现大便次数多，多呈黄色、淡黄色或蛋花汤样，无腥臭气味，故本题选 C。

53. 【答案】A

【解析】病毒性肠炎以饮食和支持疗法为主，故本题选 A。

54. 【答案】ABCE

【解析】对于该患儿应暂停母乳喂养，给予酸奶、脱脂奶等喂养。

55. 【答案】ABCDF

56. 【答案】E

【解析】患儿出现眼睑水肿，即出现输入电解质溶液过多，故本题选 E。

57. 【答案】D

58. 【答案】D

【解析】根据题干信息判断该患儿很有可

能是胃部疾病，首选检查应该是胃镜，故本题选 D。

59. 【答案】E

【解析】根据患儿胃镜表现可得，该患儿所换疾病为慢性胃炎，故本题选 E。

60. 【答案】ACDEF

【解析】由题可知，患儿胃黏膜出现充血、水肿、糜烂，阿司匹林会加重出血的发生，故本题选 A、C、D、E、F。

61. 【答案】E

【解析】补液成功的首要指标是尿量，故本题选 E。

62. 【答案】E

【解析】低钾血症最典型的表现为心音低钝，腹胀，故本题选 E。

63. 【答案】BCDE

【解析】轮状病毒传播途径为粪-口传播。

64. 【答案】B

【解析】该患儿 X 线钡餐检查显示回盲部有钡影跳跃现象，应用纤维结肠镜做下一步的检查，故本题选 B。

65. 【答案】ABDE

66. 【答案】B

第十一章 呼吸系统疾病患儿的护理

一、单选题

1.【答案】D
2.【答案】E
3.【答案】E
4.【答案】C
5.【答案】A
6.【答案】C
7.【答案】E
8.【答案】B

【解析】小儿肺炎合并呼吸性酸中毒,最主要也是最重要的措施为改善通气功能,故本题选B。

9.【答案】D

【解析】小儿金黄色葡萄球菌肺炎起病急,进展快,白细胞数明显升高,肺部体征出现较早,中毒症状非常明显,较易发展成脓胸、脓气胸、肺大疱,故本题D正确。

10.【答案】B
11.【答案】C

【解析】患儿出现毛细支气管炎,常见的病原体是病毒和细菌,其中病毒以呼吸道合胞病毒最为常见。

12.【答案】D

【解析】患儿出现毛细支气管炎,常见的病原体是病毒和细菌,其中细菌以肺炎链球菌最为常见。

13.【答案】B

【解析】右主支气管比左主支气管宽、直,故异物常留滞在右主支气管,故本题选B。

14.【答案】C

【解析】半卧位可以缓解呼吸困难,故本题选C。

15.【答案】C
16.【答案】C
17.【答案】E
18.【答案】B

【解析】患儿出现喉头水肿,此时应用糖皮质激素,故本题选B。

19.【答案】C

【解析】支气管肺炎为儿童时期最常见的肺炎,以2岁以下的儿童最为常见,故本题选C。

20.【答案】E

【解析】重症肺炎最明显的表现就是中毒症状明显,故本题选E。

21.【答案】C

【解析】金黄色葡萄球菌肺炎肺部体征出现较早,在发展过程中迅速出现肺脓肿,脓胸和气胸是本病的特点,故本题选C。

22.【答案】A

【解析】由于婴幼儿呼吸中枢尚未完全成熟,呼吸调节功能不完善,易出现呼吸节律不齐甚至是呼吸暂停,故本题选A。

23.【答案】B
24.【答案】B

【解析】治疗小儿肺炎链球菌肺炎应首选青霉素,故本题选B。

25.【答案】E
26.【答案】B
27.【答案】E
28.【答案】D

【解析】肺炎支原体肺炎,一般2~3天后出现发热,在39℃以上,潜伏期2~3周,临床上以阿奇霉素为首选药物,一般无呼吸困难,血清冷凝集试验阳性,故本题选D。

29.【答案】D
30.【答案】C

【解析】阿奇霉素、青霉素等治疗细菌性

肺炎有效，而治疗病毒性肺炎，需要利巴韦林，故本题选 C。

31.【答案】D

【解析】儿童免疫力低于成人，全身中毒症状为主，局部症状较轻；并发症多见。

32.【答案】D

【解析】所有年龄段皆有可能。

33.【答案】C

34.【答案】C

二、多选题

1.【答案】ABCD

【解析】抗生素不可随意服用，故本题 E 不正确。

2.【答案】ABDE

3.【答案】ABCE

【解析】婴幼儿黏膜血管丰富，黏液腺分泌不足，气管和支气管的管腔相对来说比较狭窄，肺的弹力纤维发育比较差，间质发育旺盛，儿童右主支气管粗、短、直，异物容易进入右主支气管，故本题选 A、B、C、E。

4.【答案】ABCDE

5.【答案】BCDE

【解析】咽结合膜热是由腺病毒引起，故本题 A 不正确。

6.【答案】ABCDE

7.【答案】ABCE

【解析】重症肺炎可合并心肌炎和心力衰竭，无颈静脉怒张，故本题选 A、B、C、E。

8.【答案】ABCD

【解析】哮喘性支气管炎的治疗原则主要是抗炎、平喘，避免使用镇静药，故本题选 A、B、C、D。

9.【答案】BCDE

10.【答案】ABCD

【解析】对于急性呼吸衰竭的患儿，立即保持呼吸道通畅，进行吸氧，清除口腔分泌物，必要时再进行气管切开术，故本题选 A、B、C、D。

11.【答案】ABCD

【解析】恢复期患儿应该进行适当锻炼，而不能加大锻炼，故本题选 A、B、C、D。

12.【答案】ABCDE

13.【答案】ABCE

【解析】婴幼儿胸廓上下径较短，前后径较长，呈圆筒状，故本题 D 不正确。

14.【答案】ABCD

【解析】小儿急性感染性喉炎出现吸气性呼吸困难，故本题选 A、B、C、D。

15.【答案】ACE

【解析】儿童巨噬细胞功能不足、纤毛运动功能较差，故本题选 A、C、E。

16.【答案】ABCDE

17.【答案】BCDE

【解析】对于呼吸道感染的患儿来说，应注意休息，减少活动，故本题选 B、C、D、E。

18.【答案】ACE

【解析】对肺炎患儿呼吸道的清洁护理中，按医嘱给去痰药；超声雾化吸入；变换患儿体位，鼓励咳嗽是正确的，故本题选 A、C、E。

19.【答案】BCDE

【解析】哮喘性支气管炎见于 3 岁以下小儿；有反复发作倾向；精神状态好，无明显中毒症状；以咳嗽、喘息为主要临床表现；大多数患儿随年龄增长和机体抵抗力增强，发病次数逐渐减少，直至痊愈。故本题选 B、C、D、E。

20.【答案】ABCD

【解析】上呼吸道包括鼻、鼻窦、咽、喉，不包括气管，故本题选 A、B、C、D。

21.【答案】BE

【解析】当肺炎患儿出现呼吸 > 60 次/分；烦躁不安，面色苍白或发绀；心率增快 > 180 次/分；肝脏迅速增大时，提示合并了心力衰竭，故本题选 B、E。

22.【答案】AB

【解析】支原体肺炎各年龄阶段的患儿均可发病。除发热外，刺激性干咳较为突出；肺部体征常不明显，少数可听到干、湿啰音；支原体肺炎首选红霉素治疗，故本题选 A、B。

23.【答案】CE

【解析】肺炎链球菌肺炎首选青霉素；金黄色葡萄球菌肺炎选用氨苄西林；支原体肺炎首选红霉素，大肠埃希菌选用头孢他啶，故本题选 C、E。

24.【答案】ACDE

【解析】咽结合膜热由腺病毒所致；好发于春夏季；可伴胃肠道症状；病程1~2周，以发热、咽炎、结合膜炎为特征，故本题选A、C、D、E。

25.【答案】ACDE

【解析】急性支气管炎的治疗原则包括：常用口服止咳祛痰剂；使用抗生素控制感染；有哮喘者可用氨茶碱止喘；咳重而痰液黏稠者可用雾化吸入；高热时采取降温措施，故本题选A、C、D、E。

26.【答案】ABCDE

【解析】急性支气管炎多由病毒或细菌混合感染造成；免疫失调、营养不良为本病诱因；多见于婴幼儿；起病可急可缓；咳嗽为主要症状，故本题选A、B、C、D、E。

27.【答案】BCD

【解析】病原体常由呼吸道入侵，少数经血行入肺，引起肺组织充血、水肿、炎性细胞浸润。炎症使肺泡壁充血水肿而增厚，支气管黏膜水肿，管腔狭窄，造成通气和换气功能障碍，导致缺氧和二氧化碳潴留，从而造成一系列病理生理改变。缺氧和二氧化碳潴留致呼吸性酸中毒；低氧血症、高热、进食少致代谢性酸中毒。所以重症肺炎常出现混合性酸中毒。小儿重症肺炎症状包括：混合性酸中毒；心力衰竭；中毒性脑病；全身中毒症状明显，故本题选B、C、D。

28.【答案】ABD

【解析】肺炎患儿存在的主要护理问题：气体交换受损；体温过高；清理呼吸道无效；营养失调（低于机体需要量）；提防潜在并发症（心力衰竭和中毒性脑病），故本题选A、B、D。

29.【答案】ABCDE

【解析】密切监测体温变化；雾化吸入，以保持呼吸道通畅；给予足够的蛋白质和维生素输液时要控制液量和速度；严密观察病情，故本题选ABCDE。

30.【答案】ABCDE

31.【答案】ACDE

【解析】腺病毒肺炎多见于6个月至2岁的婴幼儿，故本题B不正确，本题选ACDE。

32.【答案】ABCDE

【解析】支气管哮喘的致病因子分：室内变应原、室外变应原、食入过敏原、药品和食品添加剂、运动和过度通气、呼吸道感染病原体、过度情绪激动、空气寒冷等，故本题选A、B、C、D、E。

33.【答案】ABCE

【解析】支气管哮喘的典型症状为反复喘息、气促、胸闷或咳嗽、阵发性反复发作、以夜间或晨起时加重，故本题选A、B、C、E。

34.【答案】ABCDE

35.【答案】ABCDE

【解析】重症肺炎可合并心肌炎、心力衰竭，备选答案均为心力衰竭的表现，故本题选A、B、C、D、E。

36.【答案】ABCE

【解析】儿童肺泡含量较少，肺含血量丰富但含气量较少，故D不正确，本题选A、B、C、E。

37.【答案】ABCD

【解析】急性上呼吸道感染是鼻腔、咽、喉部急性炎症的总称，气管属于下呼吸道，故本题E不正确，选A、B、C、D。

38.【答案】ABCE

【解析】婴幼儿多出现高热惊厥，故本题选A、B、C、E。

39.【答案】ABDE

40.【答案】ACDE

【解析】急性上呼吸道感染的患儿应避免使用抗生素，故本题B不正确，选A、C、D、E。

41.【答案】ABCE

42.【答案】ABCD

【解析】急性支气管炎的患儿肺部听诊音粗糙，或有散在的干、湿啰音，故本题E不正确，选A、B、C、D。

43.【答案】BCDE

44.【答案】ABCD

【解析】小儿支气管肺炎应避免快速输液，防止水肿，避免加重心脏负担，故本题选A、B、C、D。

45. 【答案】ABCD
【解析】肺炎的患儿应避免使用止咳药，预防感染，故本题选 A、B、C、D。

46. 【答案】ABC
【解析】支气管哮喘常见的致病因子有遗传因素、环境因素、诱发因素、运动和过度通气、过度情绪激动等，故本题选 A、B、C。

三、共用题干题
1. 【答案】B
【解析】咽结合膜热常发生于春夏季，以发热、咽炎、结合膜炎为主要特征，故本题选 B。

2. 【答案】A
【解析】咽结合膜热是感染了腺病毒，常发生于春夏季。

3. 【答案】E
【解析】对于该患儿注意休息，减少活动，保持室温 18～22℃，保持湿度 50%～60%，使用解热剂之后应该注意多饮水，密切观察体温变化，每 4 小时测量体温一次，故本题 E 正确。

4. 【答案】A
【解析】由题干可知，患儿为支气管感染，主要表现为鼻咽部症状伴有发热，故本题选 A。

5. 【答案】D

6. 【答案】D
【解析】患儿使用解热剂之后，应注意多饮水，以免大量出汗出现虚脱，故本题选 D。

7. 【答案】B
【解析】患儿应该给予富含营养、易消化的饮食，故本题选 B。

8. 【答案】B
【解析】支气管炎以咳嗽为主要表现，啰音的特点为多变，故本题选 B。

9. 【答案】A
【解析】该患儿目前最主要的问题为咳嗽、有痰液，故本题选 A。

10. 【答案】E
【解析】口服止咳糖浆后不应立即喝水，以使药物发挥更大疗效，故本题选 E。

11. 【答案】C
【解析】支气管肺炎患儿出现发热、咳嗽、呼吸增快，肺部啰音，故本题选 C。

12. 【答案】C
【解析】儿童气管与支气管管腔相对狭窄，故本题选 C。

13. 【答案】B
【解析】支气管肺炎在发达国家病原体主要是呼吸道合胞病毒，在发展中国家病原体主要是肺炎链球菌，故本题选 B。

14. 【答案】C
【解析】患儿皮肤出现荨麻疹样皮疹或猩红热样皮疹是金黄色葡萄球菌肺炎的症状，故本题选 C。

15. 【答案】B
【解析】患儿重症肺炎可合并心力衰竭、心肌炎，主要是由于肺动脉高压引起，故本题选 B。

16. 【答案】D
【解析】该患儿已经出现了心力衰竭，针对心力衰竭的患儿应立即给予高流量吸氧，故本题选 D。

17. 【答案】A

18. 【答案】D
【解析】金黄色葡萄球菌在发展过程中出现脓胸、脓气胸是此病的特点，故本题选 D。

19. 【答案】E

20. 【答案】C
【解析】病史不包括生长发育史，故本题选 C。

21. 【答案】D
【解析】注射氨茶碱最重要的是监测血药浓度，不可过量，故本题选 D。

22. 【答案】B
【解析】急性喉炎最典型的症状就是犬吠样咳嗽，出现吸气性困难，根据这两个特点可以判断为急性喉炎，故本题选 B。

23. 【答案】E
【解析】患儿目前存在最大问题为呼吸困难，故本题选 E。

24. 【答案】B
【解析】急性喉炎缓解症状应用肾上腺皮质激素，故本题选 B。

25. 【答案】E

【解析】支气管肺炎最容易并发心力衰竭，患儿出现呼吸困难，口唇发绀，应警惕发生心力衰竭，故本题选 E。

26.【答案】C

27.【答案】E

【解析】支原体肺炎典型特征为 X 线可见片状阴影，故本题选 E。

28.【答案】D

【解析】粉红色泡沫痰为心力衰竭的典型特征，故本题选 D。

29.【答案】D

【解析】患儿出现心力衰竭，最关键的措施为强心利尿，洋地黄制剂对心力衰竭的患儿有一定的疗效，故本题选 D。

30.【答案】E

【解析】患儿目前的问题就是痰液黏稠，不易咳出，应用排痰药物缓解，故本题选 E。

31.【答案】B

【解析】患儿出现咳嗽，咳痰，最大问题为气体交换受损，故本题选 B。

32.【答案】E

【解析】患儿出现痰液黏稠不易咳出，应使用帮助痰液排出的药物，避免应用镇静药、镇咳药，故本题选 E。

33.【答案】C

【解析】低氧血症和病原体毒素的作用，使胃肠功能紊乱，出现厌食、呕吐及腹泻等症状，严重者出现中毒性肠麻痹和消化道出血。发生中毒性肠麻痹时，出现严重腹胀，使膈肌抬高，加重呼吸困难。

34.【答案】C

【解析】患儿出现严重腹胀最大危害就是呼吸系统障碍，故本题选 C。

35.【答案】B

【解析】由题可知，该患儿血钾低于 3.5mmol/L，容易引起低钾血症，故应该补充钾盐，本题选 B。

36.【答案】A

【解析】患儿出现高热症状，对于高热的患儿，应注意休息，减少活动，故本题 A 不正确。

37.【答案】E

38.【答案】B

【解析】主要症状为咳嗽、喘息、气促，最突出的为喘憋重，呼气性呼吸困难，故本题选 B。

39.【答案】D

【解析】半坐卧位有利于呼吸，故本题选 D。

40.【答案】B

【解析】患儿目前最大的问题为呼吸困难，故本题选 B。

41.【答案】E

42.【答案】D

【解析】呼吸道合胞病毒肺炎多见于 3 岁以下的幼儿，中重度患儿有明显的呼吸困难、喘憋、鼻翼翕动、三凹征等症状，故本题选 D。

43.【答案】E

【解析】呼吸道合胞病毒肺炎的患儿快速诊断首要选择为免疫酶标法测鼻咽拭子或痰中病原微生物，故本题选 E。

44.【答案】A

【解析】呼吸道合胞病毒肺炎最常见并发症为心力衰竭，故本题选 A。

45.【答案】D

【解析】该患儿的体温过高，容易产生高热惊厥，惊厥的典型特征为抽搐，故本题选 D。

46.【答案】B

【解析】上呼吸道感染重症患儿，多有高热，常出现呕吐、腹泻甚至高热惊厥，故本题选 B。

47.【答案】C

【解析】患儿出现高热惊厥，应立即降温并注射止惊药，故本题选 C。

48.【答案】E

【解析】腺病毒肺炎多见于 6 个月至 2 岁的患儿，常出现稽留热，胸部 X 线片示肺大片密度阴影，故本题选 E。

49.【答案】D

【解析】腺病毒肺炎病原诊断为免疫荧光抗体检查，故本题选 D。

50.【答案】C

【解析】腺病毒肺炎经常有肺气肿的现象，出现粉红色泡沫痰，故本题选 C。

51.【答案】C

【解析】对于出现肺气肿的患儿,应吸入20%~30%乙醇湿化的氧气,故本题选C。

52.【答案】A

53.【答案】B

【解析】呼吸道合胞病毒肺炎最常出现肺气肿,早期出现精神萎靡、嗜睡、烦躁、面色苍白等全身症状,故本题选B。

54.【答案】C

【解析】根据患儿血气分析,$PaCO_2$升高,PaO_2下降,CO_2排出受阻,容易造成呼吸性酸中毒,故本题选C。

55.【答案】C

【解析】患儿出现口鼻周发绀,鼻翼扇动,三凹征,应改善通气,缓解呼吸障碍,故本题选C。

56.【答案】D

【解析】根据题干信息,该患儿目前的首要问题为体温过高,因此应进行物理降温,故本题选D。

57.【答案】E

【解析】患儿P 160次/分,R 49次/分,出现了脉搏、呼吸增快,应重点关注脉搏、呼吸的改变,故本题选E。

58.【答案】E

【解析】患儿重点应进行患儿翻身、拍背的操作,减轻咳嗽,故本题选E。

四、案例分析题

1.【答案】B

【解析】患儿目前亟待解决的问题为呼吸困难,故首要的护理诊断为清理呼吸道无效,故本题选B。

2.【答案】C

【解析】该患儿首要问题为呼吸困难,因此最适合的护理措施为超声雾化吸入,本题选C。

3.【答案】ABCD

4.【答案】A

【解析】一般类型的上感,会出现鼻咽部症状等轻症表现,也会出现发热等重症表现,故本题的症状明显是上呼吸道感染,故本题选A。

5.【答案】D

【解析】患儿目前最优先解决的问题为高热,故本题选D。

6.【答案】ABCE

【解析】对于上呼吸道感染的患儿,应避免使用抗生素、止咳药,故本题D、F不正确。

7.【答案】ACDEF

【解析】该患儿应给予富含营养、易消化的饮食,不应给予高热量、高蛋白、高维生素饮食。

8.【答案】C

【解析】金黄色葡萄球菌肺炎易形成脓胸和脓气胸是本病的特点,故本题选C。

9.【答案】ACDE

10.【答案】D

【解析】患儿应立即进行胸腔穿刺,故本题选D。

11.【答案】E

12.【答案】B

【解析】急性感染性喉炎最典型的症状为犬吠样咳嗽,故本题选B。

13.【答案】ABCEF

14.【答案】A

【解析】根据题意,患儿出现肺炎症状,并出现鼻翼扇动和三凹征,判断出现肺炎合并心力衰竭,故本题选A。

15.【答案】C

【解析】患儿目前的首优问题为呼吸困难,故本题选C。

16.【答案】ABCD

17.【答案】B

【解析】支原体肺炎是学龄期及青少年最常见的一种肺炎,初期以刺激性干咳为主,并且根据胸片,本题选B。

18.【答案】E

【解析】支原体肺炎治疗首选大环内酯类,如红霉素、罗红霉素等,故本题选E。

19.【答案】D

【解析】患儿目前首优的问题为咳嗽,故首选护理诊断为清理呼吸道无效,故本题选D。

20.【答案】ABCEF

【解析】患儿出现心力衰竭应给予洋地黄

制剂治疗。

21. 【答案】C

【解析】针对该患儿，护士应立即询问健康史，包括以往发作及过敏史，故本题选C。

22. 【答案】ABCDF

【解析】肺炎患儿应避免用镇咳药、镇静药，故本题E不正确。

23. 【答案】E

【解析】患儿目前出现的首优问题为咳嗽，应进行超声雾化，保持气道通畅，故本题选E。

24. 【答案】C

【解析】支气管症状的发作病因有可能是过敏原的出现，故本题选C。

25. 【答案】A

【解析】该患儿为支气管哮喘，首选给药方法应为吸入性治疗，故本题选A。

26. 【答案】ABCD

【解析】由题可知患儿没有出现体重减轻、腹泻等营养不足和体液不足的情况，故本题E、F不正确。

27. 【答案】B

28. 【答案】D

【解析】患儿出现惊厥，目前应立即止惊，故本题选D。

29. 【答案】ABCDE

【解析】患儿使用解热剂之后应多饮水，以免出汗导致虚脱，故本题选A、B、C、D、E。

30. 【答案】ABDEF

【解析】婴幼儿纤毛运动差，故本题C不正确，选ABDEF。

31. 【答案】C

32. 【答案】C

【解析】患儿肺部感染易引起间质性炎症的原因是肺血管丰富，间质发育旺盛，故本题选C。

33. 【答案】C

34. 【答案】B

35. 【答案】D

【解析】婴幼儿急性上呼吸道感染病情大多较重，常有明显的全身症状，故本题选D。

36. 【答案】ABDEF

37. 【答案】ACDE

38. 【答案】ABCDE

39. 【答案】E

【解析】金黄色葡萄球菌多见于新生儿和婴幼儿，患儿出现烦躁不安，有时又呕吐和腹胀，典型症状为猩红热样皮疹，故本题选E。

40. 【答案】D

【解析】患儿出现心力衰竭，应立即进行洋地黄制剂的治疗，故本题选D。

41. 【答案】DEF

【解析】在使用洋地黄制剂的同时，应密切观察患儿的心率变化，并注意其副作用，故本题选D、E、F。

42. 【答案】B

【解析】对支气管哮喘的患儿，应立即进行吸入性的糖皮质激素，故本题选B。

43. 【答案】BDE

【解析】吸入药物是以较高浓度缓慢到达病变部位，雾化吸入全身不良反应较轻，雾化时尽量采用坐位，故本题A、C、F不正确。

44. 【答案】A

【解析】过敏原吸入是支气管肺炎最主要的诱发因素，故本题选A。

45. 【答案】A

【解析】痰液黏稠不易咳出应进行雾化吸入，保持呼吸道通畅，故本题选A。

46. 【答案】B

【解析】患儿在吃海鲜过后出现症状，海鲜可能是支气管哮喘的过敏原，胸部X线平片显示两肺透亮度增加，或出现肺气肿的表现，故本题选B。

47. 【答案】AE

【解析】支气管哮喘的发病机制复杂，主要为慢性炎症疾病、气道受限、气道高反应性，故本题选A、E。

48. 【答案】D

【解析】目前患儿最主要的问题为呼吸受限，因此最主要的护理诊断为低效性呼吸型态，故本题选D。

49. 【答案】A

【解析】支气管哮喘的患儿气流受限，二氧化碳潴留，易发生呼吸性酸中毒，故本题选

A。

50.【答案】E

【解析】由题可知患儿为支气管肺炎，患儿出现心音低钝、口唇发绀等临床表现，判断为心力衰竭，故本题选 E。

51.【答案】D

【解析】患儿目前首要问题为心力衰竭，故本题选 D。

52.【答案】B

【解析】患儿出现心力衰竭应采取半卧位，有利于呼吸，故本题选 B。

53.【答案】BCD

【解析】婴幼儿肺炎合并心力衰竭的诊断要点包括心率突然增快＞180次/分、呼吸突然增快＞60次/分、患儿烦躁不安，面色苍白发灰、心音低钝，有奔马律、肝脏缓慢增大肋上3cm。故本题选 B、C、D。

54.【答案】ABCDEF

第十二章 循环系统疾病患儿的护理

一、单选题

1.【答案】E

【解析】法洛四联征的畸形组成包括：肺动脉狭窄；室间隔缺损；主动脉骑跨；右心室肥厚。故选E。

2.【答案】B

【解析】法洛四联症患儿可能出现的症状是：蹲距；突然晕厥；杵状指；活动耐力下降。故选B。

3.【答案】D

【解析】病毒性心肌炎最常见的病原体是柯萨奇B组病毒，约占30%~50%。故选D。

4.【答案】A

【解析】胎儿时期的营养代谢和气体交换通过脐血管和胎盘与母体之间以弥散的方式进行，含氧量较高的动脉血经脐静脉进入胎儿体内，在肝脏下缘分流为两支：一支入肝脏与门静脉汇合后经肝静脉进入下腔静脉；另一支经静脉导管直接进入下腔静脉，故选A。

5.【答案】B

【解析】当左心房压力超过右心房压力时，卵圆孔则发生功能上的关闭，生后5~7个月，卵圆孔解剖上大多闭合。故选B。

6.【答案】E

【解析】心脏胚胎发育的关键时期是胚胎2~8周，在此期间如受到某些物理、化学和生物因素的影响，易引起心血管发育畸形。故选E。

7.【答案】C

【解析】常见的右向左分流型先天性心脏病有法洛四联症和大动脉错位。故选C。

8.【答案】B

【解析】随年龄增长心率逐渐减慢，新生儿120~140次/分，1岁以内110~130次/分，2~3岁100~120次/分，4~7岁80~100次/分，8~14岁70~90次/分。故选B。

9.【答案】A

10.【答案】C

【解析】血管扩张剂有一定的降低肺动脉压效果，可通过血压判断效果，故选C。

11.【答案】D

【解析】洋地黄制剂用后易发生中毒反应，服药后应重点观察。

12.【答案】B

【解析】胚胎第2周开始形成原始心脏，原始心脏是一个纵直管道，由外表收缩环把它分为心房、心室、心球三部分。

13.【答案】E

【解析】多喂水，供给充足水分，必要时静脉输液，可预防血栓形成。

14.【答案】B

15.【答案】A

【解析】护理右向左分流型先天性心脏病患儿多喂水，供给充足水分，必要时静脉输液，可预防血栓形成。

16.【答案】D

17.【答案】B

【解析】室间隔缺损是最常见的先天性心脏病，发病率约占30%~50%。

18.【答案】D

【解析】先天性心脏病病因环境因素中主要是孕早期宫内感染，如风疹、流行性感冒、流行性腮腺炎和柯萨奇病毒感染等。

19.【答案】C

20.【答案】A

21.【答案】A

22.【答案】C

【解析】房间隔缺损在胸骨左缘第2~3肋

间可闻及Ⅱ级收缩期喷射性杂音主要是由于肺动脉瓣相对狭窄。

23. 【答案】A

【解析】法洛四联症患儿病理生理改变与临床表现主要取决于肺动脉狭窄程度和室间隔缺损的大小。

24. 【答案】B

25. 【答案】A

26. 【答案】D

【解析】病毒性心肌炎患儿应严密观察病情，及时发现和处理并发症，观察内容为：按时测量呼吸、脉搏、体温、血压，同时观察精神状态和面色的变化；注意有无突然烦躁不安、呼吸困难、水肿肝大等心力衰竭的表现；有无脉搏微弱、血压下降等循环衰竭的表现；使用洋地黄时应观察其作用及不良反应。

27. 【答案】D

28. 【答案】D

【解析】蹲踞是法洛四联症患儿活动后常见的症状。蹲踞时下肢屈曲受压，体循环阻力增加，使右向左分流减少，可使肺血流量增加，同时下肢屈曲，使静脉回心血量减少，减轻了右心室负荷，使右向左分流减少，从而缺氧症状暂时得以缓解。

29. 【答案】E

【解析】法洛四联症患儿多有缺氧发作，每次发作可持续数分钟至数小时，轻者置患儿于膝胸卧位即可缓解。

30. 【答案】C

【解析】病毒性心肌炎患儿急性期卧床休息至体温恢复正常后3～4周，基本恢复正常后逐渐增加活动量。恢复期继续限制活动至少3个月，一般总休息时间不少于6个月。

31. 【答案】C

32. 【答案】E

【解析】房间隔缺损时体格检查可见：肺动脉瓣区第二音增强或亢进，并呈不受呼吸影响的固定分裂。

33. 【答案】C

【解析】房间隔缺损根据解剖病变的不同可分为原发孔型缺损（约占5%～10%）、继发孔型缺损（约占70%）和静脉窦型缺损（较少见）。

34. 【答案】A

35. 【答案】A

36. 【答案】C

【解析】由于主动脉骑跨于两心室之上，主动脉除接受左心室的血液外，还直接接受一部分来自右心室的静脉血，因而出现青紫。

二、多选题

1. 【答案】ABCD

【解析】小儿病毒性心肌炎在起病前数日或1～3周多有上呼吸道或肠道等前驱病毒感染史，常伴有发热、全身不适、咽痛、腹痛等症状。此外，还有心肌炎的临床表现，如不同程度的心功能不全、心动过速等个，但一般不存在反复发热。故E选项错误。

2. 【答案】ABDE

【解析】病毒性心肌炎为自限性疾病，目前尚无特效治疗，主要是减轻心脏负担，改善心肌代谢和心功能，促进心肌修复。治疗要点包括：休息，保护心肌和清除自由基的药物治疗，应用肾上腺皮质激素、丙种球蛋白，控制心力衰竭以及救治心源性休克等，C选项错误。

3. 【答案】ABCD

【解析】无分流型先天性心脏病常见的有主动脉缩窄和肺动脉狭窄。

4. 【答案】ABDE

【解析】法洛四联症的临床表现包括发绀；活动后头晕、胸闷不适、蹲踞；昏厥；四肢杵状指（趾）。体格检查于胸骨左缘第2～4肋间可闻及Ⅱ～Ⅲ级喷射性收缩期杂音，因此C选项错误。

5. 【答案】AB

【解析】病毒性心肌炎的发病机制一般认为与病毒及其毒素早期经血液循环直接侵犯心肌细胞有关，另外病毒感染后的变态反应和自身免疫也与发病有关，故选A、B。

6. 【答案】ABCE

【解析】心导管检查和心血管造影术后常见的并发症有：伤口出血；穿刺部位血肿；心律失常和感染的危险，一般不会引起支气管痉挛。

7. 【答案】ABCE

【解析】室间隔缺损体格检查为：可见心前区隆起。心界向左下扩大，胸骨左缘第3~4肋间可闻及Ⅲ~Ⅴ级粗糙的全收缩期杂音，向心前区广泛传导，并可在杂音最响处触及收缩期震颤，肺动脉第二心音增强。明显肺动脉高压者，肺动脉第二心音显著亢进而心脏杂音较轻，此时右心室肥大较明显，左向右分流减少，当出现右向左分流时，患儿呈现青紫。故正确答案为A、B、C、E。

8. 【答案】ABCDE

【解析】小儿体温每升高1℃，心率增加10~15次/分。随年龄增长心率逐渐减慢，新生儿120~140次/分，1岁以内110~130次/分，2~3岁100~120次/分，4~7岁80~100次/分，8~14岁70~90次/分。2岁以下小儿心脏多呈横位，以后心脏逐渐由横位转为斜位。测血压时血压计袖带宽度应为上臂长度的2/3。

9. 【答案】BCDE

【解析】胎儿时期的营养代谢和气体交换通过脐血管和胎盘与母体之间以弥散的方式进行。

10. 【答案】ABCD

【解析】病毒性心肌炎心电图检查呈持续性心动过速，多导联ST段偏移和T波低平、双向或倒置，QT间期延长，QRS波群低电压。心律失常以期前收缩为多见，尚可见到部分性或完全性窦房、房室或室内传导阻滞，故选A、B、C、D。

11. 【答案】ABC

【解析】蹲踞是法洛四联症患儿活动后常见的症状。左向右分流型心脏病正常情况下不出现青紫。当屏气、剧烈哭闹或任何病理情况导致肺动脉和右心室压力增高并超过左心压力时，则可使氧含量低的血液自右向左分流而出现暂时性青紫，故此型又称潜伏青紫型，选项D、E错误。

12. 【答案】BCE

【解析】儿童先天性心脏病以室间隔缺损、房间隔缺损、动脉导管未闭、肺动脉狭窄、法洛四联症和大动脉错位等常见，其中易于发生呼吸道感染的有房间隔缺损、室间隔缺损和动脉导管未闭，故选B、C、E。

13. 【答案】ACDE

【解析】大、中型室间隔缺损在新生儿后期及婴儿期即可出现症状，表现为喂养困难、声音嘶哑、面色苍白、多汗、吸吮时常因气急而中断、生长发育落后、反复出现肺部感染及充血性心力衰竭。长期肺动脉高压的患儿多有活动能力的下降、青紫和杵状指，并非经常性发绀。

14. 【答案】ACD

【解析】动脉导管未闭患儿由于肺动脉分流使动脉舒张压降低，收缩压多正常，脉压差多大于40mmHg，可有水冲脉、毛细血管搏动征和股动脉枪击声等周围血管征，故选A、C、D。

15. 【答案】CDE

【解析】动脉导管未闭常见的体征有：轻度胸廓畸形；心前区隆起；心尖搏动增强；胸骨左缘第2~3肋间可闻及粗糙响亮的连续性机器样杂音；肺动脉瓣第二心音增强或亢进；收缩期杂音；水冲脉、毛细血管搏动征和股动脉枪击音等周围血管征，故选C、D、E。

16. 【答案】ABCDE

【解析】房间隔缺损常见的体征有：胸透可见"肺门舞蹈"；右心房、右心室增大；心前区隆起，心尖搏动弥散；胸骨左缘第2~3肋间闻及收缩期杂音等。当哭闹、患肺炎或心力衰竭时，右心房压力可超过左心房，出现暂时性青紫，早期一般无青紫。

17. 【答案】ABCDE

【解析】影响先天性心脏病的环境因素有：孕早期宫内感染；孕妇与大剂量的放射线接触和服药史；孕妇患代谢紊乱性疾病；引起子宫内缺氧的慢性疾病；妊娠早期饮酒、吸食毒品等。

18. 【答案】ABD

【解析】室间隔缺损有自然闭合的可能，中小型缺损可门诊随访至学龄前期，出现临床症状时进行抗感染、强心、利尿、扩血管等内科处理。

19. 【答案】BCE

【解析】法洛四联症患儿发生缺氧时，处

理措施为：轻者置小儿膝胸卧位即可缓解；及时吸氧；皮下注射吗啡；静脉应用碳酸氢钠纠正酸中毒等措施。

20.【答案】BDE

【解析】洋地黄类药物是增强心肌收缩力，减慢心率药物，为了防止发生洋地黄中毒，不应与其他药物同时服用。此外，给药前应数脉搏或听心率，当脉搏低于80次/分或节律不规则应停药并告知医生，故选B、D、E。

21.【答案】ABD

【解析】左向右分流型先天性心脏病患儿当屏气、剧烈哭闹或任何病理情况导致肺动脉和右心室压力增高并超过左心室压力时，则可使氧含量低的血液自右向左分流而出现暂时性青紫，故此型又称为潜伏青紫型。故选A、B、D。

22.【答案】ABCDE

【解析】心力衰竭按照心衰发生的部位可分为左心衰、右心衰和全心衰。左心衰是左心室不能有效泵出血液进入体循环，导致左心房及肺静脉压力增高，肺淤血引起肺压力升高及肺水肿。常见的症状体征有：呼吸急促，重者有呼吸困难或发绀、肺部湿啰音等。右心衰是右心室不能有效泵出血液到肺动脉，导致右心房和体循环压力增大。常见的症状和体征有：颈静脉充盈怒张、肝脏因淤血而肿大等。

23.【答案】ACD

【解析】新生儿和小于2岁婴幼儿的心脏多呈横位，心尖搏动位于左侧第4肋间、锁骨中线外侧，心尖部主要为右心室；以后心脏逐渐由横位转为斜位，3~7岁心尖搏动已位于左第5肋间、锁骨中线处，左心室形成心尖部；7岁以后心尖位置逐渐移到锁骨中线以内0.5~1cm，故选A、C、D。

24.【答案】ABDE

【解析】法洛四联症由于长期缺氧、红细胞增加，血液黏稠度高，血流变慢而引起脑血栓，若为细菌性血栓，则易形成脑脓肿。常见的并发症还有亚急性细菌性心内膜炎，故选A、B、D、E。

25.【答案】AB

【解析】通过介入性心导管术封堵室间隔缺损是可行的，但难度较大，主要适应证为：肌部室缺≥5mm或术后残余分流；膜部缺损：年龄≥3岁，室缺距主动脉瓣≥3mm，故选A、B。

26.【答案】ABCDE

【解析】心力衰竭通过采取强心利尿和控制感染等措施后得到基本控制的表现为：心率呼吸变慢或恢复正常；肝脏缩小；尿量增加、浮肿消退或体重减轻；心脏回缩；精神食欲好转等。

27.【答案】AB

【解析】4岁以后儿童引起充血性心力衰竭的原因主要为急性心肌炎或心脏炎和遗留的慢性瓣膜病，故选A和B。

28.【答案】ABCDE

【解析】胎儿由于不存在有效呼吸运动，故肺的循环血量很少，且卵圆孔和动脉导管开放，几乎左右心都经主动脉向全身输送血液。胎儿时期的营养代谢和气体交换通过脐血管和胎盘与母体之间以弥散的方式进行，含氧量较高的动脉血经脐静脉进入胎儿体内，在肝脏下缘分流为两支：一支入肝脏与门静脉汇合后经肝静脉进入下腔静脉；另一支经静脉导管直接进入下腔静脉。胎儿期供应脑、心、肝和上肢的血液的氧气含量远高于下半身且肝脏血氧含量最高。

29.【答案】ABC

30.【答案】ABCE

【解析】病毒性心肌炎的临床分期包括急性期、迁延期、慢性期和恢复期。故选A、B、C、E。

31.【答案】ABDE

【解析】心力衰竭按照心衰发生的部位可分为左心衰、右心衰和全心衰。左心衰常见的症状体征有：呼吸困难、肾功能损害、肺部湿啰音等。右心衰常见的症状和体征有：恶心呕吐、颈静脉充盈怒张、肝颈静脉回流征阳性、肝脏因淤血而肿大等，故选A、B、D、E。

32.【答案】ABCE

【解析】房间隔缺损常见的并发症有肺炎，至中青年期可合并心律失常、肺动脉高压和心力衰竭，故选A、B、C、E。

33. 【答案】 AC

【解析】 法洛四联症的临床表现主要取决于肺动脉狭窄的程度和室间隔缺损的大小,故选 A、C。

34. 【答案】 AC

【解析】 右向左分流型心脏病又称为青紫型心脏病,常见的类型有法洛四联症和大动脉错位,故选 A、C。

35. 【答案】 ABCDE

36. 【答案】 ABCD

【解析】 胎儿娩出肺膨胀后肺血流量明显增多,由肺静脉回流到左心房的血液增多,左心房压力因而增高,当左心房压力超过右心房压力时,卵圆孔则发生功能上的关闭,生后5~7个月时,卵圆孔解剖上大多闭合,15%~20%的人可保留卵圆孔,但无左向右分流,所以 E 错误。

37. 【答案】 BCD

【解析】 病毒性心肌炎患儿中,多数预后良好,病死率不高。少数重症爆发病例,因心源性休克、急性心力衰竭或严重心律失常在数小时或数天内死亡,故选 B、C、D。

38. 【答案】 ADE

【解析】 动脉导管未闭患儿临床症状主要取决于动脉导管的粗细和肺动脉压力的大小。导管口径较细者,分流量小及肺动脉压力正常,临床可无症状,仅在体检时发现心脏杂音。导管粗大者,分流量大影响生长发育,常见的临床症状有:坏死性小肠炎、喂养困难和声音嘶哑等,故选 A、D、E。

39. 【答案】 BD

【解析】 动脉导管未闭的患儿伴有显著肺动脉高压者可出现差异性青紫,多限于左上肢和下半身青紫,故选 B、D。

40. 【答案】 ABCD

41. 【答案】 ABC

42. 【答案】 ABC

【解析】 无分流型先天性心脏病又称为青紫型心脏病,在心脏左右两侧或动静脉之间没有异常分流或交通存在,故无青紫现象,只在发生心衰时才发生青紫。常见的有:右位心;主动脉缩窄;肺动脉狭窄,故选 A、B、C。

43. 【答案】 ABCDE

【解析】 病毒性心肌炎的临床表现有:第一心音低钝;心率过缓;奔马律;收缩期杂音;心动过速等。

44. 【答案】 ABCD

【解析】 儿童先天性心脏病常见的症状体征包括:青紫、生长发育落后;反复呼吸道感染;多数患儿在胸骨左缘听到响亮粗糙的杂音;活动后气促、多汗等。但不一定存在心脏扩大,故选 A、B、C、D。

45. 【答案】 ABCDE

46. 【答案】 ABCDE

【解析】 指导家长掌握先天性心脏病的日常护理,建立合理的生活制度,合理用药,关注患儿活动情况及喂养情况,预防感染和其他并发症。定期复查,调整心功能到最好状态,使患儿能安全到达手术年龄,平安完成手术,故全选。

47. 【答案】 CE

【解析】 房间隔缺损根据解剖病变的不同可分为原发孔型缺损(约占 5%~10%)、继发孔型缺损(约占 70%)和静脉窦型缺损(较少见),故选 C、E。

48. 【答案】 ADE

【解析】 动脉导管根据大小、长短、形态可分为管型、窗型和漏斗型,故选 A、D、E。

49. 【答案】 ABDE

【解析】 病毒性心肌炎发病同时或 1~3 周前有病毒感染史,临床表现为面色苍白、心悸、胸闷等,心电图检查呈持续性心动过速,多导联 ST 段偏移和 T 波低平、双向或倒置,QT 间期延长 QRS 波群低电压等,血清肌酸磷酸激酶同工酶升高等,故选 A、B、D、E。

50. 【答案】 ABCDE

51. 【答案】 ABCDE

52. 【答案】 ABC

【解析】 左向右分流型先天性心脏病又称为潜伏青紫型心脏病,常见的有动脉导管未闭、房间隔缺损和室间隔缺损,故选 A、B、C。

53. 【答案】 ABDE

【解析】新生儿收缩压平均为60~70mmHg（8.0~9.3kPa），1岁时70~80mmHg（9.3~10.7kPa），2岁以后收缩压可按照公式计算：收缩压=年龄×2+80mmHg（年龄×0.26+10.7kPa）。

54.【答案】ADE

【解析】1岁以内房间隔缺损患儿分流量小，无症状，有自行闭合的可能，一般不主张手术治疗；1岁以上者只要诊断明确，即可手术修补治疗，手术最佳年龄为3~5岁。

55.【答案】ACD

【解析】室间隔缺损根据缺损位置的不同，可分为膜周部缺损、漏斗部缺损和肌部缺损三种类型，故选A、C、D。

56.【答案】CDE

【解析】病毒性心肌炎病变分布可为局灶性、散在性或弥漫性，故选C、D、E。

57.【答案】ABCD

【解析】室间隔缺损常见的并发症有：支气管炎、支气管肺炎、充血性心力衰竭、肺水肿和感染性心内膜炎，故选A、B、C、D。

58.【答案】ABDE

【解析】室间隔缺损根据缺损的大小可分为：小型缺损（缺损<0.5cm），中型缺损（缺损0.5~1.0cm），大型缺损（缺损>1.0cm）。

59.【答案】ABCDE

【解析】法洛四联症患儿青紫严重程度和出现的早晚与肺动脉狭窄呈正比。一般出生时青紫不明显，3~6个月后逐渐明显，并随年龄增加而加重。肺动脉狭窄严重或闭锁的患儿出生后不久即有青紫。青紫常于唇、球结合膜、口腔黏膜和耳垂等毛细血管丰富的部位明显。由于血氧含量下降导致患儿活动耐力差，稍微活动，如吃奶、哭闹或走动等，即可出现呼吸急促和青紫加重。

60.【答案】ABCE

【解析】室间隔缺损手术后小型缺损预后良好，膜周部和肌部的室间隔缺损自然闭合率高（约25%~40%），大部分在3岁以内关闭，尤其是2岁以内。

61.【答案】ADE

【解析】动脉导管未闭的常见并发症有：充血性心力衰竭、感染性心内膜炎和肺血管的病变，故选A、D、E。

62.【答案】ABCDE

【解析】先天性心脏病患儿护理评估内容包括：患儿母亲妊娠史，尤其妊娠初期2~3个月内有无感染史、放射线接触史、用药史等；患儿母亲是否患有代谢性疾病，家族中是否有先天性心脏病患者；患儿有无青紫及出现青紫的时间；患儿有无喂养困难、声音嘶哑、苍白多汗等症状；患儿是否喜欢蹲距、有无阵发性呼吸困难或突然晕厥发作；患儿肺动脉瓣区第二心音是增强还是减弱，是否有分裂等。

63.【答案】ABDE

【解析】肺动脉狭窄者休息时收缩压>60mmHg时应采取手术治疗，所以选项C错误。

64.【答案】CDE

【解析】肺动脉狭窄为右室流出道梗阻的先天性心脏病，按狭窄部位的不同，可分为肺动脉瓣狭窄、漏斗部狭窄、肺动脉干及肺动脉分支狭窄，故选C、D、E。

65.【答案】AD

【解析】早产儿动脉导管未闭可用吲哚美辛或阿司匹林口服，以抑制前列腺素合成，促使导管平滑肌收缩而关闭导管，但对足月儿无效。若动脉导管未闭患儿发生心内膜炎，则应正规抗感染治疗，愈后3个月再手术，所以不正确的为A、D。

66.【答案】AE

【解析】导管口径较粗、分流量较大者，婴儿期易患肺部感染及心力衰竭，是动脉导管未闭患儿死亡的常见原因，故选A、E。

67.【答案】BCD

【解析】肺动脉狭窄程度越重，症状越明显。轻中度狭窄杂音为Ⅱ~Ⅳ级，重度狭窄可达Ⅴ级，但极重度狭窄杂音反而减轻。

68.【答案】ABCDE

【解析】病毒性心肌炎患儿出院时应对患儿及家长介绍本病的治疗过程和预后，减少患儿和家长的焦虑和恐惧心理，强调休息对心肌炎恢复的重要性，使其能自觉配合治疗。告知他们预防呼吸道感染和消化道感染的常识，疾病流行期间尽量避免去公共场所。带抗心律失常药物出院的患儿,应让患儿和家长了解药物的名称、剂量、用药方法及其副作用。嘱咐患儿出院后定期到门诊复查。故全选。

69.【答案】ABCD

【解析】2岁以下的法洛四联症患儿多有缺氧发作,常在晨起吃奶时或大便、哭闹后出现阵发性呼吸困难、烦躁和青紫加重,严重者可引起突然晕厥、抽搐或脑血管意外,这是由于在肺动脉漏斗部狭窄的基础上,突然发生该处肌肉痉挛,引起一时性肺动脉梗阻,使脑缺氧加重所致。每次发作可持续数分钟至数小时,常能自行缓解。年长儿常诉头晕头痛。

70.【答案】ABCD

【解析】肺动脉瓣区第二心音亢进属于动脉导管未闭的体征。

71.【答案】ABE

【解析】肺动脉狭窄若出现下列情况应尽早采取手术治疗。①活动后有气短、心悸,或有右心衰竭及发绀表现者;临床症状不明显但有右心室肥大伴劳损者。②休息时,右心室收缩压＞60mmHg;肺动脉－右心室压差＞30mmHg。③肺动脉瓣口面积＜0.5cm^2。

72.【答案】ABCE

【解析】心功能不全时有水钠潴留者,应采用无盐饮食或少盐饮食,所以选项D错误。

73.【答案】ABDE

【解析】由于心肌炎时对洋地黄制剂比较敏感,容易中毒,故剂量应偏小,一般用有效剂量的2/3即可。

74.【答案】AB

【解析】病毒性心肌炎急性期应卧床休息,至体温稳定后3～4周,基本恢复正常时逐渐增加活动量。恢复期继续限制活动量,一般总休息时间不少于6个月。

三、共用题干题

1.【答案】D

【解析】法洛四联症患儿常在晨起吃奶时或大便、哭闹后出现阵发性呼吸困难、烦躁等,严重者可引起突然晕厥、抽搐或脑血管意外,本题患儿为法洛四联症缺氧发作,故选D。

2.【答案】B

【解析】法洛四联症患儿缺氧发作时,重者可静脉缓慢注射β受体阻滞剂(普萘洛尔)减慢心率,缓解发作。此外,口服普萘洛尔可预防再次缺氧发作,故选B。

3.【答案】B

【解析】该患儿若长期缺氧、红细胞增加,血液黏稠度高,血流变慢引起脑血栓,若为细菌性血栓,则易形成脑脓肿,故选B。

4.【答案】D

【解析】对有缺氧发作的重症法洛四联症患儿应在婴儿期尽早手术,频繁发作者应急诊手术,故选D。

5.【答案】A

6.【答案】D

7.【答案】C

8.【答案】D

【解析】毛花苷丙属于强心苷药物,用药后易引起中毒反应,表现为恶心、呕吐、视力模糊等,故选D。

9.【答案】D

【解析】小儿洋地黄中毒最常见的表现为心律失常,如房室传导阻滞、室性期前收缩和阵发性心动过速等,故选D。

10.【答案】E

【解析】若发生强心苷类药物中毒反应时,应立即停止使用该药物并通知医生处理,故选E。

11.【答案】D

12.【答案】C

【解析】法洛四联症患儿胸部X检查显示:心脏大小正常或稍增大。典型者心影呈"靴形",系由右心室肥大使心尖圆钝上翘和漏斗部狭窄使心腰凹陷所致。肺门血管影缩小,肺纹理减少,透亮度增加,故选C。

13.【答案】A

14.【答案】C

【解析】若法洛四联症患儿发生缺氧症状时,应立即将该患儿置于膝胸卧位,故选C。

15.【答案】A

16.【答案】C

【解析】房间隔缺损患儿体检示胸骨左缘第2肋间闻及Ⅱ级收缩期喷射性杂音,主要是肺动脉狭窄所致,故选C。

17. 【答案】A

【解析】房间隔缺损患儿胸部X线检查显示心脏外形呈轻中度扩大,以右心房、右心室增大为主,故选A。

18. 【答案】B

19. 【答案】B

【解析】蹲踞是法洛四联症患儿活动后常见的症状。蹲踞时下肢屈曲受压,体循环阻力增加,使右向左分流减少,可使肺血流量增加,同时下肢屈曲,使静脉回心血量减少,减轻了右心室负荷,使右向左分流减少,从而缺氧症状暂时得以缓解,故选B。

20. 【答案】D

【解析】法洛四联症患儿由于长期缺氧、红细胞增加,血液黏稠度高,血流变慢引起脑血栓,故选D。

21. 【答案】C

22. 【答案】A

23. 【答案】D

【解析】动脉导管未闭患儿由于肺动脉分流使动脉舒张压降低,收缩压多正常,脉压多大于40mmHg,可有水冲脉、毛细血管搏动征和股动脉枪击音等周围血管征。故选D。

24. 【答案】D

25. 【答案】E

26. 【答案】D

27. 【答案】C

【解析】室间隔缺损患儿应积极防治并发症,主要是防治感染性心内膜炎、肺部感染和心力衰竭。为预防感染性心内膜炎,应在拔牙、做扁桃体或其他咽部手术时预防性使用抗生素,故选C。

28. 【答案】B

29. 【答案】D

【解析】很多病毒感染可引起病毒性心肌炎,以柯萨奇病毒最为多见,故选D。

30. 【答案】A

【解析】疾病早期可从咽拭子、粪便、血液、心包液或心肌中分离出病毒,故选A。

31. 【答案】B

32. 【答案】B

【解析】病毒性心肌炎患儿急性期应卧床休息至体温稳定后3~4周,基本恢复正常后逐渐增加活动量。恢复期继续限制活动量,一般总休息时间不少于6个月,故选B。

33. 【答案】A

34. 【答案】B

35. 【答案】A

【解析】病毒性心肌炎患儿若出现心力衰竭时应采取半坐卧位,尽量保持安静,静脉给药时应注意点滴的速度不要过快,以免加重心脏负担,故选A。

36. 【答案】E

37. 【答案】A

【解析】动脉导管未闭患儿胸骨左缘第2~3肋间可闻及粗糙响亮的连续性机器样杂音,故选A。

38. 【答案】D

39. 【答案】C

【解析】动脉导管未闭患儿由于肺动脉分流使动脉舒张压降低,收缩压多正常,脉压多大于40mmHg,可有水冲脉、毛细血管搏动征和股动脉枪击音等周围血管征,不存在奇脉,故选C。

40. 【答案】E

【解析】法洛四联症患儿常见的临床表现有蹲踞、青紫、杵状指,胸部X线检查典型者心影呈"靴形"等,故选E。

41. 【答案】D

42. 【答案】C

【解析】晕厥是由于在肺动脉漏斗部狭窄的基础上,突然发生该处肌肉痉挛,引起一时性肺动脉梗阻,使脑缺氧加重所致,故选C。

43. 【答案】B

44. 【答案】E

【解析】法洛四联症患儿缺氧发作时,应置患儿于膝胸卧位,故选E。

45. 【答案】D

【解析】法洛四联症患儿缺氧发作时,重者可静脉缓慢注射β受体阻滞剂普萘洛尔(心得安)减慢心率,缓解缺氧发作,故选D。

46. 【答案】C

47. 【答案】C

48. 【答案】D

【解析】室间隔缺损患儿胸骨左缘第3~4肋间可闻及Ⅲ~Ⅳ级收缩期粗糙杂音，肺动脉第二心音显著亢进等，故选D。

49.【答案】D

【解析】由题干中该患儿发热、咳嗽等症状以及双肺有细湿啰音等体征可知，此时最易发生的并发症为支气管肺炎，故选D。

50.【答案】D

四、案例分析题

1.【答案】C

【解析】室间隔缺损患儿常见的并发症有支气管炎、充血性心力衰竭、支气管肺炎、肺水肿和感染性心内膜炎等，结合题干中发热、咳嗽、气促并口周发绀以及鼻翼翕动、双肺可闻及细小湿啰音等临床表现可知，该患儿发生了心力衰竭，故选C。

2.【答案】D

【解析】室间隔缺损患儿若并发心力衰竭时，可用地高辛等强心苷类药物控制心力衰竭，改善症状，故选D。

3.【答案】CE

【解析】为了防止发生强心苷药物中毒反应，应密切观察，且不应与其他药物同时服用。此外，给药前应数脉搏或听心率，当脉搏低于60次/分或节律不规则应停药并告知医生，故选C、E。

4.【答案】D

【解析】病毒性心肌炎患儿在起病前数日或1~3周多有上呼吸道或肠道等前驱病毒感染史。体格检查可见心脏大小正常或扩大，第一心音低钝，出现奔马律，安静时心动过速。心电图检查呈持续性心动过速，多导联ST段偏移和T波低平、双向或倒置，QT间期延长，QRS波群低电压等，故选D。

5.【答案】C

【解析】病毒性心肌炎患儿活动无耐力主要与心肌收缩力下降，组织供氧不足有关，应首先解决，故选C。

6.【答案】DF

【解析】病毒性心肌炎患儿急性期卧床休息至体温稳定后3~4周，基本恢复正常时逐渐增加活动量。恢复期继续限制活动量，一般总休息时长不少于6个月，选项D、F错误。

7.【答案】C

【解析】动脉导管未闭患儿的临床表现包括：生长发育落后；活动后气急、疲劳、多汗；体格检查可见轻度胸廓畸形，心前区隆起，心尖搏动增强，胸骨左缘第2~3肋间可闻及粗糙响亮的连续性机器样杂音，肺动脉瓣区第二心音增强或亢进。

8.【答案】A

【解析】结合该患儿发热、咳嗽和高热等症状以及发绀、双肺呼吸音粗，可闻及细湿啰音等体征可知该患儿发生了支气管肺炎，故选A。

9.【答案】D

【解析】动脉导管未闭患儿由于肺动脉分流使动脉舒张压降低，收缩压多正常，脉压差多大于40mmHg，可有水冲脉、毛细血管搏动征和股动脉枪击音等周围血管征，故选D。

10.【答案】ABCEF

【解析】先天性心脏病患儿应保证睡眠、休息，根据病情安排适当活动量，减少心脏负担，病情严重的患儿应卧床休息。

11.【答案】B

12.【答案】ABCDF

【解析】房间隔缺损患儿常用的辅助检查有心电图、胸部X线检查、超声心动图、心导管检查、心血管造影等，故选A、B、C、D、F。

13.【答案】ABCDEF

14.【答案】B

【解析】不同时期儿童心率分别为新生儿120~140次/分，1岁以内110~130次/分，2~3岁100~120次/分，4~7岁80~100次/分，8~14岁70~90次/分，故选B。

15.【答案】B

【解析】房间隔缺损患儿常见的临床表现有暂时性青紫；胸骨左缘第2~3肋间可闻及Ⅲ级收缩期喷射性杂音；心前区隆起；肺动脉瓣第二心音增强或亢进等，故选B。

16.【答案】ABDE

【解析】房间隔缺损患儿主要辅助检查包括心电图、胸部X线检查、超声心动图、心导管检查和心血管造影等，故选 A、B、D、E。

17.【答案】ABDEF
【解析】家长对患儿喂养时要耐心，可少食多餐，避免呛咳和呼吸困难。

18.【答案】E
【解析】法洛四联症患儿常见的临床表现有青紫；缺氧发作；蹲距；杵状指；胸骨左缘第2～4肋间可闻及Ⅱ～Ⅲ级喷射性收缩期杂音；心脏X线片呈"靴形"心影等，故选E。

19.【答案】C
【解析】法洛四联症2岁以下患儿多有缺氧发作，常在晨起吃奶时或大便时、哭闹后出现阵发性呼吸困难、烦躁、青紫加重，严重者可引起突然晕厥、抽搐或脑血管意外，故选C。

20.【答案】D
【解析】法洛四联症患儿缺氧发作时应置患儿于膝胸卧位，故选D。

21.【答案】CD
【解析】吗啡治疗的主要作用包括抑制呼吸中枢、镇静等，故选CD。

22.【答案】B
【解析】患儿精神萎靡，双眼窝凹陷，皮肤干燥且弹性差，口唇呈樱桃红色，尿少和血清钠浓度为145mmol/L，可判断该患儿为中度脱水和等渗性脱水，故选B。

23.【答案】BDE
【解析】中度脱水患儿主要治疗措施包括定时测体重、遵医嘱补充液体、准确记录出入量等，故选B、D、E。

24.【答案】ABE
【解析】该患儿患有肺炎，且有发热、咳嗽以及吃奶后呛咳、高热等症状，应给予患儿镇静；半坐位；翻身叩背、雾化、排痰等护理措施，故选A、B、E。

25.【答案】B
【解析】患儿发生心力衰竭可表现为突然出现烦躁不安、鼻翼扇动、呼吸急促、口周发绀等症状，以及双肺可闻及湿啰音和肝颈静脉回流征阳性的体征，故选B。

26.【答案】ABCDE
【解析】蹲踞是法洛四联症患儿活动后常见的症状，不是心力衰竭的临床表现。

27.【答案】ABCF
【解析】若患儿发生心力衰竭，应给予抗感染、应用利尿剂、洋地黄制剂和限制钠离子摄入等措施缓解和控制心力衰竭症状，故选A、B、C、F。

28.【答案】D
【解析】地高辛口服的饱和量：2岁以下患儿为0.06～0.08mg/kg，2岁以上为0.04～0.06mg/kg。这与药物代谢和体表面积有关，年龄越小，体表面积相对越大，则用药量相对较多，故选D。

29.【答案】A
【解析】地高辛的维持量一般占洋地黄化总量（全效量）的1/10，故选A。

30.【答案】B

31.【答案】C
【解析】洋地黄制剂用药后易发生中毒反应，心电图可见PR间期延长，故选C。

32.【答案】AC
【解析】患儿应用强心苷药物（洋地黄）时，为了防止发生中毒反应，不应与其他药物同时服用。此外，给药前应数脉搏或听心率，当脉搏低于80次/分或节律不规则应停药并告知医生，故选A、C。

33.【答案】ABC
【解析】血管迷走性晕厥常见的诱发因素有持久站立、精神紧张以及闷热环境等，故选A、B、C。

34.【答案】ABCE
【解析】患儿若发生晕厥时应将其置于膝胸卧位，选项D、F错误。

35.【答案】BCDF
【解析】常见的预防晕厥的方法有高枕睡眠、下蹲起训练、呼吸训练和长期规律直立倾斜站立等，故选B、C、D、F。

36.【答案】ABD

37.【答案】B
【解析】由题干信息心电图可见逆行P波，QRS波群形态正常可知该患儿发生了室上性心动过速，故选B。

38.【答案】ACE
【解析】室上性心动过速的临床特点有：

突发突止；R-R间期绝对匀齐；婴幼儿心室率>230次/分等，故选A、C、E。

39.【答案】ABCEF

【解析】常用的反射性刺激迷走神经的物理方法包括：屏气法；手法刺激，用压舌板刺激咽部；潜水反射；颈动脉窦按摩；压迫眼球等，故选A、B、C、E、F。

40.【答案】BCF

【解析】三磷酸腺苷治疗室上性心动过速的机制包括拟迷走神经作用、使A-H间期延长、抑制钙离子内流等，故选B、C、F。

41.【答案】B

42.【答案】ACD

【解析】腺苷、三磷酸腺苷常见的副作用有颜面潮红、窦性停搏和窦性心动过速等，故选A、C、D。

43.【答案】CEF

【解析】长QT间期综合征的主要临床特征有家庭成员中有LQTS患者、QT间期延长、Q-Tc>440ms、运动或情绪激动时易发生晕厥等，故选C、E、F。

44.【答案】EF

45.【答案】ABCD

【解析】长QT间期综合征的主要治疗方法包括β受体阻滞剂、起搏器、钾盐、镁盐等，而钠盐和钙剂不能用于治疗长QT间期综合征，故选A、B、C、D。

46.【答案】ABCDE

【解析】先天性长QT间期综合征的患儿不应刺激其交感神经，F错误。

47.【答案】DEF

【解析】扩张型心肌病治疗原则包括控制心力衰竭、抗心律失常和减少血栓形成，故选D、E、F。

48.【答案】E

【解析】心肌炎时对洋地黄制剂比较敏感，容易中毒，故剂量应偏小，一般用有效剂量的1/2~2/3即可，故选E。

49.【答案】A

【解析】地高辛血药浓度的正常值是1~2ng/kg，故选A。

50.【答案】ABDF

【解析】该患儿应给予低脂饮食，恢复期继续限制活动量，所以选项C、E错误。

51.【答案】B

【解析】病毒性心肌炎患儿在起病前数日至1~3周多有上呼吸道或肠道等前驱病毒感染史，临床表现有发热、全身不适、咽痛、肌痛、腹痛、腹泻等，故选B。

52.【答案】C

【解析】病毒性心肌炎患儿血清心肌酶谱测定示心肌肌钙蛋白T（cTnT）升高，具有高度的特异性，故选C。

53.【答案】D

54.【答案】A

55.【答案】D

56.【答案】CF

57.【答案】ABC

【解析】孕早期宫内感染、单基因突变和代谢紊乱都是导致患儿先天性心脏病的常见病因，故选A、B、C。

58.【答案】C

【解析】左向右分流型先天性心脏病可出现暂时性青紫，故选C。

59.【答案】BE

60.【答案】ABDE

【解析】地高辛药物不可与钙剂同时服用，以免发生中毒反应，C错误。服用洋地黄药物之前应测心率或脉搏，F错误。

61.【答案】ABDE

【解析】洋地黄中毒的常见临床表现包括膝腱反射减弱；恶心、呕吐、腹泻；眩晕、疲倦、黄、绿视；室性期前收缩、PR间期延长等，故选A、B、D、E。

第十三章 泌尿系统疾病患儿的护理

一、单选题

1. 【答案】D

【解析】婴幼儿每日排尿量少于200ml、学龄前儿童少于300ml、学龄儿童少于400ml时为少尿；每日尿量少于50ml为无尿，故选D。

2. 【答案】E

【解析】单纯型肾病一般无血尿及高血压。肾炎性肾病可有肾小球源性血尿和反复或持续高血压，故选E。

3. 【答案】C

【解析】急性肾小球肾炎为自限性疾病，无特异性治疗。血液检查可见外周血白细胞一般轻度升高或正常，有轻度贫血；抗链球菌溶血素O升高；血清总补体及C3常在病程早期显著下降。故C错误。

4. 【答案】A

【解析】肾病综合征患儿易患各种感染，常见为呼吸道、皮肤、泌尿道感染和原发性腹膜炎等，其中以上呼吸道感染最多见，占50%以上。故选A。

5. 【答案】D
6. 【答案】D
7. 【答案】C
8. 【答案】E

【解析】肾病综合征患儿水肿严重时，臀部和四肢受压部位衬棉圈或用气垫床，故选E。

9. 【答案】D
10. 【答案】D
11. 【答案】A

【解析】急性肾小球肾炎患儿在疾病早期（2周内）可发生严重循环充血、高血压脑病和急性肾衰竭等表现，故选A。

12. 【答案】D

【解析】急性肾小球肾炎70%的患儿有水肿，初期多为眼睑及颜面部水肿，逐渐波及躯干、四肢，重者可遍及全身，常呈非凹陷性。肾病综合征患儿水肿开始于眼睑、面部，渐及四肢全身，故选D。

13. 【答案】E
14. 【答案】D

【解析】肾病综合征基本病变是肾小球通透性增加，导致蛋白尿，而低蛋白血症、水肿和高胆固醇血症是蛋白尿继发的病理生理改变，故选D。

15. 【答案】E

【解析】肾病综合征患儿严重水肿者应尽量避免肌内注射，以防药液外渗，导致局部潮湿、糜烂或感染，故选E。

16. 【答案】D

【解析】任何致病菌均可引起泌尿道感染，大肠埃希菌是泌尿道感染中最常见的致病菌，约占60%~80%，故选D。

17. 【答案】A
18. 【答案】D
19. 【答案】A

【解析】急性尿路感染患儿一般于疗程结束后每月随访一次，故选A。

20. 【答案】B
21. 【答案】A
22. 【答案】A

【解析】肾病综合征患儿尿蛋白消失后长期用糖皮质激素治疗期间应多补充蛋白，因糖皮质激素可使机体蛋白质分解代谢增强，出现负氮平衡，故选A。

23. 【答案】B

【解析】肾病综合征患儿大量蛋白尿期间蛋白摄入量不宜过多，因大量蛋白尿会致肾脏损害。故选B。

24. 【答案】 B

【解析】 急性肾小球肾炎血液检查可见血清抗链球菌抗体升高，如抗链球菌溶血素"O"，提示新近链球菌感染，是诊断链球菌感染后肾炎的依据，故选 B。

25. 【答案】 B

【解析】 肾病综合征患儿易患各种感染，主要原因为长期使用激素，故选 B。

26. 【答案】 E

【解析】 急性肾小球肾炎血液检查可见血清抗链球菌抗体升高，如抗链球菌溶血素 O，提示新近链球菌感染，是诊断链球菌感染后肾炎的依据，故选 E。

27. 【答案】 D

【解析】 婴儿肾脏位置较低，下极可低至髂棘以下第 4 腰椎水平，2 岁以后开始达髂棘以上，故选 D。

28. 【答案】 A

【解析】 急性肾小球肾炎患儿血液检查可见血清总补体及 C3 常在病程早期显著下降，于 6～8 周恢复正常，故选 A。

29. 【答案】 E

【解析】 急性肾小球肾炎患儿起病 2 周内应卧床休息，待水肿消退、血压降至正常、肉眼血尿消失后可下床在室内轻微活动；血沉正常后可上学，但应避免体育运动和重体力活动；尿沉渣细胞绝对计数正常后方可恢复体力活动，故选 E。

二、多选题

1. 【答案】 ABDE

【解析】 膀胱输尿管反流常见的原因有黏膜下段输尿管先天发育缺陷；输尿管旁憩室；异位输尿管口；膀胱功能紊乱等，故选 A、B、D、E。

2. 【答案】 ABC

【解析】 急性肾小球肾炎患儿在疾病早期（2周内）可出现严重循环出血、高血压脑病和急性肾衰竭等严重表现，故选 A、B、C。

3. 【答案】 ABDE

【解析】 单纯型肾病病初患儿一般状况尚好，继之出现面色苍白、疲倦、厌食，水肿严重者可有少尿，一般无血尿和高血压，C 错误。

4. 【答案】 ABC

5. 【答案】 ABD

【解析】 婴儿膀胱位置比年长儿高，尿液充盈时，膀胱顶部常在耻骨联合以上，腹部触诊时容易扪及充盈的膀胱，随年龄增长逐渐下降至盆腔内，C 错误。男婴尿道虽长，但常有包茎和包皮过长，尿垢积聚时也易引起上行性细菌感染，E 错误。

6. 【答案】 ABCD

【解析】 急性肾小球肾炎是以血尿、水肿、高血压为主，伴不同程度蛋白尿或肾功能不全等特点的肾小球疾病，以 5～14 岁儿童多见，故 E 错误。

7. 【答案】 ABCDE

【解析】 急性肾小球肾炎常见的病因有细菌、溶血性链球菌、腮腺炎病毒、柯萨奇病毒和真菌、钩端螺旋体、立克次体、疟原虫等，故全选。

8. 【答案】 ABCDE

【解析】 为预防急性肾小球肾炎患儿发生严重并发症，可采取每周测体重 2 次，严密观察生命体征，准确记录 24 小时出入量，水肿严重后每日测量体重，按医嘱留取尿标本，故全选。

9. 【答案】 BCD

【解析】 单纯型肾病病初患儿一般状况尚好，继之出现面色苍白、疲倦、厌食，水肿严重者可有少尿，一般无血尿和高血压。肾炎型肾病多伴有氮质血症，血清总补体（CH50）及 C3 降低。故选 B、C、D。

10. 【答案】 ABD

【解析】 肾病综合征常见的并发症包括感染、电解质紊乱和低血容量、血栓形成和栓塞、急性肾功能衰竭和生长延迟等，故选 ABD。

11. 【答案】 ABCDE

【解析】 预防尿路感染的常见措施包括：幼儿不穿开裆裤，为婴儿勤换尿布，便后洗净臀部，保持清洁；女孩清洗外阴时从前向后擦洗，单独使用洁具，防止肠道细菌污染尿道，引起上行性感染；及时发现男孩包茎、女孩处女膜伞等情况并及时处理。故全选。

12. 【答案】 ABCE

【解析】 肾病综合征患儿一般不必限制水，但水肿时应限制钠的摄入，一般为 1~2g/d，严重水肿时应 <1g/d，待水肿明显好转后应逐渐增加食盐摄入量，故 D 错误。

13. 【答案】 ABCDE

【解析】 肾病综合征患儿严重水肿和高血压时须卧床休息，以减轻心脏和肾脏负担。一般不必限制水，但水肿时应限制钠的摄入，一般为 1~2g/d，严重水肿时应 <1g/d，待水肿明显好转后应逐渐增加食盐摄入量。尿蛋白消失后长期用糖皮质激素治疗期间应多补充蛋白质。加强皮肤护理，水肿的阴囊可用棉垫或吊带托起。每日清洗皮肤。

14. 【答案】 BCDE

【解析】 影响肾小球滤过率的常见因素包括血浆胶体渗透压、肾小囊内压、肾血浆流速和年龄因素等，故选 B、C、D、E。

15. 【答案】 BCDE

【解析】 肾脏的生理功能包括肾小球的滤过功能；肾小球的重吸收及排泄功能；浓缩和稀释功能；肾脏的内分泌功能，故选 B、C、D、E。

16. 【答案】 ABCDE

【解析】 急性肾小球肾炎发生肾衰竭时应供给足够的热量、静脉注射呋塞米、控制出入水量、维持水电解质平衡、注意高钾血症和低钠血症的处理、必要时透析治疗，同时要多注意休息，故全选。

17. 【答案】 ABCD

【解析】 乙型肝炎病毒相关肾炎实验室检查可见：血清 HBV 抗原阳性，肾组织切片中找到 HBV 抗原，肾组织学改变为膜性肾病，同时有肾实质损害表现，血尿及蛋白尿，故选 A、B、C、D。

18. 【答案】 ABC

【解析】 急性肾小球肾炎起病 2 周内患儿应卧床休息，待水肿消退、血压降至正常、肉眼血尿消失后可下床在室内轻微活动，故选 ABC。

19. 【答案】 ABCDE

【解析】 肾小管酸中毒常见的临床表现有生长发育迟缓、高氯性酸中毒、碱性尿、高血钾和肾性佝偻病等，故全选。

20. 【答案】 ABCD

【解析】 急性肾小球肾炎合并急性肾衰竭常发生于疾病初期，出现尿少、无尿等症状，引起暂时性氮质血症、电解质紊乱和代谢性酸中毒，一般持续 3~5 日，常不超过 10 日，故选 A、B、C、D。

21. 【答案】 BCDE

【解析】 新生儿和婴幼儿肾小管重吸收功能低，对水、钠符合调节较差，如输入过多钠，容易发生钠潴留和水肿。新生儿葡萄糖肾阈较成人低；大量口服或静脉输入葡萄糖时易出现尿糖，新生儿出生后最初 10 天，排钾能力较差，故血钾偏高。新生儿对药物的排泄也明显比儿童差，A 错误。

22. 【答案】 ABD

【解析】 急性肾小球肾炎是指一组病因不一，临床表现为急性起病，多有前驱感染，以血尿、水肿和高血压为主，伴不同程度蛋白尿或肾功能不全等特点的肾小球疾病，故选 A、B、D。

23. 【答案】 ACD

【解析】 急性肾小球肾炎为自限性疾病，无特异性治疗。血液检查可见外周血白细胞一般轻度升高或正常，有轻度贫血；抗链球菌溶血素 O 升高；血清总补体及 C3 常在病程早期显著下降，少尿期有轻度氮质血症，尿素氮、肌酐暂时升高，故选 A、C、D。

24. 【答案】 ABCD

【解析】 肾病综合征出血热发热期的临床表现包括蛋白尿、搔抓样出血、尿量减少、球结膜水肿等，故选 ABCD。

25. 【答案】 ABCDE

【解析】 肾病综合征患儿由于免疫力低下易继发感染，而感染常使病情加重或复发，严重感染甚至可危及患儿生命，应加强患儿的皮肤护理，预防皮肤感染。常见的护理措施有：做好保护性隔离，肾病患儿和感染患儿分室收治，病室每日紫外线照射 2 次；严格无菌操作，预防皮肤感染；注意清洁会阴，预防尿路感染；水肿的阴囊可用棉垫或吊带托起。故全选。

26. 【答案】ACE

【解析】婴儿膀胱位置比年长儿高，尿液充盈时，膀胱顶部常在耻骨联合以上，腹部触诊时容易扪及充盈的膀胱，随着年龄的增长逐渐下降至盆腔，B错误。新生女婴尿道长仅1cm，外口暴露且接近肛门，易受细菌感染，D错误。

27. 【答案】ABDE

【解析】单纯型肾病患儿激素治疗期间应注意每日尿量、尿蛋白变化及血浆蛋白恢复情况，注意观察激素的副作用，如库欣综合征、高血压、消化道溃疡、骨质疏松等，故选A、B、D、E。

28. 【答案】BCDE

【解析】急性肾小球肾炎发生严重循环充血时应给予利尿、镇静、供氧和采取半卧位等护理措施，故选B、C、D、E。

29. 【答案】AB

【解析】肾病综合征按病因可分为先天性、原发性和继发性三大类型。原发性肾病病因不明，按其临床表现又分为单纯型肾病和肾炎型肾病，故选A、B。

30. 【答案】ABCE

【解析】急性肾小球肾炎在链球菌感染后常见的并发症有高血压脑病、严重循环充血、心力衰竭和急性肾衰竭等，故选A、B、C、E。

31. 【答案】ABCE

【解析】原发性肾病综合征可分为单纯性肾病和肾炎性肾病，单纯性肾病一般无血尿和高血压，而肾炎型肾病可有反复或持续高血压，D错误。

32. 【答案】ABCE

33. 【答案】ABD

【解析】肾病综合征患儿一般不必限制水，但水肿时应限制钠的摄入，C错误。为预防皮肤感染，应保持床铺清洁、整齐，经常翻身，E错误。

34. 【答案】ABCD

【解析】上行感染是儿童泌尿道感染的最主要途径，E错误。

35. 【答案】CDE

【解析】尿常规标本常见的检查项目包括尿比重、尿酸碱度、尿糖定性和尿液中的管型、尿蛋白、尿酮体等。故选C、D、E。

36. 【答案】AB

【解析】慢性肾炎和肾衰竭可随小儿尿路感染发展至成人期，故选A、B。

37. 【答案】BCE

【解析】急性肾小球肾炎患儿以5～14岁儿童多见，A错误。70%的急性肾小球肾炎患儿有水肿，初期多为眼睑及颜面部水肿，逐渐波及躯干、四肢，重者遍及全身，常呈非凹陷性，D错误。

38. 【答案】ABCDE

【解析】儿童泌尿系统常见异常包括尿道下裂、隐睾症（又称睾丸未降）、包茎（分为先天性和后天性两种）和嵌顿包茎，故全选。

39. 【答案】ABCD

【解析】尿路感染患儿应遵医嘱应用抗菌药物，注意药物副作用。口服抗菌药物可出现恶心、呕吐、食欲减退等现象，饭后服用可减轻胃肠道症状，故E错误。

40. 【答案】AD

【解析】肾病综合征具有四大临床特点，即大量蛋白尿、低蛋白血症、高胆固醇血症和明显水肿，其中大量蛋白尿和低蛋白血症为肾病综合征诊断的必备条件，故选A、D。

41. 【答案】BCDE

【解析】肾病综合征按糖皮质激素反应可分为激素敏感型肾病、激素耐药型肾病、激素依赖型肾病和肾病复发与频复发，故选B、C、D、E。

42. 【答案】ABD

【解析】急性肾小球肾炎患儿起病2周内应卧床休息，待水肿消退、血压降至正常、肉眼血尿消失后可下床在室内轻微活动；血沉正常后可上学，但应避免体育运动和重体力活动；尿沉渣细胞绝对计数正常后方可恢复体力活动，故选A、B、D。

43. 【答案】ABCDE

【解析】急性肾小球肾炎合并高血压脑病时，由于脑血管痉挛，导致缺血缺氧、血管渗透性增高而发生脑水肿。常发生在疾病早期，血压可达（150～160）mmHg/（100～110）mmHg 以上。年长儿会主诉剧烈头痛、呕吐、复视或一过性失明，严重者突然出现惊厥、昏迷，故全选。

44. 【答案】DE

【解析】90% 的急性肾小球肾炎有链球菌的前驱感染，以呼吸道及皮肤感染为主，故选 D、E。

45. 【答案】ABCDE

【解析】肾病综合征常见的并发症有感染（以上呼吸道感染最为常见）、电解质紊乱和低血容量（常见的电解质紊乱有低钠、低钾和低钙血症）、血栓形成和栓塞、急性肾功能衰竭和生长延迟等，故全选。

46. 【答案】ABC

【解析】肾病综合征患儿一般无需严格限制活动，严重水肿、高血压、低血容量的患儿需卧床休息，但应经常变换体位。显著水肿和严重高血压时应短期限制水、钠的摄入，病情缓解后不必继续限盐。活动期适当限制蛋白质的摄入，注意优质蛋白的补充，故选 A、B、C。

47. 【答案】ABCD

【解析】泌尿道感染常见的感染途径包括上行感染、血源性感染、淋巴感染和直接蔓延，故选 A、B、C、D。

48. 【答案】ABCDE

【解析】新生儿急性泌尿道感染临床症状极不典型，多以全身症状为主，如发热或体温不升、苍白、吃奶差、呕吐、腹泻等。许多患儿有生长发育停滞，体重增长缓慢或不增，伴有黄疸者较多见。部分患儿可有嗜睡、烦躁甚至惊厥等神经系统症状。新生儿泌尿道感染常伴有败血症，但其局部排尿刺激症状多不明显，30% 的患儿血和尿培养出的致病菌一致。故全选。

49. 【答案】ADE

【解析】新生儿出生后前几天，因摄入量少，每日排尿仅 4～5 次；一周后因新陈代谢旺盛，进水量较多而膀胱容量小，排尿突增至每日 20～25 次。故 B、C 错误。

50. 【答案】BCDE

【解析】急性肾小球肾炎 70% 的患儿有水肿，初期多为眼睑及颜面部水肿，逐渐波及躯干、四肢，重者遍及全身，常呈非凹陷性。故 A 错误。

51. 【答案】AB

【解析】婴幼儿每日排尿量少于 200ml、学龄前儿童少于 300ml、学龄儿童少于 400ml 时为少尿，故 C、D、E 错误。

52. 【答案】DE

【解析】一般急性感染于疗程结束后每月随访一次，除尿常规外，还应做中段尿培养，连续 3 个月，如无复发可认为治愈；反复发作者每 3～6 个月复查一次，共 2 年或更长时间。故选 D、E。

53. 【答案】BCDE

【解析】对肾盂肾炎应选择血浓度高的药物，对膀胱炎应选择尿浓度高的药物，A 错误。

54. 【答案】ABCDE

【解析】儿童泌尿道感染常见的易感因素有尿道周围菌种的改变及尿液性状的变化，为致病菌入侵和繁殖创造了条件；细菌黏附于尿路上皮细胞是其在泌尿道增殖引起泌尿道感染的先决条件；先天性或获得性尿路畸形；新生儿和婴儿抗感染能力差，易患泌尿道感染；糖尿病、高钙血症、高血压、慢性肾脏疾病及长期使用糖皮质激素或免疫抑制剂的患儿易患泌尿道感染，故全选。

55. 【答案】ABDE

【解析】正常婴幼儿尿液淡黄透明，但在寒冷季节放置后可有盐类结晶析出而变混浊，尿盐酸加热后、磷酸盐加酸后可溶解，尿液变清，可与脓尿或乳糜尿鉴别，C 错误。

三、共用题干题

1. 【答案】B
2. 【答案】A

【解析】急性肾小球肾炎以血尿、水肿和高血压为主要表现，此时应测血压以明确诊断并及时处理，故选 A。

3. 【答案】B
4. 【答案】A

【解析】该患儿患肾病综合征，伴有颜面

及全身水肿，此时主要护理诊断为体液过多，可能与蛋白尿引起低蛋白血症导致水钠潴留有关，故选A。

5.【答案】A
【解析】大量蛋白尿期间蛋白摄入量不宜过多，B错误；为减轻高脂血症应少食动物脂肪，C错误；一般不必限制水，但水肿时应限制钠的摄入，一般为1～2g/d，D错误；严重水肿者应尽量避免肌内注射，以防药液外渗，导致局部潮湿、糜烂或感染，E错误。故选A。

6.【答案】C
【解析】严重水肿和高血压时需卧床休息，以减轻心脏和肾脏负担，故选C。

7.【答案】C
【解析】90%的急性肾小球肾炎有链球菌的前驱感染，以呼吸道和皮肤感染为主，在前驱感染后经1～3周无症状的间歇期而急性起病，且以血尿、水肿和高血压为主要表现，故选C。

8.【答案】E
【解析】急性肾小球肾炎患儿在疾病早期可发生高血压脑病，血压可达150～160mmHg/100～110mmHg以上，故选E。

9.【答案】E

10.【答案】C
【解析】急性肾小球肾炎患儿以血尿、水肿和高血压为主要表现，且发病前1～3周有前驱感染症状，此时该患儿应监测血压以明确诊断，故选C。

11.【答案】B
【解析】急性肾小球肾炎尿液检查镜下可见大量红细胞，故选B。

12.【答案】D
【解析】该患儿可能发生了高血压脑病，宜选用降血压作用强而迅速的药物，首选硝普钠5～20mg加入5%葡萄糖液100ml中，以1μg/(kg·min)速度静脉滴注，并严密监测血压，故选D。

13.【答案】A
【解析】急性肾小球肾炎患儿病情恶化加重后，出现进行性肾功能减退，应警惕患儿发生急进性肾小球肾炎，故选A。

14.【答案】D
【解析】该患儿双下肢高度水肿，现存的主要护理诊断为体液过多，故选D。

15.【答案】C

16.【答案】C
【解析】向患儿及家长讲解本病是一种自限性疾病，多数病例能治愈，预后良好。强调急性期休息和限制患儿活动的重要性，故选C。

17.【答案】C

18.【答案】B
【解析】肾病综合征患儿大量蛋白尿期间蛋白摄入量不宜过多，高蛋白膳食虽然使体内合成蛋白质增加，但其分解及尿中排出增加，并可能使肾小球硬化，患儿蛋白供给1.5～2.0g/(kg·d)为宜，故选B。

19.【答案】A
【解析】糖皮质激素是肾病综合征较有效的首选药物，故选A。

20.【答案】D
【解析】急性肾小球肾炎常有链球菌的前驱感染，以呼吸道和皮肤感染为主，在前驱感染后经1～3周无症状的间歇期而急性起病，以水肿、血尿和高血压为主要表现，水肿常呈非凹陷性，故选D。

21.【答案】C
【解析】急性肾小球肾炎患儿在疾病早期可出现严重循环充血，主要表现为明显气促、端坐呼吸、咳嗽、咳粉红色泡沫痰，两肺满布湿啰音，心脏扩大，心率增快，肝大而硬，故选C。

22.【答案】B
【解析】对于水肿、血压高、尿少的急性肾小球肾炎患儿，应适当限制盐和水的摄入，故选B。

23.【答案】E
【解析】急性肾小球肾炎常有链球菌的前驱感染，以呼吸道和皮肤感染为主，在前驱感染后经1～3周无症状的间歇期而急性起病，以水肿、血尿和高血压为主要表现，水肿常呈非凹陷性，故选E。

24.【答案】C
【解析】该患儿面部及下肢呈非凹陷性水

肿，故现存的主要护理诊断为体液过多，故选C。

25. 【答案】D

26. 【答案】B

【解析】 该患儿出现手足抽搐症状，应怀疑为低钙血症，故选B。

27. 【答案】C

28. 【答案】E

【解析】 由于低蛋白血症、血浆胶体渗透压下降、显著水肿而常有血容量不足，尤其在各种诱因引起低钠血症时易出现低血容量性休克，故选E。

29. 【答案】D

【解析】 急性肾小球肾炎患儿在疾病早期可出现严重循环出血，主要表现为明显气促、端坐呼吸、咳嗽、咳粉红色泡沫痰，两肺满布湿啰音，心脏扩大，心率增快，肝大而硬，故选D。

30. 【答案】D

【解析】 急性肾小球肾炎患儿出现严重循环充血时，应纠正水钠潴留，恢复正常血容量，可使用呋塞米注射，故选D。

31. 【答案】B

【解析】 对于水肿、血压高、尿少的急性肾小球肾炎患儿，应适当限制盐和水的摄入，故选B。

32. 【答案】C

【解析】 肾病综合征两项诊断必备条件为大量蛋白尿和低蛋白血症，故选C。

33. 【答案】E

【解析】 肾炎性肾病者可有血清补体（CH50、C3）降低，故选E。

34. 【答案】C

【解析】 糖皮质激素是肾病综合征较有效的首选药物，常用泼尼松，故选C。

35. 【答案】B

【解析】 激素敏感型肾病是指以泼尼松足量2mg/（kg·d）或60mg/（m²·d）治疗≤8周尿蛋白转阴，故选B。

36. 【答案】D

【解析】 急性肾小球肾炎患儿疾病早期常并发高血压脑病，血压可达150～160mmHg/100～110mmHg以上，故选D。

37. 【答案】D

38. 【答案】E

39. 【答案】A

【解析】 该患儿颜面眼睑水肿以及下肢非凹陷性水肿明显，故主要护理诊断为体液过多，与肾小球滤过率下降有关，故选A。

40. 【答案】A

【解析】 急性肾小球肾炎患儿起病2周内应卧床休息，待水肿消退、血压降至正常、肉眼血尿消失后可下床在室内轻微活动；血沉正常后可上学，但应避免体育运动和重体力活动；尿沉渣细胞绝对计数正常后方可恢复体力活动，故选A。

41. 【答案】D

【解析】 90%的急性肾小球肾炎有链球菌的前驱感染，以呼吸道和皮肤感染为主，在前驱感染后经1～3周无症状的间歇期而急性起病，且以血尿、水肿和高血压为主要表现，故选D。

42. 【答案】E

【解析】 急性肾小球肾炎患儿在疾病早期可出现严重循环出血，主要表现为明显气促、端坐呼吸、咳嗽、咳粉红色泡沫痰，两肺满布湿啰音，心脏扩大，心率增快，肝大而硬，故选E。

43. 【答案】A

【解析】 急性肾小球肾炎患儿并发严重循环充血时应限制水的摄入，纠正水钠潴留，恢复正常血容量，故选A。

44. 【答案】D

【解析】 肾病综合征高凝状态易导致各种动、静脉血栓形成，以肾静脉血栓形成常见，表现为突发腰痛、出现血尿或血尿加重、少尿，甚至肾衰竭，故选D。

45. 【答案】B

46. 【答案】D

【解析】 肾病综合征患儿一般不需特别限制饮食，但因消化道黏膜水肿使消化能力减弱，应注意减轻消化道负担，给易消化的饮食，如优质的蛋白、少量脂肪、足量碳水化合物及高维生素饮食，故选D。

47. 【答案】D

【解析】90%的急性肾小球肾炎有链球菌的前驱感染，以呼吸道和皮肤感染为主，在前驱感染后经1～3周无症状的间歇期而急性起病，且以血尿、水肿和高血压为主要表现，故选D。

48. 【答案】A

49. 【答案】E

【解析】急性肾小球肾炎患儿在疾病早期可出现严重循环出血，主要表现为明显气促、端坐呼吸、咳嗽、咳粉红色泡沫痰，两肺满布湿啰音，心脏扩大，心率增快，肝大而硬，故选E。

50. 【答案】C

【解析】患儿呼吸困难，应采取半卧位缓解呼吸，故选C。

51. 【答案】A

【解析】该患儿患有急性泌尿道感染，护士应特别注意该患儿日常卫生习惯，有无泌尿道感染的易感因素等，故选A。

52. 【答案】B

【解析】泌尿道感染患儿鼓励其大量饮水，通过增加尿量起到冲洗尿道作用，减少细菌在尿道的停留时间，故选B。

53. 【答案】D

54. 【答案】C

55. 【答案】C

【解析】该患儿全身浮肿，面部、腹壁及双下肢浮肿明显，阴囊水肿明显，故现存的主要护理诊断为体液过多，故选C。

56. 【答案】A

57. 【答案】C

【解析】肾病综合征患儿出院护士进行出院健康指导时应强调激素治疗对本病的重要性，使患儿及家长主动配合与坚持按计划用药，故选C。

四、案例分析题

1. 【答案】C

【解析】肾积水患儿可有腹部包块和腰部胀感，结合B超检查结果可知该患儿可能患有肾积水，故选C。

2. 【答案】D

【解析】肾积水诊断常用的检查方法包括螺旋CT，磁共振泌尿系水成像（MRU），肾核素扫描，静脉肾盂造影（IVP）和超声，故选D。

3. 【答案】ABDEF

【解析】肾盂输尿管连接部梗阻的常见病因有肾盂及输尿管连接部蠕动功能障碍；肾盂输尿管连接部狭窄；肾盂输尿管连接部瓣膜；输尿管外部的索带和粘连；肾盂输尿管连接部息肉；迷走血管压迫肾盂输尿管连接部等，故选A、B、D、E、F。

4. 【答案】ABCDF

【解析】肾穿刺造瘘术引流管不应高于肾造瘘口，以免造成逆行感染，E错误。

5. 【答案】ABCDE

【解析】左肾肾盂输尿管成形术术前不宜用肥皂水灌肠，F错误。

6. 【答案】ABCDEF

【解析】左肾肾盂输尿管成形术术后应密切监测患儿生命体征；术后去枕平卧6小时，头偏向一侧，以免呕吐引起误吸，并注意休息；观察各导管位置是否正确，有无移位、滑脱、扭曲、折叠等，观察引流液的颜色、性状和引流量，拔管前先试行夹闭引流管2～3日，无不适后即可拔管；患儿胃肠功能恢复后，应嘱其多饮水，故全选。

7. 【答案】D

【解析】尿道下裂按尿道口部位不同可分为阴茎头型、冠状沟型、阴茎体型、阴茎阴囊型和会阴型，故选D。

8. 【答案】ACDE

【解析】尿道下裂是一种男性的尿道发育畸形，因前尿道发育不全而导致尿道开口未能到达正常龟头顶端的位置，而是开口在阴茎腹侧、正常尿道口近端至会阴部的途径上。尿道下裂是儿童泌尿生殖系统最常见的畸形之一，临床上需与女性假两性畸形、真两性畸形、男性假两性畸形和混合性腺发育不全鉴别，故选A、C、D、E。

9. 【答案】BD

【解析】该患儿患有尿道下裂，由其临床表现可知该患儿目前存在感染的风险，应积极预防感染，同时，该患儿尿道口异常，还存在排尿障碍，故选 B、D。

10. 【答案】 ABDEF

【解析】 尿道成形术患儿术前 2 天开始阴茎、阴囊及会阴部的皮肤准备且包皮长者要翻转清洗；术前 1 天进流质饮食，术前晚及术晨给予清洁灌肠处理，术前 8 小时禁饮禁食，故选 A、B、D、E、F。

11. 【答案】 ACDE

【解析】 该患儿在全麻下行尿道成形术，术后应取去枕平卧位，头偏向一侧，以免呕吐引起误吸，并严密观察，及时发现并处理便秘，B、F 错误。

12. 【答案】 C

13. 【答案】 ABCDEF

【解析】 患儿出院时，护士应对该患儿及家长进行出院指导，教会家长更换尿袋的方法，嘱其预防泌尿道感染，定期复查尿常规；多饮水，保持尿管通畅；术后 1~2 个月内避免剧烈活动；若患儿出现排尿不畅、尿频、尿痛时应及时就诊，故全选。

14. 【答案】 E

【解析】 膀胱输尿管反流及反流分级确诊金标准是排尿性膀胱尿道造影，故选 E。

15. 【答案】 ABCDF

【解析】 该患儿可能患有泌尿道感染，不应给予高蛋白、高脂肪饮食，E 错误。

16. 【答案】 ABCDEF

【解析】 气膀胱腹腔镜双侧输尿管再植术术前夜 12 点后应禁饮禁食，术前晚和术晨回流洗肠，术前一日洗澡，术前晚给予半流质或流质饮食，常规留置导尿管并遵医嘱应用抗生素，故全选。

17. 【答案】 ABCDEF

【解析】 气膀胱腹腔镜双侧输尿管再植术术后应严密监测患儿生命体征，返回病房后应采取去枕平卧位，头偏向一侧，以免呕吐引起误吸，持续低流量吸氧，并保持输液通畅，监测水电解质平衡情况，观察伤口有无渗血渗液，患儿消化道功能恢复后，应先试饮少量水，无呕吐、腹胀，逐渐给予流质、半流质饮食，故全选。

18. 【答案】 ABCDEF

【解析】 术后应密切监测患儿生命体征；术后去枕平卧 6 小时，头偏向一侧，以免呕吐引起误吸，并注意休息；观察各导管位置是否正确，有无移位、滑脱、扭曲、折叠等，观察引流液的颜色、性状和引流量，准确记录 24 小时引流量，引流袋位置要低于耻骨联合平面并定时更换引流袋，故全选。

19. 【答案】 ABCDEF

20. 【答案】 ACDEF

【解析】 该患儿无需定期监测血压，故选 A、C、D、E、F。

21. 【答案】 C

【解析】 今日液体入量 = 排出液量 + 不显性失水量约 500ml，故选 C。

22. 【答案】 ACDEF

【解析】 急性肾小球肾炎患儿起病 2 周内应卧床休息，待水肿消退、血压降至正常、肉眼血尿消失后可下床在室内轻微活动；血沉正常后可上学，但应避免体育运动和重体力活动；尿沉渣细胞绝对计数正常后方可恢复体力活动，故选 A、C、D、E、F。

23. 【答案】 E

24. 【答案】 DE

【解析】 对于水肿、血压高、尿少的急性肾小球肾炎患儿，应适当限制盐和水的摄入；尿量增加、水肿消退后可恢复正常饮食。故选 D、E。

25. 【答案】 C

【解析】 急性肾小球肾炎患儿起病 2 周内应卧床休息，待水肿消退、血压降至正常、肉眼血尿消失后可下床在室内轻微活动；血沉正常后可上学，但应避免体育运动和重体力活动；尿沉渣细胞绝对计数正常后方可恢复体力活动，故选 C。

26. 【答案】 B

27. 【答案】 ABCDF

【解析】 由题干可知，该患儿可能发生了急性肾小球肾炎，其常见的症状包括水肿、少尿、血尿、高血压和食欲减退等，故选 A、B、C、D、F。

28. 【答案】 A

【解析】急性肾小球肾炎患儿在疾病早期可出现严重循环出血,主要表现为明显气促、端坐呼吸、咳嗽、咳粉红色泡沫痰,两肺满布湿啰音,心脏扩大,心率增快,肝大而硬,故选A。

29. 【答案】ABCDEF

【解析】急性肾小球肾炎患儿急性期应注意休息,给予利尿、降压治疗,适当限制盐和水的摄入,观察尿量、尿色,记录24小时出入量,严密监测生命体征的变化,故全选。

30. 【答案】C

【解析】急性肾小球肾炎常有链球菌的前驱感染,以呼吸道和皮肤感染为主,在前驱感染后经1～3周无症状的间歇期而急性起病,以水肿、血尿和高血压为主要表现,水肿常呈非凹陷性,故选C。

31. 【答案】ABCDF

【解析】严重水肿者应尽量避免肌内注射,以防药液外渗,导致局部潮湿、糜烂或感染,E错误。

32. 【答案】E

【解析】急性肾小球肾炎患儿在疾病早期可出现严重循环出血,主要表现为明显气促、端坐呼吸、咳嗽、咳粉红色泡沫痰,两肺满布湿啰音,心脏扩大,心率增快,肝大而硬,故选E。

33. 【答案】ABD

【解析】急性肾小球肾炎患儿合并严重循环充血是由于水钠潴留,血浆容量增加而出现循环负荷过重导致严重循环充血,故选ABD。

34. 【答案】DEF

【解析】急性肾小球肾炎患儿合并严重循环充血时应积极纠正水钠潴留,恢复正常血容量,可使用呋塞米注射;表现有肺水肿者除一般对症治疗外,可加用硝普钠,上述处理无效时可采用腹膜透析或血液滤过治疗,故选D、E、F。

35. 【答案】ABCEF

【解析】该患儿给予呋塞米治疗,应密切观察体重、尿量、水肿的变化,注意观察有无大量利尿、脱水现象;每日测体重;注意观察有无血压突然下降和电解质紊乱现象,故选A、

B、C、E、F。

36. 【答案】ABCD

【解析】护士对急性肾小球肾炎患儿进行出院健康指导时,应强调急性期休息和限制患儿活动的重要性。告知患儿及家长,减少链球菌感染是预防的关键,一旦发生上呼吸道感染或皮肤感染等疾病,应尽早用抗生素治疗,溶血性链球菌感染后1～3周内定期检查尿常规,E、F错误。

37. 【答案】B

【解析】急性肾小球肾炎常有链球菌的前驱感染,以呼吸道和皮肤感染为主,在前驱感染后经1～3周无症状的间歇期而急性起病,以水肿、血尿和高血压为主要表现,水肿常呈非凹陷性,故选B。

38. 【答案】C

【解析】急性肾小球肾炎血液检查可见抗链球菌溶血素O升高,是诊断链球菌感染后肾炎的依据,血清总补体及C3常在病程早期显著下降,故选C。

39. 【答案】ABCE

【解析】急性肾小球肾炎常见的病理生理特点有循环免疫复合物沉积于肾小球;补体系统被激活;免疫和炎症反应;肾小球滤过率下降等,故选ABCE。

40. 【答案】CF

【解析】急性肾小球肾炎患儿起病2周内应卧床休息,待水肿消退、血压降至正常、肉眼血尿消失后可下床在室内轻微活动;血沉正常后可上学,但应避免体育运动和重体力活动;尿沉渣细胞绝对计数正常后方可恢复体力活动,故选C、F。

41. 【答案】AC

【解析】对于水肿、血压高、尿少的急性肾小球肾炎患儿,应适当限制盐和水的摄入,同时补充足够的热量以供患儿生长发育,故选A、C。

42. 【答案】BCEF

【解析】预防该病不应长期服药,更不应该摘除扁桃体,A、D错误。

43. 【答案】D

【解析】肾炎性肾病可有反复或持续高血

压,单纯性肾病一般无血尿和高血压。激素依赖型肾病是指对激素敏感,但连续2次减量或停药2周内复发,故选D。

44. 【答案】 EF
【解析】 肾病综合征患儿应密切监测体重、尿量、血压的变化。同时,肾病患儿应做好保护性隔离,与感染性疾病患儿分室收治,故选E、F。

45. 【答案】 ABCEF
【解析】 肾病综合征常见的并发症有感染(以上呼吸道感染最为常见)、电解质紊乱和低血容量(常见的电解质紊乱有低钠、低钾和低钙血症)、血栓形成和栓塞、急性肾功能衰竭和生长延迟等,故选A、B、C、E、F。

46. 【答案】 ABCDF

47. 【答案】 ACEF
【解析】 护士应安抚患儿及家长的情绪,避免激动,及时解除家长的焦虑情绪;肾病综合征患儿一般不需严格限制活动。故选A、C、E、F。

48. 【答案】 ABCE
【解析】 肾病综合征患儿预防感染时不应长期使用抗生素,F错误。应做好会阴部清洁,每日用3%硼酸坐浴1~2次,以预防尿路感染,D错误。

49. 【答案】 F

50. 【答案】 ADEF
【解析】 肾活检免疫荧光检查术前应做好心理护理,解除患儿思想顾虑和恐惧心理。术前进行呼气-屏气动作训练,训练床上使用便器,并配合完成出凝血时间、血小板计数等各项检查,故选A、D、E、F。

51. 【答案】 ABCDEF
【解析】 肾活检常见的并发症有血尿、腰痛、动静脉瘘、肾周血肿、腰部不适以及误伤其他脏器等,故全选。

52. 【答案】 EF
【解析】 肾活检术后卧床24小时,前4~6小时必须仰卧;穿刺点加压3~5分钟,必要时腹带加压包扎;术后3周内禁止剧烈活动或重体力活动,密切观察血压、脉搏、腰痛和尿色等情况,故选E、F。

53. 【答案】 AC
【解析】 急性肾小球肾炎患儿起病2周内应卧床休息,待水肿消退、血压降至正常、肉眼血尿消失后可下床在室内轻微活动;血沉正常后可上学,但应避免体育运动和重体力活动;尿沉渣细胞绝对计数正常后方可恢复体力活动,故选A、C。

54. 【答案】 B
【解析】 由题干中尿频、尿急、尿痛膀胱刺激症状以及实验室检查结果可知该患儿患有膀胱炎,膀胱炎属于下尿路感染,故选B。

55. 【答案】 ABCF
【解析】 儿童泌尿道感染常见的易感因素有尿道周围菌种的改变及尿液性状的变化,为致病菌入侵和繁殖创造了条件;细菌黏附于尿路上皮细胞是其在泌尿道增殖引起泌尿道感染的先决条件;先天性或获得性尿路畸形;新生儿和婴儿抗感染能力差,易患泌尿道感染;糖尿病、高钙血症、高血压、慢性肾脏疾病及长期使用糖皮质激素或免疫抑制剂的患儿易患泌尿道感染,故选A、B、C、F。

56. 【答案】 E
【解析】 尿细菌培养及菌落计数是诊断泌尿道感染的主要依据,故选E。

57. 【答案】 ADE
【解析】 为患儿留取尿培养标本时应充分清洁消毒外阴后留取清洁中段尿,避免留取尿液污染和混有粪便等其他杂质,排尿前不宜大量饮水,标本收集后应及时送检,不能立即送检应冷藏保存24小时,且标本采集过程应严格执行无菌操作,故选A、D、E。

58. 【答案】 C
【解析】 任何致病菌均可引起泌尿道感染,但大肠埃希菌是泌尿道感染中最常见的致病菌,约占60%~80%,故选C。

59. 【答案】 ABC
【解析】 该患儿应注意卧床休息,并严密监测体温,体温升高是给予物理降温或药物降温,注意观察尿量、尿色,故选A、B、C。

60. 【答案】 CE
【解析】 为预防感染复发,患儿出院后在家中应单独使用洁具,清洗外阴时注意从前向后擦洗，连续3个月复查尿常规，故选C、E。

61. 【答案】BDF

【解析】该患儿入院后应进行尿细菌培养、B超检查以及排泄性膀胱尿路造影等检查，故选B、D、F。

62. 【答案】AD

63. 【答案】CDEF

【解析】该患儿需卧床休息但不必绝对卧床休息。鼓励患儿大量饮水，通过增加尿量起到冲洗尿道的作用，A、B错误。

64. 【答案】AC

【解析】该患儿出院后按时服药，定期复查，防止复发与再感染。一般急性感染于疗程结束后每月随访一次，除尿常规外，还应做中段尿培养连续3个月，如无复发可认为治愈，反复发作者每3~6个月复查一次，共2年或更长时间，故选A、C。

65. 【答案】B

66. 【答案】A

【解析】血清钾的正常浓度为3.5~5.5mmol/L，低于3.5为低钾血症，故选A。

67. 【答案】BDE

【解析】此时应给予该患儿碱性药物治疗，静脉滴注0.3%氯化钾和补充维生素D、钙剂等治疗措施，故选BDE。

68. 【答案】CDEF

69. 【答案】ADF

70. 【答案】ACDF

【解析】该患儿应少食多餐，特别注意给予含钾量高的食物，多给予牛奶、虾等，饮食中尽量减少含氯和硫酸根的食物，故选A、C、D、F。

71. 【答案】ACDE

【解析】原发性远端肾小管酸中毒早期开始控制HCO_3^-水平，预后较好，要坚持长期服用碱性药物，定期复查尿常规、血气分析、血电解质和血钙、尿钙浓度等，故选A、C、D、E。

72. 【答案】D

【解析】90%的急性肾小球肾炎有链球菌的前驱感染，以呼吸道和皮肤感染为主，在前驱感染后经1~3周无症状的间歇期而急性起

病，且以血尿、水肿和高血压为主要表现。急性肾小球肾炎患儿疾病早期常发生高血压脑病，血压可达150~160mmHg/100~110mmHg以上，故选D。

73. 【答案】ACDF

74. 【答案】ACD

【解析】硝普钠的作用机制包括直接松弛小动脉和小静脉平滑肌、减轻周围血管阻力，减低心脏前、后负荷，故选A、C、D。

75. 【答案】ACD

【解析】应用硝普钠治疗的患儿应严密监测血压、心率和药物不良反应；硝普钠须避光输注；应用方法为：将5~20mg药物溶于100ml葡萄糖溶液中，以$1\mu g/(kg \cdot min)$速度开始，视血压调整滴速。故选A、C、D。

76. 【答案】F

77. 【答案】ACD

【解析】急性肾小球肾炎患儿起病2周内应卧床休息，待水肿消退、血压降至正常、肉眼血尿消失后可下床在室内轻微活动；血沉正常后可上学，但应避免体育运动和重体力活动；尿沉渣细胞绝对计数正常后方可恢复体力活动，故选A、C、D。

78. 【答案】B

【解析】该患儿全身重度凹陷性浮肿2周，故现存的护理诊断主要是体液过多，故选B。

79. 【答案】BCDEF

【解析】肾病综合征患儿一般不需要严格限制活动，无高度水肿、低血容量及感染的患儿不需要卧床休息，严重水肿和高血压时需卧床休息，以减轻心脏和肾脏负担，即使卧床也应在床上经常变换体位，病情缓解后可逐渐增加活动量，但不要过度劳累，以免复发，故A错，选B、C、D、E、F。

80. 【答案】A

【解析】糖皮质激素是肾病综合征患儿较有效的首选药物，常用泼尼松（强的松），故选A。

81. 【答案】A

【解析】糖皮质激素是肾病综合征患儿较有效的首选药物，常用泼尼松（强的松），故选A。

82. 【答案】C
83. 【答案】A
84. 【答案】CF

【解析】单纯型肾病一般无血尿和高血压，故选 C、F。

85. 【答案】AD

【解析】对于水肿、血压高、尿少的急性肾小球肾炎患儿，应适当限制盐和水的摄入，故选 D。

86. 【答案】E

【解析】急性肾小球肾炎患儿起病 2 周内应卧床休息，待水肿消退、血压降至正常、肉眼血尿消失后可下床在室内轻微活动；血沉正常后可上学，但应避免体育运动和重体力活动；尿沉渣细胞绝对计数正常后方可恢复体力活动，故选 E。

87. 【答案】D

【解析】90% 的急性肾小球肾炎患儿有链球菌的前驱感染，以呼吸道及皮肤感染为主，入院时，护士应评估是否有感染史，故选 D。

88. 【答案】B

【解析】急性肾小球肾炎患儿疾病早期常并发高血压脑病，血压可达 150～160mmHg/100～110mmHg 以上，故选 B。

第十四章 血液系统疾病患儿的护理

一、单选题

1.【答案】E

【解析】儿童贫血的国内诊断标准是：出生后10天内Hb<145g/L；10天至3个月龄时Hb<100g/L；3个月至6岁Hb<110g/L。

2.【答案】D

【解析】WHO儿童贫血诊断标准：6~14岁Hb<120g/L。

3.【答案】E

【解析】缺铁性贫血（iron deficiency anemia, IDA）是由于体内储铁缺乏，致使血红蛋白合成减少而发生的一种小细胞低色素性贫血。

4.【答案】A

【解析】营养性巨幼细胞贫血（nutritional megaloblastic anemia, NMA）是由于维生素B_{12}和/或叶酸及维生素C缺乏所致的一种大细胞性贫血。

5.【答案】C

【解析】再生障碍性贫血属正常细胞型，亦可呈轻度大红细胞。红细胞轻度大小不一，但无明显畸形及多染现象，一般无幼红细胞出现。

6.【答案】C

【解析】小儿营养性贫血好发的年龄是婴幼儿期。

7.【答案】D

8.【答案】B

【解析】小儿营养性缺铁性贫血最常见的原因是铁的摄入不足，辅食添加较晚。

9.【答案】A

10.【答案】D

11.【答案】E

12.【答案】E

【解析】判断铁剂治疗营养性缺铁性贫血的疗效，早期最可靠的指标是网织红细胞升高。服用铁剂后12~24小时临床症状好转，烦躁减轻，食欲增加。36~48小时开始出现红系增生现象。2~3天后网织红细胞开始升高，5~7天达到高峰，以后逐渐下降，2~3周后降至正常。1~2周后血红蛋白开始上升，一般3~4周后达正常。

13.【答案】D

14.【答案】E

15.【答案】E

【解析】营养性缺铁性贫血与母乳加含铁辅食喂养无关。

16.【答案】D

【解析】营养性缺铁性贫血的患儿应该补充铁剂。

17.【答案】E

【解析】营养性巨幼细胞性贫血所缺乏的营养物质是缺乏维生素B_{12}、叶酸。

18.【答案】A

【解析】营养性巨幼细胞性贫血常伴有神经、精神症状，其原因是维生素B_{12}除参与造血外，还参与神经髓鞘脂蛋白的合成。

19.【答案】E

20.【答案】B

21.【答案】A

22.【答案】C

23.【答案】C

24.【答案】C

25.【答案】B

26.【答案】B

27.【答案】C

28.【答案】E

29.【答案】D

30. 【答案】C
31. 【答案】D
32. 【答案】E
33. 【答案】D

二、多选题

1. 【答案】ACD

【解析】营养性缺铁性贫血的骨髓象特点有：幼红细胞增生活跃；细胞质量少，边缘不规则；细胞质成熟程度落后于细胞核。

2. 【答案】ABCE
3. 【答案】ACD

【解析】白血病患儿预防感染的措施包括：住空气层流室，防止交叉感染；口腔的清洁；保持大便通畅，防止肛周脓肿形成。

4. 【答案】ABCD

【解析】缺铁性贫血应向患儿家长宣传：合理喂养；母乳喂养；及时添加辅食；坚持正确用药，仍需控制饮食，不可暴饮暴食。

5. 【答案】ABCE

【解析】缺铁性贫血尽量给予口服治疗。临床上一般使用二价铁盐制剂。常用的口服制剂有硫酸亚铁、富马酸亚铁、葡萄糖酸亚铁和琥珀酸亚铁等。口服铁剂的剂量为元素铁 2～6mg/（kg·d），分 3 次餐间口服，可同时服用维生素 C 增加铁的吸收。注射铁剂较容易发生不良反应，应慎用。注射铁剂可致局部疼痛、静脉痉挛和静脉炎等，应深部肌内注射，每次更换注射部位，减少局部刺激。输注红细胞适用于以下情况：①贫血严重，尤其是发生心力衰竭；②合并感染者；③急需外科手术者。输血时应注意输注的量和速度。贫血越严重，每次输注量应越少。速度宜慢，以免发生心功能不全。

6. 【答案】ABCDE
7. 【答案】ABDE
8. 【答案】BCD
9. 【答案】ABCDE
10. 【答案】ABCDE
11. 【答案】ABCDE
12. 【答案】ABC
13. 【答案】ABCDE
14. 【答案】ABCE

【解析】对接受化疗的急性白血病患儿护理时，鞘内注射化疗药物后应安置患儿平卧 4～6 小时，故 D 项错误。

15. 【答案】ABE

【解析】特发性血小板减少性紫癜患儿的护理措施包括密切观察皮肤瘀点、瘀斑变化；评估有无诱发或加重出血的危险因素；严重出血者绝对卧床休息；注射或穿刺后延长压迫时间。

16. 【答案】ABC
17. 【答案】ABD

【解析】血友病是遗传性凝血功能障碍的出血性疾病，由女性传递，男性发病。

18. 【答案】BCDE

【解析】缺铁性贫血患儿的护理措施包括注意纠正不良的饮食习惯；合理搭配患儿膳食；及时添加含铁丰富的辅食；对早产儿可及早给予铁剂；尽量少去公共场所人多处，以避免交叉感染，因感染后能使贫血加重。

19. 【答案】CDE
20. 【答案】BE
21. 【答案】AD

【解析】缺铁性贫血是小细胞低色素性贫血，小红细胞性贫血（缺铁性贫血）时，血红蛋白减少比红细胞数减少明显；而大红细胞性贫血（巨幼红细胞贫血）时，红细胞数减少比血红蛋白减少更明显。

22. 【答案】ABCD

【解析】口服铁剂后 1～2 周后血红蛋白开始上升。

23. 【答案】ABCDE

【解析】营养性缺铁性贫血的患儿贫血的病因与患儿的母亲双胎妊娠，且孕期有贫血、挑食、偏食，婴儿期生长发育速度较快，且 8 个月开始添加辅食、长期慢性腹泻、牛奶蛋白过敏等都有关。

24. 【答案】ABCD

【解析】维生素 C 可以促进铁的吸收。

25. 【答案】ACDE

【解析】防止早产儿发生缺铁性贫血，给予铁剂的时间是 2 月龄。

26. 【答案】ABCD

【解析】维生素 C 摄入增加可促进铁的吸收，与营养性巨幼细胞性贫血无关。

27.【答案】ABCD

【解析】营养性缺铁性贫血呈现小细胞、低色素。

28.【答案】ACDE

【解析】单纯的营养性巨幼细胞性贫血不能服用叶酸，以免加重精神神经症状。

29.【答案】BCDE

【解析】口服铁剂须小剂量，服用后刷牙，大便颜色停药后可以恢复，服用需要在两餐之间。

30.【答案】ACDE

31.【答案】ABCE

32.【答案】ABCE

【解析】牛奶、鸡蛋会抑制铁的吸收。

三、共用题干题

1.【答案】B

【解析】贫血程度的分度：Hb 60～90g/L 属于中度贫血。

2.【答案】E

【解析】该患儿出现肝脾肿大的原因是髓外造血。

3.【答案】B

【解析】足月儿 4 个月添加辅食。

4.【答案】A

【解析】营养性缺铁性贫血是由于体内铁缺乏导致血红蛋白合成减少所致。

5.【答案】B

【解析】营养性缺铁性贫血的病因有储铁不足、铁摄入不足、生长发育因素、铁的吸收障碍、铁的丢失过多。

6.【答案】B

【解析】营养性缺铁性贫血的确诊最敏感的指标是血清铁蛋白测定。

7.【答案】E

【解析】小细胞性贫血的患儿体内缺乏铁。

8.【答案】C

【解析】贫血程度的分度：Hb 60～90g/L 之间属于中度贫血。

9.【答案】A

【解析】遵医嘱为患儿口服铁剂药物应在两餐之间服用。

10.【答案】D

【解析】遵医嘱为患儿口服铁剂药物应持续到血红蛋白正常后 2 个月左右。

11.【答案】C

【解析】原发性血小板减少性紫癜又称为特发性血小板减少性紫癜，即自身免疫性血小板减少性紫癜，是最常见的出血性疾病之一。其主要临床特点是：皮肤、黏膜自发性出血，血小板减少，骨髓巨核细胞数正常或增多，出血时间延长，血块收缩不良，束臂试验阳性。本病的特征是血小板寿命缩短，骨髓中巨核细胞增多伴成熟障碍，脾脏无明显肿大。

12.【答案】B

【解析】原发性血小板减少性紫癜首选的药物治疗是糖皮质激素。

13.【答案】E

【解析】此病危及生命的脊髓或颅内出血常见，可引起下肢麻痹或颅内高压表现，可危及生命。

14.【答案】B

【解析】导致患儿皮肤出现瘀点（斑）的最主要的原因是血小板数量减少。

15.【答案】E

16.【答案】B

【解析】原发性血小板减少性紫癜危及生命的脊髓或颅内出血常见，可引起下肢麻痹或颅内高压表现，可危及生命。

17.【答案】D

【解析】口腔黏膜比较脆弱，使用牙签等锋利物品容易导致出血。

18.【答案】D

【解析】营养性混合性贫血的发生，既有铁的缺乏，亦有叶酸和/或维生素 B_{12} 的缺乏，它是兼有巨幼细胞性贫血和缺铁性贫血特征的一种疾病。

19.【答案】A

【解析】营养性混合性贫血需要做的检查包括血清铁、叶酸、维生素 B_{12} 含量测定。

20.【答案】B

【解析】营养性混合性贫血的治疗方法包括铁剂、叶酸、维生素 B_{12} 治疗。

21. 【答案】C

【解析】营养性缺铁性贫血（nutritional iron deficiency anemia, NIDA）是由于体内铁缺乏导致血红蛋白合成减少所致。临床上以小细胞低色素性贫血、血清铁蛋白减少和铁剂治疗有效为特点。缺铁性贫血是小儿最常见的一种贫血，以婴幼儿发病率最高，严重危害小儿健康，是我国重点防治的小儿常见病之一。

22. 【答案】D

【解析】营养性缺铁性贫血需要检查血清铁（SI）、总铁结合力（TIBC）和转铁蛋白饱和度（TS）。

23. 【答案】E

【解析】营养性缺铁性贫血最主要的护理问题是贫血患儿机体营养不足。

24. 【答案】C

25. 【答案】A

【解析】营养性缺铁性贫血的主要原因是喂养不当，添加辅食过晚。

26. 【答案】C

【解析】营养性缺铁性贫血的最佳方案是给予铁剂，并添加促进吸收的维生素。

27. 【答案】C

【解析】贫血程度的分度：Hb 60～90g/L属于中度贫血。

28. 【答案】B

【解析】小儿营养性缺铁性贫血应采取的治疗措施是口服铁剂。

29. 【答案】A

30. 【答案】A

【解析】为了明确贫血性质，最有意义的辅助检查是骨髓象。

31. 【答案】C

【解析】营养性巨幼细胞性贫血临床表现：①一般表现：多呈虚胖，或伴轻度水肿，毛发稀疏发黄，严重病例可有皮肤出血点或瘀斑。②贫血表现：轻度或中度贫血者占大多数。患儿面色苍黄，疲乏无力，常伴有肝、脾肿大。③精神神经症状：患儿可出现烦躁不安、易怒等症状。维生素 B_{12} 缺乏者还可出现表情呆滞、嗜睡，对外界反应迟钝，少哭不笑，智力、动作发育落后，甚至退步。此外，还常出现肢体、躯干、头部和全身震颤，甚至抽搐、感觉异常、共济失调、踝阵挛和 Babinski 征阳性等。④消化系统症状：常有食欲不振、腹泻、呕吐和舌炎等。

32. 【答案】D

【解析】维生素 B_{12} 缺乏是小儿巨幼细胞性贫血的病因之一。

33. 【答案】D

【解析】小儿营养性巨幼细胞性贫血首选血维生素 B_{12} 检查。

34. 【答案】E

35. 【答案】B

【解析】小儿营养性巨幼细胞性的主要治疗措施是肌注维生素 B_{12}。

四、案例分析题

1. 【答案】B

【解析】贫血程度的分度：Hb 60～90g/L之间属于中度贫血，其余症状提示营养性缺铁性贫血。

2. 【答案】E

【解析】营养性缺铁性贫血处于小细胞低色素性贫血。

3. 【答案】D

【解析】营养性缺铁性贫血首先出现有效的观察指标是网织红细胞升高。

4. 【答案】B

【解析】服用铁剂的时间是两餐之间，剂量为4～6mg/kg体重。

5. 【答案】CEF

【解析】维生素 C 可以促进铁剂的吸收。

6. 【答案】ADEFG

7. 【答案】F

【解析】特发性血小板减少性紫癜（ITP）是一种原因不明的获得性出血性疾病，以血小板减少、骨髓巨核细胞正常或增多，以及缺乏任何原因为特征。

8. 【答案】D

【解析】ITP首选的治疗方案是糖皮质激素与大剂量丙种球蛋白。

9. 【答案】ADFG

【解析】患儿诊断为ITP，患儿目前存在的健康问题/护理诊断是恐惧；皮肤完整性受损；

有感染的危险；潜在并发症：出血。

10. 【答案】 B

【解析】 当出现烦躁、呕吐、抽搐时是发生了ITP的并发症颅内出血。

11. 【答案】 B

【解析】 特发性血小板减少性紫癜导致出血的直接原因是：病毒感染后机体产生相应的血小板相关抗体（PAIgG），PAIgG与血小板膜发生交叉反应，使血小板受到损伤而被单核-巨噬细胞系统清除。血小板数量减少是导致出血的主要的原因。附着有PAIgG的血小板不同程度功能异常及抗体损伤血管壁致毛细血管脆性和通透性增加，是出血的促进因素。

12. 【答案】 A

13. 【答案】 ABCEF

【解析】 糖皮质激素（GC）是机体内极为重要的一类调节分子，它对机体的发育、生长、代谢以及免疫功能等起着重要调节作用，是机体应激反应最重要的调节激素，也是临床上使用最为广泛而有效的抗炎和免疫抑制剂。糖皮质激素主要的副作用是：①水、盐、糖、蛋白质及脂肪代谢紊乱：表现为向心性肥胖（库欣综合征），出现满月脸、水牛背、痤疮、多毛、高血钠和低血钾、高血压、水肿、高血脂、高血糖或使糖尿病加重、肾上腺皮质功能减退、甚至萎缩、闭经、肌肉消瘦、无力、骨质疏松、股骨头坏死和精神症状等。②减弱机体抵抗力。③阻碍组织修复，延缓组织愈合。④抑制儿童生长发育。

14. 【答案】 E

【解析】 对于ITP患者，不采用血小板输注是因为产生抗血小板抗体。

15. 【答案】 ABCDF

16. 【答案】 ABCDE

【解析】 对于ITP患者，出院指导内容是：①指导预防损伤的措施。②指导进行自我保护，忌服阿司匹林类或含阿司匹林类的药物；服药期间不与感染患儿接触，去公共能场所时佩戴口罩，衣着适度，尽量避免感冒，以防加重病情或复发。③教会家长识别出血征象和学会压迫止血的方法，一旦发现出血，立即到医院复查或治疗。

17. 【答案】 E

【解析】 凝血因子活性测定是对人体内的各种凝血因子进行活性测定，凝血因子在血液凝固过程中，起着非常重要的作用，测定各个凝血因子的活性，有助于判断血友病的类型，血友病的轻重程度以及某些病理情况下的凝血状况。

18. 【答案】 B

【解析】 患儿的Ⅷ因子活性为2%，为中间型血友病甲。血友病A（血友病甲）（hemophilia A，HA）是一种X染色体连锁的凝血因子Ⅷ量和分子结构异常引起的隐性遗传性出血性疾病。

19. 【答案】 D

【解析】 中间型血友病甲的主要治疗方法为输注Ⅷ因子制剂。

20. 【答案】 C

【解析】 中间型血友病甲患者最危险的并发症是脑疝，严重者可以导致死亡。

21. 【答案】 AD

【解析】 头低足高位和甘露醇静脉滴注都会使得颅内压降低，危害患儿生命。

22. 【答案】 C

【解析】 凝血因子Ⅷ活性可以帮助确诊血友病甲。

23. 【答案】 ABCDEF

24. 【答案】 BDEF

【解析】 输入Ⅷ因子制剂，护士在操作时需注意的是现配现用；配制好后勿剧烈震荡；使用注射用水溶解，本品溶解后立即使用，并在1小时内输完，不得放置；输液器须带有滤网装置进行静脉滴注。本品专供静脉输注。

25. 【答案】 BCDEF

【解析】 血友病患儿，出院指导的内容应该包括：尽量避免使用锐器，如针、剪、刀；关节出血时，应卧床，将肢体固定于功能位；尽可能采用口服药物，避免肌内注射；输入凝血因子要按照要求稀释后输入；鼓励患儿参与自身护理。

26. 【答案】 ABCDEF

【解析】 组织细胞增多症X又称朗格汉斯细胞组织细胞增生症；好发于小儿，男孩发病率明显高于女孩；是以单核吞噬细胞系统和网状细胞增生为共同特征的一组疾病；全身各脏器均可受累；常表现为贫血、软组织肿块、骨骼缺损、淋巴结大、肝脾大、皮肤黏膜病变及肺组织结构的改变等；治疗包括外科手术、化学治疗、放射疗法、免疫治疗和造血干细胞移植等。

27. 【答案】ABCDE

【解析】皮疹患儿不能使用肥皂清洗皮肤，否则会使皮肤受到的损害。

28. 【答案】C

【解析】长春新碱的副作用是周围神经炎。

29. 【答案】BCDEF

【解析】长春新碱不可以用于鞘内注射。

30. 【答案】A

【解析】中枢性尿崩症（又称血管加压素缺乏，下丘脑性尿崩症）是由于创伤、肿瘤、手术等多种原因引起下丘脑、垂体柄和垂体后叶损伤导致 AVP 合成、转运和分泌不足而造成的尿崩症。

31. 【答案】ABCDEF

【解析】该患儿发生中枢性尿崩症，应遵医嘱应用醋酸去氨加压素替代治疗；严格记录24小时出入量；根据医嘱每日入量，合理安排患儿饮水量；注意观察患儿有无脱水表现；限水试验期间，及时准确留取血液标本、尿标本；加强会阴部护理，防止泌尿系感染。

32. 【答案】D

【解析】溶血性贫血（hemolytic anemia）是由于红细胞破坏速率增加（寿命缩短），超过骨髓造血的代偿能力而发生的贫血。

33. 【答案】D

【解析】溶血性贫血患者周围血液中出现幼红细胞，主要为晚幼红，有时可出现晚幼粒骨髓幼红细胞增生，骨髓内幼红细胞比例明显增加，主要为中、晚幼红，形态正常。

34. 【答案】E

【解析】蚕豆病是葡萄糖-6-磷酸脱氢酶（G-6-PD）缺乏症的一个类型，表现为进食蚕豆后引起溶血性贫血。溶血具体机制不明，同一地区 G-6-PD 缺乏者仅少数人发病，而且也不是每年进食蚕豆都发病。

35. 【答案】ABF

【解析】应用碳酸氢钠的目的是防止肾衰竭；防止血红蛋白在肾小管内沉积；碱化尿液。

36. 【答案】ABCDE

【解析】当机体受到解热镇痛药、阿司匹林等药物侵害时，氧化作用产生的 H_2O_2 不能被及时还原成水，过多的 H_2O_2 可致血红蛋白和膜蛋白均发生氧化损伤。血红蛋白氧化损伤的结果，导致海因小体及高铁血红素生成；红细胞膜的过氧化损伤则表现为膜脂质和膜蛋白巯基的氧化。上述变化使红细胞膜通透性增高，红细胞变形性降低，形成衰老抗原，为自身抗体所识别，最终易被单核-巨噬细胞所吞噬。其结果就是造成红细胞膜的氧化损伤和溶血。由于 G-6-PD 缺乏红细胞本身对氧化性损伤的抵御潜力，故在任何氧化性刺激下均可造成溶血。故 F 选项错误。

37. 【答案】A

38. 【答案】ABCDEF

39. 【答案】ADEFG

【解析】维生素 C 类促进铁的吸收，精瘦肉、动物内脏中富含丰富的铁。

40. 【答案】B

41. 【答案】E

【解析】小儿营养性巨幼细胞性贫血的实验室检查结果为骨髓中出现巨幼红细胞。

42. 【答案】DF

【解析】小儿营养性巨幼细胞性贫血的治疗措施应为给予维生素 B_{12} 和叶酸，维生素 C 有助于叶酸的吸收。

第十五章　神经系统疾病患儿的护理

一、单选题

1.【答案】A

【解析】随着年龄的增长，脑发育逐渐成熟与复杂化。儿童1岁时完成脑发育的50%，3岁时完成脑发育的75%，6岁时完成脑发育的90%。在基础代谢状态下，儿童脑耗氧量占机体总耗氧量的50%，而成人为20%，所以儿童对缺氧的耐受性较成人差。

2.【答案】D

【解析】生理反射包括：①终身存在的反射：角膜反射、瞳孔对光反射、结膜反射及吞咽反射等出生时已存在，终身不消失；腹壁反射、提睾反射及腱反射等，1岁后可引出并较稳定。当神经系统发生病理改变时，这些反射可减弱或消失。②暂时性反射（原始反射）：觅食反射、拥抱反射、握持反射、吸吮反射及颈肢反射等出生时已存在，以后逐渐消失。吸吮反射于1岁左右完全消失，觅食反射、拥抱反射、握持反射于生后3~4个月消失，颈肢反射于生后5~6个月消失。当神经系统发生病理改变时，这些反射存在与消失的时间将发生变化。

3.【答案】B

4.【答案】B

【解析】正常2岁以下婴幼儿，呈现Babinski征阳性可为生理现象；2岁以上或单侧阳性提示锥体束损伤。

5.【答案】C

6.【答案】A

【解析】小儿化脓性脑膜炎最常见的途径是致病菌通过体内感染灶（上呼吸道、胃肠道黏膜、新生儿皮肤、脐部侵入等）经血流、血脑屏障到达脑膜。

7.【答案】C

8.【答案】D

【解析】3个月以下化脓性脑膜炎患儿起病隐匿，症状不典型。表现为体温升高或降低，甚至体温不升；面色青紫或苍白，吸吮力差、拒乳呕吐、黄疸加重等；肌张力减弱或不典型性惊厥发作；由于颅骨缝和囟门的缓冲作用使颅内压增高和脑膜刺激征表现不明显。

9.【答案】B

10.【答案】E

【解析】脑脊液典型的改变为压力增高，外观混浊或呈乳白色，白细胞总数明显增多达 $1000 \times 10^6/L$ 以上，白细胞分类以中性粒细胞为主；糖和氯化物含量显著下降，糖 < $1.1mmol/L$，甚至难以测出；蛋白质明显增高，定量在 > $1.0g/L$。涂片革兰染色检查可早期确定致病菌，以指导治疗。

11.【答案】C

【解析】化脓性脑膜炎抗生素治疗选用对病原菌敏感、易透过血脑屏障、毒性低的抗生素，早期、联合、足量、足疗程静脉给药，力求用药24小时内杀灭脑脊液中的致病菌。选用头孢曲松 $100mg/(kg \cdot d)$ 或头孢噻肟 $200mg/(kg \cdot d)$。流行性脑脊髓膜炎应用药7~10天；肺炎链球菌、流感嗜血杆菌脑膜炎应静脉滴注给药10~14天；金黄色葡萄球菌和革兰阴性菌脑膜炎，应用药21天以上。伴有并发症的患儿应适当延长给药时间。

12.【答案】E

13.【答案】C

【解析】大约30%~60%化脓性脑膜炎患儿并发硬脑膜下积液。

14.【答案】D

【解析】积液量多，且出现颅内压增高表现时，采取硬膜下穿刺放出积液的方法（每次放出积液量为每侧15ml以内），多数患儿的积液可逐渐减少而治愈。

15. 【答案】A

【解析】化脓性脑膜炎白细胞总数明显增多达$1000×10^6/L$以上，白细胞分类以中性粒细胞为主。

16. 【答案】A

【解析】化脓性脑膜炎发生脑疝时出现意识不清，呼吸不规则，两侧瞳孔不等大，对光反射迟钝。

17. 【答案】D

18. 【答案】B

19. 【答案】A

【解析】小儿病毒性脑膜炎、脑炎80%为肠道病毒（柯萨奇病毒、埃可病毒）感染，其次为单纯疱疹病毒、腮腺炎病毒和虫媒病毒等。

20. 【答案】A

21. 【答案】E

【解析】病毒性脑炎多先有上呼吸道或消化道感染病史，表现为发热、恶心、呕吐。继而婴儿出现烦躁不安，易被激惹；年长儿表现头痛、颈背疼痛，脑膜刺激征为阳性。很少发生严重意识障碍和惊厥。典型特点是：无局限性神经系统体征。病程大约1~2周。

22. 【答案】B

23. 【答案】A

【解析】病毒性脑膜炎、脑炎脑脊液检查压力正常或轻中度增高，外观清亮，白细胞总数轻度增多（$<300×10^6/L$），病程早期以中性粒细胞为主，后期以淋巴细胞为主；蛋白质大多数正常或轻度升高，糖和氯化物一般在正常范围。

24. 【答案】B

25. 【答案】B

26. 【答案】C

27. 【答案】B

二、多选题

1. 【答案】ABCDE

【解析】3个月以下化脓性脑膜炎患儿起病隐匿，症状不典型。表现为体温升高或降低，甚至体温不升；面色青紫或苍白，吸吮力差、拒乳呕吐、黄疸加重等；肌张力减弱或不典型性惊厥发作；由于颅骨缝和囟门的缓冲作用使颅内压增高和脑膜刺激征表现不明显。

2. 【答案】ABCDE

【解析】小儿生理反射包括：①终身存在的反射：角膜反射、瞳孔对光反射、结膜反射及吞咽反射等出生时已存在，终身不消失；腹壁反射、提睾反射及腱反射等，1岁后可引出并较稳定。当神经系统发生病理改变时，这些反射可减弱或消失。②暂时性反射（原始反射）：觅食反射、拥抱反射、握持反射、吸吮反射及颈肢反射等出生时已存在以后逐渐消失。吸吮反射于1岁左右完全消失，觅食反射、拥抱反射、握持反射于生后3~4个月消失，颈肢反射于生后5~6个月消失。当神经系统发生病理改变时，这些反射存在与消失的时间将发生变化。

3. 【答案】ABCDE

【解析】化脓性脑膜炎最常见的途径是致病菌通过体内感染灶（上呼吸道、胃肠道黏膜、新生儿皮肤、脐部侵入等）经血流、血脑屏障到达脑膜。

4. 【答案】BC

【解析】病毒性脑膜炎80%为肠道病毒（柯萨奇病毒、埃可病毒）感染，其次为单纯疱疹病毒、腮腺炎病毒和虫媒病毒等。

5. 【答案】ABCDE

【解析】病毒性脑炎急性期及时给予支持与对症治疗是降低病死率和致残率的关键。治疗措施为：①对症治疗与支持疗法：卧床休息，维持体温正常及水、电解质平衡，合理供给营养，对营养状况不良者给予静脉营养剂或白蛋白。②控制脑水肿和颅内高压：严格限制液体入量；过度通气时，将$PaCO_2$控制于20~25kPa；静脉注射甘露醇。③控制惊厥发作：惊厥发作时，给予地西泮、苯妥英钠等止惊剂。④抗病毒治疗：对疱疹病毒脑炎可给予阿昔洛韦治疗，对其他病毒感染可酌情选用干扰素、更昔洛韦、利巴韦林，静脉注射免疫球蛋白等。⑤抗生素应用：对于重症婴幼儿或继发细菌感染者，适当给予抗生素。

6. 【答案】BCDE

【解析】 脑炎和脑膜脑炎脑脊液压力正常或增高，外观清亮，白细胞总数轻度增多（<$300×10^6$/L），病程早期以中性粒细胞为主，后期以淋巴细胞为主；蛋白质大多数正常或轻度升高，糖和氯化物一般在正常范围。

7. 【答案】 ADE

【解析】 患儿癫痫发作的护理措施：①维持气道通畅。发作时应立即使患儿平卧，头偏向一侧，松解衣领，有舌后坠者可用舌钳将舌拉出，防止窒息；在患儿上、下臼齿之间放置牙垫或厚纱布包裹的压舌板，防止舌被咬伤；保持呼吸道通畅，必要时用吸引器吸出痰液，准备好开口器和气管插管物品；给予低流量持续吸氧。②安全防护。护理操作时勿强行按压肢体，以免引起骨折。患儿癫痫发作时要保护患儿肢体，防止抽搐时碰撞造成皮肤破损、骨折或脱臼、坠床。移开患儿周围可能导致受伤的物品。拉紧床挡，专人守护。意识恢复后仍要加强保护措施，以防因身体衰弱或精神恍惚发生意外事故。平时安排好患儿日常生活，适当活动与休息，避免情绪紧张、受凉或中暑、感染等。避免各种危险活动，注意安全。

8. 【答案】 ABCD

【解析】 终身存在的反射：角膜反射、瞳孔对光反射、结膜反射及吞咽反射等出生时已存在，终身不消失；腹壁反射、提睾反射及腱反射等，1岁后可引出并较稳定。当神经系统发生病理改变时，这些反射可减弱或消失。

9. 【答案】 ABCDE

【解析】 化脓性脑膜炎抗生素治疗选用对病原菌敏感、易透过血脑屏障、毒性低的抗生素，早期、联合、足量、足疗程静脉给药，力求用药24小时内杀灭脑脊液中的致病菌。给予支持治疗。

10. 【答案】 ABCDE

【解析】 脑瘫的临床表现有：①运动障碍：运动障碍是脑瘫患儿最基本的表现，其特征是运动发育落后和瘫痪肢体主动运动减少，肌张力、姿势及神经反射异常。②伴随症状：除运动障碍外，脑性瘫痪患儿约半数以上伴有智力低下，听力、语言、视力障碍，认知和心理行为异常以及癫痫等一系列发育异常的症状。

11. 【答案】 ABCD

【解析】 细菌性脑膜炎脑脊液典型的改变为：压力增高，外观混浊或呈乳白色，白细胞总数明显增多达$1000×10^6$/L以上，白细胞分类以中性粒细胞为主；糖和氯化物含量显著下降，糖<1.1mmol/L，甚至难以测出；蛋白质明显增高，定量在>1.0g/L。

12. 【答案】 ABCD

【解析】 注意缺陷多动障碍主要临床表现包括注意缺陷、行为冲动、学习困难、静坐不能、活动过多。

13. 【答案】 ABDE

【解析】 进行性肌营养不良主要检查包括肌电图、肌活检、骨骼肌CT或MRI检查、基因检测。

14. 【答案】 BCDE

【解析】 婴儿痉挛又称West综合征，多在婴儿期起病，生后4~7个月为发病高峰，男孩多于女孩。频繁的强直痉挛发作，表现为屈曲性、伸展性及混合性三种。其中以屈曲性及混合性发作为多。屈曲性发作时婴儿呈点头、屈腿状；伸展性发作表现为角弓反张，肢体频繁颤动，在入睡不久和刚醒时加重。若患儿病前已有脑损伤、精神运动发育异常，则治疗效果差，多数患儿可能遗留智力障碍；患儿病前无明显脑损伤者，早期接受治疗后，约40%患儿的智力与运动发育可基本正常。ACTH可作为婴儿痉挛症的首选药物。

15. 【答案】 ABCDE

【解析】 化脓性脑膜炎以5岁以下儿童多见，婴儿期是患病的高峰期。急性起病，患病前多有上呼吸道或消化道感染症状。①感染性全身性中毒症状：发热、烦躁不安、面色灰白。②急性脑功能障碍症状：进行性的意识改变，出现精神萎靡、嗜睡、昏睡、昏迷。③颅内压增高：年长儿表现持续性剧烈头痛、频繁呕吐、畏光等，婴儿表现易激惹（摇晃和抱着时更严重）、尖声哭叫、双眼凝视、惊厥等。前囟增大、隆起、张力增高，颅骨缝增宽、头围增大等。病情严重时可合并脑疝，出现呼吸不规则、两侧瞳孔大小不等、对光反射减弱或消失。④脑膜刺激征：颈强直、Kernig征、

Brudzinski 征阳性,以颈强直最常见。⑤脑脊液改变。

16. 【答案】ABCD

【解析】多种化脓性细菌均可以引起脑膜炎,但致病菌类型与患儿年龄有密切关系。0~2个月婴儿易患肠道革兰阴性杆菌(最多见为大肠埃希菌,其次为变形杆菌、铜绿假单胞菌或产气杆菌等)和金黄色葡萄球菌脑膜炎;3个月至3岁婴幼儿易患流感嗜血杆菌脑膜炎;5岁以上儿童易患脑膜炎球菌、肺炎链球菌脑膜炎。由脑膜炎球菌引起的脑膜炎呈流行性。

17. 【答案】ABCE

18. 【答案】ABCD

【解析】病毒性脑膜炎多先有上呼吸道或消化道感染病史,表现为发热、恶心、呕吐。继而婴儿出现烦躁不安,易被激惹;年长儿表现头痛、颈背疼痛,脑膜刺激征为阳性。很少发生严重意识障碍和惊厥,无局限性神经系统体征。病程大多1~2周。

19. 【答案】ABCE

【解析】病毒性脑炎绝大部分都会治愈,只有极少数留有后遗症。

20. 【答案】ABDE

【解析】护理措施包括昏迷患儿应定时按摩皮肤,防止压疮,可取平卧位;出现偏瘫的患儿,急性期应及早地进行肢体被动功能训练、密切观察患儿的呼吸和瞳孔变化,及早发现脑水肿;如患儿出现烦躁不安或反应迟钝等,应警惕是否存在脑疝。

21. 【答案】AE

【解析】本病起病急,但大多具有自限性;少数有后遗症。

22. 【答案】BCDE

【解析】细菌性脑膜炎常见并发症有脑积水、硬脑膜下积液、脑室管膜炎、抗利尿激素异常分泌综合征。

23. 【答案】ABCE

【解析】早期发现、早期干预,按小儿发育规律实施综合治疗和康复。包括躯体训练、技能训练、语言训练等的功能训练;针灸、理疗、按摩、推拿、辅助矫形器械或支具等物理学治疗方法;药物及手术治疗以矫正肢体畸形,减轻肌肉痉挛,以促进患儿正常运动发育,抑制异常运动,纠正异常姿势,控制其他伴随症状。

24. 【答案】ABCDE

【解析】脑性瘫痪的因素为:①母亲妊娠期各种异常情况。孕母的异常均可能导致儿童脑性瘫痪的发生。包括母体感染,尤其是风疹病毒感染;母亲摄入药物、接触放射线、缺氧和毒血症;母亲患糖尿病和营养不良等疾病;母亲多胎妊娠;胎儿脑发育畸形等都是引起脑性瘫痪的重要原因。②出生时不良因素。围生期异常和难产增加了儿童脑性瘫痪发生的危险。如缺氧窒息及机械损伤;新生儿早产、低体重、颅内出血也是造成脑性瘫痪的重要原因。③婴儿期感染或创伤。如婴儿脑部感染、头部创伤和长期缺氧均可导致脑部循环障碍。

总之,受孕前后孕母的身体内外环境变化、遗传以及孕期疾病所致妊娠早期胎盘羊膜炎症等均可影响胎儿早期阶段神经系统发育,以致围生期发生缺氧缺血等危险状况,导致脑性瘫痪。

三、共用题干题

1. 【答案】B

【解析】脑脊液典型的改变为压力增高,外观混浊或呈乳白色,白细胞总数明显增多达 $1000 \times 10^6 / L$ 以上,白细胞分类以中性粒细胞为主;糖和氯化物含量显著下降,糖 < 1.1mmol/L,甚至难以测出;蛋白质明显增高,定量在 > 1.0g/L。

2. 【答案】A

3. 【答案】D

【解析】出现高热,伴抽搐,头颅透光试验阳性,可能并发脑积水。

4. 【答案】C

【解析】患儿呈昏迷状态,呼吸不规则,两侧瞳孔不等大,对光反射迟钝,考虑该患儿并发了脑疝。

5. 【答案】D

6. 【答案】B

【解析】护理时动作要轻柔,不可用力拖拉。

7. 【答案】A

【解析】要积极对患儿进行功能锻炼。

8.【答案】A

【解析】儿童多动综合征又称轻微脑功能障碍综合征（MBD），是儿童时期一种较常见的行为异常性疾患。患儿智力正常或接近正常，以难以控制的动作过多，注意力不集中，情绪不稳，冲动任性，并有不同程度学习困难为临床特征。本病男孩多于女孩，好发年龄6～14岁。

9.【答案】A

10.【答案】D

【解析】根本原则为控制多动行为。

11.【答案】A

【解析】多种化脓性细菌均可以引起脑膜炎，但致病菌类型与患儿年龄有密切关系。0～2个月婴儿易患肠道革兰阴性杆菌（最多见为大肠埃希菌，其次为变形杆菌、铜绿假单胞菌或产气杆菌等）和金黄色葡萄球菌脑膜炎；3个月至3岁婴幼儿易患流感嗜血杆菌脑膜炎；5岁以上儿童易患脑膜炎球菌、肺炎链球菌脑膜炎。由脑膜炎球菌引起的脑膜炎呈流行性。

12.【答案】A

【解析】并发症有硬脑膜下积液、脑积水、脑室管膜炎、脑疝。

13.【答案】D

14.【答案】E

【解析】癫痫持续状态是癫痫一次发作持续30分钟以上，或反复发作间歇期意识不能完全恢复达30分钟以上者。

15.【答案】E

【解析】控制惊厥发作惊厥发作时，给予地西泮、苯妥英钠等止惊剂。首选地西泮静脉注射。

16.【答案】D

【解析】先选择单种药物，从小剂量开始直至完全控制发作；如单种药物不能控制癫痫，可选用多种药物联合治疗。一般在服药后2～4年完全不发作，再经3～6个月的逐渐减量过程后方可停药。常用的抗癫痫药物为丙戊酸钠（VPA）、氯硝西泮（CZP）等。新型抗癫痫药左乙拉西坦（LEv）作为添加治疗对4岁以上儿童部分性发作和难治性癫痫儿童安全有效。

17.【答案】E

【解析】化脓性脑膜炎颅内压增高时可出现全身抽搐、意识丧失。

18.【答案】B

【解析】必要时遵医嘱退热。

19.【答案】E

【解析】脑脊液检查是确诊的重要依据。

20.【答案】E

【解析】婴儿痉挛，在生后4～7个月为发病高峰，男孩多于女孩。频繁的强直痉挛发作，表现为屈曲性、伸展性及混合性三种。其中以屈曲性及混合性发作为多。屈曲性发作时，婴儿呈点头、屈腿状。

21.【答案】B

【解析】脑电图是确诊癫痫发作与癫痫最重要的检查手段。典型脑电图可显示棘波、尖波、棘-慢复合波等癫痫样波。因癫痫波多数为间歇发放，单凭一次常规脑电图检查很难做出正确的判断，故需较长时间的描记，才可能获得准确的结果。影像学检查对脑电图提示为局灶性发作或局灶-继发全部性发作的患儿，应进行CT、MRI等颅脑影像学检查。

22.【答案】C

【解析】阿司匹林是一种常用的解热镇痛药，主要用于感冒、发热、头痛等症。

23.【答案】B

【解析】A选项过于绝对；C选项不同类型发作时间不同；D选项不够具体；E部分新生儿亦会发病。

四、案例分析题

1.【答案】C

【解析】ADHD必备表现为注意力缺陷。

2.【答案】BCDE

【解析】ADHD主要临床表现有注意力集中短，经常东张西望；行为冲动急躁，不能推迟需要的满足；不遵守课堂纪律，不听老师指令；过度活动。

3.【答案】ABDE

【解析】夜里经常玩耍，不睡觉，影响他人。不存在感染和个人尊严的问题。

4.【答案】B

【解析】苦患儿犯错，应耐心指出错误，不可将其单独置于一屋。

5. 【答案】C

【解析】不可对患儿采取异常姿势，这会对患儿造成更大的伤害。

6. 【答案】ABCDEF

【解析】脑性瘫痪发生的原因：（1）母亲妊娠期各种异常情况：孕母的异常均可能导致儿童脑性瘫痪的发生。包括母体感染，尤其是风疹病毒感染；母亲摄入药物、接触放射线、缺氧和毒血症；母亲患糖尿病和营养不良等疾病；母亲多胎妊娠；胎儿脑发育畸形等都是引起脑性瘫痪的重要原因。

（2）出生时不良因素：围生期异常和难产增加了儿童脑性瘫痪发生的危险。如缺氧窒息及机械损伤；新生儿早产、低体重、颅内出血也是造成脑性瘫痪的重要原因。

（3）婴儿期感染或创伤：如婴儿脑部感染、头部创伤和长期缺氧均可导致脑部循环障碍。

总之，受孕前后孕母的身体内外环境变化、遗传以及孕期疾病所致妊娠早期胎盘羊膜炎症等均可影响胎儿早期阶段神经系统发育，以致围生期发生缺氧缺血等危险状况，导致脑性瘫痪。

7. 【答案】ABCDF

【解析】应对患儿进行饮食护理、功能锻炼、安全管理、心理关爱、对家长进行健康教育。

8. 【答案】B

【解析】脑性瘫痪的临床表现：①运动障碍：运动障碍是脑瘫患儿最基本的表现，其特征是运动发育落后和瘫痪肢体主动运动减少，肌张力、姿势及神经反射异常。②伴随症状：除运动障碍外，脑性瘫痪患儿约半数以上伴有智力低下，听力、语言、视力障碍，认知和心理行为异常以及癫痫等一系列发育异常的症状。

9. 【答案】ABCE

【解析】早期发现、早期干预，按小儿发育规律实施综合治疗和康复。包括躯体训练、技能训练、语言训练等的功能训练；针灸、理疗、按摩、推拿、辅助矫形器械或支具等物理学治疗方法；药物及手术治疗以矫正肢体畸形，减轻肌肉痉挛，以促进患儿正常运动发育，抑制异常运动，纠正异常姿势，控制其他伴随症状。

10. 【答案】ABCD

【解析】运动障碍是脑瘫患儿最基本的表现，其特征是运动发育落后和瘫痪肢体主动运动减少，肌张力、姿势及神经反射异常。

11. 【答案】ABCEF

【解析】D选项痉挛性患儿不可将其双腿双手靠拢，要采取正确的抱姿。

12. 【答案】C

13. 【答案】D

【解析】癫痫全身性发作包括强直-阵挛性发作、失神发作、肌阵挛发作、失张力发作和痉挛发作。

14. 【答案】A

【解析】卡马西平能够增加钠通道灭活效能，限制突触后神经元和阻断突触前Na^+通道，从而限制突触前、后的神经元动作电位的发放，阻断兴奋性神经递质的释放，使神经细胞兴奋性降低，达到抗惊厥的作用。

15. 【答案】B

【解析】一般在服药后2～4年完全不发作，再经3～6个月的逐渐减量过程后方可停药。

16. 【答案】ACDEF

【解析】患儿禁止游泳、登高等活动。

17. 【答案】E

【解析】脑脊液检查：外观混浊，压力增高，细胞计数$20\,000 \times 10^6/L$，以多核细胞为主，糖2.4mmol/L，蛋白质1200mg/L。

18. 【答案】A

19. 【答案】CDEF

【解析】A选项抗生素应遵医嘱合理使用；B选项抗生素的使用应遵循联合的原则。

20. 【答案】ABCDF

【解析】E选项应严格出入量。

21. 【答案】ABCDE

22. 【答案】A

【解析】细菌性脑膜炎脑脊液典型的改变

为：压力增高，外观混浊或呈乳白色，白细胞总数明显增多达 $1000×10^6/L$ 以上，白细胞分类以中性粒细胞为主；糖和氯化物含量显著下降，糖 $<1.1mmol/L$，甚至难以测出；蛋白质明显增高，定量在 $>1.0g/L$。

23. 【答案】BCDE
【解析】细菌性脑膜炎常见并发症有脑积水、硬脑膜下积液、脑室管膜炎、抗利尿激素异常分泌综合征。

24. 【答案】ACE
【解析】A 选项：在高热体温超过 38.5℃ 的时候，采集血标本做血培养，其目的是为了检测血液中是否有毒素和细菌；C 选项：脑膜炎双球菌脑膜炎多在冬春季节发病，具有流行性，皮肤多有出血点或瘀斑，危重暴发型可迅速呈现进行性休克，意识障碍常并发 DIC，必须依靠皮肤瘀点或脑脊液细菌学检查确诊。

25. 【答案】BDF
【解析】肾上腺皮质激素抑制多种炎症因子的产生，降低血管通透性，减轻脑水肿及颅内高压症状。常用地塞米松 $0.6mg/(kg·d)$，分 4 次静脉给药，连续 $2\sim3$ 天。

26. 【答案】C

27. 【答案】B
【解析】脑脊液检查是本病确诊的依据。

28. 【答案】AE
【解析】本病起病急，但大多具有自限性，少数有后遗症。

29. 【答案】ABDF
【解析】目前体温为 38.1℃，静脉血白细胞 $3.3×10^9/L$，中性粒细胞计数 $1.8×10^9/L$，淋巴细胞计数 $1.3×10^9/L$，C-反应蛋白 $1mg/L$，应积极抗病毒、减轻脑水肿、抑制炎性坏死、对症支持治疗。

30. 【答案】ACDE
【解析】B 选项应控制出入量；F 选项在合适时机进行干预刺激。

31. 【答案】ABCD
【解析】E 选项按时复诊；F 选项应于症状停止 $3\sim6$ 个月检查正常后方可停药。

32. 【答案】F
【解析】双下肢肌力Ⅱ级，呈对称性下降，双上肢肌力Ⅲ级，膝、跟、肱二头肌、肱三头肌腱反射明显减弱。肌电图示周围神经损害、脱髓鞘改变。诊断为急性感染性多发性神经根神经炎。

33. 【答案】A
【解析】A 选项大多数病情会于 $2\sim3$ 周后恢复。

34. 【答案】D

35. 【答案】ABCDE
【解析】F 选项无需进行扩容。

36. 【答案】F
【解析】急性感染性多发性神经根神经炎的治疗主要是支持治疗、呼吸功能维护、药物应用。

37. 【答案】A
【解析】80%~90% 患儿出现脑脊液特征性表现：蛋白-细胞分离现象，即患儿发病第 2 周脑脊液蛋白质逐渐增高，但细胞计数正常，其他指标正常，第 3 周蛋白质增高达到高峰，第 4 周开始蛋白质逐渐降至正常。

38. 【答案】ABCDEF
【解析】应进行肢体功能锻炼、改善呼吸功能、维持足够营养、进行皮肤护理、健康教育。

39. 【答案】D
【解析】使用热水袋可能会导致烫伤。

40. 【答案】D

41. 【答案】A
【解析】尽量减少对患儿的操作。

42. 【答案】B
【解析】脑疝可出现频繁呕吐，昏睡，前囟隆起，双瞳孔忽大忽小。

43. 【答案】ABDEF
【解析】C 选项快速补液可能导致循环负荷过重。

44. 【答案】A

第十六章 内分泌系统疾病患儿的护理

一、单选题

1.【答案】A

【解析】儿童糖尿病中最多见的是1型糖尿病。

2.【答案】B

【解析】胰岛素的功能是促葡萄糖利用和转化,使血糖降低,促进脂肪及蛋白质合成。

3.【答案】E

【解析】儿童糖尿病典型的症状是"三多一少",即多饮、多食、多尿和体重下降。

4.【答案】D

5.【答案】D

6.【答案】A

7.【答案】D

8.【答案】E

【解析】1型糖尿病患儿的治疗主要包括合理应用胰岛素;饮食控制;运动;血糖监测;健康教育等。

9.【答案】A

10.【答案】C

11.【答案】A

12.【答案】A

13.【答案】C

14.【答案】C

15.【答案】E

16.【答案】B

17.【答案】C

18.【答案】D

19.【答案】C

20.【答案】D

21.【答案】E

22.【答案】E

23.【答案】E

24.【答案】C

25.【答案】A

26.【答案】C

【解析】苯丙酮尿症(PKU)①神经系统表现:以智能发育落后为主,可有表情呆滞、行为异常、多动、肌痉挛或癫痫发作,少数呈肌张力增高和腱反射亢进,80%有脑电图异常。BH_4缺乏型PKU患儿的神经系统症状出现较早且较重,肌张力明显减低,嗜睡或惊厥,智能明显落后。②外貌:生后数月因黑色素合成不足,毛发由黑变黄,皮肤和虹膜色泽变浅。皮肤干燥,常有湿疹。③体味:由于尿及汗液中排出较多苯乙酸,有明显的鼠尿样臭味。④其他:可有呕吐、喂养困难。PKU母亲在未控制血苯丙氨酸浓度的情况下怀孕,其子女即使不是PKU,也常伴有小头畸形和智力低下。苯丙酮尿症最突出的临床表现是智能发育落后。

27.【答案】A

【解析】①低苯丙氨酸饮食为主要治疗手段,其原则是使摄入苯丙氨酸的量既能保证生长发育和体内代谢的最低需要,又能使血中苯丙氨酸浓度维持在理想控制范围内。血苯丙氨酸浓度过高或过低都将影响生长发育。血苯丙氨酸理想控制浓度范围为:0~1岁,120~240μmol/L;1~12岁,120~360μmol/L;>12岁,120~600μmo/L。如血苯丙氨酸浓度异常,每周监测一次;如血苯丙氨酸浓度在理想控制范围之内,饮食无明显变化时,可每月监测1~2次。②BH_4、5-羟色氨酸和L-DOPA治疗:对非典型病例除饮食控制外,需给予此类药物。

28.【答案】B

【解析】先天性甲状腺功能减低症简称甲低,是因先天性或者遗传因素引起甲状腺发育障碍、激素合成障碍、分泌减少，导致患儿生长障碍、智能落后，此病又称为呆小病或克汀病，是患儿常见的内分泌疾病。

29.【答案】A

【解析】甲状腺不发育、发育不全或异位是造成先天性甲状腺功能低下的最主要原因，约占90%。

30.【答案】D

【解析】新生儿疾病筛查诊断的先天性甲低，治疗剂量应该一次给予足量，使血游离T_4（FT_4）维持在正常高值水平。而对大龄下丘脑-垂体性甲低，甲状腺激素治疗需从小剂量开始，同时给予生理需要量皮质激素治疗，防止突发性肾上腺皮质功能衰竭。

31.【答案】C

【解析】地方性先天性甲低多因孕妇饮食中缺碘，致使胎儿在胚胎期即因碘缺乏而导致甲状腺功能低下，从而可造成不可逆的神经系统伤害。

32.【答案】A

【解析】地方性先天性甲低多因孕妇饮食中缺碘，致使胎儿在胚胎期即因碘缺乏而导致甲状腺功能低下，从而可造成不可逆的神经系统伤害，治疗主要针对母亲。

二、多选题

1.【答案】ADE

【解析】甲状腺功能减退症的临床表现：（1）特殊面容：头大、颈短、表情淡漠、皮肤苍黄、干燥、毛发稀少、面部黏液水肿、眼睑水肿、眼距宽、眼裂小、鼻梁宽平、唇厚舌大、舌常伸出口外。

（2）生长发育迟缓：骨龄发育落后，身材矮小，躯干长而四肢短，上部量/下部量>1.5，囟门关闭迟，出牙迟。

（3）心血管功能低下：脉搏弱、心音低钝，心脏扩大，可伴有心包积液、胸腔积液，心电图呈低电压，P-R延长，传导阻滞等。

（4）消化道功能紊乱：食欲缺乏、腹胀、便秘、大便干燥、胃酸减少，易被误诊为先天性巨结肠。

（5）神经系统功能障碍：智力低下，运动发育障碍，动作发育迟缓，记忆力和注意力降低，听力下降，感觉迟钝。

2.【答案】ABCDE

【解析】甲状腺素的生理功能：增进糖的吸收和利用；促进中枢神经系统的生长发育；促进新陈代谢；促进蛋白质合成，增加酶活性；加速脂肪分解氧化。

3.【答案】ABCD

【解析】生长激素缺乏症患儿的典型临床表现：（1）生长障碍：患儿出生时的身高和体重可正常，多数在1岁以后呈现生长缓慢，身高落后比体重低下更为显著，身高年增长速度<5cm。随着年龄增长，其外观明显小于实际年龄，面容幼稚（娃娃脸），手足较小，身高低于正常身高均数-2SD以下，但上下部量比例正常，体型匀称。

（2）骨成熟延迟：出牙及囟门闭合延迟，由于下颌骨发育欠佳，恒齿排列不整。骨化中心发育迟缓，骨龄小于实际年龄2岁以上，但与其身高年龄相仿。

（3）青春发育期推迟。

（4）智力发育正常。

4.【答案】ABDE

【解析】因糖尿病是终生性疾病，不可停药。故C选项错误。

5.【答案】AE

【解析】当注射胰岛素过量或注射后进食过少可引起低血糖。

6.【答案】ABCE

【解析】糖尿病的治疗要点：饮食控制、运动疗法、胰岛素治疗、预防酮症酸中毒。

7.【答案】ABC

【解析】糖尿病患儿应识别低血糖反应，一旦发生应立即平卧，进食糖水或糖块，必要时静脉注射50%葡萄糖注射液。

8.【答案】BCDE

【解析】胰岛素的注射：近年来胰岛素注射方式已有了较大改进，如注射针、注射笔、无针喷射装置、胰岛素泵等，目前推荐1型糖尿病患儿采用胰岛素泵治疗，可以平稳、有效控制血糖，并能减少反复穿刺的痛苦。当采用注射针进行胰岛素皮下注射治疗时，每次注射应尽量用同一型号的注射器以保证剂量的绝对准确，注射部位可选用股前部、腹壁、上臂外侧、臀部，每次注射须更换部位，以免局部皮下脂肪萎缩硬化。

9. 【答案】ABCE

【解析】酮症酸中毒诱因包括过食、诊断延误、突然中断胰岛素治疗、急性感染。

10. 【答案】BCDE

【解析】出院前应对家长及甲状腺减低症患儿进行用药指导，包括药物的用量、使用方法和不良反应的观察。强调治疗过程中定期随访的重要性，告诉家长每3个月为患儿测量身高、体重1次，并记录在生长发育曲线上，以观察疗效。用药后患儿生长加速、食欲增加、肌肉容量增加、脂肪减少、体能和认识能力会有所改善。在开始治疗的1~2年身高增长很快，以后减速。治疗后能否达到正常成人的高度，与开始治疗的年龄有关。应明确告诉家长替代疗法需坚持规律遵医嘱用药。

11. 【答案】ADE

【解析】糖尿病患儿饮食应基于个人口味和嗜好，且必须与胰岛素治疗同步进行，以维持正常血糖和保持理想体重。饮食治疗的原则为：均衡营养、定时定量进餐，适合患儿的生长发育，并控制血糖、血脂水平。

12. 【答案】ABCDE

【解析】糖尿病患儿当注射胰岛素过量或注射后进食过少可引起低血糖。表现为突发饥饿感、心慌、软弱、脉速、多汗。严重者出现惊厥、昏迷、休克甚至死亡。低血糖多发生于胰岛素作用最强时，有时可出现Somogyi现象（即午夜至凌晨出现低血糖而清晨血糖又增高）。

13. 【答案】BDE

【解析】中枢性尿崩症的病因分为获得性（继发性）、特发性（原发性）、遗传性3类。

①获得性：任何侵及下丘脑、垂体柄或垂体后叶的病变均可引起尿崩症状，常见有颅内肿瘤、颅脑外伤、手术损伤、放射治疗、颅内感染等。②特发性：原因不明，可能与中枢神经元发育不全或退行性变有关，多散发。③遗传性：由于编码AVP的基因突变引起，呈常染色体显性或隐性遗传。

14. 【答案】ACE

【解析】肾上腺皮质功能亢进症以肾上腺肿瘤为主要病因。女性多于男性，两者之比为3:1。生长缓慢或停滞，身长较矮，多数在第二百分位数以下。

15. 【答案】CDE

【解析】AB选项不可自行停药。

16. 【答案】ABCDE

17. 【答案】ABCDE

18. 【答案】ABCDE

三、共用题干题

1. 【答案】E

2. 【答案】A

【解析】由于下丘脑-垂体-性腺轴功能提前激活，导致性腺发育和功能成熟。

3. 【答案】D

【解析】促性腺激素释放激素类似物（GnRHa）：其作用是竞争性抑制自身分泌的Gn-RH，减少垂体促性腺激素的分泌，使雌激素恢复到青春期前水平。可按0.1mg/kg给药，每4周肌内注射1次。本药可延缓骨骺愈合，其作用为可逆性，若能尽早治疗可改善成人期最终身高。

4. 【答案】E

【解析】胰岛素是治疗儿童糖尿病的主要药物。

5. 【答案】B

【解析】患儿昏迷，呼出气中有酮味，考虑昏迷原因为糖尿病酮症酸中毒。

6. 【答案】D

【解析】尿酮体阳性提示有酮症酸中毒。

7. 【答案】C

【解析】纠正患儿脱水、酸中毒和电解质紊乱。酮症酸中毒时脱水量约为100ml/kg，可按此计算输液量，再加继续丢失量后为24小时总液量。补液开始先给生理盐水20ml/kg快速静脉滴入，以扩充血容量，改善微循环，以后根据血钠决定给予1/2张或1/3张不含糖液体。胰岛素的应用：采用小剂量胰岛素持续静脉输入，儿童胰岛素用量为每小时0.1U/kg。每小时检测血糖一次，防止血糖下降过快，血清渗透压下降过快可引起脑水肿。

8.【答案】A

【解析】先天性甲状腺功能减退症的典型实验室结果血清 T_3、T_4 降低，TSH 增高。

9.【答案】B

【解析】先天性甲减典型表现为生长发育改变。

10.【答案】E

【解析】甲减需要遵医嘱服药。

四、案例分析题

1.【答案】D

【解析】中枢性尿崩症首要问题是患儿排尿异常。

2.【答案】B

【解析】血清钠 175mmol/L，属高渗性脱水，应缓慢补水，以免发生脑细胞水肿。

3.【答案】BCDE

【解析】应为患儿缓慢补水，进行皮肤护理、用药护理，健康教育，准确记录出入量。

4.【答案】ADEF

【解析】出现低钠血症时应纠正，速度一般主张每小时提高 0.5~1.0mmol/L，迅速补充 3% 的高张氯化钠溶液，血钠浓度提高至 120~125mmol/L 为宜，同时限制液体量。

5.【答案】BCDEF

【解析】A 选项应遵医嘱停药，不可自行停药。

6.【答案】ABDF

【解析】C 选项应遵医嘱进行一次性足量治疗剂量；E 选项应顺时针。

7.【答案】ACDEF

【解析】左甲状腺素钠不良反应不包括食欲好转。

8.【答案】CDEF

【解析】AB 选项不可自行停药。

9.【答案】ACE

【解析】复诊时，应治疗开始时每 2 周随访 1 次；血清 TSH 和 T_4 正常后，每 3 个月 1 次；服药 1~2 年后，每 6 个月 1 次。

10.【答案】F

【解析】基础代谢率计算公式，基础代谢率 =（脉率 + 脉压）- 111。正常值为 ±10%；+20%~+30% 为轻度甲亢，+30%~+60% 为中度，>+60% 重度。

11.【答案】B

【解析】房颤心电图特征：①P 波消失，代之以大小不等、形态不一、间隔不匀的颤动波，称 f 波，频率 350~600 次/分。②R-R 间隔极不规则，心室率通常在 100~160 次/分。③QRS 波群形态一般正常，当心室率过快，伴有室内差异性传导时 QRS 波群增宽变形。

12.【答案】ABCF

【解析】现阶段患儿主要护理问题为房颤。

13.【答案】C

【解析】体温升高、烦躁不安，大汗淋漓，恶心、呕吐、腹泻，心率 165 次/分，四肢冰凉，毛细血管再充盈时间大于 3 秒，血压 80/35mmHg，原有甲亢症状加重。可以并发甲亢危象。

14.【答案】BCDE

【解析】甲亢危象的处理措施：①立即吸氧：绝对卧床休息，呼吸困难时取半卧位，立即给予吸氧。②及时准确给药：迅速建立静脉通路。遵医嘱使用 PTU、复方碘溶液、β 受体阻断药、氢化可的松等药物。严格掌握碘剂的剂量，并观察中毒或过敏反应。准备好抢救药物，如镇静药、血管活性药物、强心药等。③密切观察病情变化：定时测量生命体征，准确记录 24 小时出入量，观察神志的变化。④对症护理：体温过高者给予冰敷或酒精擦浴降温。躁动不安者使用床挡保护病人安全。昏迷者加强皮肤、口腔护理，定时翻身，防止压疮、肺炎的发生。腹泻严重者应注意肛周护理，预防肛周感染。

15.【答案】F

16.【答案】C

【解析】儿童时期甲亢主要类型有弥漫性甲状腺肿。

17.【答案】DE

【解析】甲亢所致甲状腺肿大具有鉴别意义的特征为可听到血管杂音及可扪及震颤。

18.【答案】ACDEF

【解析】B 选项遵医嘱调整用药。

19.【答案】B

【解析】甲状腺功能检查结果：T_3 增高，

而 T_4 正常，可考虑由甲亢复发所致。

20. 【答案】C

【解析】先天性肾上腺皮质增生症最为常见的类型 21 - 羟化酶缺乏症，占大多数。

21. 【答案】ABCDE

【解析】F 选项补钾原则，见尿补钾。

22. 【答案】BCDEF

【解析】A 选项失盐性患儿可能伴有低钙低氯高钾血症。

23. 【答案】C

【解析】低钾血症特征性改变心电图显示 Q - T 间期延长，T 波低平、增宽、双向或倒置，出现 U 波。

24. 【答案】ABDEF

【解析】补钾不可过快，否则易引起高钾血症，引起心跳骤停。

25. 【答案】A

【解析】糖尿病史者出现心慌、软弱、脉速，多汗，继而神志不清，可判断由低血糖昏迷所致。

26. 【答案】B

【解析】应识别低血糖反应，一旦发生立即平卧，进食糖水或糖块，必要时静脉注射 50% 葡萄糖注射液。

27. 【答案】CF

【解析】防止注射过量引起低血糖，应随身携带糖块。

第十七章 免疫系统疾病患儿的护理

一、单选题

1. 【答案】B
【解析】风湿热发病与以下三个因素相互作用有关：①A族β溶血性链球菌及其产物的抗原性。②易感组织器官的免疫反应。③宿主的免疫遗传易感性。

2. 【答案】A
【解析】风湿热一般表现：心脏炎；关节炎；舞蹈病以及皮肤症状。

3. 【答案】B
【解析】心脏炎是风湿热最严重的表现，约占风湿热患儿的40%～50%。

4. 【答案】A
【解析】风湿热卧床休息的期限取决于心脏受累的程度和心功能状态：急性期无心脏炎患儿卧床休息2周，随后逐渐活动，于2周后达正常活动水平；心脏炎无心力衰竭卧床休息4周，随后于4周内逐渐恢复活动；心脏炎伴充血性心力衰竭则需卧床至少8周，在以后2～3个月内逐渐增加活动量。

5. 【答案】A
【解析】皮肤紫癜常为首发症状，反复出现为过敏性紫癜特征，多见于下肢和臀部，以下肢伸面为多，对称分布。

6. 【答案】D
【解析】皮肤紫癜常为首发症状，反复出现为过敏性紫癜特征，多见于下肢和臀部，以下肢伸面为多，对称分布，严重者可累及上肢、面部及躯干少见。初起为紫红色斑丘疹，高出皮肤，压不褪色，此后颜色加深呈暗紫色，最终呈棕褐色而消退。少数重症患儿紫癜可大片融合形成大疱伴出血性坏死。皮肤紫癜一般在4～6周后消退，部分患儿间隔数周、数月后再次复发。

7. 【答案】E
【解析】过敏性紫癜主要表现有皮肤紫癜、消化道症状、关节症状、肾脏症状以及其他偶因颅内出血导致的神经系统症状。

二、多选题

1. 【答案】ABC
【解析】风湿热病理过程可分为渗出、增生和硬化3期，但各期病变可同时存在。

2. 【答案】ABCD
【解析】风湿热引起心脏炎（心肌炎、心包炎、心内膜炎）、关节炎、舞蹈症、皮肤症状。

3. 【答案】ABC
【解析】风湿热一般治疗包括卧床休息、加强营养，补充维生素等。

4. 【答案】BE
【解析】发病高峰在2～3岁以及8～10岁。

5. 【答案】BDE
【解析】儿童类风湿病临床分型分为全身型、多关节型、少关节型、与附着点炎症相关的关节炎、银屑病型关节炎。

6. 【答案】ABDE

7. 【答案】ABCDE
【解析】针对过敏性紫癜患儿，要进行关节肿痛、腹痛、紫癜性肾炎、皮肤以及心理护理。

8. 【答案】BCE
【解析】川崎病主要表现包括：①发热：39～40℃，呈稽留热或弛张热，持续1～2周，甚至更长，抗生素治疗无效。②皮肤表现：皮疹在发热或发热后出现，呈向心性、多形性，常见的为斑丘疹、多形红斑样或猩红热样，无疱疹及结痂。躯干部多见，持续4～5天后消退；手足皮肤呈广泛性硬性水肿，手掌和脚底早期出现潮红，恢复期指、趾端膜状脱皮，重者指、趾甲亦可脱落，此为川崎病的典型临床特点。肛周皮肤发红、脱皮。③黏膜表现：双眼球结膜充血，于起病后3～4天出现，但无脓性分泌物或流泪，热退后消散；口唇潮红、皲裂或出血，舌乳头明显突起、充血呈杨梅舌。咽部弥漫性充血，扁桃体可有肿大或渗出。④颈淋巴结肿大。

9.【答案】AC

【解析】过敏性紫癜及川崎病均为血管变态反应性疾病。

10.【答案】AC

【解析】儿童类风湿关节疼痛时应减轻关节疼痛，维护关节的正常功能：

（1）急性期应卧床休息，并注意观察关节炎症状，如有无晨僵、疼痛、肿胀、热感、运动障碍及畸形。

（2）可利用夹板、沙袋固定患肢于舒适的位置或用支被架保护患肢不受压等以减轻疼痛。也可教患儿用放松、分散注意力的方法控制疼痛或局部湿热敷止痛。

（3）急性期过后尽早开始关节的康复治疗，指导家长帮助患儿做关节的被动运动和按摩，同时将治疗性的运动融入游戏中，如游泳、抛球、骑脚踏车、踢球、捻黏土等，以恢复关节功能，防止畸形。若运动后关节疼痛肿胀加重可暂时停止运动。鼓励患儿在日常生活中尽量独立，像正常儿童一样生活，并提供帮助独立的设备。

（4）对关节畸形的患儿，注意防止外伤。

11.【答案】BCDE

【解析】皮肤黏膜淋巴结综合征（KD）治疗措施：（1）控制炎症：①静脉注射丙种球蛋白（IVIG）：已证实早期IVIG治疗可降低KD冠状动脉并发症发生率。剂量2g/kg于10～12小时静脉缓慢输入，宜于发病早期应用。②阿司匹林：为首选药物，剂量30～80mg/（kg·d），分3～4次口服，连续14天，以后减至3～5mg/（kg·d），顿服。研究表明阿司匹林口服不能降低冠状动脉瘤的发生率，但仍是KD常规治疗。③糖皮质激素：用于IVIG无反应性患儿的二线治疗。甲泼尼龙剂量每日30mg/kg，于2～3小时输入，根据退热与否，连续用药1～3天。

（2）抗血小板凝聚：除阿司匹林外可加用双嘧达莫。

（3）其他治疗：根据病情对症支持治疗，如补液、保护肝脏、控制心力衰竭、纠正心律失常等；有心肌梗死时及时溶栓治疗。

12.【答案】ACD

【解析】风湿热的治疗要点：①一般治疗：包括卧床休息、加强营养，补充维生素。②清除链球菌感染：大剂量青霉素静脉点滴，持续2～3周。青霉素过敏者改为红霉素。③抗风湿热治疗：心脏炎早期使用糖皮质激素，总疗程8～12周，无心脏炎者使用阿司匹林，总疗程4～8周。④对症治疗。

13.【答案】ACDE

【解析】风湿热关节炎受累关节持续数日后自行消退，愈后不留畸形。

14.【答案】CD

【解析】激素治疗主要目的为抗炎以及免疫抑制。

15.【答案】ACE

【解析】幼年类风湿关节炎主要类型包括全身型、多关节型、少关节型。

16.【答案】BCDE

【解析】过敏性紫癜主要为脐周和下腹痛，可有压痛，少见反跳痛。

17.【答案】BCDE

【解析】全身炎症反应综合征诊断标准与血压无关。

18.【答案】BCE

三、共用题干题

1.【答案】A

【解析】体温过高时应遵医嘱乙醇擦浴或用药。

2.【答案】E

【解析】每日用生理盐水洗眼1～2次，以保持眼的清洁，预防感染。

3.【答案】C

【解析】双下肢皮肤有散在大小不等、暗红色皮疹，双膝关节肿胀，有触痛，考虑诊断过敏性紫癜。

4. 【答案】D

【解析】应限制饮食，流质饮食。

5. 【答案】E

【解析】应观察皮疹部位。

6. 【答案】D

【解析】左膝、双肘、腕关节红肿，有触痛，且心电图示一度房室传导阻滞，ST段下移，T波平坦，考虑诊断为风湿性心肌炎。

7. 【答案】B

8. 【答案】E

【解析】躯干、四肢见猩红热样皮疹，伴有肛周脱皮为皮肤黏膜淋巴结综合征典型症状。

9. 【答案】A

【解析】体温39～40℃。

10. 【答案】B

【解析】每日用生理盐水洗眼1～2次，以保持眼的清洁，预防感染。

11. 【答案】D

【解析】本病最易累及心血管系统，故应密切监测。

12. 【答案】A

【解析】常感胸闷、乏力、活动后心悸，间有四肢关节疼痛，近3天胸闷、气促加剧且双下肢轻度水肿。

13. 【答案】B

【解析】白细胞计数增高，血沉（ESR）增快、C-反应蛋白阳性（CRP）和黏蛋白增高为风湿活动的重要标志。

14. 【答案】D

【解析】心脏炎时早期使用糖皮质激素，总疗程8～12周。

15. 【答案】E

16. 【答案】C

【解析】定期到医院门诊复查，强调预防复发的重要性，预防药物首选长效青霉素120万单位肌内注射，每3～4周1次，至少持续5年，最好持续到25岁。

四、案例分析题

1. 【答案】ACDFG

【解析】系统性红斑狼疮是一种具有多系统损害表现的慢性自身免疫性疾病。病人血清具有以抗核抗体为代表的多种自身抗体，通过免疫复合物等途径，损害各个系统、脏器和组织。病因未明，可能与遗传、环境、雌激素等有关。

2. 【答案】BCDEFG

3. 【答案】ABCD

【解析】给予抗感染和环磷酰胺、阿司匹林、磷酸肌酸钠、异烟肼、利福平等治疗，异烟肼、利福平并不影响血液系统，血小板减少与凝血功能无关。

4. 【答案】BF

【解析】激素副作用包括免疫抑制、骨无菌性坏死。

5. 【答案】ABEHIJ

6. 【答案】D

【解析】患儿血小板过低，应绝对卧床休息。

7. 【答案】ABCEFG

【解析】对于过敏原应绝对避免。

8. 【答案】BH

【解析】皮肤紫癜常为首发症状，反复出现为过敏性紫癜特征，多见于下肢和臀部，以下肢伸面为多，对称分布，严重者累及上肢，面部及躯干少见。初起为紫红色斑丘疹，高出皮肤，压不褪色，此后颜色加深呈暗紫色，最终呈棕褐色而消退。少数重症患儿紫癜可大片融合形成大疱伴出血性坏死。皮肤紫癜一般在4～6周后消退，部分患儿间隔数周、数月后再次复发。

9. 【答案】BCDEFG

【解析】约半数以上患儿可出现消化道症状。

10. 【答案】DG

【解析】为保护胃黏膜应禁食。

11. 【答案】ACDEF

【解析】副作用不包括尿量增多。

12. 【答案】B

【解析】最重要最根本的方法为避免诱因。

13. 【答案】ACDEFGHI

【解析】（1）川崎病主要表现包括：①发热：39～40℃，呈稽留热或弛张热，持续1～2

周，甚至更长，抗生素治疗无效。②皮肤表现：皮疹在发热或发热后出现，呈向心性、多形性，常见的为斑丘疹、多形红斑样或猩红热样，无疱疹及结痂。躯干部多见，持续4～5天后消退；手足皮肤呈广"泛性硬性水肿，手掌和脚底早期出现潮红，恢复期指、趾端膜状脱皮，重者指、趾甲亦可脱落，此为川崎病的典型临床特点。肛周皮肤发红、脱皮。③黏膜表现：双眼球结膜充血，于起病后3～4天出现，但无脓性分泌物或流泪，热退后消散；口唇潮红、皲裂或出血，舌乳头明显突起、充血呈杨梅舌。咽部弥漫性充血，扁桃体可有肿大或渗出。④颈淋巴结肿大。（2）心脏表现：于病程第1～6周可出现心包炎、心肌炎、心内膜炎、心律失常。

14．【答案】BEH

15．【答案】CD

【解析】阿司匹林可减低凝血功能、减轻炎症反应。

16．【答案】ACDFG

【解析】无需少量多餐，以免加重负荷；感冒后无需立即去大医院就诊。

17．【答案】ABCDE

【解析】川崎病为血管炎症，抗生素无效。

18．【答案】ADEF

【解析】黏膜表现：双眼球结膜充血，于起病后3～4天出现，但无脓性分泌物或流泪，热退后消散；口唇潮红、皲裂或出血，舌乳头明显突起、充血呈杨梅舌。咽部弥漫性充血，扁桃体可有肿大或渗出。

19．【答案】AC

20．【答案】BCDEFG

【解析】A选项并非针对丙种球蛋白的护理重点。

21．【答案】ABCFG

22．【答案】CDF

【解析】应进行炎症程度以及骨损伤程度评估。

23．【答案】AE

24．【答案】B

【解析】急性栓塞的特征为突然发生的与餐后疼痛相关的肠道疼痛或伴有呼吸短促的胸痛。

25．【答案】DF

26．【答案】E

【解析】多关节型女孩多见。

27．【答案】BCF

【解析】皮疹是幼年特发性关节炎（JIA）的重要特征之一，其病理学改变为皮下组织的毛细血管和小静脉周围的淋巴细胞浸润。

28．【答案】DG

29．【答案】ABDF

【解析】钙剂和维D可治疗骨质疏松、促使骨的矿物化、减少发生骨折的危险、减少骨吸收，加快骨生成。

30．【答案】CE

31．【答案】B

32．【答案】D

【解析】Ca^{2+} 2.18mmol/L，低钙可致患儿抽搐。

33．【答案】ACEFG

【解析】激素以及化疗药副作用。

第十八章 遗传代谢性疾病患儿的护理

一、单选题

1.【答案】A

【解析】21-三体综合征可能与母亲卵子老化、孕妇接触放射线、病毒感染、传染性单核细胞增多症、流行性腮腺炎、风疹、肝炎病毒等有关。最主要的病因是孕母高龄。

2.【答案】D

【解析】21-三体综合征的临床表现有特殊面容，智能低下，生长发育迟缓，皮纹特点和其他畸形。

3.【答案】E

【解析】散发性先天性甲低散发性先天性甲低主要特点有三：智能落后、生长发育迟缓、生理功能低下。最早出现的临床表现是生理性黄疸时间延长。

4.【答案】C

【解析】躯干长而四肢短小，上部量/下部量＞1.5，腹部膨隆、常有脐疝。

5.【答案】D

【解析】身长较正常矮小20%左右，前囟大，后囟未闭，面部黏液水肿，腹胀便秘。

6.【答案】C

【解析】21-三体综合征的典型临床表现是眼距宽眼裂小，外眦上斜内眦赘皮，耳小异形。

二、多选题

1.【答案】ACDE

【解析】苯丙酮尿症的饮食控制措施为：应尽早在3个月以前开始治疗；饮食控制至少持续到青春期以后；忌用肉、蛋、豆等蛋白质高的食物；婴儿喂给特制的低苯丙氨酸奶粉。

2.【答案】BCDE

【解析】糖原贮积症重症患儿可诱发：低血糖；酸中毒；呼吸困难；肝肿大。

3.【答案】ABCDE

4.【答案】ABC

【解析】尿三氯化铁试验是用来筛查可疑的较大婴儿和儿童的苯丙酮尿症的一种方法。但是特异性比较差，并且有假阴性的可能，还是需要做血清苯丙氨酸测定以确诊。

5.【答案】AE

【解析】苯丙酮尿症属常染色体隐性遗传，尿液中排出苯丙酮酸致使有特殊的鼠尿样臭味。

6.【答案】ABCE

【解析】21-三体综合征的特殊面容为：眼距宽，眼裂小；流涎不止；鼻梁低平；表情呆滞。

7.【答案】ABCD

8.【答案】ABCDE

9.【答案】ABCD

【解析】临床为确诊糖原贮积症，需要做的实验室检查：血液生化测定；肾上腺素试验；胰高血糖素试验；肝组织活体检查和酶活力测定。

三、共用题干题

1.【答案】B

【解析】可闻及鼠尿味，考虑由苯丙酮尿症所致。

2.【答案】B

【解析】苯丙酮尿症遗传方式是常染色体隐性遗传。

3.【答案】B

【解析】苯丙酮尿症通常出现于3~6个月。

4.【答案】D

【解析】典型性苯丙酮尿症所缺乏的酶是苯丙氨酸-4-羟化酶。

5. 【答案】A

6. 【答案】A

7. 【答案】D

【解析】根据尿有鼠尿样臭味，尿三氯化铁试验呈阳性可诊断。

8. 【答案】B

【解析】确诊苯丙酮尿症首选的检查是血苯丙氨酸浓度测定。

9. 【答案】C

【解析】该病首选饮食治疗：立即进行低苯丙氨酸饮食治疗并至少维持至青春期以后。

10. 【答案】B

【解析】唐氏综合征患儿具智能落后、明显的特殊面容体征，如眼距宽，鼻根低平，眼裂小，眼外侧上斜，有内眦赘皮，外耳小，舌胖，常伸出口外，流涎多，身材矮小，头发细软而较少。四肢短，关节可过度弯曲，手指粗短，小指中节骨发育不良使小指向内弯曲，指骨短，手掌三叉点向远端移位，常见通贯掌纹、草鞋足，踇趾球部约半数患儿呈弓形皮纹。

11. 【答案】B

【解析】明确该患儿疾病诊断的检查是染色体检查。

12. 【答案】D

13. 【答案】B

【解析】唐氏综合征疾病特点：免疫功能低下，性发育延迟，智能低下，喂养困难，行为障碍。

14. 【答案】C

15. 【答案】D

【解析】21-三体综合征确诊的主要依据是染色体核型分析。

16. 【答案】A

【解析】21-三体综合征与孕妇剖腹产无关。

17. 【答案】C

【解析】为预防21-三体综合征，常用的产前筛查是甲胎蛋白、游离雌三醇和绒毛膜促性腺激素检测。

18. 【答案】C

【解析】根据尿及汗液有鼠臭味可诊断。

19. 【答案】D

【解析】苯丙酮尿症应抽取新生儿足跟血做 Guthrie 试验。

20. 【答案】E

【解析】苯丙酮尿症患儿的智力低下一般出现于出生后 3~6 个月。

21. 【答案】B

【解析】苯丙酮尿症治疗要点最主要是饮食疗法。

四、案例分析题

1. 【答案】BCD

【解析】苯丙酮尿症主要临床特征为智力低下、精神神经症状、湿疹、皮肤抓痕症及色素脱失和鼠气味等。而通贯手、鼻梁低、唇厚舌大、智力低下是 21-三体综合征的临床表现。

2. 【答案】ACDEF

【解析】苯丙酮尿症饮食控制：给予低苯丙氨酸饮食；添加辅食应以淀粉类、蔬菜和水果等低蛋白质食物为主；原则是既保证生长发育和体能代谢的最低需要又能维持血中苯丙氨酸 0.12~0.6mmol/L；饮食控制应至少持续到青春期以后；忌用肉、蛋、豆类等高蛋白质食物。

3. 【答案】ABDE

【解析】为预防该病发生，可采取的措施为新生儿足跟血筛查；避免近亲结婚；对患儿家族做苯丙氨酸耐量试验，检出杂合子；有阳性家族史的新生儿生后应做检查。

4. 【答案】B

5. 【答案】EF

【解析】苯丙酮尿症需要做的检查是血浆游离氨基酸分析、染色体分析、数字视频脑电图、四氢生物蝶呤负荷试验。

6. 【答案】A

7. 【答案】C

【解析】苯丙酮尿症患者苯丙氨酸在血液和脑脊液中堆积、酪氨酸产生减少、黑色素合成不足、尿中苯乙酸排出增多、色素脱失和鼠气味。

8. 【答案】ACDEF

【解析】最理想的饮食为低苯丙氨酸饮食。

9. 【答案】C

【解析】根据肾上腺素试验，血糖无明显升高可诊断。

10. 【答案】D

【解析】糖原贮积症确诊需要做的实验室检查是肝组织活体检查和酶活力测定。

11. 【答案】ABCEF

【解析】糖原贮积症是指糖原在合成分解代谢过程中，由于有些酶的缺陷使糖原在人体的一些组织器官，主要是肝脏、肌肉、肾脏上沉积所导致的临床综合征。常出现的临床表现是鼻出血、呼吸困难、高乳酸血症，可并发肾病或肾功能异常、肝大。

12. 【答案】ABCEF

【解析】糖原贮积症患儿出院健康宣教：无病因治疗，对症治疗；严重低血糖时，注意维持血糖稳定；1岁以后可用生玉米淀粉治疗；家庭中如有未发病的同胞兄妹，应定期检查，如需生下一胎，可进行遗传咨询；预防感染。

第十九章 运动系统畸形患儿的护理

一、选择题

1.【答案】E

【解析】将患儿的头颈从患侧牵拉至健侧并按摩属于手法矫治。

2.【答案】E

【解析】国内本病的发病率约为1.1%~3.8%，北方比南方多见。

3.【答案】B

【解析】先天性肌性斜颈临床表现主要为患儿头向患侧偏斜，下颌转向对侧，颈部活动有不同程度受限。通常在婴儿出生7~10天后，发现一侧颈部胸锁乳突肌中、下1/3处有硬而无疼痛的梭形肿物，在2~4周内对侧变短。随着骨骼的发育，面部的不对称加重。颈深筋膜、颈阔肌、斜角肌均可挛缩，大部分患儿不遗留斜颈；少数患儿肌肉远段为纤维索条所代替，头部因挛缩肌肉的牵拉向患侧偏斜。头与面部因不正常的位置可产生继发性畸形，患者面部长度变短，面部增宽，患侧眼外眦至口角间的距离比对侧变短。

4.【答案】B

【解析】先天性肌性斜颈非手术治疗包括主动生活矫正、按摩、推拿、手法矫治和固定等方法。其中生后2年内进行主动生活矫正，即在日常生活中利用喂食方式、光线、玩具、卧位姿势等诱使患儿头颈向患侧主动旋转，能使约90%的患儿得到矫正，且比传统的反向牵拉颈部更为安全有效。

5.【答案】B

【解析】先天性肌性斜颈少数对非手术疗法无效或被延误的2岁以上患儿，需手术治疗，其目的是矫正外观畸形、改善颈部的伸展和旋转功能。对12岁以上的患儿，手术治疗可以改善颈部活动功能，但面部不对称难以恢复。常用手术方式为切断或部分切除挛缩的胸锁乳突肌、胸骨头和锁骨头，对6岁以上的患儿或者挛缩严重的患儿还需切断乳突头肌腱。术后要佩戴矫形器具保持矫正位至少6周，在伤口愈合后继续采用伸展治疗，以防止复发。

6.【答案】D

【解析】先天性肌性斜颈主动生活矫正要依靠患儿的照顾者在日常生活尽可能地使患儿主动牵伸患侧肌肉，达到矫正效果。每次喂奶、饮水时都从患侧方向给予，利用声音和彩色玩具引导患儿主动向患侧转头；坚持健侧靠墙卧位，利用室内环境中家人走动、讲话等声响诱导患儿头转向患侧；待生后5个月时，白天让患儿试行俯卧，若能较长时间抬头玩耍，可让患儿在夜间俯卧位睡觉，患儿每次头转向患侧时，就可起到矫正作用。

7.【答案】D

8.【答案】E

二、多选题

1.【答案】ABCD

【解析】先天肌性斜颈主动生活矫正的护理诊断/问题包括：运动障碍与胸锁乳突肌挛缩/矫形治疗有关；体像紊乱与头颈及面部畸形有关；社会交往障碍与头颈及面部畸形有关；知识缺乏（家长）：患儿父母缺乏疾病相关知识及照护知识。

2.【答案】ABCD

【解析】肥皂水伤害皮肤。

3.【答案】ADE

【解析】穿连体裤4个月。

4.【答案】ABCD

【解析】Ponseti治疗方法不包括关节融合术。

5.【答案】ABCD

【解析】先天性马蹄内翻足患儿手法矫正每次应该60分钟。

6.【答案】ABD

【解析】不包括疼痛和自理缺陷。

三、共用题干题

1.【答案】E

【解析】Trendelenburg试验要求患儿单腿独立，外展试验呈阳性。

2.【答案】C

3.【答案】C

4.【答案】E

5.【答案】E

四、案例分析题

1.【答案】AF

【解析】

2.【答案】ABCD

【解析】双侧多见，男性多于女性。

3.【答案】EF

4.【答案】C

【解析】当患儿出现异常哭闹、肢端皮温色泽异常改变时，应及时治疗。

第二十章　感染性疾病患儿的护理

一、单选题

1. 【答案】D

【解析】流行性腮腺炎护理时应进行局部疼痛护理、维持正常体温、观察病情变化、预防传染、健康教育。流行性腮腺炎忌酸、辣、硬而干燥的食物，以免引起唾液分泌增多，肿瘤加剧。

2. 【答案】C

【解析】皮疹首发于头、面、躯干。

3. 【答案】A

【解析】急性粟粒型肺结核起病急。

4. 【答案】C

5. 【答案】B

【解析】水痘皮疹的特点：①首发于头、面和躯干，继而扩展到四肢，末端稀少，呈向心性分布；②最初的皮疹为红色斑疹和丘疹，迅速发展为清亮透明、椭圆形的水疱，周围伴有红晕，约24小时后水疱混浊并呈中间凹陷，壁薄易破，约2～3天迅速结痂；③皮疹陆续分批出现，伴明显痒感，在疾病高峰期可见到斑疹、丘疹、疱疹和结痂同时存在；④黏膜皮疹还可出现在口腔、眼结膜、生殖器等处，易破溃形成浅溃疡。

6. 【答案】C

7. 【答案】D

【解析】流行性腮腺炎的临床表现包括：①腮腺肿胀：腮腺肿大、疼痛常为首发体征和症状。常先见于一侧，继之对侧也肿大，位于下颌骨后方和乳突之间，以耳垂为中心，向前、后、下发展；边缘不清，表面发热但多不红，触之有弹性感并有触痛，1～3天内达高峰；面部一侧或双侧因肿大而变形，局部疼痛、过敏，开口咀嚼或吃酸性食物时胀痛加剧。腮腺肿大可持续5日左右，以后逐渐消退。腮腺管口（位于上颌第二臼齿对面黏膜上）在早期可见红肿，有助于诊断。②颌下腺和舌下腺肿胀：在腮腺肿胀时，可见颌下腺和舌下腺明显肿胀，可触及椭圆形腺体。

8. 【答案】A

【解析】皮疹为出疹期临床表现。

9. 【答案】C

10. 【答案】B

11. 【答案】E

【解析】中毒型细菌性痢疾的分型包括休克型：主要表现为感染性休克；脑型：因脑缺氧、水肿而发生反复惊厥等；肺型：以肺微循环障碍为主；混合型：两种或三种。

12. 【答案】E

13. 【答案】A

【解析】小儿风湿热的主要诊断指标不包括发热。

14. 【答案】E

【解析】心脏症状不属于过敏性紫癜的临床表现。

15. 【答案】E

【解析】结核病活动期应需要隔离。

16. 【答案】E

【解析】脑膜刺激征属于结核性脑膜炎中期表现。

17. 【答案】E

【解析】人群结核病高发与遗传因素无关。

18. 【答案】C

二、多选题

1. 【答案】ABCDE

2. 【答案】BD

【解析】局部炎性淋巴结相对肿大、肺部的初染灶相对较小。

3. 【答案】ACE

4. 【答案】ABCDE
5. 【答案】ABCDE
6. 【答案】CDE

【解析】A 选项腮腺炎患者和健康带病毒者是本病的传染源；B 选项以 5~15 岁患者多见。

7. 【答案】ABCDE
8. 【答案】ABCDE
9. 【答案】ACE
10. 【答案】CDE

【解析】麻疹患儿不建议用酒精退热、不可用肥皂水清洗。

11. 【答案】ABCD

【解析】典型麻疹一般分为四期：潜伏期、前驱期、出疹期、恢复期。

12. 【答案】AB

【解析】麻疹黏膜斑是麻疹早期具有特征性的体征；一般在出疹前 1~2 天出现于第二磨牙相对的颊黏膜上。

13. 【答案】BCE

【解析】麻疹前驱期出现麻疹黏膜斑，潜伏期出现低热，恢复期皮疹消退。

14. 【答案】AB

【解析】应用免疫抑制剂者多为无皮疹性麻疹，接种过疫苗而再次感染者多为异型麻疹，体内有一部分免疫力者多为轻型麻疹。

15. 【答案】CD

【解析】麻疹患儿禁用肥皂；保持皮肤清洁、干燥。

16. 【答案】CDE

【解析】麻疹患儿不宜用药物及物理方法强行降温，以免皮肤血管收缩，末梢循环障碍，使皮疹不易透发。

17. 【答案】BCD

【解析】水痘是由水痘-带状疱疹病毒引起的，水痘-带状疱疹病毒对热敏感，人群具有普遍易感性，主要见于儿童。

18. 【答案】AB

【解析】水痘的主要损害部位在皮肤和黏膜，引起皮疹，偶尔累及内脏。

19. 【答案】AC

【解析】水痘的特征性病理改变为多核巨细胞的形成和核内包涵体的形成。

20. 【答案】AB

【解析】水痘传染性极强，且出现皮疹。

21. 【答案】AB

【解析】传染性单核细胞增多症的传染源包括患者和隐性感染者。

22. 【答案】ABCDE

【解析】传染性单核细胞增多症发病期的典型表现有发热：38~40℃；咽峡炎：肿胀、咽痛、假膜形成；淋巴结肿大：全身淋巴结均可肿大，以颈部常见；肝脾肿大；皮疹：以丘疹和斑丘疹常见。

23. 【答案】DE

【解析】传染性单核细胞增多症患儿应进食高热量、高蛋白质、清淡、易消化食物。

24. 【答案】ABCD

【解析】脑膜炎是儿童期常见的并发症，睾丸炎是青少年男性常见的并发症，卵巢炎是青春期女性常见的并发症，部分患者有上腹部轻度疼痛。

25. 【答案】ABCDE
26. 【答案】BD

【解析】腮腺肿胀处可局部冷敷，以减轻炎症充血及疼痛；禁忌酸、辣、硬等刺激性食物，以免因唾液分泌受阻使统统加剧。

27. 【答案】ABC

【解析】手足口病主要症状是发热，手足口等部位出现斑丘疹、疱疹。

28. 【答案】AB

【解析】吡嗪酰胺、链霉素属于半杀菌药物，乙胺丁醇属于抑菌药物。

29. 【答案】AC

【解析】结核杆菌为需氧菌；紫外线照射仅需要 10 分钟即可杀死。

30. 【答案】ABCDE
31. 【答案】ABCDE
32. 【答案】BCDE

【解析】B、C、D、E 属于结核性脑膜炎早期表现。

33. 【答案】ABCD

【解析】糖皮质激素治疗结核性脑膜炎早期使用效果好。

34.【答案】ADE

【解析】水痘皮疹的特点：①首发于头、面和躯干，继而扩展到四肢，末端稀少，呈向心性分布；②最初的皮疹为红色斑疹和丘疹，迅速发展为清亮透明、椭圆形的水疱，周围伴有红晕，约24小时后水疱混浊并呈中间凹陷，壁薄易破，约2～3天迅速结痂；③皮疹陆续分批出现，伴明显痒感，在疾病高峰期可见到斑疹、丘疹、疱疹和结痂同时存在；④黏膜皮疹还可出现在口腔、眼结膜、生殖器等处，易破溃形成浅溃疡。

35.【答案】ABE

【解析】流行性腮腺炎并发症：

（1）脑膜炎和脑炎：为儿童期常见并发症，常在腮腺炎高峰时出现，也可出现在腮腺肿大前或腮腺肿大消失以后。表现为发热、头痛、呕吐、颈项强直等，脑脊液呈无菌性脑膜炎样改变。预后大多良好，常在2周内恢复正常，多无后遗症。少数可致耳聋、阻塞性脑积水等并发症。

（2）睾丸炎：是青少年男性常见的并发症，多为单侧。睾丸炎起病急，睾丸局部明显疼痛和压痛、阴囊水肿，大部分患者有严重的全身反应，如高热、寒战等，可给予清热止痛药物，睾丸肿瘤时可用丁字带托起，中药内服及外敷等治疗。

（3）卵巢炎：约5%～7%的青春期后女孩可并发卵巢炎。主诉卵巢区疼痛，症状多较轻。

（4）其他并发症：部分患者有上腹部轻度疼痛，可能与病毒累及胰腺有关。部分病例可并发心肌炎，偶有腮腺炎后肾炎、关节炎等报道。

36.【答案】BCD
37.【答案】ABC
38.【答案】ACE
39.【答案】ACDE

【解析】猩红热出疹多见于发病1～2天后。皮疹从耳后、颈及上胸部，迅速波及躯干及上肢，最后到下肢。皮疹特点为全身皮肤弥漫性发红，其上有点状红色皮疹，高出皮面，有痒感，以手按压则红色可暂时消退数秒钟，出现苍白的手印。在皮肤皱褶处，皮疹密集成线，压之不退，形成帕氏线。前驱期或出疹初期，舌质淡红，其上被覆灰白色苔，边缘充血水肿，舌刺突起，2～3天后舌苔由边缘消退，舌面清净呈牛肉样深红色，舌刺红肿明显，突出于舌面上，形成"杨梅"样舌。部分病例可出现口周苍白区。退疹后1周内开始脱皮。贫血性皮肤划痕（+）、帕氏征（+）、皮肤脱屑、口周苍白印及杨梅舌有助于诊断。

40.【答案】ABCE
41.【答案】BCD

【解析】脑脊液检查压力仅轻度增高、白细胞计数增加、脑脊液无色透明、蛋白轻度增高。

42.【答案】ABC

【解析】脑脊液检查压力仅轻度增高、外观混浊或脓样、白细胞计数增加、蛋白轻度增高、糖含量明显降低。

43.【答案】AC

【解析】水痘病后免疫力极强，但并未完全清除病毒。

三、共用题干题

1.【答案】A

【解析】耳后、发际相继出现淡红色斑丘疹，疹间皮肤正常，考虑诊断麻疹。

2.【答案】C
3.【答案】B
4.【答案】D

【解析】人型结核杆菌为人类结核病主要病原体。

5.【答案】C

【解析】异烟肼（isoniazid，INH）每日10mg/kg（≤300mg/d），疗程6～9个月；或INH每日10mg/kg（≤300mg/d）联合利福平（rifampin，RFP）每日10mg/kg（≤300mg/d），疗程3个月。

6.【答案】E
7.【答案】D

【解析】腹上区疼痛，有压痛和肌紧张，伴呕吐，考虑诊断胰腺炎。

8.【答案】C

【解析】由于单纯腮腺炎即可引起血、尿

淀粉酶增高，因此淀粉酶升高不能作为诊断胰腺炎的证据，需做血清脂肪酶检查，以助于诊断。

9.【答案】E
【解析】胰腺炎应给予低脂肪饮食。

10.【答案】B
【解析】体温波动在39～40℃，流涕，眼睑水肿，眼结合膜充血，耳后发际可见红色斑丘疹，疹间皮肤正常，可诊断麻疹。

11.【答案】C

12.【答案】E
【解析】发热3天，T 38～39℃波动；咽痛，咽部有脓性分泌物；周身可见针尖大小的充血性皮疹，疹间无正常皮肤。诊断为猩红热。

13.【答案】D

14.【答案】A
【解析】青霉素最为敏感。

15.【答案】E

16.【答案】D
【解析】选取最有代表性部分送检。

17.【答案】B
【解析】粪便培养分离出病毒为确诊依据。

18.【答案】D
【解析】至少3次皆为阴性。

19.【答案】C

四、案例分析题

1.【答案】ABCDE
【解析】腮腺肿大与流行性腮腺炎有关。

2.【答案】ABCDEF

3.【答案】ABCDE
【解析】麻疹患儿亦会并发营养不良和维生素 A 缺乏。

4.【答案】BCDEF
【解析】不建议用阿司匹林退热。

5.【答案】AC
【解析】病原学检查及血清检查为确诊依据之一。

6.【答案】ADF

7.【答案】B
【解析】咳嗽加重，声嘶，犬吠样咳，考虑出现了喉炎。

8.【答案】ABCE
【解析】保证患儿呼吸道通畅、退热、抗病毒。

9.【答案】ABCDE

10.【答案】BCEFG
【解析】洋地黄类药物和去甲肾上腺素均为强心类药物。

11.【答案】C
【解析】红色斑丘疹，大部分在头面部和躯干，部分皮疹已形成疱疹，疱疹呈卵圆形，壁薄易破，周围绕以红晕，疱疹之间有正常皮肤。考虑诊断水痘。

12.【答案】ADEG
【解析】水痘皮疹的特点：①首发于头、面和躯干，继而扩展到四肢，末端稀少，呈向心性分布；②最初的皮疹为红色斑疹和丘疹，迅速发展为清亮透明、椭圆形的水疱，周围伴有红晕，约24小时后水疱混浊并呈中间凹陷，壁薄易破，约2～3天迅速结痂；③皮疹陆续分批出现，伴明显痒感，在疾病高峰期可见到斑疹、丘疹、疱疹和结痂同时存在；④黏膜皮疹还可出现在口腔、眼结膜、生殖器等处，易破溃形成浅溃疡。

13.【答案】BDFGH
【解析】一般治疗、对症治疗、抗病毒治疗。

14.【答案】ACDEH
【解析】为减少皮疹瘙痒，可在疱疹未破溃处涂炉甘石洗剂或5%碳酸氢钠溶液；疱疹已破溃、有继发感染者，局部用抗生素软膏，或遵医嘱口服抗生素控制感染。

15.【答案】BDEFG

16.【答案】AC
【解析】水痘病后免疫力极强，但并未完全清除病毒。

17.【答案】D
【解析】畏寒高热，头痛呕吐且昏迷，皮肤见大片瘀斑多处，颈强直，瞳孔直径左侧0.5mm、右侧0.3mm。考虑诊断流行性脑脊髓膜炎暴发型。

18.【答案】ABCDEGIJ
【解析】流行性脑脊髓膜炎暴发时护理应

大剂量青霉素静滴、开通静脉通路、扩容、吸氧、应用甘露醇注射液降低颅内压、升压药应用、纠正酸中毒、降温。

19. 【答案】ABCIJK
20. 【答案】BEFGH
【解析】患者非本病唯一传染源；成人亦可感染；也有散发性。
21. 【答案】BCDF
【解析】脑脊液检查压力仅轻度增高、白细胞计数增加、脑脊液无色透明、蛋白质轻度增高。
22. 【答案】ABDEGH
【解析】患儿已出现浅昏迷，颈强直，双侧瞳孔小，膝反射亢进，巴宾斯基征阳性。
23. 【答案】ABCEG
【解析】抽搐护理应保持气道通畅，防止窒息；适当约束防止坠床；保护易于摩擦部位皮肤，防止擦伤；给予药物降温配合物理降温，尽量使体温降到正常；常规进行昏迷评分，低于8分时可考虑进行气管插管。
24. 【答案】CDEF
【解析】分离到病毒或指标特异性增高为诊断依据。
25. 【答案】F
【解析】根据临床特点及检查、异型淋巴细胞0.34，可诊断传染性单核细胞增多症。
26. 【答案】BCDEF
【解析】患者和隐性感染者是传染性单核细胞增多症的传染源。
27. 【答案】BEF
【解析】实验室血液检查及病毒检测为确诊依据。
28. 【答案】ABCEG
29. 【答案】ABCDF
【解析】病原菌为A组β型溶血性链球菌，能产生A、B、C三种抗原性不同的红疹毒素，均能致发热和猩红热皮疹。
30. 【答案】ACDEG
【解析】出疹多见于发病1~2天后。皮疹从耳后、颈及上胸部，迅速波及躯干及上肢，最后到下肢。皮疹特点为全身皮肤弥漫性发红，其上有点状红色皮疹，高出皮面，有痒感，以手按压则红色可暂时消退数秒钟，出现苍白的手印。在皮肤皱褶处，皮疹密集成线，压之不退，形成帕氏线。前驱期或出疹初期，舌质淡红，其上被覆灰白色苔，边缘充血水肿，舌刺突起，2~3天后舌苔由边缘消退，舌面清净呈牛肉样深红色，舌刺红肿明显，突出于舌面上，形成"杨梅"样舌。部分病例可出现口周苍白区。贫血性皮肤划痕(+)、帕氏征(+)、皮肤脱屑。

31. 【答案】ABC
【解析】猩红热实验室检查：①血常规：白细胞总数增加，以中性粒细胞为主，严重者可出现中毒颗粒。②血清学检查：可用免疫荧光法检测咽拭子涂片进行快速诊断。③细菌培养：从咽拭子或其他病灶内取标本作细菌培养。
32. 【答案】BDFG
【解析】青霉素是治疗猩红热的首选药物，早期应用可缩短病程，减少并发症的发生。青霉素剂量每日5万U/kg，分2次肌内注射；严重感染者可增加剂量。青霉素过敏者可选用红霉素或头孢菌素。
33. 【答案】AFG
【解析】猩红热为飞沫传播，皮肤脱屑不具有传染性，隔离期限至少为1周。病情不需住院的患儿，尽可能在家隔离治疗。最好咽拭子培养3次阴性后解除隔离。
34. 【答案】ADE
【解析】手足口病检查：（1）血常规：白细胞计数正常或降低，病情危重者白细胞计数可明显升高。

（2）血生化：部分病例可见轻度谷丙转氨酶（ALT）、谷草转氨酶（AST）、肌酸激酶同工酶（CK-MB）升高，病情危重者可有肌钙蛋白和血糖升高。

（3）脑脊液检查：神经系统受累时可表现为外观清亮，压力增高，细胞计数增多，以单核细胞为主，蛋白正常或轻度增多，糖和氯化物正常。

（4）血清学检查：急性期与恢复期血清CoxAl6、EV71等肠道病毒中和抗体有4倍以上的升高。

(5)胸部X线检查：可表现为双肺纹理增多，网格状、斑片状阴影，部分病例初期以单侧病变为主。

35.【答案】ACE

【解析】口腔黏膜出现散在疱疹或溃疡，多见于舌、颊黏膜和硬腭等处，可引起疼痛。手、足、臀等部位出现斑丘疹、疱疹，偶见于躯干部，呈离心性分布。疱疹周围可有炎性红晕，疱内液体较少。部分患儿仅表现为皮疹或疱疹性咽峡炎；个别患儿可无皮疹。皮疹消退后不留瘢痕，一般1周左右痊愈。

36.【答案】BCDFG

【解析】皮疹一般能自愈。

37.【答案】ABCDE

【解析】低血氧症并非特异性检查。

38.【答案】ABCEF

【解析】本病具有传染性。

39.【答案】ABCF

40.【答案】CEF

【解析】实验室检查为疾病确诊依据。

41.【答案】BE

42.【答案】ADEF

43.【答案】ABCEF

【解析】尽量选择对患儿伤害小的操作。

44.【答案】ABDE

【解析】流行性腮腺炎的特征：（1）腮腺肿胀：腮腺肿大、疼痛常为首发体征和症状。常先见于一侧，继之对侧也肿大，位于下颌骨后方和乳突之间，以耳垂为中心，向前、后、下发展；边缘不清，表面发热但多不红，触之有弹性感并有触痛，1~3天内达高峰；面部一侧或双侧因肿大而变形；局部疼痛，过敏，开口咀嚼或吃酸性食物时胀痛加剧。腮腺肿大可持续5日左右，以后逐渐消退。腮腺管口（位于上颌第二臼齿对面黏膜上）在早期可见红肿，有助于诊断。

（2）颌下腺和舌下腺肿胀：在腮腺肿胀时，可见颌下腺和舌下腺明显肿胀，可触及椭圆形腺体。

（3）发热：病程中患儿可有不同程度发热，持续时间不一，短者1~2天，多则5~7天，亦有体温始终正常者。可伴有头痛、乏力、食欲减退等。

（4）并发症。

45.【答案】D

【解析】呕吐2次，非喷射状，为胃内容物，腹部稍胀，无腹泻。

46.【答案】ADE

【解析】胰腺炎敏感指标包括血、尿淀粉酶以及血脂肪酶。

47.【答案】BCDEG

【解析】停药后半个月方可疫苗注射。

第二十一章　危重症患儿的护理

一、单选题

1.【答案】B

【解析】小儿惊厥是大脑神经细胞异常放电所致。表现为突然的全身或局部肌群呈强直性和阵挛性抽搐，常伴有意识障碍。

2.【答案】C

【解析】高热惊厥患儿，对其家长应指导惊厥预防及急救措施。

3.【答案】A

【解析】急性颅内压增高的常见病因是感染。

4.【答案】C

【解析】甘露醇不可与其他药物混合静脉点滴。

5.【答案】A

【解析】Ⅰ型呼吸衰竭又称为缺氧性的呼吸衰竭，其血气分析的特点是氧分压＜60mmHg，二氧化碳分压降低或正常。

6.【答案】A

【解析】中枢性呼吸衰竭的主要表现是呼吸频率和幅度改变。

7.【答案】A

【解析】急性心力衰竭的临床表现为疲乏、心率增快、呼吸困难、肺水肿、低血压。

8.【答案】A

【解析】由窒息导致的小儿心跳呼吸骤停多见于新生儿。

9.【答案】C

【解析】患儿心脏复苏时按压频率为100次/分。

10.【答案】B

【解析】小儿心肺复苏时胸外心脏按压与人工通气之比为15:2。

11.【答案】D

二、多选题

1.【答案】ABCD

【解析】小儿惊厥常用的镇静止惊药包括：地西泮；苯巴比妥钠；10%水合氯醛；苯妥英钠。

2.【答案】ABCE

【解析】可引起小儿惊厥的疾病包括：低钙血症；脑膜炎；原发癫痫；破伤风；败血症；脑积水等。

3.【答案】ABCE

【解析】小儿惊厥发作时为预防窒息采取的护理措施包括：就地抢救；平卧，头偏向一侧；清除口鼻分泌物；按医嘱给予止惊药物。

4.【答案】BCD

【解析】对颅内压升高患儿的护理：保持患儿静卧，减少环境不良刺激，避免躁动、疼痛、情绪激动、咳嗽痰堵、用力排便等引起颅内压升高。抬高床头30°可降低ICP 1.6mmHg左右，保持头部正中位以利静脉回流及避免颈静脉受压。操作时勿猛力转动患儿头部或按压其腹部和肝脏。遵医嘱应用脱水剂、利尿剂等，观察药物疗效及不良反应。评估生命体征、神经系统症状及体征等。

5.【答案】ABCD

【解析】E选项发绀是指血液中去氧血红蛋白增多使皮肤和黏膜呈青紫色改变的一种表现，不能作为撤离呼吸机的指征。

6.【答案】ABCDE

【解析】小儿急性肾衰的主要护理措施：维持体液平衡；营养支持；预防感染；心理护理。

7.【答案】ABCD

8.【答案】ABC

【解析】可以引起无热惊厥的疾病有：新

生儿颅内出血；癫痫；低血糖症；缺氧缺血性脑病。

9.【答案】ABE

【解析】C选项需进行腰椎穿刺以明确诊断者，应术前给予甘露醇，术中控制脑脊液低速及量；D选项护理操作集中进行，不需要每天测体温1~3次。

10.【答案】ABE

【解析】C选项是脑水肿的处理措施；小儿心力衰竭需要用到正性肌力药，改善心排出血量，D选项错误。

11.【答案】ABCDE

12.【答案】BD

【解析】小儿惊厥持续状态也是癫痫性发作，是持续时间30分钟以上，或反复间歇期意识不能完全恢复达30分钟以上者。

13.【答案】ABCD

【解析】重症感染性休克最常见的临床表现：出现烦躁或意识不清、面色青灰、唇（趾）端明显发绀、皮肤毛细血管再充盈时间大于3秒、心音低钝、血压下降等，可合并肺水肿、脑水肿、肾衰竭、胃肠功能衰竭等多脏器功能衰竭。

14.【答案】ABCE

【解析】对小婴幼儿心脏按压频率为120~140次/分。

15.【答案】ABCD

【解析】急性呼吸衰竭的临床表现：原发病表现：根据原发病不同而异；呼吸系统表现；低氧血症表现；高碳酸血症表现；水、电解质及酸碱失衡。

16.【答案】ABC

【解析】气管切开患儿的护理措施中应严格消毒及无菌操作；定时吸痰，动作迅速，每次不超过15秒；吸痰前先吸氧。

17.【答案】ABCD

【解析】尿少或无尿、下肢水肿不属于诊断依据。

18.【答案】ABCD

【解析】精神亢奋不属于洋地黄制剂的毒性反应。

19.【答案】ABCE

20.【答案】ABCD

【解析】深大呼吸不属于有效指标。其余均是。

21.【答案】ABCD

【解析】给予止咳药物不属于改善通气功能。

22.【答案】ABDE

23.【答案】ABDE

24.【答案】ABCE

【解析】低血钾不会引起惊厥。

25.【答案】ABCD

26.【答案】BCDE

27.【答案】ABCE

28.【答案】ACDE

【解析】治疗措施包括严格控制液体入量、纠正高血钾、纠正酸中毒，必要时透析。

29.【答案】ABCD

【解析】小儿不能通过瞳孔判断心跳呼吸骤停。

30.【答案】ABCD

【解析】不包括心房颤动。

31.【答案】ABCDE

三、共用题干题

1.【答案】B

2.【答案】C

3.【答案】D

【解析】小儿高热惊厥后主要的措施应该是控制体温。

4.【答案】E

【解析】根据患儿咳嗽、流涕，午后发热，突然抽搐持续2分钟等可诊断。

5.【答案】C

6.【答案】A

【解析】小儿上呼吸道感染并发高热惊厥窒息时，首先应该吸出呼吸道分泌物并进行人工呼吸。

7.【答案】E

8.【答案】B

【解析】根据呕吐频繁，呈喷射性，颈项强直，眼神呆滞可诊断。

9.【答案】A

10.【答案】C

【解析】发生脑疝时的眼部特征为两侧瞳孔不等大。

11.【答案】B

【解析】婴幼儿心衰分级：一级轻度心衰，哺乳量小于105ml，或者是哺乳时间需要30分钟以上，有呼吸困难，心率大于150次/分，可有奔马律，肝脏肿大到肋下2cm。二级是中度心衰，每次哺乳量小于90ml，或者是哺乳时间需要40分钟以上，呼吸大于60次/分，呼吸形式有异常，心率大于160次/分，或者是肝脏肿大到肋下2~3cm，也可以听到奔马律。三级是重度心衰，每次哺乳量小于75ml，或者是哺乳时间需要40分钟以上，呼吸大于60次/分，呼吸的形式节律都有异常，心率大于170次/分，有奔马律，肝脏肿大到肋下3cm以上，并且往往有末梢循环灌注不良。

12.【答案】E

【解析】心衰患儿的护理诊断有：心输出量减少，体液过多，气体交换受阻，焦虑等。

13.【答案】C

【解析】心衰患者输液速度严禁过快，以免增加心脏负担。

14.【答案】E

【解析】该病是由急性白血病所引发的DIC，血小板 $< 100 \times 10^9/L$，血浆纤维蛋白原含量低于1.5g/L，FDP增加，3P试验阳性。

15.【答案】E

【解析】脉搏细速，呼吸急促，口唇发绀，四肢湿冷，意识模糊，血压下降，该患儿出现了休克。

16.【答案】D

【解析】血压是休克监测的最重要指标。

17.【答案】D

18.【答案】A

【解析】有机磷农药中毒时应该优先洗胃。

19.【答案】C

【解析】有机磷中毒应选用阿托品和碘解磷定。阿托品可迅速有效地解除有机磷酸酯类中毒时的M样症状，可解除一部分中枢神经系统中毒症状，使昏迷患者苏醒，阿托品用量应达阿托品化；碘解磷定是用来防止胆碱酯酶"老化"。先解毒，以免严重中毒者因呼吸中枢麻痹而致呼吸停止。

20.【答案】A

【解析】心衰患者应保持病室环境安静。

21.【答案】C

【解析】根据患儿意识丧失，出现昏迷、抽搐，测不出血压，心音消失，瞳孔散大，对光反射消失可诊断。

22.【答案】C

【解析】患儿进行复苏抢救时，胸外心脏按压的频率为100次/分。

23.【答案】B

【解析】根据患儿吃奶后频繁呕吐，颈有抵抗，前囟隆起可诊断。

24.【答案】C

25.【答案】C

【解析】颅内压增高应首选降低颅内压。

四、案例分析题

1.【答案】CDF

【解析】休克监测的基本指标是心率，血压，尿量。

2.【答案】ACDFG

【解析】患儿的意识状态由入院时的意识模糊转为昏迷，可能是因为血压降低，脑血流降低，脑供氧发生障碍；缩血管因子释放加重了脑灌流障碍，使脑缺氧加重；循环中的炎性介质作用；机体酸碱失衡影响脑功能；水电解质紊乱使脑功能发生障碍。

3.【答案】ACDEG

【解析】呼吸机管路7天更换一次，当气道压升高患者对呼吸机有抵抗、咳嗽肺部听诊有湿鸣音，血氧饱和度下降等吸痰指征时应吸痰。

4.【答案】ACDFG

【解析】中心静脉压是指右心房和上下腔静脉胸腔段的压力；正常值是 $5 \sim 12cmH_2O$；当中心静脉压低于$5cmH_2O$时提示有效循环血量不足；中心静脉压不能准确评价危重患儿的左心前负荷；中心静脉压反映血容量、回心血量及右心室排血功能之间的变化。

5.【答案】ABCDF

【解析】多巴胺的药理作用：①对心脏的作用：多巴胺兴奋β受体，使心肌收缩力增强,心输出量增加,血压上升,对心率影响不明显,极少发生心悸和心律失常。②对血管的作用:较大剂量的多巴胺能选择性地收缩皮肤、黏膜和骨骼肌血管,并使内脏血管扩张,如肠系膜血管、肾血管、冠状血管。③对肾脏的作用:多巴胺可舒张血管,使肾血流量增加,肾小球滤过率也增加,尿量增多。

6. 【答案】ABD

7. 【答案】B

【解析】休克可分为休克代偿期和休克抑制期,休克代偿期可表现神志清楚,表情痛苦,口渴,皮肤开始苍白,脉搏大于100次/分,尿量正常。休克抑制期则表现为很口渴,皮肤苍白,发冷,脉搏100~200次/分或者是细弱摸不清楚,尿少或者是无尿。

8. 【答案】ABCDEF

9. 【答案】ADFG

【解析】脓毒性休克可引起机体重要器官功能改变生理机制复杂,主要表现为有效循环血量减少、心排血量下降、微循环障碍,导致机体代谢改变和继发性器官损害。休克时微血管发生功能或器质性紊乱,从而形成微循环血液灌注障碍。血液流变学和细胞流变学改变导致血液黏稠度增高,是影响微循环灌流量的重要因素。微血管壁通透性增加是各种休克微循环变化最严重的后果之一,是导致休克时血容量减少、组织水肿、DIC形成及各器官缺血缺氧等一系列危及生命的关键因素。休克导致氧代谢异常可出现氧输送减少和氧利用障碍,细胞代谢异常可出现高血糖、高乳酸血症等。其次是神经-体液因子调节紊乱是休克微循环功能障碍的基础,交感-肾上腺系统和肾素-血管紧张素-醛固酮系统兴奋,使儿茶酚胺、肾上腺皮质激素等应激激素分泌增加。

10. 【答案】ABCEFG

【解析】休克早期心排血量降低,组织供血不足和缺氧。缺氧状态下交感神经兴奋,肾上腺皮质、髓质及脑垂体功能加强,儿茶酚胺和5-羟色胺分泌增加,心率随之加速。机体有自我防御机制,心脏回流血液减少通过心率增加来代偿。

11. 【答案】ABCDEFG

【解析】空气进入血管引起的后果与进入的空气量相关:血液内一次进入5ml气体即可出现明显栓塞症状;一次大量气体进入血液可导致死亡。空气进入血管引起的后果与体位相关:取坐位透析者,空气进入血管后引起脑血管栓塞;取卧位透析者,空气进入血管后影响心脏排血功能;当空气从右心室进入血管后,可引起肺动脉高压及急性右心衰竭。

12. 【答案】ABDEF

【解析】抬高床头可以增加回心血量。

13. 【答案】ABDG

【解析】暴发性心肌炎引起心力衰竭时,心功能障碍;运动耐力减低;肺、体循环充血;心律失常。

14. 【答案】DEF

【解析】患儿"心功能Ⅳ级":不能从事任何体力活动,休息时亦有心衰症状,在活动后加重,肝脏肿大。

15. 【答案】ABCEF

【解析】多巴胺主要有扩张血管作用,使总外周阻力降低,对心脏前、后负荷均有降低。其次多巴胺以兴奋α、β受体为主,使心率加快,心肌收缩力增强,血管总外周阻力高,心肌耗氧量增加。

16. 【答案】B

【解析】应用多巴胺静脉输注时,导致局部坏死的原因是滴注时间长,外周血管长时间收缩。

17. 【答案】CDE

【解析】心力衰竭、心源性休克、心功能Ⅲ级:肺静脉瘀血,肺毛细血管压力增高,肺间质水肿。

18. 【答案】ABDE

【解析】Ⅲ级是重度心衰,每次哺乳量小于75ml,或者是哺乳时间需要40分钟以上,呼吸大于60次/分,呼吸的形式、节律都有异常,心率大于170次/分,有奔马律,肝脏肿大至肋下3cm以上,并且往往末梢循环灌注不良。

19. 【答案】ACDE

【解析】控制患儿液体量,减少体内液体量,减轻心脏负担,使心室充盈正常化,减轻肺水肿。

20. 【答案】AH

【解析】此时患儿最需要的是安静环境和集中护理。

21. 【答案】E

22. 【答案】BCDFG

【解析】根据题干信息，该患儿诊断为急性肝衰竭，表现为肝细胞在短时间内大量坏死或肝功能严重损害，导致肝脏对血清胆红素的储存、摄取、结合、转运和排泄出现障碍；酶系统活性减低和胆汁淤积等。

23. 【答案】C

【解析】患儿由于服用小儿氨酚磺那敏颗粒所致。

24. 【答案】ABE

25. 【答案】ACD

【解析】ALT 408U/L，AST 382U/L，总胆红素 276μmol/L，直接胆红素 170μmol/L，肝衰竭加重。血氨从 37μmol/L（11～40μmol/L）上升至 72μmol/L，有肝性脑病并发症可能。PT、APTT 进行性升高，纤维蛋白原测定（Fbg）降低，可发生凝血障碍。

26. 【答案】ACF

【解析】主要表现为轻度性格改变与行为失常，躁动，注意力不集中。

27. 【答案】ABDEF

【解析】该患儿的阳性体征是精神反应弱；全身皮肤重度黄染，巩膜黄染；心率116次/分；呼吸28次/分；血压92/46mmHg。体温36.8℃，肝脾肋下未及不是阳性体征。

28. 【答案】ACDEF

【解析】患儿有肝性脑病，不宜食用蛋白质含量高的食物。

29. 【答案】ABCDEFG

【解析】急性肝衰竭患儿可能发生的并发症有肝性脑病；出血；颅内压增高；低血糖；肝肾综合征；继发感染；水电解质紊乱。

30. 【答案】ABCDEFG

【解析】溶血尿毒综合征患儿，急性期常见的临床表现是消化系统症状；皮肤黄染；皮下瘀斑；少尿或无尿；抽搐；昏迷；高血压。

31. 【答案】ABDEFG

【解析】腹膜透析（PD）是利用腹膜作为半渗透膜的特性，通过重力作用将配制好的透析液规律、定时经导管灌入患者的腹膜腔，由于在腹膜两侧存在溶质的浓度梯度差，高浓度一侧的溶质向低浓度一侧移动（弥散作用）；水分则从低渗一侧向高渗一侧移动（渗透作用）。通过腹腔透析液不断地更换，以达到清除体内代谢产物、毒性物质及纠正水、电解质平衡紊乱的目的。不需要建立血管通路，易发生感染，严重水钠潴留者是适应证之一。

32. 【答案】ABCDEFG

【解析】患儿的出院指导：做好饮食管理，加强营养；防止感染，特别要注意呼吸道感染和饮食卫生；遵医嘱继续服用药物；观察尿量和尿的颜色；不能随意服用药物；注意血压测量；发现问题及时就医。

33. 【答案】D

【解析】患儿意识不清的主要原因是高血压脑病。

34. 【答案】ABCDEFGHI

35. 【答案】BDEFGHIJKL

【解析】阳性体征是指医生通过试、触、叩、听发现病人的体征变化，患者本身不一定能察觉到，阳性体征用于辅助医生分析诊断病情。

36. 【答案】ABCDH

【解析】多尿发生的原因主要为肾小球滤过功能恢复，而肾小管重吸收功能尚未恢复，致使大量原尿未经再吸收而直接排出。此外尿素氮等毒性代谢产物贮积，引起高渗性利尿作用，使尿量增加。

37. 【答案】BCDF

【解析】根据该患儿此次住院的原因，出院指导的重点是遵医嘱用药，不能自行停药或减量，按照预约复诊时间到医院复诊；预防感染，特别是呼吸道感染、泌尿系感染和消化道感染。

38. 【答案】ABCDEFG

39. 【答案】ABCDF

【解析】当血氧饱和度达到94%时，不可停止用氧。

40. 【答案】ABCEG

【解析】 在给予患儿气管插管时，护士需要做的配合是根据患儿年龄准备气管插管喉镜和插管；复苏气囊；准备吸氧、吸痰用物；准备胶布；协助清理呼吸道。

41.【答案】 ABCEF

【解析】 甘露醇一般在用药后 5 分钟开始起作用，30 分钟达高峰。甘露醇不可大剂量应用。

42.【答案】 ACDFG

【解析】 对该患儿的皮肤问题，不可使用垫圈，防止加重。

43.【答案】 ABCDE

【解析】 患儿高热惊厥，应重点评估脉搏变化、呼吸变化、血压变化、意识变化。

44.【答案】 BCD

45.【答案】 E

46.【答案】 ABDE

47.【答案】 ABC

48.【答案】 ACEF

49.【答案】 ABCDE

50.【答案】 D

51.【答案】 ABCE

【解析】 先天性心脏病要注意防寒保暖。只是 PaO_2 62mmHg，不需要气管插管机械通气。

52.【答案】 C

【解析】 根据鼻翼翕动、呼吸急促、口周发绀，且 PaO_2 45mmol/L，$PaCO_2$ 23mmol/L，SO_2 85% 可考虑缺氧造成。

53.【答案】 BCDE

【解析】 氧中毒表现为恶心、烦躁不安、面色苍白、干咳、胸痛、呼吸增快，进行性呼吸困难。

54.【答案】 ABDEF

【解析】 呼吸机辅助通气患者，不宜禁食。

55.【答案】 ACDE

【解析】 营养状况及肌力良好，断开呼吸机后，呼吸平稳，无辅助呼吸肌参与呼吸，可撤离呼吸机。

56.【答案】 D

【解析】 有痰不易咳出，剧咳、伴颜面憋红，应该首先保持呼吸道通畅。

57.【答案】 BDEF

【解析】 I 型呼衰氧分压是 <60mmHg，二氧化碳分压有降低或者正常。II 型呼衰也是氧分压 <60mmHg，二氧化碳分压 >50mmHg。

58.【答案】 ABCDE

【解析】 呼吸衰竭不需要重点观察进食困难。

59.【答案】 E

【解析】 予以复苏气囊加压给氧，氧饱和度仍波动在 80%～90% 之间，应给予患儿人工机械通气。

60.【答案】 E

【解析】 小儿气管插管型号选择：2 岁以上患儿使用的导管号 = 年龄/4 +4。

61.【答案】 ABCDEF

【解析】 ARDS 时肺部的基本病理改变是肺血管内皮和肺上皮急性弥漫性损伤。早、中期可无异常或呈轻度间质性改变，表现为肺纹理增多，边缘模糊，继之出现斑片状阴影；中晚期，斑片状阴影增多，呈磨玻璃样，或见散在小片状肺泡性实变的阴影；晚期，两肺普遍密度增高，可见两肺广泛不同程度的融合性实变呈"白肺"外观，间质水肿加重，肺泡性水肿亦较前明显，支气管气相明显。恢复期病变吸收可表现为网状和线状阴影，有时 X 线可不留异常表现。

62.【答案】 ABCDE

【解析】 高位灌肠容易导致颅内压升高。

63.【答案】 B

【解析】 Glasgow 昏迷评分法：①睁眼：能够自行地睁眼4分，呼之睁眼3分，刺激睁眼2分，无反应1分。②语言：能够准确地回答5分，能够答对的4分，能够说话但是不能够对答的3分，能够发音而不能说话的2分，只能发音1分。③运动：能够按医嘱来完成任务6分，手能够向刺痛的地方移动5分，刺痛时四肢收缩4分，刺痛时双上肢过度屈曲3分，刺痛时四肢过度伸展2分，四肢松弛无反应1分。

64.【答案】 B

【解析】 在原有疾病的基础上出现意识障碍。

65.【答案】 ABCD

【解析】应该首选保持呼吸道通畅和降低颅内压。

66. 【答案】F

【解析】儿童颅内压增高，是指颅内压持续超过 100mmH$_2$O。

67. 【答案】ABCDEF

68. 【答案】ABCDEF

69. 【答案】D

70. 【答案】ABCF

【解析】为防颅内压增高，应该禁止加强户外活动。

71. 【答案】D

【解析】敌百虫遇碱会分解成毒性更强的敌敌畏，所以禁忌使用碱性洗胃液。用生理盐水洗胃。

72. 【答案】ABEF

【解析】阿托品化的主要表现是瞳孔扩大、口干、皮肤干燥、颜面潮红、心率加快，但不超过 140 次/分，肺部啰音减少或消失，神情淡漠、昏迷。

73. 【答案】ABD

【解析】有机磷农药中毒的主要表现是毒蕈碱样中毒症状，又叫 M 样症状。中毒表现为：体内的腺体分泌量增加，引起多汗、流泪、鼻塞、呼吸困难等；平滑肌异常收缩所产生的恶心、呕吐、腹痛、腹泻、尿急、尿频、大小便失禁等症状。常常也伴有瞳孔缩小、视力模糊、血压下降等症状，气道分泌物明显增加，出现肺水肿。

74. 【答案】B

【解析】在急性中毒症状恢复后经过数天或数周表现正常或接近正常的"假愈期"后，再次出现以急性痴呆为主的神经精神症状。

75. 【答案】ABCEF

【解析】双侧呼吸音对称，未闻及啰音，SpO$_2$ 88%，不存在肺功能障碍。

76. 【答案】ADF

【解析】患儿因多脏器功能障碍收入院，出现口唇发绀加重、呼吸急促较前明显，SpO$_2$ 80%，应急查动脉血气分析，给予吸痰，气管插管、呼吸机辅助通气。

77. 【答案】C

【解析】连续静脉－静脉血液透析滤过模式主要通过弥散的原理清除溶质，也存在少量对流。对小分子的清除能力优于 CVVH，但对中、大分子的清除能力欠佳。需要不停地补充透析液，而不需要置换液。适用于高分解代谢的肾衰竭患者，而且滤器的使用寿命较长。血浆灌流模式利用吸附原理，吸附血液中的大分子及脂溶性物质，也可利用特异性吸附柱来对某些特定物质进行吸附，如胆红素吸附、内毒素吸附等。

78. 【答案】BF

【解析】当血液透析时发现患儿有出血征象，应通知医师，暂停追加肝素直到出血控制，可同时给予鼻腔局部填塞止血。

79. 【答案】A

【解析】患儿心率下降，心电监护提示 T 波低宽，考虑由低钾血症所致。

80. 【答案】BF

【解析】口服补钾是最安全的补钾方法，不能口服者可静脉补钾。静脉补钾需要遵循速度不过快、浓度不过高、见尿补钾的原则，补钾同时须严密监测心电图改变。不能静推。

81. 【答案】BCDE

【解析】预防压疮，不宜使用可引起溃疡的圈状垫，如橡胶气圈和棉圈。患儿全身肿胀明显，不宜用酒精对受压部位进行按摩。

第二十二章 常见肿瘤患儿的护理

一、单选题

1.【答案】A

【解析】白血病是儿童时期最常见的恶性肿瘤，故选A。

2.【答案】D

【解析】白血病患儿血常规检查示红细胞及血红蛋白均减少，大多呈正细胞正色素性贫血，网织红细胞较低。血小板降低。白细胞计数高低不一，增高者约占50%以上，以原始和幼稚细胞为主。故选D。

3.【答案】D

4.【答案】E

【解析】受累淋巴结活检和骨髓穿刺是确诊非霍奇金淋巴瘤的依据，故选E。

5.【答案】C

【解析】腹部肿块是肾母细胞瘤最常见的症状，肿块位于上腹部一侧，表面光滑，中等硬度，触之不易推动，故选C。

6.【答案】B

【解析】骨骼转移是神经母细胞瘤最常见的转移途径，以颅骨、盆骨和四肢长骨转移为多。故选B。

7.【答案】A

【解析】骨髓检查是白血病确立诊断和判定疗效的重要依据，故选A。

8.【答案】B

【解析】淋巴结活检是霍奇金淋巴瘤确诊的依据，故选B。

9.【答案】C

【解析】白血病患儿应观察并处理化疗药物的毒性作用，恶心、呕吐严重者用药前半小时给予止吐药，故选C。

10.【答案】C

【解析】霍奇金淋巴瘤最早表现为慢性、进行性、无痛性淋巴结肿大，故选C。

11.【答案】A

【解析】神经母细胞瘤患儿发热常为首发症状，多为不规则热，约2/3的患儿出现贫血，故选A。

12.【答案】A

13.【答案】D

【解析】白血病联合化疗的目的是杀灭白血病细胞，解除白血病细胞浸润引起的症状，使病情缓解并巩固治疗效果，以至治愈，故选D。

二、多选题

1.【答案】ABCD

2.【答案】ABE

3.【答案】ABCD

4.【答案】ABCE

5.【答案】ABCE

6.【答案】ABCDE

【解析】急性白血病患儿常见的临床表现有发热，贫血，出血，肝、脾、淋巴结肿大伴压痛，纵隔淋巴结肿大时可出现呛咳、呼吸困难和静脉回流受阻等压迫症状。故全选。

7.【答案】ABCDE

8.【答案】BCDE

【解析】白血病患儿应给予高蛋白、高维生素、高热量、清淡、易消化饮食，A错误。

9.【答案】ABCD

【解析】白血病患儿应避免预防接种：免疫功能低下者，避免用麻疹、风疹、水痘、流行性腮腺炎等减毒活疫苗和脊髓灰质炎糖丸预防接种，以防发病，故E错误。

10.【答案】ABC

【解析】化疗药物常见的毒性作用有骨髓抑制，恶心呕吐，口腔溃疡，出血性膀胱炎脱发以及满月脸和情绪改变等,故选 ABC。

11.【答案】ABCDE

12.【答案】DE

【解析】白血病患儿化疗间歇期可酌情参加学校学习,以利其生长发育,鼓励患儿参与体格锻炼,增强抗病能力,故 D、E 错误。

13.【答案】ABCD

【解析】霍奇金淋巴瘤有四种病理分型,包括富于淋巴细胞型、结节硬化型、混合细胞型、淋巴细胞消减型。故选 A、B、C、D。

14.【答案】ABE

【解析】非霍奇金淋巴瘤根据组织学分类,可分为淋巴母细胞型、未分化小细胞型和大细胞型,故选 A、B、E。

15.【答案】ABCE

【解析】肾母细胞瘤主要经血行转移,其中最常见的转移部位是肺,D 错误。

16.【答案】ABCDE

【解析】神经母细胞瘤常见的转移途径包括骨骼转移、骨髓转移、肝转移、皮肤转移、淋巴结转移和肺转移,故全选。

17.【答案】ABCDE

18.【答案】BCDE

【解析】神经母细胞瘤患儿应给予高热量、高蛋白、高维生素饮食,A 错误。

三、共用题干题

1.【答案】A

【解析】PICC 插管最常选择的血管是贵要静脉,故选 A。

2.【答案】D

3.【答案】E

【解析】肘部静脉血管条件差不宜行 PICC 插管,故选 E。

4.【答案】E

【解析】白血病细胞浸润引起的症状和体征包括:肝、脾、淋巴结肿大,可有压痛;出现呛咳、呼吸困难和静脉回流受阻等压迫症状,骨与关节痛等,故选 E。

5.【答案】E

【解析】骨髓检查是白血病确立诊断和判定疗效的重要依据,故选 E。

6.【答案】B

7.【答案】D

四、案例分析题

1.【答案】ABEF

【解析】肝母细胞瘤的患儿检查:甲胎蛋白(AFP)是诊断肝母细胞瘤的重要标志;AFP 与肿瘤消长相平衡,是重要的监测指标;AFP 可作为评估患儿预后的指标;肿瘤切除后,监测 AFP 有助于判断是否有肿瘤残留或复发,故选 A、B、E、F。

2.【答案】ABCE

3.【答案】ACDF

【解析】患儿术后返回病房,应禁食;去枕平卧,头偏向一侧,以免呕吐引起误吸;严密观察生命体征以及意识变化;观察伤口渗血渗液的情况。故选 A、C、D、F。

4.【答案】CDEF

【解析】患儿肛门排气后应从流质饮食逐渐过渡到半流质饮食,逐渐增加水果、蔬菜的摄入量。进食初期,应观察患儿有无呕吐、腹泻、腹胀等情况,患儿排便后,可适当增加食物种类,故选 C、D、E、F。

5.【答案】BC

【解析】若患儿化疗时出现恶心呕吐等症状,应适当加用止吐药,并观察疗效,同时记录呕吐的次数、量以及呕吐物的性状等。故选 BC。

6.【答案】ADEF

7.【答案】ABDEF

【解析】化疗药物不应快速输入,以免引起药物不良反应,C 错误。

8.【答案】ABCDEF

【解析】术前应与患儿家属做好解释,以免引起焦虑。协助患儿及家长留取 24 小时尿标本并抽血、完善相关检查,术前进行备皮、药物过敏试验,术前禁饮禁食 6~8 小时,术前晚给予开塞露清洁灌肠。故全选。

9.【答案】BCF

10.【答案】ABCDEF

【解析】神经母细胞瘤的好发部位包括腹膜后、后纵隔、盆腔、颈部、肾上腺、胸腔等,故全选。

11.【答案】ABC

【解析】神经母细胞瘤常见转移途径中，骨髓转移最常见；多见于1岁以上儿童；以颅骨、盆骨和四肢长骨转移为多，表现为骨痛、关节痛、步行困难等。故选ABC。

12. 【答案】ABCD

13. 【答案】ABCDEF

【解析】神经母细胞瘤常用的化疗药物有环磷酰胺、异环磷酰胺、阿霉素、依托泊苷、顺铂和长春新碱等，故全选。

14. 【答案】ABCF

15. 【答案】C

【解析】急性早幼粒细胞白血病（M_3）最突出的特征是最易发生DIC。

16. 【答案】E

17. 【答案】D

【解析】急性早幼粒细胞白血病（M_3）患儿的主要护理问题：组织灌注量改变。

18. 【答案】ADF

19. 【答案】E

【解析】全反式维A酸是M_3的优选治疗药物。

20. 【答案】ABCDEF

21. 【答案】B

【解析】柔红霉素的不良反应主要是心脏毒性。

第二篇 儿科护理学相关学科

第一章 护理伦理学

一、单选题
1. 【答案】C
2. 【答案】D

【解析】除非进行遗传性疾病检查，医务人员应拒绝透漏孩子性别，故本题选D。

3. 【答案】A

【解析】当患者出现情绪不佳时，护士应该克制忍让，鼓励患者表达心中的不快，故本题选A。

4. 【答案】B

【解析】打太极拳属于干预性措施，通过对照研究判断是否成立，是一种实验性研究方法，故本题选B。

5. 【答案】B

【解析】准备阶段为为行为改变做准备工作，未来1个月内会改变行为，故本题选B。

二、多选题
1. 【答案】ABCDE
2. 【答案】AB

【解析】护理科研最基本的准则是：实事求是；尊重科学。

3. 【答案】ABCDE
4. 【答案】ABCDE
5. 【答案】ACE

【解析】隐私保密，具体来说就是研究对象享有隐私权、匿名权、保密权。

6. 【答案】AE
7. 【答案】ABCD
8. 【答案】ABDE

【解析】人类胚胎干细胞研究和应用的伦理准则包括：尊重的准则；知情同意的准则；安全有效的准则；防止商品化的准则。

9. 【答案】ABDE
10. 【答案】BCDE
11. 【答案】DE

【解析】在手术治疗中，"认真签订协议"的目的：让患者及其家属与医务人员共同承担手术风险；让患者及其家属对手术所造成的机体不可恢复的改变给予理解与认同。

12. 【答案】ABCDE
13. 【答案】ABDE
14. 【答案】ABCD
15. 【答案】ADE

【解析】药物治疗的医德要求是：严格掌握配伍禁忌；选用安全有效的药物；坚持治本为主，标本结合的原则。

16. 【答案】ABCD
17. 【答案】ABDE
18. 【答案】BCE

【解析】诊疗的有效性准则要求是力求最佳的医治效果；客观评价治疗效果；采用符合医学科学规律的医疗手段。

19. 【答案】ADE
20. 【答案】ACDE
21. 【答案】ACDE

【解析】危重患者和病情发展变化快的患者不应使用安慰剂，易造成严重后果。

22. 【答案】ABCE

第二章 护理心理学

一、单选题
1.【答案】E
2.【答案】E
3.【答案】E

二、多选题
1.【答案】ABC
2.【答案】ABCE
3.【答案】BC
4.【答案】ABCDE
【解析】患者的心理需要包括：尊重；接纳和关心；信息；安全；和谐的环境。
5.【答案】ABCDE
6.【答案】ABCDE
【解析】心理健康教育的原则主要包括：科学性原则；针对性原则；尊重性原则；保密性原则；专业性原则。
7.【答案】ABCD
8.【答案】ABCDE
9.【答案】CD
10.【答案】ABCDE
【解析】智力包括：观察力；注意力；记忆力；想象力；思维力。
11.【答案】CDE
12.【答案】AC
13.【答案】ABCDE
【解析】谵妄的临床特征是：思维障碍；不自主运动；睡眠节律紊乱；自主神经功能障碍；情绪障碍。
14.【答案】ABCD

第三章 护理教育学

一、单选题
1. 【答案】B
2. 【答案】C
3. 【答案】D
【解析】本题运用的教学方法包括讲授法；参观法；演示法；读书指导法。故选 D。

二、多选题
1. 【答案】ABCDE
2. 【答案】ABCD
【解析】1950 年以前，欧美各国基本形成由基础教育、毕业后教育和继续教育 3 部分组成的护理教育体系。
3. 【答案】ABC
4. 【答案】ABCDE
5. 【答案】ABCDE
6. 【答案】ACE
【解析】不包括囊括性和连贯性。
7. 【答案】ABDE
【解析】护理教学目标的特点不包括普遍性与特殊性的统一。
8. 【答案】BCD
【解析】不包括个人素质和知识能力，不是直接影响因素。
9. 【答案】ABC
10. 【答案】CDE
【解析】姿态美与心灵美、语言美无关。
11. 【答案】ACD
12. 【答案】ACE
13. 【答案】ABCD
14. 【答案】CDE

第四章 护理研究

一、单选题

1.【答案】A

【解析】护理研究中最关键也是最难的一部分为选题和确立研究问题，故本题选A。

2.【答案】D

3.【答案】B

【解析】完全的观察者受很多因素影响，最易触犯伦理问题，故本题选B。

4.【答案】A

【解析】重测信度反映了稳定性，故本题选A。

二、多选题

1.【答案】ABD

2.【答案】ACDE

3.【答案】ABD

【解析】调查表中有一个问题未作回答可以作为缺失数据处理，质量分组和数量分组能结合使用。故本题选A、B、D。

4.【答案】ADE

【解析】研究工具必然有信度和效度，信度低的研究工具其效度必然低，信度高的研究工具其效度不一定高，效度低的研究工具其信度可能较高。故本题选A、D、E。

5.【答案】ACDE

【解析】摘要不属于论文的正文，故本题B不正确，选A、C、D、E。

6.【答案】ABC

【解析】概率抽样有单纯随机抽样、系统抽样、分层抽样，故本题选A、B、C。

第五章 社区护理学

一、单选题

1.【答案】C
【解析】对于临终患者，健康教育应注重死亡的态度，故本题选 C。

2.【答案】B
【解析】访视对象中新生儿是首位访视对象，故本题选 B。

3.【答案】A
【解析】社区护理以健康为中心，以社区人群为对象，以促进和维护社区人群健康，故本题选 A。

4.【答案】C
【解析】连续性：社区卫生服务始于生命的准备阶段直至生命结束，覆盖生命的各个周期以及疾病发生、发展的全过程。社区卫生服务不因某一健康问题的解决而终止，而是根据生命各周期及疾病各阶段的特点及需求，提供具有针对性的服务，故本题选 C。

5.【答案】E
【解析】社区护士一方面要向社区居民提供直接的护理服务，另一方面还要调动社区的一切积极因素，大力开展各种形式的健康促进活动。社区护士有时要负责人员、物资和各种活动的安排，有时要组织本社区有同类兴趣或问题的机构人员学习，如老人如何包扎进行指导，这些均需要一定的组织、管理能力。

二、多选题

1.【答案】ABCE
【解析】社会福利提供者应是社会各界人士，而不是社区护士，故本题选 A、B、C、E。

2.【答案】BCDE
【解析】社区护理以健康为中心，故 A 不正确。

3.【答案】BCE

4.【答案】ABCE
【解析】居家护理是在病人居住的地方，除得到专业护理人员定期性的照顾外，仍需家属亲自照顾患者。

5.【答案】BCD

第六章 护理健康教育学

一、单选题
1. 【答案】E
2. 【答案】B
3. 【答案】B
4. 【答案】E
5. 【答案】E
6. 【答案】B
7. 【答案】A

二、多选题
1. 【答案】ACE
2. 【答案】ABC
3. 【答案】ABCDE
4. 【答案】ABCDE
5. 【答案】ACDE

第七章 医院感染护理学

一、单选题
1. 【答案】E
2. 【答案】B
3. 【答案】C
4. 【答案】E
5. 【答案】A

二、多选题
1. 【答案】ABC
【解析】传染病的三个基本要素是传染源、传播途径、易感人群。
2. 【答案】CE
【解析】青霉素现配现用；每次药物溶于100ml 生理盐水中。
3. 【答案】ABCE
【解析】用药后应密切观察患者有无不良反应。
4. 【答案】ABCD
【解析】感染发生时应立即遵医嘱处理。
5. 【答案】ABCDE
【解析】医院感染目标监测包括新生儿的监测、外科术后患者的监测、抗生素使用率的监测、ICU 患者的监测、抗感染药物耐药性的监测等。
6. 【答案】ABCD
【解析】人体正常菌群绝大部分为厌氧菌。
7. 【答案】ACDE
【解析】预防医院感染应合理使用抗生素。
8. 【答案】ABCE
【解析】自身感染又叫内源性感染，是指病原体来自病人体内的感染。某患儿因病长期使用抗生素，住院后患了流感，这属于自身感染。

第八章 护理管理学

一、单选题
1.【答案】E
【解析】护士为患儿制定目标时，应具有挑战性。
2.【答案】C
3.【答案】E
4.【答案】D
5.【答案】A

二、多选题
1.【答案】ACD
【解析】有效沟通的要求是及时、全面、准确。
2.【答案】ABCD
【解析】当面临冲突时，不能激化矛盾。
3.【答案】ABC

【解析】控制过程的三个关键步骤是确立标准、衡量成效、评价并纠正偏差。
4.【答案】BCDE
【解析】电除颤属于抢救，不属于基础护理操作。
5.【答案】ADE
【解析】医院的护理三级管理体制是指护理部主任—科护士长—病区护士长。
6.【答案】CDE
【解析】挑错法、讽刺法不属于团队决策方法。
7.【答案】ABCDE
8.【答案】ABCD
【解析】医院的功能包括医疗、教学、科研、预防保健和社区卫生服务等。